［改訂第2版］
DMAT 標準テキスト

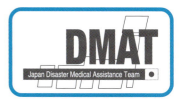

監　　修　一般社団法人 日本集団災害医学会
編　　集　日本集団災害医学会 DMATテキスト改訂版編集委員会
編集協力　一般社団法人 日本救急医学会
　　　　　一般社団法人 日本救急看護学会

Disaster
Medical
Assistance
Team

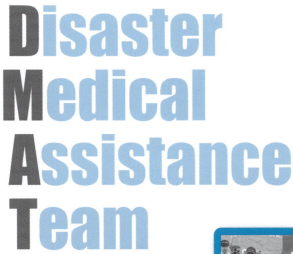
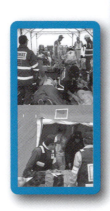
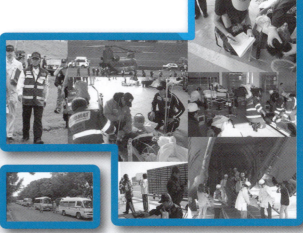
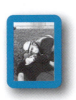

へるす出版

巻頭言

　災害による死亡は発災直後がもっとも多く，平時の医療を提供できれば防ぎうる死（preventable death）を回避可能であり，減災の大きな役割を担える。

　2000年7月に沖縄サミットが開催されたが，厚生省健政局は各国の首脳に対する緊急時の医療提供を担い，8人のVIPに対して日本各地から200人の救急医療従事者を集めた。VIPが移動する空港からホテル，会議所の万国津梁館，レセプション会場，病院での診療まで警察，消防と連携のもとに万全の救急医療体制を敷いた。これは後に沖縄の県花デイゴからOperation Diegoと称されたが，いわばMass Gathering Disasterに対する備えの一部である。医療体制の本部となった群星荘で連日会議が開かれたが，その席で指導課長補佐から，自然災害を含め災害時の初期医療体制強化の検討を要請された。2001年に災害医療体制のあり方に関する検討会で初めて災害発生時の緊急医療チームの派遣体制の整備（日本版DMAT構想）について報告した。2002年は日韓ワールドカップの救急医療体制の構築に関与し，2003年は厚生科学研究で日本における災害医療チーム（DMAT）の標準化に関する研究報告書を提出した。

　そのなかでDMATを災害医療の訓練を受け，安全のための装備を備え，機動性を有し，発災早期に活動するチームとした。同年の東京都の災害訓練会場で石原都知事にDMATの必要性を話したところ，即座に2004年度に東京DMATを立ち上げるよう指示された。国においても鴻池防災担当大臣の理解をいただき，自衛隊機による広域医療搬送と医師の派遣体制の構築を中央防災会議で内閣総理大臣の指示事項としていただいた。2005年の防災基本計画のなかに広域災害における救急医療体制の整備および災害派遣医療チーム（DMAT）の充実・活用推進が加えられ，国に認知された。

　日本DMATは発足10年を迎えるが，この間に起きた災害や集団事故に派遣されたDMAT隊員の経験をフィードバックし，統制がとれ迅速で安全に効率のよい災害医療活動と，隊員の資質の向上を目標に研修を行ってきている。『DMAT標準テキスト』は東日本大震災の後に第1版の増補版を出版したが，新たに改訂第2版を出版する。本書の目的はDMAT隊員にとどまらず，災害に携わる多くの方々に災害医療の基本知識，手技やDMATとの連携を理解していただき，共通した言語で災害医療に取り組んでいただくことである。このため執筆者を絞り，改訂ごとに増ページされるのを避け第1版よりスリム化した。

　本書がMass Gathering Eventの東京オリンピック，広域災害の東海・東南海地震や首都直下型地震，異常気象による自然災害など，その準備，発災時の対応のレベルアップ，ひいては減災につながるものと期待している。

2015年2月

国立病院機構災害医療センター
名誉院長　辺見　弘

DMAT標準教科書の「改訂第2版」刊行にあたって

　このたび日本集団災害医学会で，DMAT標準教科書の「改訂第2版」が発刊される運びになった。理由は2011年3月11日の東日本大震災で，被災地へのDMATの出動や活動を通しての経験から，DMATの問題点，改正などがあり，このことをお互いに確認する必要が出てきたからである。

　DMATの標準教科書の「第1版第1刷」が刊行されたのが，2011年2月21日であり，日本集団災害医学会のコアメンバーに執筆をいただいた。しかし2011年3月11日に東日本大震災が起こり，直ちに東日本大震災と，DMAT活動要領改正（2012年3月），用語の修正のコラムを追加して，2012年11月15日に『増補版DMAT標準テキスト』が発行された。しかし東日本大震災では地震，津波に，福島第一原子力発電所事故があり，複合災害を呈した。そのため被災地でのDMATの活動は多岐にわたり，その後の改正点などを整理するために，今回の『DMAT標準テキスト改訂第2版』を作成することとなった。このなかには，航空法施行規則第176条（捜索と救助の特例）に関することや，日本医師会のJMAT，固定翼機，透析患者搬送などが追加された。編集にあたっては，今回もDMATテキスト編集委員会の諸先生には，多忙ななか，熱心な討議，執筆，修正と多くの時間を費やしていただいた。今回の書籍版の内容は，災害医療の初学者を対象としている。別に作成される電子版は，DMAT技能維持研修，統括DMAT研修に即しており，災害医療について一定程度の知識をもつ者を対象としている。

　現在，日本列島を襲う可能性が高いといわれている東南海や南海トラフ巨大地震，首都直下型地震などの大災害に備えて，種々の対策が試みられている。災害においても各職種の連携が求められているが，災害にこれからかかわる方，救急救命士，消防機関，保健師，自衛隊，都道府県庁の諸氏などにも，ぜひこの「改訂第2版」を読んで，共通言語，認識を持っていただきたい。

　今年（2015年）は，阪神・淡路大震災や東京地下鉄サリン事件から20年である。

　本改訂版が，DMATの発祥の地である国立病院機構災害医療センター（立川市）で開催される第20回日本集団災害医学会総会・学術集会（2015年2月26-28日：小井土雄一会長）およびDMAT10周年の節目に合わせて発行されることは，誠に時宜を得たものである。

　最後に，このDMAT標準テキスト改訂第2版にあっては，ご執筆いただいた先生方，編集委員の先生方，とくに本間正人副編集委員長には多大なご尽力をいただきました。ここに感謝いたします。

2015年2月

札幌医科大学
名誉教授　浅井康文

監修
一般社団法人日本集団災害医学会

編集
日本集団災害医学会 DMAT テキスト改訂版編集委員会

編集協力
一般社団法人日本救急医学会
一般社団法人日本救急看護学会

編集委員

浅井　康文[*1]	函館新都市病院	嶋津　岳士	大阪大学
浅利　靖	北里大学	髙野　博子	国立病院機構信州上田医療センター
阿南　英明	藤沢市民病院	寺師　榮	大阪府看護協会
石井美恵子	東京医療保健大学	中田　敬司	神戸学院大学
大友　康裕	東京医科歯科大学	中山　伸一	兵庫県災害医療センター
勝見　敦	武蔵野赤十字病院	辺見　弘[*2]	国立病院機構災害医療センター
鎌田八重子	神戸赤十字病院	本間　正人[*3]	鳥取大学
楠　孝司	国立病院機構村山医療センター	森野　一真	山形県立救命救急センター
小井土雄一	国立病院機構災害医療センター	森村　尚登	横浜市立大学
近藤　久禎	国立病院機構災害医療センター		
佐藤　和彦	国立病院機構水戸医療センター		

[*1] 日本集団災害医学会 DMAT テキスト改訂版編集委員会担当理事
[*2] 日本集団災害医学会 DMAT テキスト改訂版編集委員会担当理事兼編集委員長
[*3] 日本集団災害医学会 DMAT テキスト改訂版編集委員会副編集委員長

執筆者

浅井　康文	函館新都市病院	小井土雄一	国立病院機構災害医療センター
浅利　靖	北里大学	小林　道生	石巻赤十字病院
石井　正三	日本医師会常任理事	小林　良三	国立病院機構九州医療センター
井上　潤一	山梨県立中央病院	古宮　伸洋	日本赤十字社和歌山医療センター
大友　康裕	東京医科歯科大学	坂元　昇	川崎市健康福祉局
小笠原　賢	青森県立中央病院	佐々木淳一	慶應義塾大学
加地　正人	東京医科歯科大学	嶋津　岳士	大阪大学
勝見　敦	武蔵野赤十字病院	砂川　富正	国立感染症研究所感染症疫学センター
上條　美昭	総務省消防庁救急企画室	高階謙一郎	京都第一赤十字病院
川内　敦文	高知県健康政策部	田邉　晴山	救急救命東京研修所
金　吉晴	国立精神・神経医療センター	丹野　克俊	札幌医科大学
楠　孝司	国立病院機構村山医療センター	丹野　佳郎	日本薬剤師会
國井　修	世界エイズ・結核・マラリア対策基金	徳野　慎一	東京大学
久保　祐子	日本看護協会	戸澤　修平	クリニック 198 札幌

中神　一明	警察庁警備局警備課		松本　尚	日本医科大学千葉北総病院
中島　康	東京医科歯科大学		水野　浩利	札幌医科大学
中田　敬司	神戸学院大学		村岡　宜明	日本歯科医師会
中村　通子	朝日新聞社		森野　一真	山形県立救命救急センター
中森　知穀	横浜労災病院		森村　尚登	横浜市立大学
中山　伸一	兵庫県災害医療センター		山口　大介	防衛省航空自衛隊航空機動衛生隊
西島　秀一	日本赤十字社		吉永　和正	協和マリナホスピタル
榛沢　和彦	新潟大学		内閣府	
本間　正人	鳥取大学			
松尾　秀昭	海上保安庁警備救難部			

（50音順）

目　次

DMAT標準テキスト改訂第2版

I　災害概論 ── 1

1　災害の定義・分類，災害サイクル … 2
1. 災害の定義 … 2
2. 災害の種類 … 2
3. 災害サイクル … 7

Column complex humanitarian emergency（CHE，人道的緊急事態）… 8

2　阪神・淡路大震災の教訓―防ぎえた災害死 … 9
1. 防ぎえた災害死とは … 9
2. 阪神・淡路大震災時の防ぎえた外傷死発生の背景 … 10
3. 防ぎえた災害死の数 … 10
4. 広域医療搬送の必要性と想定患者数 … 11
5. 阪神・淡路大震災後のわが国の災害医療体制 … 12

3　東日本大震災の教訓―新たな防ぎえた災害死 … 14
1. 災害の概要 … 14
2. 人的被害 … 14
3. 東日本大震災で判明した諸課題と今後の災害医療体制整備について … 15
4. 新たな防ぎえた災害死 … 21

II　DMATとは ── 27

1　DMATとは … 28
1. 「防ぎえた災害死」… 28
2. DMATが活動する災害とその意義 … 29
3. DMATの定義 … 30
4. DMATの活動 … 31
5. DMATの特徴 … 32
6. 日本のDMATと米国のDMATの違い … 33

III　急性期災害医療対応の原則 ── 35

1　災害医療対応の基本コンセプト … 36
1. 基本コンセプトの重要性 … 36
2. 基本コンセプト「CSCATTT」… 36
3. 準備の重要性 … 37

2　指揮・統制 … 38
1. 指揮と統制 … 38
2. 各組織の災害時の主たる役割 … 38

3　安　全 … 40
1. 安全管理の重要性 … 40
2. 移動の安全 … 40
3. 災害現場での安全確保 … 40
4. 医療機関における安全確保 … 42

4　情報伝達 … 44
1. 情報伝達の重要性 … 44
2. 災害時における情報伝達の失敗要因 … 44
3. 必要な情報をどのように収集・管理し伝達するか … 44
4. 情報伝達で考慮すべきこと … 45
5. 災害時に収集し伝達すべき情報の一例；METHANE情報 … 45
6. 災害時の情報通信の制限と災害優先電話 … 45

Column インフォメーションとインテリジェンス … 46

5　評　価 … 49
1. 評価とは … 49
2. 評価における具体例 … 49

- 6 トリアージ……………………………51
  - 1 トリアージとは……………………51
  - 2 トリアージによる優先順位の区分(カテゴリー)
    ……………………………………51
  - 3 トリアージの方法…………………51
- 7 治　療………………………………57
  - 1 治療とは……………………………57
  - 2 安定化治療（処置）の重要性……57
  - 3 平時と災害時の外傷初期診療の相違について
    ……………………………………57
  - 4 災害時の外傷症例の評価手順について……58
  - 5 搬送のためのパッケージング（固定）……58
- 8 搬　送………………………………59
  - 1 搬送とは……………………………59
  - 2 搬送の際に考慮すべき内容………59
  - 3 搬送の実際…………………………60

Column 1998年 ドイツ ICE 高速列車
脱線転覆事故……………………63

IV 局地災害と広域災害医療対応の戦略 ―― 65

- 1 局地災害医療対応の戦略……………66
  - 1 局地災害と活動の目的……………66
  - 2 通常の救急対応と災害対応の違い………66
  - 3 災害に対する体系的な対応………66
  - 4 医療情報の集約……………………71
- 2 広域災害医療対応の戦略……………72
- 〔1〕DMAT の指揮・統制………………72
- 〔2〕DMAT 活動の概要…………………73
- 〔3〕DMAT の具体的な活動……………75
  - 1 情報収集と EMIS での共有………75
  - 2 病院支援・病院の拠点化…………75
  - 3 医療搬送（地域・広域）…………77
  - 4 航空搬送拠点臨時医療施設（SCU）における
    医療活動……………………………80
  - 5 病院避難……………………………81
  - 6 保健・公衆衛生学的活動（避難所支援等）……84
  - 7 調整（コーディネート）業務……84

Column 救護所って何？……………………89

災害時の病院避難について……………91

V DMAT が実施する診療 ―― 93

- 1 DMAT が実施する診療とは…………94
  - 1 DMAT が実施する医療は「救命医療」である
    ……………………………………94
  - 2 災害時は現場から治療を開始しなければ，
    救命できない………………………94
  - 3 安定化治療（処置）と根本治療…94
- 2 DMAT が実施するトリアージ………97
  - 1 トリアージの原則…………………97
  - 2 トリアージ区分……………………97
  - 3 トリアージは繰り返して行う……98
  - 4 一次トリアージ〈START 法〉……98
  - 5 二次トリアージ：生理学的・解剖学的評価法
    〈PAT 法〉……………………………99
  - 6 トリアージタグの記載のポイント……101
  - 7 トリアージと緊急処置……………102

Column トリアージ……………………105

- 3 DMAT が実施する primary survey と
  安定化治療（処置）……………………106
  - 1 災害時の外傷初期診療について……106
  - 2 災害時の primary survey と安定化治療
    （処置）の実際………………………106

VI DMAT 活動のロジスティクス ―― 111

- 1 災害医療とロジスティクス…………112
  - 1 災害医療活動におけるロジスティクスとは
    ……………………………………112
  - 2 ロジスティクス担当者は業務調整員である
    ……………………………………112
  - 3 災害医療活動におけるロジスティクスの
    管理項目……………………………113
  - 4 ロジスティクス拠点および DMAT
    ロジスティックチーム……………115
  - 5 後方支援……………………………115

VII 広域災害救急医療情報システム (EMIS) ——117

1 広域災害救急医療情報システム（EMIS） ……118
   1 EMISの整備 ……118
   2 システムの目的 ……118
   3 システムの機能 ……119
   4 EMISを有効に機能させるために ……123

VIII DMATが知っておくべき災害時の知識 ——125

1 圧挫（クラッシュ）症候群 ……126
   1 歴史 ……126
   2 病態 ……126
   3 診断 ……127
   4 重症度判断 ……127
   5 治療 ……128

2 熱傷 ……130
   1 受傷後24時間までの病態 ……130
   2 現場における応急処置 ……131
   3 Primary survey（一次評価） ……131
   4 Secondary survey（二次評価） ……132
   5 初期輸液療法 ……135
   6 トリアージと患者搬送 ……136

3 航空医学 ……138
   1 航空医学の特性 ……138
   2 飛行高度と与圧機能 ……138
   3 機内環境が医療活動に与える影響 ……139

4 固定翼機による医療搬送 ……144
   1 災害時における固定翼機 ……144
   2 北海道における固定翼機の運航 ……144
   3 東日本大震災における固定翼機を用いた患者搬送 ……145

5 マスコミ対応と個人情報保護 ……148
   1 災害とメディア ……148
   2 メディアにどう対応するか ……149
   3 個人情報保護について ……150
   4 メディアとの良好な関係構築に向けて ……151

6 災害と精神医療 ……153
〔1〕災害に起因する精神症状 ……153
   1 対応の原則 ……153
   2 災害後のストレス要因 ……155
   3 注意すべき急性期の状態像 ……155
   4 医療の対象とすべき精神症状 ……157
   5 不安に対する投薬上の注意 ……157
〔2〕救援者の精神健康 ……158
   1 救援者のストレス要因 ……158
〔3〕こころの健康についての調査 ……159
   1 自己記入式質問紙 ……159
   2 調査倫理 ……159
   Column 心理的応急処置（PFA）とは ……159
   災害派遣精神医療チーム（DPAT）とは ……160

7 肺塞栓症（いわゆるエコノミークラス症候群） ……161
   1 肺塞栓症とは ……161
   2 災害後の肺塞栓症 ……161
   3 災害時の肺塞栓症の予防法 ……166

8 被ばく医療 ……168
   1 被ばく医療の基本的知識 ……168
   2 被ばく医療の実際 ……170
   3 緊急被ばく医療から原子力災害医療へ ……173

9 公衆衛生 ……176
〔1〕感染症サーベイランス／感染防御 ……176
   1 すべての災害に共通すること―災害後感染症対策におけるDMATの役割 ……176
   2 DMATに知ってほしい「問題探知サーベイランス」(EBS)の考え方 ……177
   3 「問題探知サーベイランス」以外の問題探知の考え方（症候群サーベイランスを中心に） ……178
   4 避難所における感染防御対策全般 ……179
〔2〕ラピッドアセスメント（迅速評価） ……180
   1 ラピッドアセスメントとは ……180
   2 ラピッドアセスメントの実際 ……180
   3 ラピッドアセスメントの情報管理 ……181
〔3〕災害時における保健所と保健師の役割 ……182
   1 保健所の変遷と現状 ……182

2　地域における災害拠点としての保健所････182
　3　保健師と災害時の活動･･････････････183
　4　災害拠点としての保健所の今後･･･････184
Column　災害時健康危機管理支援チーム
　　　　（DHEAT）･････････････････････185
10　寒冷地災害･････････････････････186
　1　寒冷地災害とは････････････････････186
　2　偶発性低体温症････････････････････186
　3　その他の寒冷地災害････････････････188
　4　CSCAの特殊性････････････････････188
　5　TTTの特殊性･･････････････････････189
　6　隊員管理････････････････････････190
11　津波肺･･････････････････････････191
　1　定　義･････････････････････････････191
　2　原因・病態････････････････････････191
　3　検査・診断････････････････････････192
　4　治　療････････････････････････････192
　5　東日本大震災における宮城県石巻医療圏の
　　　津波肺症例････････････････････････193
12　破傷風･････････････････････････196
　1　疫　学････････････････････････････196
　2　自然災害における破傷風･････････････196
　3　病原体，発症機序･･････････････････196
　4　臨床的特徴，症状･･････････････････197
　5　診　断････････････････････････････198
　6　治　療････････････････････････････198
　7　予　防････････････････････････････199
　8　東日本大震災に関連した破傷風･･･････200

IX　DMATに関連する特殊な環境や活動　203

1　USARとCSM･････････････････････204
　1　USARとは････････････････････････204
　2　USARにおける医療活動の原則･･･････204
　3　Confined spaceと活動の特異性･･･････204
　4　安全確保････････････････････････205
　5　USARで必要な医療活動･････････････206
　6　CSM活動のポイント･･･････････････206
　7　看護師の役割････････････････････206

2　洋上災害･････････････････････････209
　1　わが国と洋上災害･･････････････････209
　2　海上事故の分類････････････････････209
　3　洋上救急体制････････････････････209
　4　DMATの活動が期待される対象災害････210
　5　洋上災害の事例････････････････････210
　6　東日本大震災における海上保安庁の
　　　活動概要････････････････････････212
3　CBRNEテロ･････････････････････213
　1　CBRNEテロに対する医療対策の現状････213
　2　NBCテロ対応院内体制・診療手順の確立
　　　･･････････････････････････････214
　3　CBRNEテロ現場出動医療チーム
　　　（CBRNE-DMAT）について･･････････216
4　クライムシーンでの対応･････････218
　1　クライムシーンとDMAT･･･････････218
　2　クライムシーンの特殊性･････････････218
5　爆　傷･･･････････････････････････220
　1　損傷形態････････････････････････220
　2　主な病態と治療法･･････････････････220
　3　爆発災害への対応･･････････････････222
Column　ボストンマラソン爆弾テロへの対応････224
　　　　爆弾テロでのsurge･･･････････････224
　　　　ロンドン同時多発テロにおける災害現場での
　　　　医師派遣･･････････････････････224
　　　　イスラエルの現場トリアージ･･･････225
　　　　テロ外傷症例の特徴･･････････････225
6　マスギャザリング・イベント対応･････226
　1　マスギャザリングとは･･････････････226
　2　マスギャザリング・イベント対応の必要性
　　　･･････････････････････････････226
　3　推奨されるマスギャザリングの医療支援体制
　　　･･････････････････････････････226
7　空港災害･････････････････････････229
　1　空港災害に対する緊急活動計画の現状････229
　2　空港災害とDMATのかかわり･･･････230
8　DMORT･･････････････････････････231
　1　DMORTとは･･････････････････････231
　2　DMORTの必要性･････････････････231
　3　研究活動の開始････････････････････232

4　米国 DMORT･････････････････ 232
　　5　日本型 DMORT の模索 ･････････ 233
　　6　DMORT の役割 ･･･････････････ 233
　　7　DMORT の活動展開･･･････････ 234
　　8　東日本大震災と DMORT ･･･････ 234
　　9　DMORT の課題･･･････････････ 235
　　10　DMORT の今後･･･････････････ 235

X　わが国の災害対応体制 ── 237

1　わが国の災害対応の枠組み ････････ 238
〔1〕災害対策に関する法体系 ････････････ 238
　　1　災害対策基本法 ･･･････････････ 238
　　2　災害救助法 ･･･････････････････ 240
〔2〕東日本大震災後の法制度の見直し ････ 242
　　1　災害対策基本法の見直しの経緯 ･･ 242
　　2　災害対策基本法の改正の概要 ････ 243
　　3　その他の災害対策法令の改正 ････ 247
2　内閣府の対応 ････････････････････ 248
　　1　災害発生時の対応およびそれへの備え ････ 248
　　2　大規模地震発生時の対応計画等 ･･ 249
　　3　地震発生時の対応例 ･･･････････ 249
3　DMAT の位置づけ ･････････････ 251
　　1　厚生労働省防災業務計画 ････････ 251
　　2　日本 DMAT 活動要領 ･･････････ 252
　　3　DMAT の法的位置づけについて ･･ 252
4　災害拠点病院，広域災害救急医療システム，救急医療用ヘリコプター（ドクターヘリ）････････････ 253
　　1　災害拠点病院 ････････････････ 253
　　2　広域災害救急医療情報システム（EMIS）について ･････････ 254
　　3　救急医療用ヘリコプター（ドクターヘリ）について ････････ 254
5　総務省消防庁の対応 ･･････････････ 256
　　1　広域消防応援における国，都道府県および市町村の関係 ･･････････ 256
　　2　緊急消防援助隊 ･･･････････････ 256
　　3　消防の指揮の基本概念 ･････････ 257
　　4　消防と医療の連携 ･････････････ 259

6　警察の対応 ･･････････････････････ 261
　　1　警察の任務および災害警備活動の法的根拠 ････････････ 261
　　2　警察の体制 ･･･････････････････ 261
　　3　災害警備活動にかかる平素の措置 ････ 262
　　4　災害発生時の措置 ･････････････ 263
　　5　関係機関との連携 ･････････････ 265
7　海上保安庁の対応 ････････････････ 266
　　1　海上保安庁の任務・体制 ････････ 266
　　2　海難救助 ･････････････････････ 266
　　3　災害対策 ･････････････････････ 267
8　自衛隊の対応 ････････････････････ 268
　　1　災害派遣の種類 ･･･････････････ 268
　　2　災害派遣などの初動態勢 ････････ 269
　　3　災害対処への平素からの取り組みなど ･･･ 269
　　4　特殊災害への取り組み ･････････ 270
　　5　原子力災害などへの対処 ････････ 270
　　6　災害派遣の実施状況 ･･･････････ 270
　　7　DMAT との連携 ･････････････ 271
9　自治体の対応 ････････････････････ 272
　　1　災害医療体制の整備 ･･･････････ 272
　　2　災害時の対応 ････････････････ 272
　　3　自治体間の広域連携のあり方 ････ 276
　　4　今後の課題 ･･･････････････････ 276
10　各組織の対応 ･･･････････････････ 278
〔1〕日本医師会 ･･････････････････････ 278
　　1　医師会の組織構造および活動 ････ 278
　　2　事前の準備（Disaster Preparedness）････ 279
　　3　JMAT 活動･･･････････････････ 280
〔2〕日本赤十字社 ････････････････････ 282
　　1　日本赤十字社における災害救護活動の位置づけ ･･････････ 282
　　2　日本赤十字社の災害救護体制 ････ 283
　　3　日本赤十字社の災害救護資機材 ･･ 283
　　4　日本赤十字社救護班と DMAT との協働 ･･ 284
〔3〕日本歯科医師会 ･･････････････････ 285
　　1　災害時の基本的考え方 ･････････ 285
　　2　歯科医師会の対応 ･････････････ 285
　　3　災害時の歯科医療 ･････････････ 285
　　4　身元確認 ･････････････････････ 288

〔4〕日本薬剤師会 ･･････････････････････ 290
  1　日本薬剤師会の災害支援活動 ･･････････ 290
  2　東日本大震災における薬剤師の支援活動･･ 290
  3　お薬手帳の活用 ････････････････････ 290
  4　災害時処方せん ････････････････････ 291
  5　医薬品および衛生材料の活用 ････････ 292
  6　災害支援車両（モバイルファーマシー）･･･ 292
  7　日本薬剤師会の今後の対応 ･･････････ 292

〔5〕日本看護協会 ･･････････････････････ 295
  1　災害支援ナースによる災害時の看護支援活動
    ････････････････････････････････ 295
  2　日本看護協会における災害看護支援活動の
    ための平時からの取り組み ････････････ 297

〔6〕国立病院機構 ･･････････････････････ 297
  1　国立病院機構における災害医療の
    位置づけ ････････････････････････ 298
  2　東日本大震災における国立病院機構の
    医療支援活動 ････････････････････ 298

〔7〕国立大学病院 ･･････････････････････ 303
  1　文部科学省が国立大学病院へ求める災害時
    医療対応 ････････････････････････ 303
  2　国立大学病院における災害拠点病院および
    DMAT指定医療機関整備 ･･････････ 303
  3　災害時医療対応における国立大学病院の
    役割と課題 ････････････････････････ 304
  4　東日本大震災での対応 ･････････････ 305
  5　国立大学病院の災害対応に関する新規事業
    ････････････････････････････････ 307

Appendix 広域医療搬送計画と東日本大震災におけるDMAT活動事例 — 309

1　広域医療搬送計画の概要 ･･････････････ 310
  1　広域医療搬送計画に関する検討 ･･･････ 310
  2　広域医療搬送計画の作成状況 ･･･････ 310
  3　広域医療搬送の概要 ･････････････ 311
  4　東海地震が発生した場合の広域医療搬送計画
    ････････････････････････････････ 311
  5　今後の課題 ････････････････････ 312

2　東日本大震災（2011年） ･････････････ 313
  1　災害の概要 ････････････････････ 313
  2　活動概要 ････････････････････････ 313
  3　東日本大震災後の課題と対応策 ･･･････ 320
  4　DMATに関する課題と対応 ････････ 321

3　東日本大震災における透析療法患者の
  広域医療搬送 ･････････････････････ 323
  1　日本透析医会の災害時の対応 ･････････ 323
  2　地震発生後の対応 ･････････････････ 323
  3　北海道への搬送体制 ･･･････････････ 323
  4　被災透析患者の入院透析受け入れ ････････ 324
  5　被災透析患者の搬送 ･･･････････････ 324
  6　被災外来透析患者受け入れ体制 ･･････ 325
  7　来道被災透析患者の健康管理とストレス･･ 325
  8　大規模患者移送が成功した理由 ････････ 326
  9　大規模災害に備えた今後の問題点 ･･････ 326

■巻末資料 ･･････････････････････････ 329
  ①医療搬送カルテ ･･････････････････ 330
  ②DMAT標準資機材リスト ･･････････････ 334
  ③SCU受付用紙 ････････････････････ 342

※DMAT活動事例
  日本集団災害医学会ホームページ内「DMATテキスト改訂版編集委員会」のページより，下記活動事例のPDFファイルがダウンロード可能です（http://square.umin.ac.jp/jadm/dmatjirei.pdf）。
1 新潟県中越沖地震（2007年）／2 岩手・宮城内陸地震（2008年）／3 JR福知山線脱線事故（2005年）／4 洞爺湖サミット（2008年）／5 福知山花火大会事故（2013年）

Disaster Medical Assistance Team

I
災害概論

I ― 災害概論

1 災害の定義・分類，災害サイクル

1 災害の定義

　世界の災害は，その規模，経済的損失，人的被害において年々増加している。その理由として，①人口の都市集中化，②人口増加に対する都市基盤整備の遅れによる都市のインフラの脆弱化，③大量・高速の交通手段，④化学物質・核物質の使用，⑤地球温暖化による異常気象，⑥冷戦終了による民族独立意識の高まり，などがあげられている。

　災害の発生にルールはなく，次にいつ，どこで，どのような規模の災害が起きるかを予知することはできない。災害が起きると原因が何であれ，医療や公衆衛生上の需給バランスが崩壊する。被災者が最初の対応者となるが，非被災地からの応援が必要な状況である。被害は災害時要援護者（災害弱者：WATCHPPP，表Ⅰ-1-1）に集中する。

　災害の定義を本書では「突然発生した異常な自然現象や人為的な原因により人間の社会的生活や生命と健康に受ける被害とする」[1]。災害で生じた対応必要量（needs）の増加が通常の対応能力（resource）を上回った状態である」としている。医療からみた災害は「増大した医療需要に対し平時の医療レベルを維持するための医療資源（医療従事者，医薬品，資機材など）の供給が不足し，迅速な調整と非被災地からの支援が必要な状態である」といえる。また，WADEM（World Association for Disaster and Emergency Medicine）の名誉会長 William Gunn は災害の定義を「人と環境との生態学的な関係における広範な破壊の結果，被災社会がそれに対応するのに非常な努力を要し，非被災地域からの援助を必要とするほどの規模で生じた深刻かつ急激な出来事」としている。

　災害の発生は防止できないが，備えがあれば減災は可能である。平時の救急医療はすべての医療資源を個人に供給可能であるが（best for the individual），災害医療で best はありえない。限られた医療資源で多くの患者にとって最良の医療を提供することが鍵である（To do the greatest good for the greatest number of the victims）[2]。

表Ⅰ-1-1　災害時要援護者（災害弱者）

WATCHPPP	
W（women）	女性
A（aged people）	高齢者
T（travelers）	旅行者
C（children）	子ども
H（handicapped people）	障がい者
P（pregnant women）	妊婦
P（patients）	患者
P（poor people）	貧困者

2 災害の種類

　災害には自然災害と人為災害があり，特殊な災害として人道的緊急事態（p.8参照）がある（表Ⅰ-1-2）。発生頻度は自然災害より人為災害が多いが，被害の程度は自然災害のほうが明らかに大きい。日本の首都圏は世界でもっとも自然災害を受けるリスクが高いとされ，近畿圏も世界4位である（表Ⅰ-1-3）[3]。

1. 自然災害

1）地震

（1）プレート境界（海溝型）地震

　日本はフィリピン海，ユーラシア，北米，太平洋の4つのプレート上にある。プレートは相互に強い圧力が加わっており，海側のプレートが陸側プレートの先端を引きずり込みながら陸側のプレートの下に沈み込んでいる。海側プレートが陸側プレートに

表 I-1-2 災害の種類
◇**自然災害**：地震，台風，竜巻，津波，洪水，土砂災害，火山，旱ばつ，疫病，飢餓など
◇**人為災害**：火災，爆発物，銃火器，群衆（マスギャザリング）による圧死，発電所事故，建造物崩壊（建物，歩道，橋など），交通事故（航空機，鉄道，自動車，船舶），危険物（HAZMAT），CBRNE（化学，生物，放射性物質，核，爆発物），サイバー攻撃
◇**人道的緊急事態（CHE）**：戦争，紛争，難民

HAZMAT：hazardous material
CBRNE（p.7 参照）
CHE：complex humanitarian emergency（p.8 参照）

表 I-1-3 世界の大都市圏の自然災害危険度

	予測被災者数
東京－横浜（日本）	5,710 万人
マニラ（フィリピン）	3,460 万人
珠江デルタ（中国）	3,450 万人
大阪－神戸（日本）	3,210 万人
ジャカルタ（インドネシア）	2,770 万人
名古屋（日本）	2,290 万人
コルカタ（インド）	1,790 万人
上海（中国）	1,670 万人
ロサンゼルス（米国）	1,640 万人
テヘラン（イラン）	1,560 万人

世界 616 の都市を対象に，地震，嵐，洪水，高潮，津波による被災者数を推計

〔文献 3〕より引用・改変〕

沈み込むところは海溝あるいはトラフと呼ばれる海底の谷（日本海溝，南海トラフ，駿河湾トラフ，相模湾トラフなど）で巨大地震が多発している。引き込む力がプレート間の接着力の限界に達すると陸側プレートは急激に滑り，もとの位置に戻る。この現象が海溝型巨大地震のメカニズムとされる。地震と同時に海水も急に持ち上げられるので津波が発生する。歴史上 M8.0 クラスの巨大地震（三陸地震，関東大震災，東海地震，南海地震）は繰り返し発生している。2011（平成 23）年 3 月には M9.0 の東北地方太平洋沖地震（東日本大震災）が三陸沖で発生したが，その周期から南海トラフにかかわる巨大地震の危険性が逼迫している（図 I-1-1）。

(2) 直下型地震

陸側の活断層が活動して発生する直下型地震は海溝型地震に比して規模（マグニチュード）は通常小さいとされる。しかし 1995（平成 7）年の阪神・淡路大震災のように人口密集地で発生すると甚大な被害を生じる。首都直下地震はその発生が逼迫しているが，関東地方でどの断層が関与するかは不明である。大阪では上町断層が危険とされている。いずれも火災が起きると被害は増大し，10,000 人を超す死者と 100 兆円を超す経済的な損失が予測されている。

活断層の調査に着手しているのは一部であり，存在が不明なものも多い。阪神・淡路大震災以後に発生した地震は，最近の岩手・宮城内陸地震（2008〔平成 20〕年），新潟県中越沖地震（2007〔平成 19〕年），新潟県中越地震（2004〔平成 16〕年）を含め活断層の活動による。

2）台風

北太平洋西部，南シナ海に発生した熱帯低気圧で中心付近の最大風速が秒速 17.2m 以上のものが台風である。北東太平洋や大西洋で発生したのはハリケーン，インド洋や南太平洋での発生はサイクロンと呼ばれる。台風はアジア大陸や日本に風水害を及ぼす。日本には年平均 11 個が上陸あるいは沿岸を通過し，海難事故，風水害，土砂崩れを起こす。台風の上陸時に満潮と一致すると高潮が発生し被害は増大する。

昭和の三大台風と呼ばれているのは 1934（昭和 9）年の室戸台風（死者・行方不明者 3,036 人）および 1945（昭和 20）年の枕崎台風（死者・行方不明者 3,756 人）と，最大の被害をもたらした 1959（昭和 34）年の伊勢湾台風（死者・行方不明者 5,098 人）である。

治山，治水，観測の精度向上により，年々台風による死傷者は減少し，1 台風当たり 1970 年代は最大 169 人，1980 年代は 95 人，1990 年代は 62 人とさらに減少の一途と思われていたが，2000 年代になり 2004 年の台風 23 号で 98 人の死者・行方不明者が発生している。

3）竜巻

竜巻は，積乱雲の底面からロート状に地面や水面に伸びた高速度で回転する空気の渦である。竜巻発生の原因の 1 つは，積乱雲の周囲でゆっくり回転している空気が上昇気流に巻き込まれると急激に回転

I　災害概論

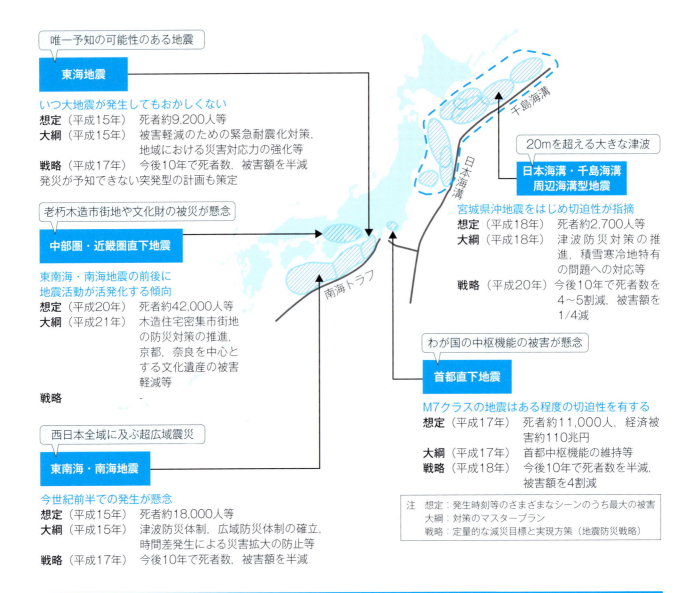

図 I-1-1　中央防災会議における地震防災・減災対策

半径が小さくなって竜巻になるとされている。日本では年間平均25件が発生している（2007〜2013年，海上竜巻を除く）。竜巻の規模の指標として突風の平均秒速で表す藤田スケール（F0からF6）が使われている。たとえば2006（平成18）年北海道佐呂間町で発生した竜巻は，平均秒速83〜93mでF3である。日本で発生した竜巻の被害規模は平均で幅が103m，長さが3.3km，移動速度は時速36km（秒

速10m）とする報告がある[4]。世界では年間1,000件の竜巻が発生し、米国では800件発生するが、規模、被害も日本とは大きく異なる。

4）津波

海溝型地震や海底火山が原因である。2004年12月26日、インドネシア西部、スマトラ島沖で震源の長さ1,000kmに及び、海溝に13mの段差を生じたM9.0の巨大地震が発生したことで、数波に及ぶ津波がインド洋沿岸諸国に達し、30万人を超す死者と150万人を超す避難者を出す史上最悪の津波被害が生じた。6,000km離れたアフリカ東海岸にまで被害が及んだ。

津波の速度は深海ほど速く、深さ4,000mでは時速800km、2,000mでも時速500kmと猛スピードでビーム状に伝わる。海底が浅くなると津波のスピードは落ち、深さ10mでは時速36kmに減速するが暴走してきた莫大なエネルギーにより泥、砂、岩を巻き込み陸地に達する。陸地でも人が全力疾走する速度以上で沿岸を襲う。1mの津波でも木造家屋は半壊し、2mでは全壊する。津波は第1波を第2波が、さらに第3波が階段状に押し上げて沿岸深く入り込む。地形によっては川や谷を逆流し高所まで被害が及ぶ。また引き波により人や家屋、家財まですべてをさらう。津波による死亡は溺死よりも打撲などの外傷が多いとされる[5]。

日本の津波被害としては、江戸時代初期に伊達政宗領において慶長三陸地震（1611年）による多数溺死の記載があり、また1896（明治29）年の明治三陸地震は最大の津波被害（死者20,000人以上とされる）をもたらした。東北の太平洋側は広い範囲で山地が海に突出したリアス海岸であるため、津波が窪地や谷を駆け上り、現在の大船渡市で最高38mの高さまで海水が到達し、21,959人の多数の犠牲者を出した。さらに1933（昭和8）年の昭和三陸地震では死者・行方不明者合わせて3,064人が犠牲となり、揺れを感じなかった1960（昭和35）年のチリ地震による津波でも142人の犠牲者を出している。日本海溝を震源とする宮城県沖地震は過去200年に6回発生（平均の間隔は37.1年）しており、対策として10mを超す防潮堤や防災無線、高台に通じる避難路の整備のほかに地域的な総合防災訓練が急務とされてきた。

しかし2011年の東北地方太平洋沖地震（東日本大震災）では最大40mの巨大津波が発生し、沿岸部に壊滅的な被害をもたらし、死者・行方不明者は18,000人以上に及んだことから、従来の対策の見直しがなされている。

5）洪水・水害

2000（平成12）年に日雨量が400mmを超した東海豪雨では被害が甚大であった。東海豪雨のように想定を超す降雨に対し、各地でハザードマップが整備されるようになった。台風や豪雨による河川の氾濫は近年、大規模河川の堤防整備などで減少してきたが、1959（昭和34）年の伊勢湾台風のように過去に大洪水の被害を受けた地域では治水は進んできているものの、豪雨の降る地域は一定しておらず、過去に大水害を経験していないところでは被害が防ぎきれていない。大惨事を経験していないところは防災の盲点として整備が急がれる。

またとくに都市部をはじめ、多くの地域で路面は舗装で覆われており、地下鉄、地下構造物が多い。そのため雨水が地下水として吸収される前に河川の水位が上がり浸水することがある。その対策も急務となってきている。

6）土砂災害

土砂災害とは、がけ崩れ、土石流、地滑りなどによる災害のことである。火山の噴火に伴う溶岩流・火砕流・火山泥流も含まれる。日本では土砂災害による被害がすべての都道府県で繰り返し発生している。その背景として、気候温暖化の影響で局地的な大雨が増加していること、都市部の宅地不足や山間部の宅地化により急傾斜地における宅地造成や崖下開発が行われていることがあげられる。

2013（平成25）年10月16日東京都大島町（伊豆大島）で発生した土石流災害では、火山灰の堆積した土壌が崩落して集落を飲み込み、死者36人・行方不明者3人の被害を出した。2014（平成26）年8月20日に発生した広島市の土砂崩れでは、花崗岩が風化してできた「まさ土」の山が同時多発的に崩れ住宅密集地を飲み込み、死者74人をもたらした。

6) 火山

フィリピン海プレート，太平洋プレート，北米プレート，ユーラシアプレートの境界の直上に位置する日本では，110の活火山が存在し，その火山活動による災害が繰り返し引き起こされている。噴火による溶岩流や火砕流では火災や熱傷などの被害が，噴石では家屋の倒壊や外傷が，降灰では喘息などの呼吸器疾患や眼疾患が問題となる。火山活動に伴い硫化水素などの火山性ガス発生による死亡事故も繰り返し起こっている。溶岩や噴火に伴う土砂崩れが河川をせき止め，あるいは海に流入すると，土砂災害や津波が発生する。噴煙や降灰などにより農作物の被害や航空機，鉄道，道路の障害，ライフラインの障害が広範囲かつ長期間にわたり発生し，近代的な活動が麻痺されうる。

1991（平成3）年6月3日には長崎県雲仙普賢岳で大規模な火砕流により死者・行方不明者43人が発生し，多くは熱傷によるものであった。2014（平成26）年9月27日に発生した長野県と岐阜県の県境に位置する御嶽山噴火では登山客に死者・行方不明者63人が発生し，多くは噴石による外傷死であった。

8) 旱ばつ

降雨がないなどの理由により，ある地域が長期間水不足が続く状態をさす。農作物や家畜が壊滅的な打撃を受け，国土の砂漠化や飢餓など深刻な事態となる。東アフリカ（ケニア，エチオピア，ソマリア），中国北部，アフガニスタンのほか，オーストラリア北東部でも有史以来の大旱ばつが生じており，同国の主要産業である農業，牧畜業が打撃を受けている。

9) 新興・再興感染症

感染症は人類にとって永遠の課題である。とくに感染性が高く，致死率の高いものは疫病として恐れられた。歴史上ではペスト，天然痘，スペイン風邪などが世界的な広がりをみせ，社会基盤に重大な影響を与えた。

特定の地域において，あるいは国際的に公衆衛生上の問題となる感染症のなかで，新たに認識され注目されるようになった感染症が新興感染症で，いったんは制圧されたと思われていたが再び重大な脅威とされるようになった感染症が再興感染症である。

再興感染症としては結核，マラリア，デング熱，ペスト，コレラ，狂犬病，黄色ブドウ球菌感染症などがあり，近年はわが国でもデング熱の国内感染例が多数確認され問題となっている。新興感染症としては，エボラ出血熱，SARS（severe acute respiratory syndrome，重症急性呼吸器症候群），ウエストナイル熱，後天性免疫不全症候群（AIDS），重症熱性血小板減少症候群，腸管出血性大腸菌感染症などがある。国境を越えた人や物の移動が容易になるにつれ，従来は特定の地域や国内にとどまっていた感染症が国際的に拡大する危険性が高まっている。SARS，新型インフルエンザ，エボラ出血熱などでは世界的な対策が求められた。

10) 飢餓

慢性的な食糧不足のため人々が体調の維持をできない状態である。世界の飢餓人口は8億5,000万人で，9人に1人が飢えている[6]。

2. 人為災害

人為災害とは，意図的であるかないかにはかかわらず人間が引き起こした災害で，社会，産業，科学技術の発達により生じる。火災や爆発，航空機，鉄道，高速道路の多重衝突，船舶の事故などの交通災害，建造物崩壊，など頻繁にみられる。大勢の人が集まる花火大会，コンサート，スポーツイベントなどでは将棋倒しや喧嘩などによる外傷，熱中症などマスギャザリング（群衆）による集団災害が発生しうる。

化学物質や放射性物質などの危険物の事故，たとえば劇毒物を搭載したタンクローリーの横転事故や，原子力発電所および関連施設での放射能漏れ事故や臨界事故（1999〔平成11〕年東海村）も国内で発生している。2011年には東北地方太平洋沖地震（東日本大震災）と続いて起きた津波の影響により，福島第一原子力発電所で事故が発生し放射性物質が放出された。多くの市民を巻き込んでの大量殺戮兵器（weapon of mass destruction；WMD）使用の可能性が増大していることは，国際的機関から世界の人々へ向けて発表されてきており国際的に関

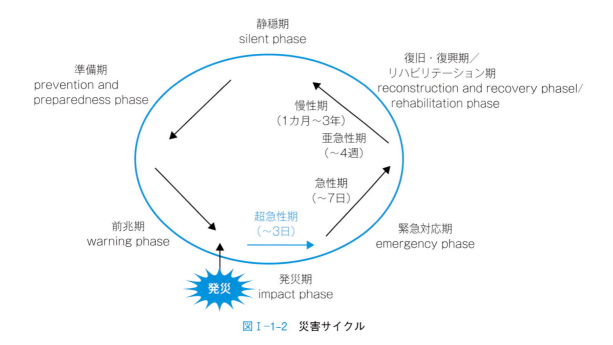

図 I-1-2 災害サイクル

心が高い。これらの災害は原因物質の頭文字をとってCBRNE*（化学，生物，放射性物質，核，爆発物）とも呼ばれている。わが国でも1994（平成6）年に松本サリン事件，1995（平成7）年に地下鉄サリン事件が発生していることは周知のとおりである。各国首脳が集まる国際会議，オリンピック，博覧会など国際的に重要な催しが国内で開催されており，テロリズム災害の可能性もある。

また最近ではインターネットの普及によりサイバー攻撃（ネットテロ）が問題となっており，これを災害に含めることもある。

3. 人道的緊急事態

人道的緊急事態（complex humanitarian emergency；CHE，p.8参照）は，人道支援の必要性は逼迫しているがその支援と解決が困難な状態である。ウガンダやコソボ，イラク，アフガニスタンなどでみられている。

国際社会の協力による持続的な支援と，被災民に将来的な展望が開かれ自立する気運をもてるようにするための国際協力と調整が不可欠である。

3 災害サイクル

災害対応計画・研究，防災行政などを企画立案・評価するうえで，災害をサイクルとして考えることが重要となる（図 I-1-2）。発災からの時間経過により超急性期，急性期，亜急性期，慢性期に分けられる。そして災害対応の観点からは，発災期，緊急対応期，復旧・復興期／リハビリテーション期，静穏期，準備期，前兆期に分けられる。発災から1週間までが急性期とされるが，救命医療の立場からは遅くとも3日までであり，防ぎえた死亡(preventable death)を救出救助によって回避できるのは8時間以内である。消防，警察，自衛隊などによる組織的な救出救助は遅れがちであり，発災直後は被災者本人や家族，隣人，同僚などによる救出救助と適切な応急手当ならびに医療機関への移動・搬送が重要となる。災害超急性期は，医療の面から防ぎえた死亡が多く発生する時期であり，この時期にDMATなどにより全力を上げて活動することが重要であり，本書は主に災害超急性期に行われる医療を対象としている。

急性期〜亜急性期は，外傷の合併症や，衛生環境

---

*CBRNE（シーバーン）とは化学（chemical），生物（biological），放射性物質（radiological），核（nuclear），爆発物（explosive）の頭文字をとったものである。

の整わない避難所での生活による，呼吸器や消化器疾患の集団発生が危惧される．慢性期には，急性期に受けた強いストレス障害による心的外傷後ストレス障害（PTSD）が問題となることもある．

　復旧・復興期は生活の質の改善，アメニティの改善から心身とも回復に向かう時期である．静穏期は災害から離れさらに回復，社会復帰に至る時期である．準備期は大きな犠牲を払った経験を生かし次の災害に対する計画，訓練，備蓄をする時期である．そして，災害の前兆症候があるか，あるいは突然に，新たな災害が発生する．

　この繰り返しを災害サイクルと呼ぶ．

■ 文　献

1) Noji EK：The public health consequences of disasters. Prehosp Disaster Med 2000；15：147-157.
2) Advanced Life Support Group：Major Incident Medical Management and Support：The Practical Approach at the Scene. 2nd ed, BMJ, London, 2000.
3) Swiss Re：Mind the risk：A global ranking of cities under threat from natural disasters. 2013.
http://media.swissre.com/documents/Swiss_Re_Mind_the_risk.pdf
4) 光田寧：竜巻など瞬発性気象災害の実態とその対策に関する研究．文部科学研究費自然災害特別研究成果，1983.
5) スマトラ沖地震津波災害（防災システム研究所ホームページ）
http://www.bo-sai.co.jp/sumatrathunami.htm
6) 国際連合食糧農業機関：飢餓について．
http://ja.wfp.org/hunger-jp/stats

Column: complex humanitarian emergency（CHE，人道的緊急事態）

　CHE の "complex" を「複合」と翻訳すると誤解を生じやすい．その意味するところは，「複雑な」あるいは「込み入った」であって，複数の自然災害が同時に生じたり，自然災害の対応に人的因子が加わって被害が増大したりすることを意味するものではない．貧困や発展途上状態のある地域で，民族や宗教対立，その他のさまざまな要因が重なり合って発生する武力紛争で多数の難民や国内避難民が生じ，衣食住と安全を失った人々が平常時をはるかに超えた死亡率や罹患率を示している状態を CHE という．無政府状態，武力抗争，経済破綻，食糧危機，多数住民の移動，その結果としての死亡率・罹患率の急上昇が特徴である．

　東西冷戦構造の終結後にむしろ世界の各地で頻発し，しばしば人権の蹂躙も伴い，また救援にあたる人道支援関係者の安全も保障されず，武器を携行した軍や保安要員に守られて人道支援を行わなければならないような事態も少なくない．紛争予防や平和構築と連動した人道支援が必要となる．

I — 災害概論

2 阪神・淡路大震災の教訓 —防ぎえた災害死

1 防ぎえた災害死とは

　どんなに人知をつくしても，自然災害の発生自体を無にすることはできない。しかし，その被害をどれだけ軽減できるかは，まさにわれわれ人間の知恵と努力の如何にかかっている。

　1995（平成7）年の阪神・淡路大震災による死者は直接死と関連死を含めて6,434人とされている。「直接死」と「関連死」の明確な学術的定義はないが[1]，阪神・淡路大震災の犠牲者の全員が「避けられるべき死」であったといえるのかもしれない。というのは，すべての建造物が震度7にもびくともせず，また家具の転倒・落下や火災をくい止めることができたなら，あるいはたとえ建造物が倒壊しても生存空間があったならば，それらの死は避けられたはずだからである。

　生き埋めになっているところに火災の炎が迫り，救出をしようとしている家族や友人に「自分はもういいから早く逃げろ！」と最後の言葉を残して亡くなられた人も1人や2人ではなかった。この方々の死はまさに「避けられるべき死」ではあったが，医療の及ぶところではなかった。また震災関連死といわれる死亡者のなかにも医療体制が万全であれば死なずに済んだかもしれない人々の死が含まれている[2]。

　ある若者の事例では，下半身を落下したコンクリートの梁に挟まれていたものの，しっかりとした顔貌で救助者をみていて，上半身に外傷はなく，意識も清明で両手を自由に動かすことができ，救出作業中はレスキュー隊員からヘルメットをもらって自分でかぶったという。31時間後に救出されたが，救急車に乗せられるまでの間に急変し，到着した病院で死亡が確認された。典型的な圧挫（クラッシュ）症候群と思われるが，この若者には救出中に輸液や救出直後にターニケットの装着は行われなかった。したがって，救出作業および搬送中に至適な救護・医療介入がなされたとはいえないので「避けられるべき死」であったとみなすべきであろう。

　和藤[3]は地震災害による犠牲者を図I-2-1のように瞬間死（instant death），遷延死（protracted death）と地震後の衛生状態悪化その他の要因による死（death due to other complications）に分類し，さらに遷延死は救命できた可能性の大きい死（preventable death）と平常時に発生したとしても救命は困難であった死（unpreventable death）とに分けられるとしているが，この分類はきわめて明快である。本項では医療が適切に介入すれば避けられた可能性がある災害死を医学的にみた「防ぎえた災害死」（preventable disaster death；PDD）として考察を加える。

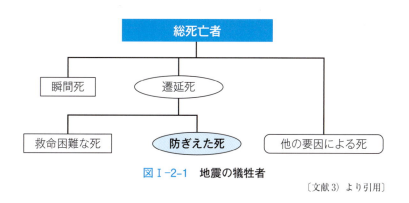

図I-2-1　地震の犠牲者

〔文献3）より引用〕

表 I-2-1　震災後の病院スタッフと患者数（神戸市内 K 病院）

月　日	1月17日	1月18日	1月19日
勤務医師数	7	9	9
勤務看護師数	25	35	35
外来患者数	1,033	541	408
搬入心肺停止症例数	150	20	0
新入院患者数	100	43	43
入院後死亡者数	7	3	2

2　阪神・淡路大震災時の防ぎえた外傷死発生の背景

1．病院前救護

　阪神・淡路大震災時のプレホスピタルケアは皆無に等しかったといって過言ではない。消防署の建物にも被害が及び，119番通報は輻輳をきわめて使いものにならず，また救急車や消防車は街のあちこちの生き埋め現場で呼び止められ，同時に発生した火災対応にも追われた[4]。圧倒的な被害の前に，救急隊員らはトリアージや心肺蘇生はおろか脊柱固定や止血処置を施す余裕すらも持ち合わせなかった。被災患者のほとんどは家族や近隣の人々により救出され，戸板や畳に載せられて軽トラックやライトバンなどで直近の救急病院に運ばれた。このなかにはすでに冷たくなった人や，病院到着直前まで会話していたにもかかわらず心肺停止状態となって病院に到着した人も含まれる。

2．被災地内の医療機関

　被災地域の多くの病院では，建物に亀裂が入り，窓ガラスが割れ，棚やキャビネットが倒れ，電気・水道・ガスのライフラインは損害を受け，無影灯が天井から落下し，CTやMRIは故障し，エレベーターは止まり，医療ガスも使用できなくなった。そして電話も不通であった。神戸の救急医療の中核を担っていた神戸市立中央市民病院では，貯水槽からの配管が外れて病棟が水浸しになり，建物の大きな損壊が生じたり，火災に巻き込まれた病院もあった。交通手段が失われたために職員が出勤できなかった病院も多かった。かくして，被災地内の病院機能は大きく損なわれ，まともな医療を提供できなくなっていた。

　また，被害の大きかった病院に患者が集中したのもこの災害の特徴である[5]。表 I-2-1 は神戸市内のK病院の震災当日・2日目・3日目に勤務できた医療スタッフ数と外来患者数，入院患者数，心肺停止症例数と入院後死亡者数を示す。わずか7人の医師，25人の看護師に対して1,033人の外来患者，150人の心肺停止患者の搬入，100人の新入院があった。しかも停電・断水・ガス途絶である。この状態で日常と同じレベルの医療を提供できるはずもなく，当日入院後に7人が死亡，翌日も3人，3日目ですら2人が入院後死亡している。この状況はK病院だけのものではなかった。

3．被災地外の医療機関

　被災地外の医療機関（たとえば大阪府下の病院）は，地震による強い揺れは経験したものの，建物に被害はなく（あっても軽微），ライフラインも通常どおり使用できたので，何ら問題なく日常と同じような医療活動を行うことができた[6]。多くの被災地外の病院は被災地からの患者転送を待ったが，震災当日に高度医療を目的として医療搬送された被災患者はきわめて少数であった。電話の不通で被災地内外の情報交換ができなかったことと，道路や橋の損壊と深刻な交通渋滞が被災地内外の病院を決定的に遠ざけた。

3　防ぎえた災害死の数

　前述のごとく，残念ながら阪神・淡路大震災では

表 I-2-2 被災地内外の病院における死亡例の頻度

	被災地内病院 死亡者/患者総数 (%)	後方病院 死亡者/患者総数 (%)	計 死亡者/患者総数 (%)
圧挫（クラッシュ）症候群	36/196 (18.4)	14/176 (8.0)	50/372 (13.4)
外因	115/1,765 (6.5)	13/581 (2.2)	128/2,346 (5.5)
疾病	241/2,372 (10.2)	108/1,017 (10.6)	349/3,389 (10.3)
計	392/4,333 (9.0)	135/1,774 (7.6)	527/6,107 (8.6)

〔文献10）より引用〕

多数の防ぎえた災害死があったのは事実であるが，結論から先に述べると，防ぎえた災害死の正確な数は不明である。

外傷患者の生存の可能性（probability of survival；Ps）[7]は，生理学的重症度（意識レベル，収縮期血圧と呼吸数）と解剖学的重症度（Injury Severity Score；ISS）に年齢を加味して算出されるTRISS法（Trauma and Injury Severity Score）によって数値化されている。しかしながら防ぎえた可能性のある災害死を算出する根拠となる指標は少なく，冒頭にも述べたが，災害直接死と間接死の定義すらも曖昧である。

これに対して推定死亡時刻から防ぎえた災害死をある程度推計しようという試みがある。西村らの，監察医と法医学者が検案した神戸市における死体検案書の調査（不詳データ削除後）によると，2,306例中85例（3.7％）は瞬間死を免れたものの，その後に死亡したと推定され，140例は医療機関に搬送されたあとに死亡したという[8]。この85人あるいは140人は遷延死であって，すべてが防ぎえた災害死であったとは考えられない。たとえ瞬間死を免れたにせよ，そのなかにはPs値が0に近く，平時でも救命困難な最重症例も相当数含まれていたはずだからである。

また，吉岡は神戸市内において1995年3月31日までに把握された震災死者数（3,897人）と監察医らが死体検案を行った3,651例との差（246例）を医療の対象になりえたと仮定すると，神戸市で医療を受けられずに死亡した最重症者数を350〜400人と推定できるとしている[9]。これを他の被災都市にも同様に当てはめるとすれば，阪神・淡路大震災時に医療を受けられずに死亡した災害死者数は425〜600人ということになる。しかし，前述のものと同様に，これらすべてが医療の対象にならなかったからといって防ぎえた災害死であったわけではない。

田中らが行った震災後15日間に入院した6,107例の震災被災患者についての詳細な調査報告によると，疾病群では被災地内外の病院における死亡率に差がないのに対して，圧挫（クラッシュ）症候群とその他の外因による入院患者群では，被災地内で治療を受けた群と被災地外の病院に入院した群で明らかな死亡率の差が認められた（表 I-2-2）[10]。この事実は防ぎえた災害死が多数存在したことの証拠であるともいえよう。太田はこのデータから，被災地内の病院でも被災地外と同じ死亡率であるべきだと仮定し，被災地内病院での死亡者数との差を防ぎえた死亡とみなし，その数を96人（5,502人の1.74％）と概算しているが[11]，被災地内での入院後死亡例は，被災地外の病院に搬送された群に比べて，転送するいとまもない瀕死の重症者が多かった可能性もあるので，この推論にもいささかの無理がある。また，逆に被災地外病院での死亡者のなかにも搬送の遅延などのゆえに死亡した症例もあったと推定される。したがって，利用できる死亡統計数値をどのように考察しても阪神・淡路大震災時の防ぎえた災害死の正確な症例数を算出することは不可能で，数十例から数百例の間という大きな幅で推測する以外にない。病院を受診したすべての症例にTRISSを算定することができたならばある程度正しい数値を算出できるが，当時の大混乱の病院ではその余裕はありえなかった。

4 広域医療搬送の必要性と想定患者数

防ぎえた災害死を回避するためには，可及的早期

にトレーニングを受けた医療チームが被災地に出向き，救命医療を展開することが重要であるが，広域災害時においてこれらの患者を救命するためには広域医療搬送が必要である。大友らは阪神・淡路大震災で実際に発生した患者の疾病構造，死亡率，死亡時期など[9,10]について分析し，広域医療搬送の適応となる病態と搬送優先順位を整理した[12]。それによると，阪神・淡路大震災モデルでは，急性期（24時間以内）広域医療搬送の対象となる傷病は，重症体幹四肢外傷，頭部外傷，圧挫（クラッシュ）症候群，広範囲熱傷で，その数は380例であると結論づけており，24時間以降に必要となる広域医療搬送者数は120例としている。想定患者数は，阪神・淡路大震災の際に実際に発生した患者数を参考にして，死傷者想定数をもとに算出した係数を乗じて計算し，この係数は東海地震では1.3，南関東地震では3としている。

5 阪神・淡路大震災後のわが国の災害医療体制

阪神・淡路大震災を契機に，災害時における救急医療のあり方を研究するため，厚生科学研究費補助金（健康政策調査研究事業）研究として，「集団災害時における救急医療・救急搬送体制のあり方に関する研究班」が1994（平成6）年1月に設置された。上述の研究班の構成員に加え，新たに被災地の医療機関，医師会等の関係団体，建築，機器設備，情報通信，医薬品の専門家の参加を得て，「阪神・淡路大震災を契機とした災害医療体制のあり方に関する研究会」が1995（平成7）年4月に発足した。精力的な活動により，1995年5月29日に「震災時における医療対策に関する緊急提言」を，1995年8月29日に「病院防災マニュアル作成ガイドライン」を，1996（平成8）年2月26日に「広域災害・救急医療情報システム」および「トリアージ・タッグの標準化」を公表し，1996年4月に研究会報告書[13]を公表した。これを受ける形で，1996年5月10日に厚生省健康政策局長（当時）より各都道府県知事，政令市長，特別区長宛てに「災害時における初期救急医療体制の充実強化について」が発出された[14]。本通知に盛り込まれた内容は下記のとおりである。

①地方防災会議等への医療関係者の参加の促進
②災害時における応援協定の締結（広域応援体制の整備・自律的応援体制の整備）
③広域災害・救急医療情報システムの整備
④災害拠点病院の整備
⑤災害医療に係る保健所機能の強化
⑥災害医療に関する普及啓発，研修，訓練の実施
⑦病院防災マニュアル作成ガイドラインの活用
⑧災害時における消防機関との連携
⑨災害時における死体検案体制の整備

本通知は，わが国の災害医療体制整備の礎となった。

*

前述のように防ぎえた災害死が何例あったかを正しく推論することは不可能であるが，多数の方々の死が適正な救出救助と医療の介入があれば避けられたであろうことは間違いない。われわれは阪神・淡路大震災による多数の犠牲者の生命という大変重い代償を背負っている。震災後に設置された災害拠点病院，広域災害救急医療情報システム（EMIS），日本DMAT，救急ヘリコプターの普及などすべての災害医療体制は，この大きな教訓を生かして今後の災害時に「避けられた死」を1人でも少なくしようとして整備されてきたものである。DMAT隊員はいうに及ばず，すべての医療人が今後の災害発生時には防ぎえた災害死をゼロにすることを目指して研鑽し，災害医療体制をさらに充実させる努力をすべきである。

■ 文 献

1) Jones N, Smith G, Wagner R : Morbidity and mortality in the Loma Prieta Earthquake : A review of recent findings. In : Research Accomplishments 1986-1994. National Center for Earthquake Engineering Research. Buffalo, New York, 1994, pp95-106.
2) 呂恒倹，宮城道雄：地震時の人的被害に関するやや詳細な検討．大阪市立大学生活科学部紀要 1993 ; 41 : 67-80.
3) 和藤幸弘：災害医学と関連領域．山本保博，鵜飼卓，杉本勝彦編，災害医学，改訂2版，南山堂，東京，2009, pp11-21.

4) 神戸市消防局「雪」編集部,川井龍介編:阪神大震災 消防隊員死闘の記.労働旬報社,東京,1995.
5) 鵜飼卓:阪神・淡路大震災.鵜飼卓,高橋有二,青野允編,事例から学ぶ災害医療,南江堂,東京,1995,pp35-48.
6) 吉村高尚,月岡一馬,鍛冶有登,他:大阪市総合医療センターの場合.救急医学 1995;19:1686-1692.
7) 嶋村文彦:TRISS.救急医学 2007;31:334.
8) 西村明儒,上野易弘,龍野嘉昭,他:死体検案書より.救急医学 1995;19:1760-1764.
9) 吉岡敏治:災害医療の特徴について.吉岡敏治,田中裕,松岡哲也,他編著,集団災害医療マニュアル,へるす出版,東京,2000,pp1-17.
10) 田中裕:阪神・淡路大震災時の疾病構造―調査方法および結果の概要.吉岡敏治,田中裕,松岡哲也,他編著,集団災害医療マニュアル,へるす出版,東京,2000,pp19-23.
11) 太田宗夫:「災害医学」からみた「救急医学」.日本救急医学会雑誌 2009;20:101-115.
12) 大友康裕(分担研究):災害時における広域緊急医療のあり方に関する研究.平成15年度厚生労働科学研究費補助金医療技術評価総合研究事業報告書,2004.
13) 平成7年度厚生科学研究費補助金(健康政策調査研究事業)阪神・淡路大震災を契機とした災害医療体制のあり方に関する研究会研究報告書(概要版),1996年4月.
http://www1.mhlw.go.jp/houdou/0805/67.html
14) 災害時における初期救急医療体制の充実強化について.厚生省健康政策局長通知(健政発第451号),1996年5月10日.

I — 災害概論

3 東日本大震災の教訓 — 新たな防ぎえた災害死

1 災害の概要

2011（平成23）年3月11日14時46分，宮城県牡鹿半島の東南東130km付近の三陸沖を震源とする，震源域が岩手県沖から茨城県に及ぶM 9.0の地震が発生した。この地震の規模は観測史上国内最大規模であり，宮城県北部で震度7が観測され，また記録されている最大潮位は9.3m（福島県相馬市），国内観測史上最大の遡上高40.5m（全国津波合同調査グループ）となる大規模な津波が観測された。この結果，死者15,889人，行方不明者2,597人（2014〔平成26〕年11月10日警察庁発表）という明治以降では関東大震災に次ぐきわめて深刻な被害が発生した[1]（図I-3-1）。

気象庁では3月11日にこの地震を「平成23年東北地方太平洋沖地震」と命名したが，未曾有の複合的な大災害であり，「東日本大震災」と呼称することとなった（2011年4月1日閣議了承）[2]。

2 人的被害

東日本大震災は，近代先進国が巨大津波による甚大な被害を被るという人類初の経験であった。

1. 人的被害の状況

東日本大震災の直接死は，前述のごとく死者・行方不明者数18,486人にのぼり，これにより2011年のわが国の平均寿命を短縮させる結果となった[3]（図I-3-2）。県別では，宮城県が死者・行方不明者数全体の半数以上となっている（図I-3-3）。これは，沿岸地域の人口および浸水域の広さによるものと考えられ[4,5]（図I-3-1），さらに広い地域の浸水は，とくに高齢者の犠牲者数を増加させていた[6]（図I-3-4）。

2. 津波災害による人的被害の特徴

東日本大震災の負傷者数は6,152人（2014年11月10日現在）であり[1]，死者・行方不明者と比較して，負傷者の割合（負傷者／死者比0.33）が極端に少なかった。過去の地震災害をみると，阪神・淡路大震災，宮城・岩手内陸地震，新潟県中越沖地震，新潟県中越地震では，死者に比較して負傷者数が，6.8倍（阪神・淡路大震災）以上である一方，北海道南西沖地震，日本海中部地震など，津波による被害が加わる地震災害では，負傷者／死者比が低くなり，インドネシア・スマトラ島沖地震や明治三陸地震では1.0を大きく下回っている。すなわち，阪神・淡路大震災に代表される「建物倒壊タイプ」と東日本大震災に代表される「津波タイプ」では，人的被害の組成が大きく異なる（表I-3-1）。津波災害では，津波に巻き込まれた人（高率に死亡する）と津波を免れた人（身体損傷はきわめて軽微）のどちらかとなり，その結果，死者数に対して負傷者数が極端に少ないという特徴が現れている。

また，東北大学の調査では，震災直後，宮城県内で心不全，急性冠症候群，脳卒中，心肺停止などが，震災前3年間と比較して急増していた[7]（図I-3-5）。東日本大震災でも，他の多くの大きな震災と同様に，内因性疾患が多数発生していた。第39回日本救急医学会総会・学術集会（2011年10月）で開催されたパネルディスカッション「津波災害の医療ニーズ」では，岩手・宮城・福島から疾病構造・時間的推移の発表がなされ，

①外傷は圧倒的に少なかった。少ない外傷のうち初日でも赤タグは10〜20％にとどまった
②患者数全体も初日は少なく，医療ニーズは3日以降に急増した
③急増した医療ニーズの70〜80％以上が内因性疾患であった

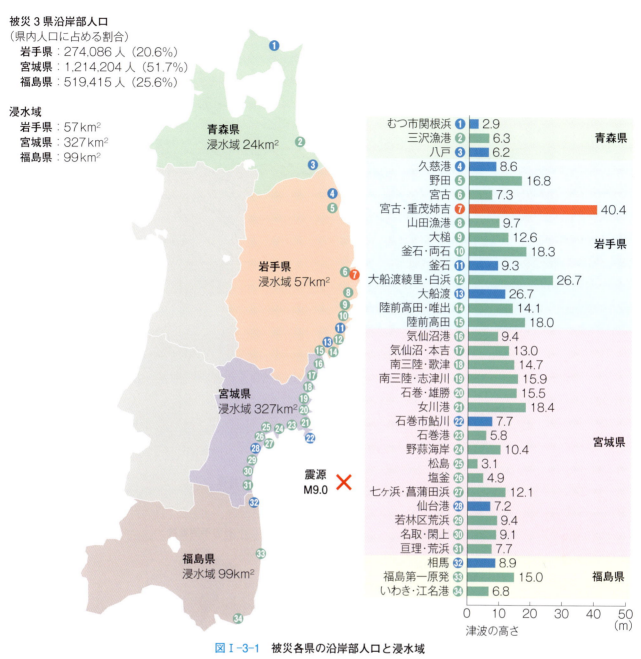

図Ⅰ-3-1 被災各県の沿岸部人口と浸水域

〔文献5）より引用・一部改変〕

④入院患者避難移送の医療ニーズがあったとまとめられた。

以上のように，東日本大震災では外傷や圧挫（クラッシュ）症候群などの患者の発生が全体の被害の規模と比較してきわめて少なく，これらの症例の「防ぎえる死」をなくすために体制整備・発展してきたDMATにとって，阪神・淡路大震災とはまったく異なる医療ニーズでの活動となった。

3 東日本大震災で判明した諸課題と今後の災害医療体制整備について

東日本大震災発生時の日本における急性期災害医療体制は，阪神・淡路大震災の教訓に基づき構築された。その中心を成すものは，災害拠点病院，DMAT，広域災害救急医療情報システム（EMIS），広域医療搬送計画の4本柱である。東日本大震災ではそれまで16年かけて築き上げてきたこの急性期

I　災害概論

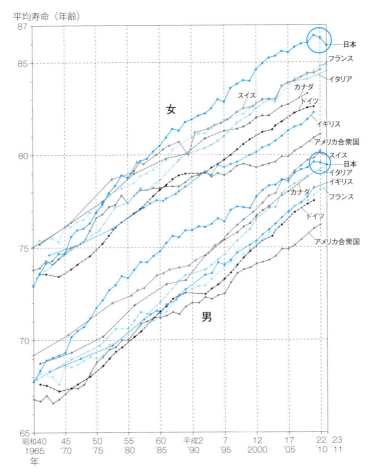

図 I-3-2　世界各国の平均寿命の年次推移

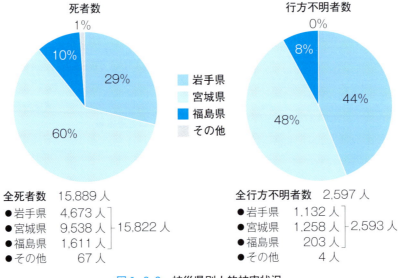

図 I-3-3　被災県別人的被害状況

〔警察庁統計（2014年11月10日）より作成〕

　災害医療体制が，くしくも試される結果となった。
　東日本大震災においては，多くの医療関係者が被災者の医療などに尽力した。災害発生直後からEMISが活用され，DMATが47都道府県から岩手県・宮城県・福島県・茨城県へ派遣され，383チーム，1,852人の隊員が12日間にわたって活動し，被災地内病院の診療支援や情報の発信，ドクターヘリや救急車による地域医療搬送，自衛隊機による広域医療

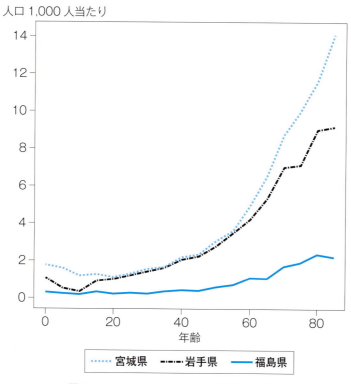

図 I-3-4 被災3県別の年齢群別死亡率

〔文献6〕より引用・一部改変〕

表 I-3-1 過去の地震災害における死者数と負傷者数の比較

津波	地震名	負傷者数	死者・行方不明者数	負傷者／死者・行方不明者数
あり	明治三陸地震（1896）	4,398	26,404	0.17
	東日本大震災（2011）	6,152	18,486	0.33
	スマトラ島沖地震（2004）	130,000	227,898	0.57
	北海道南西沖地震（1993）	323	230	1.4
	日本海中部地震（1983）	163	104	1.57
なし	阪神・淡路大震災（1995）	43,792	6,437	6.8
	岩手・宮城内陸地震（2008）	426	23	18.5
	新潟県中越地震（2004）	4,172	68	61.4
	新潟県中越沖地震（2007）	2,346	15	156.4

搬送，津波で孤立した病院の入院患者の救出活動や応急処置等を実施した。

また，ドクターヘリが16道府県から16機出動し，140人以上の患者搬送が実施され，被災地の診療拠点として，多くの災害拠点病院が診療機能を維持し，患者を受け入れた。

さらに，日本医師会災害医療チーム（Japan Medical Association Team；JMAT）をはじめ，大学病院，日本赤十字社，国立病院機構，日本病院会，全日本病院協会，日本歯科医師会，日本薬剤師会，日本看護協会等の医療関係団体などから，2011年10月7日現在で把握されている限りで，累計2,589チーム，12,115人が派遣された。これらの医療チームは，慢性疾患をもつ被災者等の高い医療支援ニーズに対して適切に対応した。

その一方で，東北地方を中心とした広範囲にわたる被害により，ライフラインの途絶や燃料の不足，医薬品等の物資の供給不足などで診療機能に影響が出た医療機関もあった。また，数カ月単位での医療や介護等の支援が必要となったが，派遣調整等の体制が十分でないなどの課題が認識された。

東日本大震災で新たに認識された災害医療の諸課

I　災害概論

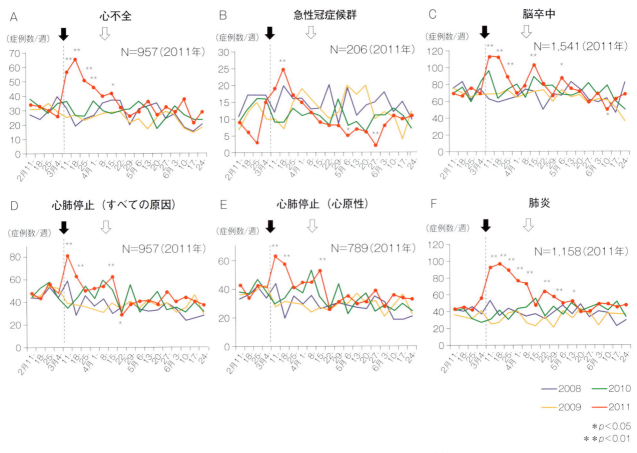

図 I-3-5　東日本大震災後の内因性急性疾患の発生数

〔文献7）より引用・一部改変〕

題について検討を行い，それを教訓として，今後の災害医療体制整備の基本指針を示すことを目的に厚生労働省「災害医療等のあり方に関する検討会」が設置された。同検討会報告書[8]に基づき，2012（平成24）年3月に厚生労働省医政局長通知「災害時における医療体制の充実強化について」が発出され，全国都道府県の災害医療体制整備の指針が示された。

本項では，その検討会報告書の抜粋を紹介する。

1. 災害拠点病院

東日本大震災により甚大な被害を受けた3県（岩手県，宮城県，福島県）には災害拠点病院が33病院指定されていた。うち31病院で一部に損壊があったと報告され，そのうち2病院は比較的大きな被害がみられた。幸い全壊病院はなかった。

一方，各県ともにEMISでの情報収集に努めたが，翌日までEMISで連絡のとれなかった病院があり，病院の倒壊やそのおそれの有無，患者受け入れ状況やライフラインの状況等の緊急時に入力すべき項目が入力できなかった病院があった。さらに，ライフラインの途絶が長期間となったために，自家発電機用の備蓄燃料の不足が発生したり，道路の寸断やガソリン不足が長期間となり流通に影響が生じたために，食料や医薬品等の不足が発生するといった問題が生じた。

以上，認識された課題をもとに，災害拠点病院の要件に関して，以下のように見直しが行われた。

1）耐震化

災害発生時に被災地からの患者の受け入れを行う災害拠点病院においては，病院機能を維持する必要があることから，「すべての施設を耐震化」することが望ましい。

2）ライフライン

（1）通　信

災害時の通信手段の確保に向け，インターネット

接続が必要なEMISの活用も考慮し，最低限，衛星携帯電話を保有し，また，「衛星回線インターネット」が利用できる環境を整備する必要がある。さらに，MCA無線等を含めた複数の通信手段を保有していることが望ましい。

(2) 電　気

災害拠点病院の自家発電機の発電容量については，救急医療や手術等の急性期の医療機能を発揮できる程度の容量が必要である。そのような医療機能を発揮するための最低限の発電容量を確保するには，「通常時の6割程度」の発電容量である自家発電機の保有が必要と考えられる。

なお，東日本大震災では，自家発電機を地下に設置していたために津波により使用できなくなった事例もあったため，その設置場所については，地域のハザードマップ等を参考にして検討することが必要である。また，燃料の備蓄量については，「3日分程度」を確保しておくことが必要である。

(3) 水

東日本大震災においては各被災地において断水が発生したが，災害拠点病院では，受水槽や井戸設備での対応，水道事業者等の給水などにより，最低限必要な水は確保された。しかし，水道事業者が病院だけを優先的に給水するのは難しいという意見があった。

災害拠点病院においては，適切な容量の受水槽の保有や，停電時にも使用可能な井戸設備の整備，優先的な給水協定の締結等，あらゆる手段を講じて診療時に必要な水の確保に努める必要がある。

3) 食料，飲料水，医薬品等の備蓄および流通の確保

東日本大震災では，とくに食料や飲料水が，患者のみならず職員や一時的な避難者の分も必要となった病院があった。

このため，食料，飲料水，医薬品等の備蓄は，流通を通じて適切に供給されるまでの適当な期間に必要な量として，「3日分程度」とすることが適当である。この際，災害時に多数の患者が来院することや職員が帰宅困難となることを想定しておくことが望ましい。

また，流通の確保に関しては，平時から，食料，飲料水，医薬品等について，地域の関係団体・業者との「協定の締結」により，災害時に優先的に供給される体制を整えておくことが必要である。とくに，医薬品等の供給確保については，各都道府県での地域防災計画に基づいて，県と地域の卸業者の団体等の間で協定等があらかじめ締結されている事例もあり，厚生労働省防災業務計画により各都道府県において策定することとされている「医薬品等の供給，管理等のための計画」に基づいて体制を整えておく必要がある。

4) ヘリポート

ヘリコプターでの搬送においては，搬送先医療機関との調整，ヘリコプター運航にかかわる機関との調整，ヘリポートへの患者搬送，天候によるフライト変更への対処など，さまざまな問題に適切に対応し，かつ，ヘリポートへの患者搬送の時間を短縮するために，病院敷地内にヘリポートを設置すべきとの意見があった。

原則として「病院敷地内にヘリポートを有する」ことが望ましいが，病院によっては，建物上部にヘリポートを設置できない場合や，敷地内にヘリポートを設置する用地がない場合があるため，引き続き，設置が困難な場合は近隣の使用可能なヘリコプターの離着陸場を確保することとすべきである。

5) 災害拠点病院の平時からの役割

(1) DMATの保有

DMATを保有している医療機関は災害への対応力が高いと考えられるため，災害拠点病院は「DMATを保有すること」とされた[*]。さらに，災害拠点病院は，自らが災害時に他の医療機関のDMATや，医療チームの支援を受ける可能性があることから，こうしたDMATや医療チームを受け

---

[*] 2014年3月末時点で，すべての災害拠点病院がDMATを保有することが達成された。

(2) 救急医療機関としての機能

災害等の緊急時の混乱のなかで，すみやかな救急患者対応を可能とするためには，平時からの救急診療機能が必須となる。このため，災害拠点病院は救命救急センターもしくは二次救急病院であることが求められる。

(3) その他

災害拠点病院は，第一線の地域の医療機関を支援するものであるので，医師会等の医療関係団体の意見を聴き，災害時の応急用医療資機材の貸出し要件ほかを事前に決めておくという従来の要件に加え，地域の二次救急病院等の医療機関とともに，定期的な訓練を実施することや，災害時に地域の医療機関への支援を検討するための院内の体制を整えることが必要である。

6）基幹災害拠点病院

基幹災害拠点病院については，災害医療に関して，都道府県内で中心的な役割を果たすことができるよう，その要件として，「複数のDMATを保有」していること，また，「救命救急センターである」ことを追加する必要がある。さらに，前述のように，構造および設備としては，病院機能を維持するために必要な「すべての施設が耐震構造を有する」こと，また，「病院敷地内にヘリポートを有すること」が必要である。

2. DMAT

1）DMATの活動について

東日本大震災では津波災害による死者・行方不明者が多く，阪神・淡路大震災のような外傷患者への救命医療ニーズが少なかった。一方で，通常の医療機関が甚大な被害を受けたことなどから，慢性疾患への対応が必要となった。また，DMATは従来，災害急性期（おおむね48〜72時間）を目途に活動することとしていたが，東日本大震災では想定されていた活動時間を超えたことにより，物資の不足が生じたチームがあった。さらに，DMATが保有する通信機器のバッテリー切れや，電波の受信が不良であったために通信が困難であった事例や，DMATが入った被災地の医療機関において，インターネットに接続できず，EMISの代行入力ができなかった事例があり，現地の医療ニーズの把握に支障をきたした。

これらの課題を踏まえて，DMATの活動については，「従来の対象疾患にとらわれず幅広い疾患に対応できる」よう，日本DMAT活動要領やDMATの研修内容が見直され，新しい活動要領による研修が実施されている。また，DMATが災害急性期（おおむね48〜72時間）に活動できる機動性をもった専門的な研修・訓練を受けた医療チームであるという前提は従前のとおりとし，災害の規模に応じて，DMATの活動が長時間（1週間など）に及ぶ場合には，「二次隊や三次隊の派遣」で対応することとなった。なお，通信機器については，DMATが「衛星携帯電話を含めた複数の通信手段を保有」し，インターネット回線を使ってEMISへアクセスできることが必要である。

2）DMATの指揮調整機能およびロジスティクス

東日本大震災では，かつてないほど多くのDMATが広範な地域で活動を行った。このため，DMATを統括するDMAT事務局やDMAT都道府県調整本部等の事務作業量が膨大となり，DMAT派遣等の調整困難や，各本部で業務を行う統括DMAT登録者の交代要員の不足，統括DMAT登録者をサポートする要員の不足が生じた。

この経験を踏まえ，まず，災害発生後早期から，DMAT事務局およびDMAT都道府県調整本部等へ多くの統括DMAT登録者や統括DMAT登録者をサポートする要員を派遣し，指揮調整機能の強化を図るべきである。また，統括DMAT登録者への後方支援登録者をサポートする要員を確保するため，DMATのチームの一員としてのロジスティクス担当者とは別に，DMAT事務局およびDMAT都道府県調整本部等に入るロジスティクス担当者や，病院支援，情報収集等を担う後方支援を専門とするロジスティクス担当者からなる専属のチーム

（DMATロジスティックチーム）の養成を行うべきである。

3）広域医療搬送およびドクターヘリ

東日本大震災においては，自衛隊機による広域医療搬送がはじめて行われ，5便で19例が搬送された。また，広域医療搬送の拠点である航空搬送拠点臨時医療施設（staging care unit；SCU）となった花巻空港では，SCUとしての機能のほか，患者集積拠点として広域医療搬送か地域医療搬送かのトリアージも行われ，今後のSCUのモデルとなりうるものとして報告された。一方で，関係機関との調整により，第1便の出発が発災後29時間後となり，最後の第5便が96時間後となっており，出発までの時間短縮が課題となった。

このため，都道府県は厚生労働省および関連省庁と連携し，広域医療搬送を想定した航空搬送計画を策定し，「SCUの設置場所および協力を行う医療機関をあらかじめ定める」ことが適当である。また，「都道府県は，空路参集したDMATに必要な物資の提供や移動手段の確保」を行う体制を整備しておくことが望ましい。

ドクターヘリについては，日本DMAT活動要領に「ドクターヘリは，必要に応じて広域医療搬送，DMATの移動，患者の搬送等に活用することができる」と記載されている。東日本大震災では，DMAT事務局からドクターヘリへの出動要請が行われ，ドクターヘリが出動しているが，これについては，国土交通省により，航空法施行規則第176条第2項による活動であると解されている。

3．DMAT以外の調整

東日本大震災では，発災後早期から各種医療関係団体などの医療チームが被災地でさまざまな医療活動を行った。一方で，DMATからの引き継ぎが十分でない事例や，各県で医療チーム等の受け入れや派遣の調整を行う組織の立ち上げに時間を要した事例，さらに被災地域での医療チームの受け入れ態勢が十分でなかった事例があった。

これらを踏まえ，災害時の超急性期医療を担うDMATの活動を引き継ぐために，都道府県においては，医療チーム等の受け入れや派遣について，日本医師会，日本赤十字社，国立病院機構，大学病院，日本病院会，全日本病院協会，日本歯科医師会，日本薬剤師会，日本看護協会等の派遣元の関係団体と受け入れ医療機関等のコーディネート機能（必要に応じて交通手段の確保を含む）を担う災害対策本部内の組織（派遣調整本部〔仮称〕）を迅速に設置できるよう事前に計画を策定することが必要である（図Ⅰ-3-6）。

さらに，保健所管轄区域や市町村単位等で，災害時に保健所・市町村等の行政担当者と，地域の医師会や災害拠点病院等の医療関係者，医療チーム等が定期的に情報交換する場（地域災害医療対策会議〔仮称〕）（図Ⅰ-3-6）を迅速に設置できるよう事前に計画を策定することが必要である。地域災害医療対策会議（仮称）では，避難所等での医療ニーズを適切に把握・分析したうえで，派遣調整本部（仮称）から派遣された医療チームや自主的に集合した医療チームを配置調整するなどの，コーディネート機能が十分に発揮できる体制が求められる。

現在，各都道府県において，災害医療コーディネーターの委嘱が進められている。また，2014年度より厚生労働省医政局主催の「都道府県災害医療コーディネート研修」が開催されている。

4　新たな防ぎえた災害死

1．新たに発生した医療の空白

東日本大震災では，日本医師会災害医療チーム（JMAT）をはじめ，大学病院，日本赤十字社，国立病院機構，日本病院会，全日本病院協会，日本歯科医師会，日本薬剤師会，日本看護協会等の医療関係団体などが多数の医療チームを派遣し，被災者の医療や健康管理などに大きな役割を果たした。しかしながら，被害を受けた地域が非常に広範囲にわたり，またライフラインの途絶や燃料の不足などから，被災地内で活動するDMAT以外の医療チームが充足するまでに日にち（2週間程度）を要した（図Ⅰ-3-7）。その結果，DMATが被災地を離れたあと，しばらくの間，外部からの支援医療チームが不足することとなった。DMATが引き上げる時期に，他の医療チームへ引き継ぐとした従来のDMATのコ

I　災害概論

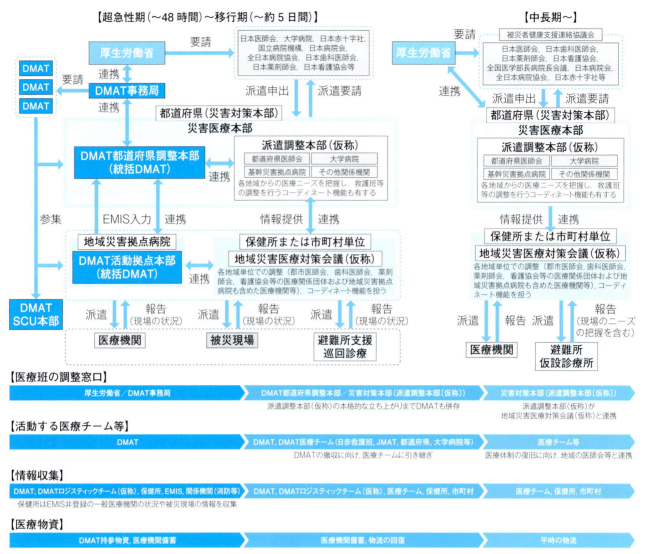

図 I-3-6　東日本大震災を踏まえた急性期から中長期にわたる医療提供体制の考え方

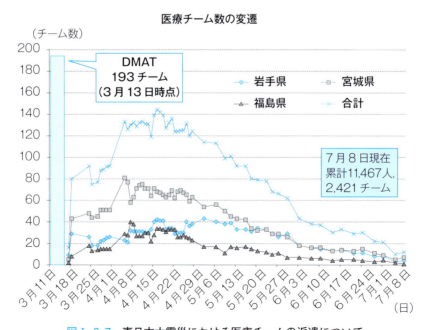

図 I-3-7　東日本大震災における医療チームの派遣について
〔厚生労働省：第2回災害医療等のあり方に関する検討会資料より引用〕

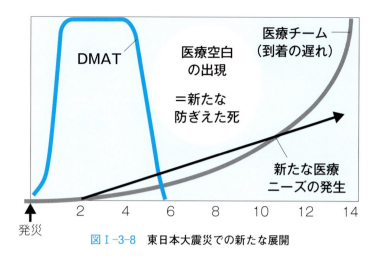

図Ⅰ-3-8　東日本大震災での新たな展開

ンセプト（図Ⅰ-3-8）から外れ，医療の空白が生じた。また超急性期の救命医療のニーズは限定的であった一方，被災しインフラがダウンした医療機関への支援や病院避難，過酷な環境の避難所生活者への医療提供など，従来想定していなかった新たな医療ニーズが発生した。この医療の空白と新たな医療ニーズの増加によって，違うタイプの「防ぎえた災害死」が発生した（図Ⅰ-3-8）。

2. 防ぎえた災害死被災地内病院調査

厚生労働科学研究「防ぎ得る災害死の評価手法について　個々の死亡症例検証に関する研究」（小井土研究班・大友分担研究）では，岩手県および宮城県の被災地内40病院をすべて訪問し，2011年3月11～31日に死亡した全1,006症例のカルテを閲覧した。死亡患者の診療録に基づきデータベースを作成し（図Ⅰ-3-9），研究者10名による協議の結果，防ぎえた災害死は141例（14.0%）と判定された。防ぎえた災害死の原因として，医療物資不足，医療介入の遅れ，ライフラインの途絶，避難所の環境／居住環境悪化が多くを占めた[9]。

3. 新たな防ぎえた災害死

被災地内災害拠点病院は，被災地の診療拠点として診療機能を維持し，患者を受け入れた。また383チームのDMATが被災地へ参集し，災害急性期に被災地内外で関係機関や他の医療チーム等と連携しながら医療活動を展開した。これら災害拠点病院およびDMATによる献身的な医療活動によって多くの命が救われ，その結果，医療機関での防ぎえた災害死は140人程度と，阪神・淡路大震災の500人から，大きく減らすことができた。

しかし一方で，急性期以降の災害医療に関して，大きな課題を残した。表Ⅰ-3-2に阪神・淡路大震災と東日本大震災の医療対応の比較を示す。阪神・淡路大震災では，災害超急性期に甚大な医療ニーズが発生したが，事前の計画をもたず，診療機能が大きくダウンした被災地内病院で「竹槍医療」を余儀なくされた。一方，東日本大震災では，超急性期医療に対して災害拠点病院・DMAT等の事前計画に基づいた対応が展開されたが，亜急性期以降の医療対応に関しては，自治体自体の被災に加えて，十分な事前計画をもっていなかったことから，拡大した医療ニーズに対して適切な医療を提供することができなかった。

警察庁が発表している東日本大震災の死者・行方不明者数18,486人は，災害による直接の死亡者数であるが，復興庁が被災地内自治体を通じて集計している「震災関連死」は，2014年3月末時点で3,089人にのぼっている[10]。震災関連死に関する検討会報告書[11]によると，死亡に至った原因の内訳は，多い順に

・避難所等における生活の肉体・精神的疲労（33%）
・避難所等への移動中の肉体・精神的疲労（21%）
・病院の機能停止（転院を含む）による既往症の増悪（15%）
・地震・津波のストレスによる肉体・精神的疲労（8%）
・病院の機能停止による初期治療の遅れ（5%）

I　災害概論

□ ✓	氏名	●●●●
	病院名	■■■■
	ID	××××
	性別	男性
	年齢	■
	受診日	2011/3/15　　入院外来区別　□外来　☒入院
	死亡日	2011/3/18　　死亡診断・死亡確認時間　■:■
	主病名	低体温症
	直接死因	低体温症
	死因分類	8. その他
	震災との関連	☒有り　□疑い　□無し
	死亡診断書・検案書	死亡診断書
	死因の発生場所	その他
	防ぎ得た死	である　　防ぎえた死の発生場所　病院前
	診療経過メモ	津波後に生じた山火事により避難を強いられた。その際，寒気によって低体温症となった。入院後，低体温，低血糖改善せず死亡した。
	何をすれば死を防げたか？	集中治療ができれば
	何をすれば死が防げたか？リスト	□捜査・救出・救助の遅れ　　　　　□人的資源不足 □予防・啓発・啓蒙の欠如　　　　　□医療物資不足 □常備薬の中断　　　　　　　　　　□不十分な診療 ☒医療介入の遅れ　　　　　　　　　□ライフラインの途絶 □医療者による入院診断の遅れ　　　□食料の不足 □運搬手段の不足（要入院患者）　　□延命治療の縮小 ☒避難所の環境／居住環境悪化　　　□域外搬送が行われれば □慢性疾患（慢性腎不全・呼吸不全等）治療の中断　□域内搬送が行われれば □災害弱者（避難行動要支援者）対応の不備
	調査日	2013/10/31

□ ✓	氏名	●●●●
	病院名	■■■■
	ID	××××
	性別	女性
	年齢	■
	受診日	2011/3/22　　入院外来区別　□外来　☒入院
	死亡日	2011/3/24　　死亡診断・死亡確認時間　■:■:00
	主病名	DKA
	直接死因	右下肢壊死
	死因分類	1. 病死及び自然死
	震災との関連	☒有り　□疑い　□無し
	死亡診断書・検案書	死亡診断書
	死因の発生場所	その他
	防ぎ得た死	である　　防ぎえた死の発生場所　病院前
	診療経過メモ	DM の既往あり。津波で薬はすべて流された。震災後はインスリン使用できず。脱水とDKA で入院。その影響もあり下肢虚血となり壊死発症。
	何をすれば死を防げたか？	早期に医療が介入できていれば
	何をすれば死が防げたか？リスト	□捜査・救出・救助の遅れ　　　　　□人的資源不足 □予防・啓発・啓蒙の欠如　　　　　□医療物資不足 ☒常備薬の中断　　　　　　　　　　□不十分な診療 ☒医療介入の遅れ　　　　　　　　　□ライフラインの途絶 □医療者による入院診断の遅れ　　　□食料の不足 □運搬手段の不足（要入院患者）　　□延命治療の縮小 □避難所の環境／居住環境悪化　　　□域外搬送が行われれば □慢性疾患（慢性腎不全・呼吸不全等）治療の中断　□域内搬送が行われれば □災害弱者（避難行動要支援者）対応の不備
	調査日	2013/07/31

DKA：diabetic ketoacidosis（糖尿病ケトアシドーシス），DM：diabetic mellitus（糖尿病）

図 I-3-9　防ぎえた災害死被災地内病院調査
〔厚生労働科学研究「防ぎ得る災害死の評価手法について　個々の死亡症例検証に関する研究」（小井土研究班・大友分担研究）より〕

表 I-3-2　東日本大震災と阪神・淡路大震災の比較

フェーズ	阪神・淡路大震災		東日本大震災	
超急性期	医療ニーズ甚大	事前計画なし・診療機能を喪失した医療機関での診療	医療ニーズ小	事前計画あり・硬直化した対応
亜急性期	医療ニーズ継続	事前計画多少あり・各現場の創意工夫で対応	医療ニーズ拡大（医療崩壊の延長）	行政機能の麻痺・被害甚大・支援充足まで遅延・各現場の創意工夫
慢性期	医療ニーズ継続		医療ニーズ継続	事前計画多少あり・新しい対応（JMAT, 大学病院支援）の創設

・原発事故による肉体・精神的疲労（2％）
となっている。

また死亡時の生活環境等区分別では，「病院，介護施設等」と「自宅等震災前と同じ居場所滞在中」がそれぞれ約3割，「避難所滞在中」が約1割となっており，自宅（在宅要介護者含む）での災害関連死発生が多かった。死亡の具体的原因の記述をみると，「冷たい床の上に薄い毛布1枚を敷く」「濡れた衣服のまま15日まで過ごした」「避難所で，狭いスペースに詰め込まれ，精神，体力的に疲労困憊の状態」「断水でトイレを心配し，水分を控えた」「配給はされたが，普段から軟らかいものを飲食していたので，飲食できる量が少なかった」「顆粒状の薬しか飲めないのに粒状の薬を処方されていた」「在宅介護をしていたが，ヘルパーも訪問看護師も来れなくなった」「病院は閉鎖のため自宅で療養を続ける」「避難先が決まらず玄関先で長時間待機」「避難所，親戚宅等を転々と避難」など，医療というよりも，生活環境，食料・医薬品などの健康管理の問題から死亡に至ったものである。ここに，新たな多くの防ぎえた災害死が存在していた。

阪神・淡路大震災の際に直面し，指摘されていた食事・栄養，避難所の水・衛生・環境，感染症対策，母子保健，高齢者・障害者福祉などは，東日本大震災でも改善されることなく，同じように問題として指摘され，結果として多くの防ぎえた死を招いてしまった。

われわれは，これを新たな防ぎえた災害死として，取り組んでいく必要がある。

■ 文　献

1) 警察庁：平成23年（2011年）東日本大震災について被害状況と警察措置．2014年11月10日．
http://www.npa.go.jp/archive/keibi/biki/higaijokyo.pdf
2) 平成21年度に防災に関してとった措置の概況及び平成23年度の防災に関する計画．内閣府，平成23年版防災白書，2011.
3) 厚生労働省：平成23年簡易生命表の概況．2012.
4) 厚生労働省：人口動態統計．2010.
5) 東北学院大学：東日本大震災・東北の被害状況「東北各地の津波の高さ」．東日本大震災 東北学院 1年の記録．
http://www.tohoku-gakuin.ac.jp/about/sinsai/record/chap_7/chap07_07.html
6) Ushizawa H, Otomo Y, Shiraishi J, et al：The Characteristics of the Victims in Great East Japan Earthquake, 2011. Disaster Med Public Health Prep, submitted.
7) Aoki T, Fukumoto Y, Yasuda S, et al：The Great East Japan Earthquake Disaster and cardiovascular diseases. Eur Heart J 2012；33：2796-2803.
8) 厚生労働省：災害医療等のあり方に関する検討会報告書．2011.
9) Yamanouchi S, Sasaki H, Tsuruwa M, et al：Survey of preventable disaster death at medical institutions in areas affected by the Great East Japan Earthquake: findings of a retrospective preliminary investigation of medical institutions in Miyagi Prefecture. Prehosp Disast Med. submitted.
10) 復興庁：東日本大震災における震災関連死の死者数（平成26年3月31日現在調査結果）．2014.
http://www.reconstruction.go.jp/topics/main-cat2/sub-cat2-1/20140527_kanrenshi.pdf
11) 震災関連死に関する検討会（復興庁）：東日本大震災における震災関連死に関する報告．2012.

Disaster Medical Assistance Team

II
DMATとは

II — DMATとは

1 DMATとは

1 「防ぎえた災害死」

救出される前には意識清明であった患者が救出とともに急変し，心停止に至った圧挫（クラッシュ）症候群，手足を挟んだ重量物を除去できず，現場での切断もできず迫り来る火の手に巻き込まれた例，ヘリコプター搬送も十分行えず，被災地内で適切な初期医療や手術・透析治療が受けられぬまま命を落とした例，1995（平成7）年の阪神・淡路大震災では，このような「防ぎえた災害死」が多く存在した[1]。

図II-1-1は阪神・淡路大震災発災当日，被災地内の224病院において，院内のどの部門で診療が継続可能であったかを調査した結果である。救急外来（重症部門），ICU，手術室，血液透析など，重症救急患者に対応する部門において，のきなみ診療能力がダウンしていた。図II-1-2は発災当日，西宮市内の病院が受け入れた患者数（死者数）を示したものである。100床から300床程度の中小病院に数百～1,000人もの地域の患者が殺到し，わずか1日で30～100人の死亡を確認している。これらのなかには，通常の救急医療が提供されれば救命できた患者（防ぎえた災害死）が多数含まれていた。被災地内の病院では，電気・水道などがストップし，病院機能自体が麻痺しているなかで，懐中電灯の明かりを頼りに，次々に押し寄せてくる患者を診療しなければならない状態にあった。行うべき医療を提供できず，患者が死亡していく状況に身をおかざるをえなかった医師や看護師たちのなかには，心的外傷（トラウマ）を受けた方々が多数いた。阪神・淡路大震災での6,000人以上に及ぶ死亡のうち，平時の医療を提供したならば救命可能であった命（防ぎえた災害死）は約500人とされている。

可及的早期（数時間～12時間以内）にトレーニングを受けた医療チームが被災地に出向き，救命医療を展開することが，防ぎえた災害死の回避につながると考えられる。

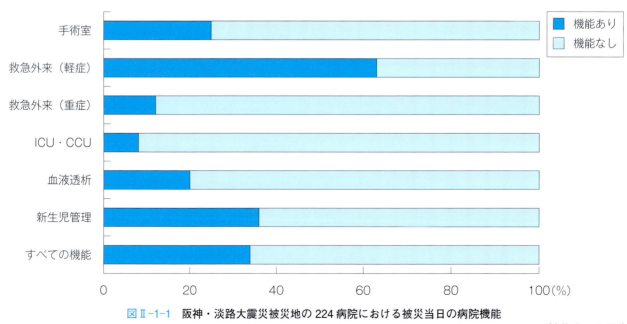

図II-1-1　阪神・淡路大震災被災地の224病院における被災当日の病院機能

〔文献4）より引用〕

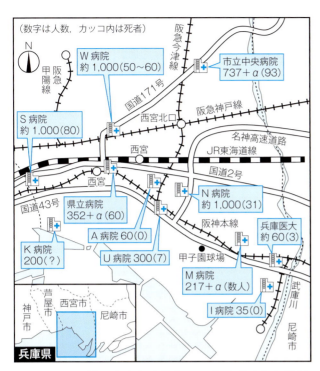

図Ⅱ-1-2　阪神・淡路大震災当日の病院受け入れ状況（西宮市内）
〔鵜飼卓，高橋有二，青野充，編：事例から学ぶ災害医療．南江堂．東京，1995より引用〕

表Ⅱ-1-1　DMATが活動する災害と主な活動内容

局地災害（地域災害）
・現場活動（現場救護所，救助現場）
・病院支援
・医療搬送（陸路・空路・海路）
・その他

広域災害
・病院支援，病院避難
・医療搬送（地域・広域）
・SCUでの活動
・現場活動
・本部機能支援（県庁等）
・その他

2　DMATが活動する災害とその意義

　DMAT（Disaster Medical Assistance Team；災害派遣医療チーム）とは，災害・事故現場（局地災害〔地域災害〕）および被災地域（広域災害）にいち早く出動し，災害の超急性期から医療を提供する医療チームである．

　DMATが活動する災害は，①局地災害（地域災害），②広域災害に分けられる（表Ⅱ-1-1）．

　列車事故や多重交通事故などによる多数傷病者発生で，被災が一地域にとどまり，病院機能やライフラインには影響がないものを局地災害と呼ぶ．一方，地震災害などのように広い範囲で発生するものは広域災害と呼ばれ，建物の破損やライフラインの障害による被災地域での医療継続困難などのために被災地域外への患者の搬送が必要となることが多い（図Ⅱ-1-3）．

　数十万人規模で死傷者が想定される南海トラフ巨大地震などでは，発生する多くの重症患者に対して平時の救急医療レベルを確保するため，国が主体となり自衛隊機などを用いて日本全国の病院に重症患者を搬送する広域医療搬送を行う計画である．

1．局地災害（地域災害）におけるDMATの意義

　列車事故や多重交通事故などの局地型の事故災害では，多数の患者が発生する．重症患者に対して，平時であればロード＆ゴー*として迅速に医療機関に搬送し，ゴールデンアワー*以内に根本治療を実施することにより救命につなげることができる．複数の重症患者が，その他の中等・軽症患者のなかに混在している災害時においては，重症患者をゴールデンアワー以内に医療機関に搬送することはきわめて困難である．災害現場から医療を開始しなければ，多数の防ぎえた災害死が発生する．従来，わが国では大規模事故災害の現場医療は，ゼロに近いと評されてきたが，この医療の空白時間を埋め，可能な限り防ぎえた災害死を減らすことがDMATの使命である．

---

*ゴールデンアワーとロード＆ゴー：平時の外傷診療において，防ぎえた外傷死を最小限とするためには，受傷してから手術などの根本治療開始までの時間を1時間以内とすることが求められる．この「受傷から手術までの1時間」をゴールデンアワーと称する．このゴールデンアワーを達成するためには，一刻も早く救急現場から外傷治療が可能な医療機関へ搬送を行うことが求められる．そのため現場では，生命維持に必要な観察および処置のみを行って，生命維持に関係のない観察処置を省略し，搬送を急がなければならない．この概念をロード＆ゴーという．

Ⅱ DMATとは

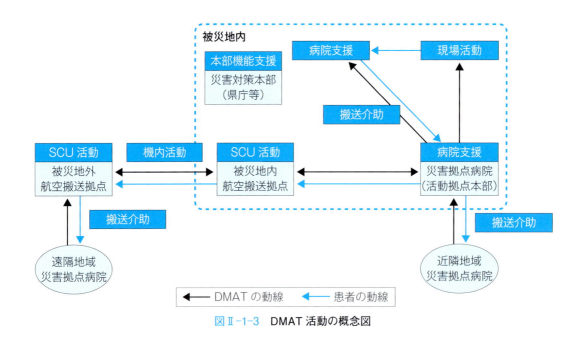

図Ⅱ-1-3 DMAT活動の概念図

2005（平成17）年のJR福知山線脱線事故では，多くの病院から医療チームが自主的に現場に駆けつけ，災害現場で外傷診療（安定化治療および処置）を実施し，多くの尊い命を救命につなげる結果となった。もしも医療チームが現場に駆けつけていなければ，運転士を含め107人という死亡者数は，さらに20〜30人は増加していたものと考えられる。この事故での現場医療対応は災害現場に医師・看護師が出向くことの意義が明らかとなった事例である。

2. 広域災害におけるDMATの意義

地震などの広域災害では多くの外傷・熱傷・圧挫（クラッシュ）症候群が発生する。阪神・淡路大震災でも，発災当日，被災地内の各病院は，インフラがダウンし，診療機能が大きく低下しているなかで，圧倒的多数の患者を受け入れ，数十〜100人の方々の死亡を確認した。このなかには，平時であれば救命できたはずの死亡（防ぎえた災害死）も数多く含まれていた。生命の危機に瀕した重症患者の命は，発災直後から時々刻々と失われ，それに伴ってこれら患者への「救命医療のニーズ」も刻々と減少していく。従来の医療救護班は，発災後24〜48時間程度で被災地入りすることから，すでに多くの防ぎえた災害死が発生してしまうこととなる（図Ⅱ-1-4）。発災後数時間のうちに被災地内に入り，「救命医療

のニーズ」が高い時期から活動を開始できることにDMATの意義がある。

さらに被害が大きい激甚な災害の場合には，広域医療搬送が必要となる。広域医療搬送では，搬送患者の選定，順位決定，搬送のための安定化治療（処置），広域搬送拠点までの搬送介助，航空搬送拠点臨時医療施設（staging care unit；SCU）での活動，自衛隊などの航空機での活動と絶え間ない専門的な医療の継続が必要となる。広域医療搬送のトレーニングを受けた多くのDMAT隊員が資機材とともに参集する計画であり，まさに広域医療搬送はDMATなしには成しえない。

3 DMATの定義

平成13年度厚生科学特別研究「日本における災害派遣医療チーム（DMAT）の標準化に関する研究」報告書[1]では，DMATの定義として，「大規模事故災害，広域地震災害などの際に，災害現場・被災地域内で迅速に救命治療を行えるための専門的な訓練を受けた，機動性を有する災害派遣医療チーム」であるとした。

DMAT活動要領では，1隊の基本構成は医師1人，看護師2人，業務調整員1人である。

DMATは，大規模災害の被災地で，急性期（おおむね48〜72時間）に活動する。なお，東日本大

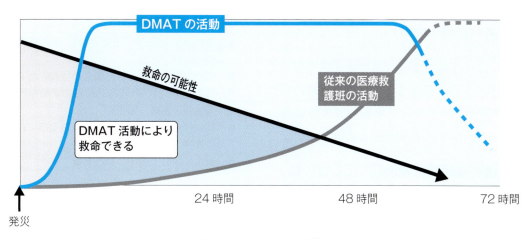

図Ⅱ-1-4　DMATの意義

震災のような激甚な災害で長期間の継続した支援が必要な場合は，二次隊，三次隊の出動が必要となる。この場合は，1チームの被災地での活動期間がおおむね48〜72時間であり，後着するDMATに引き継ぎ，DMAT全体としての活動期間は1週間を超える場合もある。

4　DMATの活動

具体的なDMAT活動の概要を表Ⅱ-1-2に示す。

表Ⅱ-1-2　DMATの活動

1. 情報収集とEMISでの共有
2. 本部活動
3. 病院支援（診療支援）
4. 現場活動（現場救護所，救助現場）
5. 医療搬送（地域・広域）
6. SCUにおける医療支援
7. 病院避難支援
8. 保健・公衆衛生学的活動（避難所支援など）
9. その他

1. 情報収集とEMISでの共有

災害の急性期には被災地内で情報が乏しくなる。被災地内における混乱，通信基盤の被害や輻輳により被災地からの情報発信が困難となる。DMATは，被災地にいち早く到達し情報収集を行い，病院の被害状況やライフラインの状況，来院・入院患者の数と重症度などの医療情報を収集し，広域災害救急医療情報システム（Emergency Medical Information System；EMIS，p.118参照）に入力することにより，厚生労働省や都道府県災害対策本部，DMAT事務局，各DMAT本部などでの情報共有が可能となる。被災地の通信基盤が障害されていたならば，携行する衛星携帯電話で情報伝達し，代行入力を依頼する。先着したDMATよりもたらされた医療情報により，適切な活動方針の決定とDMATの増員や配置が行われる。

2. 本部活動

各階層にDMAT本部や指揮所を設置し，組織的な活動を行う。統括DMAT登録者が都道府県庁に設置される災害対策本部などに出向して，医療情報の取得ならびにDMATに関する情報提供を行い，理想的な災害医療が実践できるよう支援する。行政や他の関係機関と連携し，災害医療の円滑な実施を行う。

3. 病院支援（診療支援）

患者が搬送される被災地域内の病院において，医療支援を行う。本部活動と並行してトリアージ，治療，搬送（TTT：triage, treatment, transport，p.36参照）を行う。DMATは医療機関との連携に十分留意して円滑な業務分担を行う。

4. 現場活動（現場救護所，救助現場）

被災現場で，消防，警察，自衛隊などと連携し，本部活動，トリアージ，治療，搬送（TTT）にあたる。

5. 医療搬送（地域・広域）

医療を継続しつつ患者を搬送することを医療搬送という。航空機や車両・船舶などに患者と一緒に搭乗し，機内の特殊環境下（p.138 参照）で生体監視モニターなどを使用しつつ医療搬送を実施する

6. 航空搬送拠点臨時医療施設（SCU）における医療支援

航空搬送拠点において，患者を安全に搬送ができるよう評価，処置を行う航空搬送拠点臨時医療施設（SCU）が，都道府県の責任により立ち上げられる。行政，自衛隊などと連携しながら医療支援を行う。航空搬送特有の環境に留意して特別な処置を要することもあり，搬送適否の評価も含めて専門的な知識が必要である。

7. 病院避難支援

病院の診療継続が困難であると判断されれば，病院避難を施設長に具申するとともに，上位本部と連携して計画・実行の支援を行う。

8. 保健・公衆衛生学的活動（避難所支援等）

都道府県，市町村，保健所や他の医療救護班と連携して避難所や介護施設などでの情報収集，ラピッドアセスメントを行う（p.180 参照）。同時に，トリアージ，治療，搬送（TTT）を行う。地域レベルの調整会議に参加して情報を共有する。後着する医療救護班に業務を引き継ぐ。

9. その他

東日本大震災のような激甚な災害では，さまざまな医療ニーズの発生に加え，医療救護班の到着の遅れが顕著であった。DMAT は被災地内での救命医療の実践を第一優先として想定していたが，救命医療が一段落したあとには，さまざまなその他の任務が与えられた。たとえば，避難所においては，情報収集，ニーズの調査，医療や救護の提供，精神的ケア，公衆衛生学的な対応などが必要であり，孤立した病院や介護施設では，入院・入所患者の避難の調整や搬送介助が必要となった。また，無数の遺体に対しては，医師会や日本赤十字社，警察などと連携

表 II-1-3　DMAT の特徴
1. 事前計画（DMAT 活動要領），都道府県との協定に基づく活動
2. 標準的な教育を受けた個人が登録されている
3. 複数の DMAT の連携，組織的活動が可能（本部，指揮調整，通信，報告）
4. 関係機関（消防，警察，海上保安庁，自衛隊など）との連携・調整ができる
5. 安全に関して適切に自己管理できる

して検死検案業務が必要となった。DMAT には被災地内の数少ない医療チームとして，必要なニーズすべてに対して柔軟に対応することが求められる。

2014（平成 26）年からは救急救命士の処置拡大が実施され，医師の具体的な指示のもと，ショックや圧挫（クラッシュ）症候群が疑われる患者に対して静脈路確保と輸液が可能となった。今後，平時の活動に加え，災害時のプロトコールも各メディカルコントロール協議会において策定されるであろう。大規模な局地災害（地域災害）では複数地域から参集した救急隊員が活動し，広域災害においては他都道府県の緊急消防援助隊が活動するであろう。災害時には独自の統一されたメディカルコントロールが必要になることが想定され，病院支援の DMAT や災害現場に臨場した DMAT がメディカルコントロールに関与できる可能性がある。

5　DMAT の特徴

表 II-1-3 に，DMAT の特徴をあげる。

1. 事前計画（DMAT 活動要領），都道府県との協定に基づく活動

DMAT は，発災後おおむね 48〜72 時間に活動できる機動性が求められる。活動がより急性期であれば，より危険を伴う。迅速な出動と補償を可能にするために，DMAT の活動は都道府県との協定や事前計画に基づく活動である。

2. 標準的な教育を受けた個人が登録されている

日本全国展開を視野に入れ，組織横断的な活動が図れるように活動の標準化を旨としている。災害対

応におけるルールや診療手順，搬送基準などが標準化されることにより，チーム内での異職種間（医師，看護師，業務調整員）はいうに及ばず，他のチーム間でも共通言語として共有できるため，多チームでの円滑な連携が可能となり，より大きな組織立った行動が可能となる。

3. 複数のDMATの連携，組織的活動が可能（本部，指揮調整，通信，報告）

DMATは1チーム5人程度の小規模であるが，災害現場や被災地内で複数のDMATが連携して組織的な活動を行う。そのためには指揮命令系統があり，情報伝達手段を用いて活動方針や情報の共有が可能となっている。DMATの組織的な活動の立案や指揮命令・調整を行うDMAT本部機能を有する。

4. 事前計画に基づき関係機関（消防，警察，海上保安庁，自衛隊等）との連携・調整ができる

DMATは都道府県との協定や厚生労働省が作成したDMAT活動要領に従って活動する。さらに，南海トラフ巨大地震や首都直下地震では，大規模地震防災・減災対策大綱に基づく政府の具体的な活動計画として関係機関とともにDMATの活動計画が盛り込まれている。都道府県ではDMAT連絡協議会等において地域防災計画・医療計画が立案され，DMATの活動が盛り込まれる。このようにDMATは事前計画に基づき関係機関（消防，警察，海上保安庁，自衛隊等）との連携・調整が行われ，それらに基づき事前訓練が行われる。

5. 安全に関して適切に自己管理できる

すべてのDMAT隊員は座学，シミュレーション，実技訓練を通して危険を察知し，対応する能力に関する教育を受けている。また自らの安全を確保するための個人装備とその重要性を理解している。安全に関して適切に自己管理できる能力は，災害急性期に他機関と連携するうえで不可欠である。

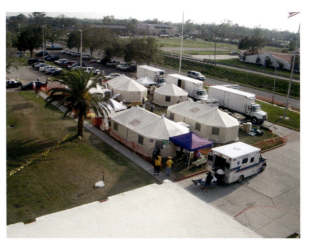

写真Ⅱ-1-1　米国DMATの活動時の施設展開の一例
〔National Disaster Medical System ウェブサイトより〕

6　日本のDMATと米国のDMATの違い

DMATは米国で誕生した災害時に対応する医療チームであるが，日本のDMATと米国のDMATとは大きく異なる。

日本のDMATの目的は，災害現場や被災地において救命医療を提供し，防ぎえた災害死を減らすことである。そのため，小規模かつ機動性が重視され，被災地内で集結し，組織的活動を行う。1チームの活動期間は災害直後からおおむね48～72時間である。迅速性を優先するために自己完結性は十分でなく，被災地内の災害拠点病院などに依存することとなる。

一方で米国のDMATは，病院，ボランティア組織，保健・医療団体が組織している緊急医療チームであり，各チームは約35～45人の医師，看護師などのメンバーから構成され，災害発生時には被災地に赴いて自己完結的な医療活動を行うものとされている（写真Ⅱ-1-1）。活動の開始はおおむね発災から72時間であり，14日間の活動を標準とする。医療不在地域での医療施設の設置が目的で，急性期の救命医療の面からは効果は乏しいといわれている。

■ 文　献

1) 辺見弘（主任研究者）：平成13年度厚生科学特別研究　日本における災害派遣医療チーム（DMAT）の標準化に関する研究総合報告書．2002．

Ⅱ DMATとは

2) 大友康裕（分担研究者）：平成15-17年度厚生労働科学研究　災害時における広域緊急医療のあり方に関する研究総合報告書．2006．
3) 大友康裕編，石原晋，益子邦洋監修：多数傷病者対応．プレホスピタルMOOK，永井書店，大阪，2007．
4) 平成7年度厚生科学研究費補助金（健康政策調査研究事業）阪神・淡路大震災を契機とした災害医療体制のあり方に関する研究会研究報告書．1996．
5) 小井土雄一（主任研究者）：平成22年度厚生労働科学研究費補助金（健康安全・危機管理対策総合研究事業）自然災害による広域災害時における効果的な初動期医療の確保および改善に関する研究報告書．2011．
6) 小井土雄一（主任研究者）：平成23年度厚生労働科学研究費補助金（厚生労働科学特別研究事業）東日本大震災急性期における医療対応と今後の災害急性期の医療提供体制に関する調査研究総括研究報告書．2012．
7) 小井土雄一，近藤久禎，市原正行，他：東日本大震災におけるDMAT活動の今後の研究の方向性．保健医療科学　2011；60：495-501．
8) 近藤久禎，島田二郎，森野一真，他：東京電力福島第一原子力発電所事故に対するDMAT活動と課題．保健医療科学　2011；60：502-509．
9) 厚生労働省：災害医療等のあり方に関する検討会報告書．2011．
http://www.mhlw.go.jp/stf/shingi/2r9852000001tf5g-att/2r9852000001tf6x.pdf

Disaster Medical Assistance Team

III
急性期災害医療対応の原則

III — 急性期災害医療対応の原則

1 災害医療対応の基本コンセプト

1 基本コンセプトの重要性

　災害は，時として多くの人々の命や財産を奪う。災害時に対応を行う医療チームの隊員には常に最高の活動が求められるが，災害の発生頻度は決して多くなく，1人の隊員が経験できる回数は限られる。災害時には多くの組織の隊員が活動するが，効果的な活動のためには共通の知識と言語が不可欠である。

　平時の救急医療で行われる心肺停止や外傷に対する初期診療においては，生命維持のために気道（Airway），呼吸（Breathing），循環（Circulation）の生理学的機能がまず重要であるという概念（コンセプト）がある。これらは頭文字をとって「ABCの手順」と呼ばれ，一般化された対応の手順が普及している。「ABC」という簡単な記憶法は，とっさのときも容易に思い出すことができる。

　これはわが国のみならず国際的にも基本的なコンセプトとして位置づけられており，このコンセプトを共有することで，いつ，どこで，誰とでも同じ考え方と認識に基づいて活動できる。

　MIMMS（Major Incident Medical Management and Support）は，大災害時の医療にかかわる警察，消防，救急，医療機関，ボランティア，行政担当者を対象とした，各部門の役割と責任，組織体系，連携の仕方，対処法，装備などについての英国の標準的な教育プログラムであるが，MIMMSの基本的な考え方はDMATの隊員養成研修会の講義内容に採用されており，わが国における災害急性期医療対応の基本コンセプトの標準と考えられる。

2 基本コンセプト「CSCATTT」

　突然発生する災害に対しては，体系的な対応が必要である。災害の種類や規模はさまざまであるが，すべての災害は共通の基本コンセプトにより対応可能であり，またあらゆるハザードを想定した対応が基本となる。このコンセプトはMIMMSにおいて，「CSCATTT」と呼ばれる体系的な対応の項目としてまとめられている（図Ⅲ-1-1）。

1. CSCATTTの各項目

　第一は「C」（Command and Control）であり「指揮・統制」と訳される。「指揮」は，消防，警察，医療のそれぞれ縦の系列での命令系統であり，「統制」は，消防，警察，医療の横の連携を示している。

　なお「統制」の用語に関しては注意が必要である。MIMMSが生まれた英国では災害時の現場の指揮は警察が担当し，他の機関に対して強い権限をもち「統

		medical management（医療管理項目）
C : **C**ommand & Control	指揮・統制	
S : **S**afety	安全	
C : **C**ommunication	情報伝達	
A : **A**ssessment	評価	

		medical support（医療支援項目）
T : **T**riage	トリアージ	
T : **T**reatment	治療	
T : **T**ransport	搬送	

図Ⅲ-1-1　大規模事故・災害への体系的な対応に必要な項目 CSCATTT
〔英国MIMMS（Major Incident Medical Management and Support）より引用・改変〕

制（control）」を行っている。一方わが国では，各組織（消防，警察，自衛隊など）に指揮本部が設置され，各組織間の調整は「合同指揮本部（現地調整所）」にて行われるが，警察が他機関に対して強い権限を有しているわけではない。このため「統制」よりも「連絡・調整」と理解するほうがわが国の現状に即している。

第二は「S」（Safety，安全）である。災害救助に向かう場合は安全の確保が重要であり，まず自分（Self）の安全を確保し，現場（Scene）の安全を確保したうえで生存者，傷病者（Survivor）の救出救助，治療を行うという原則である。

第三は「C」（Communication，情報伝達）で，組織内および組織間の情報伝達が重要とされる。

第四は「A」（Assessment，評価）で，災害全体の状況を評価し，活動に関するさまざまな内容を吟味する。

続いて次のステップとして「T」（Triage，トリアージ），「T」（Treatment，治療），「T」（Transport，搬送）が位置づけられる。これらは「TTT」あるいは「3T」と呼ばれる。

2.「CSCA」と「TTT」

「CSCA」を医療管理項目（medical management），「TTT」を医療支援項目（medical support）としてまとめることができる。ここで重要なのは，医療支援項目「TTT」を行う前にまず，医療管理項目「CSCA」の確立が優先されること，すなわち医療管理項目「CSCA」が確立しないと，医療支援項目「TTT」が円滑に機能しないということである。

3 準備の重要性

災害現場に出動してCSCATTTを実行する前提として，災害現場に出動するための周到な準備が不可欠である。準備は，災害が起こっていない平時から行っておくべき活動であり，自分や他の隊員の安全を確保し，円滑な活動を行うためにきわめて重要である。

III — 急性期災害医療対応の原則

2 指揮・統制

1 指揮と統制

1. 指揮とは・統制とは

すべての組織（機関）は，組織として有効に機能するために指揮命令系統をもたなければならない。たとえば，消防や警察などの機関では日常および災害時の活動は関係する法律・規則と命令によって規定されている[1]。このような組織内での縦の命令系統を指揮（command）と呼ぶ。

一方，災害の現場では複数の機関が協力して活動を行うが，全体としての統括と責任は1つの機関に委ねられる。このような関係諸機関の横の権限構成を統制（control）と呼ぶ。

さらに，各組織間では連絡や情報交換を密接に行うことが重要である。これは統制とは必ずしも同一ではなく，たとえば，警察と消防の活動の違いにより生じる問題は連携や調整（coordination, cooperation, liaison）により解決される[1]。これらの具体的な方法を決めるのは指揮者の役割である。

2. 指揮の階層

各組織の指揮は通常3つの階層により構成される（図III-2-1）。これは指揮をとる区域，すなわち，①災害現場の直近の範囲（救助活動区域），②災害現場全体を取り囲む区域（警戒区域），そして③現場から離れた全体の指揮区域（本部）に該当する。

それぞれの階層において指揮命令系統を確立することが不可欠である。なかでも現場活動において重要なのは警戒区域内の指揮であり，このレベルの指揮者が集まって現場指揮本部を構成し，各組織の連携，協力体制を構築する。

また，災害現場から患者を受け入れる医療機関においても指揮命令系統の確立が不可欠である。この場合，医療機関の責任者（通常は病院長）が本部の指揮を担う。

2 各組織の災害時の主たる役割

災害時には医療機関だけではなく消防，警察，行政をはじめとするさまざまな組織が協力して活動しなければならない。そのためにはお互いの組織や役割を理解して，平素から訓練や災害活動を通じて連

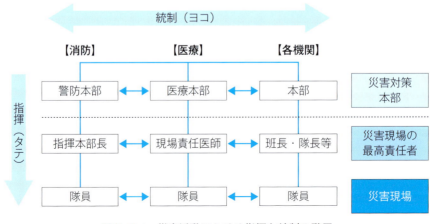

図III-2-1　災害活動における指揮と統制の階層

携を図ることが必要である[2,3]。

1. 共通の優先事項

それぞれの組織には固有の役割とともに，共通して優先すべき役割がある（表Ⅲ-2-1）。すなわち，人命救助，被害の拡大防止，被災者の救援，環境の保全，財産の保全，迅速な正常化，調査の円滑化については，組織にかかわらず最優先すべき役割である[4]。

表Ⅲ-2-1　すべての組織に共通の優先事項

・人命救助
・被害の拡大防止
・被災者の救援
・環境の保全
・財産の保全
・迅速な正常化
・調査の円滑化

〔文献4）より引用〕

2. 医　療

災害時の医療に関与する組織には個々の医療機関（病院，診療所）のほかに，医師会（被災地内および災害支援），DMAT，日本赤十字社，地方自治体，保健所，看護協会，薬剤師会などがあげられる。

「災害時における医療体制構築に係る指針」（2007〔平成19〕年）では，（1）災害急性期（発災後48時間以内）において必要な医療が確保される体制として，①被災地の医療確保，被災した地域へ医療支援が実施できる体制，②必要に応じてDMATを直ちに派遣できる体制と，（2）急性期を脱したあとも住民の健康が確保される体制として，①救護所，避難所等における健康管理が実施される体制，を構築することが目標とされている[5]。

災害時における1つの組織としての「医療」が果たすべき役割は，急性期医療として，①発災直後の救出救助活動本部の設置，②TTT（トリアージ，治療，搬送）を中心とした救命医療，③患者への救急医療（負傷者や急性疾患患者の治療と収容），④被災地への医療派遣などがある。時間経過とともに急性期医療から，⑤避難所での医療，⑥地域住民の健康管理，⑦慢性疾患患者への対応など亜急性期，慢性期へ中心が移行する。また，⑧被災者の心のケアについては急性期から念頭において対応することが重要である。

3. 消　防

災害時の消防組織の役割は消火，救出・救助，応急処置，搬送活動である[3]。さらに救出された重篤な患者に対して早期から医療処置を行うために医療との連携の強化が図られている。

消防は本来，災害活動全体の安全を担っているが，優れた組織力と機動力をもつため，とくに危険を伴う災害現場での医療との連携においては，情報の共有，安全の確保などの面で大きな役割を担っている。

4. 警　察

災害時の警察の役割は，国民の生命，身体，財産の保護および各種の犯罪の予防，取り締まりならびに交通秩序の維持を行い，被災地における治安全般の維持に万全を期することである[3]。

その具体的な活動としては，被害状況の把握と情報収集，被災者の救出と避難・誘導，行方不明者の調査，死体の検案（検視），交通規制，公共の安全と治安の維持などが含まれる。

国民の生命，身体の保護は警察の責務であることから，警察と医療との連携は不可欠である。

5. その他の組織

地方自治体（行政），保健所，自衛隊やさまざまなボランティア団体（NPO，NGO組織）が活動を行い，それぞれの役割を果たしている。

■ 文　献

1) Ruter A, 他著, 奥寺敬監訳：事故・災害時のMCガイド, 中山書店, 東京, 2008, pp6-10.
2) 石原哲：災害における各組織の役割. 救急医学 2008；32：150-160.
3) 高橋章子：これからの災害医療と医療従事者. 太田宗夫編, 災害医療（Emergency Care 2007年新春増刊）, メディカ出版, 大阪, 2007, pp249-255.
4) Advanced Life Support Group 著, Kevin Mackway-Jones 編, MIMMS日本委員会訳：MIMMS大事故災害への医療対応；現場活動における実践的アプローチ, 第3版, 永井書店, 大阪, 2014, p41.
5) 疾病又は事業ごとの医療体制について. 厚生労働省医政局指導課長通知（医政指発第0720001号）, 2007年7月20日.

Ⅲ ─ 急性期災害医療対応の原則

3 安 全

1 安全管理の重要性

　日常の医療行為は安全な環境下で行うことを原則としているので，安全に関してとくに意識することは少ない。一方災害時では，被災現場はもちろん，地震等ならば医療機関も被災することで安全が確保できない場合がある。

　安全はすべての活動に優先して重要である。安全を確保するために表Ⅲ-3-1の項目を考慮する。チームの中で安全担当者を決め，安全情報の収集と情報の共有化を図り，二次災害は絶対に出さない覚悟が必要である。また，最終的には，隊員自身の安全は隊員自身で守る覚悟も必要である。

　以下，災害対応の重要な要素である安全の確保に関して，被災地までの移動，被災現場，医療機関内と分けて述べていく。

2 移動の安全

　地震災害などの広域災害で遠隔にある被災現場へ向かう場合，慣れない道路での移動，長時間の運転，地震による道路の被害，交通網の寸断などで，交通事故などに遭遇しやすい。このため，ロジスティクス担当者によって道路事情・インフラの被害などの情報の収集を行いながら移動する必要がある。

3 災害現場での安全確保

　災害現場で活動するうえで重要な原則は，考えうるすべてのハザード（危険性）に対して安全を確保することである。

　被災現場での安全確保を考えるうえでは3Sの原則（Self：救助者個人，Scene：現場，Survivor：傷病者）といわれる重要な三要素があり，安全の優

表Ⅲ-3-1　安全管理の方法

1. 危険情報の収集と評価
　的確な危険（ハザード）の認知・予知
2. 体制の確保：関係機関との連携
　災害現場：消防の管理下
3. 防護のための適切な対策
　連絡手段の確保，項目の提示
　ゾーニング（危険区域の設定）
　個人防護具

先順位もこの順位に従う。救助者個人がまず安全装備を身につけたうえで現場に入ることで安全が確保され，しかも救助者個人が安全装備を身につけていて，初めて災害現場の患者に対して医療活動を行うことができる。救助者個人が安全装備を身につけていなければ，災害現場には入るべきでない。

　以下に各要素の詳細を述べる。

1. Self（救助者個人の安全）

　災害時には救助者自身の安全を第一優先で考える必要がある。最低限実施しなければならないものは救助者自身の身を守るための個人防護具（personal protective equipment；PPE）である（写真Ⅲ-3-1）。

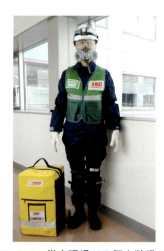

写真Ⅲ-3-1　災害現場での個人装備の一例

表Ⅲ-3-2　現場活動における安全管理を妨げる危険因子

災害の種類による危険因子
　瓦礫，粉塵，鋭利な破片（ガラス・金属），建物・設備・車両等の倒壊，火災，漏電，対向車両，有害化学物質，放射線など

医療行為による危険因子
　血液・体液，針，病原体など

環境による危険因子
　天候（雨，雪，嵐），気温（暑寒），暗闇など

その他の配慮すべき危険因子
　救助者の脱水・疲労・空腹など，車両，衆人，騒音など

表Ⅲ-3-3　個人防護具が備えるべき要件

耐久性
　身体への機械的障害を防護できる
　繰り返し使用できる
視認性
　他者（指揮官・救急車両）が判別しやすい
難燃性
　熱から防護できる（引火しない）
防水性・保湿性・保温性
　濡れないことで，体温の低下・疲労から防護する
耐薬品性
　危険物質から防護できる
快適性・軽量性
　長期間の着用に耐える
通気性
　汗の蒸発を妨げない
操作性
　細かな動作が可能である

表Ⅲ-3-4　身体各部位の防護

頭部	ヘルメット
目	ゴーグル・防護メガネ・バイザー
鼻・口・気道	マスク（サージカルマスク・N95マスク）
顔面	フェイスシールド
耳	イヤーマフ（耳栓は好ましくない場合がある）
手	手袋（手術用手袋・皮製手袋）
腕・肘・膝	プロテクター
足	安全靴・防護用ブーツ
体幹	防護服・視認用ベスト

そして，安全に活動するために必要な携行物品が加わる。災害の現場では，白衣・術衣姿の医師や看護師，あるいは背広姿の事務員が，少なくなったとはいえ依然見受けられる。災害対応に赴く人間がそのような姿で行くことは，自分を危険にさらすだけではなく他の救助者等をも危険に巻き込み，全体としての業務量を増加させることになることを理解すべきである。

個人装備を準備するにあたり，活動現場にはどのような危険があるのかを考える必要がある（表Ⅲ-3-2）。そして，その危険を回避するためにどのような個人防護具・装備が必要かを検討する。活動現場の危険は，災害のタイプによっても変化するし，活動内容によっても変化する。たとえば，列車事故災害で考慮しなければならない危険と水害で考慮しなければならない危険とは異なるし，同じ地震災害でも救助活動地域（危険区域）で活動する場合と救護所での医療活動に従事する場合とでは，考慮しなければならない危険は異なる。

また一般に，個人防護具がもつべき要件として，耐久性，視認性，難燃性，防水性・保湿性・保温性，耐薬品性，快適性，操作性などがあげられるが（表Ⅲ-3-3），これらの要件は時に相反する。たとえば，防護服（作業服）の耐久性を重視すれば生地は厚くなり，夏季には暑くて活動できないといった快適性を損なうことになる。したがって，装備の選択においては，適当なところで妥協点を見出さなくてはならない。また，前述のようにすべての災害に対応できる個人防護具を準備することは不可能であるので，自分たちが活動する災害現場を想定して，そのなかで最大公約数的な装具を選択する必要がある。

これらを踏まえたうえで，個人防護具の選択あるいはリストアップを行う際には，頭からつま先までの身体各部にどのような防護具が必要かを考えると抜けがない（表Ⅲ-3-4）。

2. Scene（災害現場）

災害現場にはさまざまなハザードが存在する。たとえば列車事故現場では，架線が断裂していれば感電の危険性や，反対側線路からの列車の衝突の危険性もある。道路交通事故では，車の燃料や可燃積載物による爆発や火災の危険性が，化学工場の火災などでは，毒物の流出・爆発などの危険性がある。

医療関係者は，災害現場の危険性を予測する専門家ではないため，災害現場でともに活動している消防などの安全担当者に危険の予測と現場の安全情報を確認し，医療者間でその情報を共有する必要がある。とくに，建物崩壊現場などの閉鎖空間に閉じ込

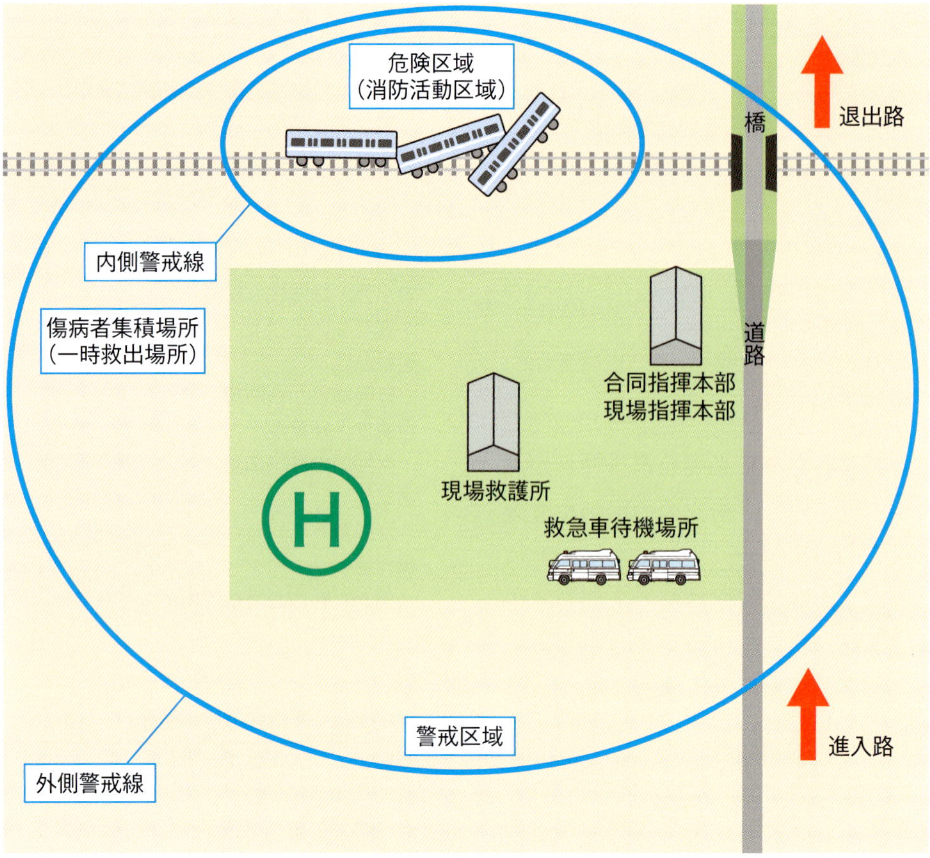

図Ⅲ-3-1 災害現場の交通規制および警戒線（例）

められた患者の診療を行おうとする場合は，消防・警察などの救助の専門家とともに行動し，安全の確保を行う必要がある（p.204参照）。

現場の安全を確保する方法として，危険地域（エリア）を明確にする。災害現場の直近で，特別な装備をした隊員のみに進入が許される「危険区域」，一般人の立ち入りを制限する「警戒区域」に分けられ，その境界線はそれぞれ「内側警戒線」「外側警戒線」と呼ばれる（図Ⅲ-3-1）。

3. Survivor（傷病者）

最初に重要な点は，まず傷病者を二次災害の危険性がある災害現場（危険区域）から救助あるいは避難させることである。

安全の確保がなされた警戒区域内の救護所で応急処置・治療を行い，安全に医療機関へ搬送する。

4　医療機関における安全確保

医療機関で安全確保が問題となるのは，地震などの災害で医療機関そのものが被災する場合と，除染が必要な患者が医療機関に搬送されてきた場合である。災害現場の安全と同じように，医療機関の安全確保にも 3S の原則[2]があり，Self（職員），Situation（構造物，ライフライン・院内ハザード），Survivor（入院患者・外来患者）の順に安全の優先順位を考えればよい。患者が下位になることは医療従事者にとって抵抗があるかもしれないが，職員の安全が確保され，医療機関内部の安全が確認されて，初めて災害患者を受け入れることができる。院内の状況の如何によっては，直ちに全員に避難勧告を出す必要も生じうる。最後に入院患者・外来患者の安全を図る。

以下に各要素の詳細を述べる。

1. Self（医療機関職員自身の安全）

地震災害などにより被災した医療機関では，通常の環境と異なり，床などに医療機器，書籍，薬品，ガラスなどが散乱している状況が生じる（写真Ⅲ-3-2）。このような場合は，サンダル履きなどで医

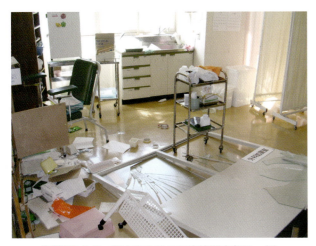

写真Ⅲ-3-2 災害発生時の医療機関内部の一例

療行為を行うと職員自身が負傷する可能性があり，状況に応じて災害現場での個人装備に準じた職員の装備が必要となる。

有毒化学物質に汚染された患者を受け入れる場合，それらの物質に対応した個人装備で患者を受け入れる必要がある。最近起こったある事例では，クロルピクリンを服毒した患者が院内で嘔吐したためにクロルピクリンが吐物から気化し，初療室が汚染されるとともに医療従事者の二次被害が多数発生した。職員の二次災害，院内の汚染という点で，最大限の注意が必要である。

通常の医療環境では，医療従事者は感染症に対しては標準的感染予防策が行われているが，災害時には医療資機材の不足や多数患者の受け入れの混乱のため標準予防策がおろそかになることがあるので注意が必要である。

2. Situation（医療機関の構造物，ライフライン）[3]

2004（平成16）年の新潟県中越地震では災害拠点病院が被害を受け，発災3日後には入院患者全員が他の拠点病院への転院を余儀なくされた。

不幸にも医療機関の建物が全壊した場合は，入院患者の安全確保のため避難を最優先し，地域の医療活動を断念する判断はそれほど困難ではない。しかし地震で全壊を免れても，半壊した状態で診療が可能なのか，余震で全壊する可能性はないのか，その判断を医療関係者が行うのは困難である。地震直後に被災建築物の応急危険度判定を迅速かつ的確に実施するため，ボランティアの民間建築士などが応急危険度判定士として都道府県により養成，登録が行われており，安全確保の観点から事前に契約をしておくことが望ましい。

現在の社会は，多くの電力・水・ガスその他のライフラインに依存して生活が営まれている。当然医療機関もその運営や高度な医療水準を確保するためライフラインに依存しており，いったんそのライフラインが途絶すると医療機関の機能は著しく低下することは容易に理解できる。たとえ自家発電装置を備えていたとしても，地震により自家発電装置そのものが損壊した事例や，水冷式の自家発電装置で冷却水がなくなり，短時間で機能しなくなった例もある。また多くの医療機関では断水に備えて受水槽・高架水槽に一時的な水の備蓄がなされているが，阪神・淡路大震災では多くの施設でこれらの水槽が損壊し，また，地域の給水管も破損して長期にわたり断水した。

3. Survivor（入院患者・外来患者）

医療機関の構造物としての安全性，ライフラインの安全性，これらが確保されて，初めて安全な医療が確保できる。Self, Situationの安全が確保されて，入院患者の治療の継続，多数患者の受け入れが可能となる。

■ 文 献

1) Advanced Life Support Group 著，Kevin Mackway-Jones 編，MIMMS日本委員会訳：MIMMS 大事故災害への医療対応；現場活動における実践的アプローチ，第3版，永井書店，大阪，2014, pp45-49.
2) MIMMS日本委員会監：Hospital MIMMS 大事故災害への医療対応；病院における実践的アプローチ．永井書店，大阪，2009, pp15-21.
3) 甲斐達朗：大規模地震災害と病院の対応．大橋教良編，災害医療；医療チーム・各組織の役割と連携，へるす出版，東京，2009, pp132-138.

III ─ 急性期災害医療対応の原則

4 情報伝達

1 情報伝達の重要性

大規模事故・災害時の対応に失敗する原因でもっとも多いのは情報伝達の不備とされている。「情報を制するものは災害を制す」といわれるように、いかに必要な情報を正確に収集し、正しく判断し、その情報に基づいて的確に対応していくかが重要となる。

2 災害時における情報伝達の失敗要因

情報伝達の失敗の要因をまとめると、表III-4-1のとおりである。こうした失敗を防ぐためには、平時からの訓練と連携が重要であることが繰り返し強調されている。

1. 情報の量と正確性の欠如

災害発生当初は発信できる情報が少なく、かつ不正確であるおそれが十分あることをあらかじめ認識すべきである。そして、不十分な情報や誤った情報は、現場活動を誤った方向に導いたり、災害対応機関を危険にさらしたりするおそれのあることを承知し、慎重に対応すべきである。

2. 情報伝達手段

大量の情報や聞き取りにくい情報の伝達では無線や電話に固執せず、たとえばメモを携えての伝令など、臨機応変に適切な情報伝達手段を選択すべきである。

3. 情報伝達方法

復唱による確認の不履行や共通の雛型の欠如、記録の不備、情報の錯綜や統制不足などは伝達方法の誤りである。

表III-4-1 情報伝達失敗の要因

情報の量と正確性の欠如
・情報の不足
・曖昧な情報、誤った情報
情報伝達手段
・通常手段の使用不能、使用制限
・代替手段の準備不足
情報伝達方法
・復唱による確認の不履行
・統制不足
・共通の雛型の欠如
・情報の錯綜
・記録の欠如、不備

3 必要な情報をどのように収集・管理し伝達するか

被災地内で災害急性期に救命活動を行うためには、被災地内での医療情報収集と伝達が重要である。しかし、発災直後は情報そのものが少なく、得られる情報が正確とは限らない。発災直後は1つの情報源からすべての情報を得ることはできないため、関係部署から広範に積極的に情報収集を行う必要がある。被災地内では情報が乏しく、むしろ被災地外のほうが情報が豊富な場合もある。

収集した情報は多岐にわたり、内容が矛盾することもしばしばである。得た情報を本部にて集約し情報の精度を高め、また政府やその他の機関から得られたものも含めて情報をより正確かつ有用なものにする。精度を高めた情報を伝達することにより組織活動の効率が向上する。

時間の経過とともに事態は変化していくため、どの時点での情報かを明らかにしていかないと、情報は混乱し、正確な判断を下すことはできない。このため、得られた情報はホワイトボードなどに時間、発信元、内容を経時的に記載し、さらにその内容を

確認することは大変重要で，これにより情報をメンバーが共有することができる。

4 情報伝達で考慮すべきこと

情報の伝達方法はさまざまである（表Ⅲ-4-2）が，それぞれの利点欠点を知る必要がある。

情報の伝達方法の選択には，質と量と方向性・秘匿性の三要素を考慮する。

1. 情報の質

緊急性，重要性，内容の専門性（一般の人が理解できない医学的な専門用語）などにより通信手段を選択する。緊急性が高く，重要な情報は，情報が確実に伝達できたことを確認できる手段（伝令，電話，無線など）を用いるべきである。専門性が高い内容（診断名，医学的所見や使用した薬品など）は書類やFAX，Eメールなどの文字情報を併用する。

2. 情報の量

量が多い情報は無線や電話では伝わりにくい。文書，FAXやデータ通信（Eメールなど）を用いる。現場の状況の伝達には画像情報が有効であることが多いが，データ通信を利用する場合は通信速度を十分に勘案する必要がある。

3. 方向性と秘匿性

電話（携帯電話，衛星携帯電話を含む）は1対1の通信で秘匿性を有する。一方，無線通信（アナログ波）は1対多数の通信であり，同時に多くの相手に情報を提供できる反面，秘匿性に欠ける。

5 災害時に収集し伝達すべき情報の一例；METHANE情報

混乱する災害時において，収集し伝達すべき情報を漏れなく的確に伝えるため，英国のMIMMS[1]では"METHANE"を推奨している（表Ⅲ-4-3）。

表Ⅲ-4-2　情報の伝達方法

無線，トランシーバー
携帯電話
FAX
インターネット，Eメール，データ通信
衛星携帯電話
伝令，文書
拡声器，メガホン
笛，合図

表Ⅲ-4-3　"METHANE"

M：My call sign, Major incident 　　　コールサイン，大事故災害の発生，『待機』または『宣言』
E：Exact location 　　　正確な発災場所，地図の座標
T：Type of incident 　　　事故災害の種類（鉄道事故，化学災害など）
H：Hazard 　　　危険性，現場と拡大の可能性
A：Access 　　　到達経路，侵入方向
N：Number of casualties 　　　患者数，重症度と外傷の種類
E：Emergency services 　　　消防，警察などの緊急サービス機関，現状と今後必要となるサービスなど

〔英国MIMMS（Major Incident Medical Management and Support）より引用・改変〕

6 災害時の情報通信の制限と災害優先電話

災害時には平時使用できた情報通信手段が使用できない可能性があり，電話のみに頼ることなく，衛星携帯電話，防災無線，データ通信などの複数の通信システムを活用することが不可欠である。

とくに携帯電話では今までの地震で中継アンテナが倒れ，停電による中継アンテナの機能が喪失し通信が不能であった事例がある。また固定電話や携帯電話では災害時には通信の発信数が急増し，つながりにくい状況（いわゆる輻輳）が発生する。災害などで電話が混み合うと，発信規制や接続規制といった通信制限（大規模災害時は約90％以上の制限が行われることがある）により，通常回線の電話において被災地からの発信や被災地への接続が制限され

る。

　災害救援や災害復旧に不可欠な通信を確保するために，固定電話および携帯電話の各電気通信事業者は「災害時優先通信」サービスを提供している。優先電話はこうした制限を受けずに発信や接続を行うことができる。優先電話からの「発信」は優先扱いされるが，優先電話への「着信」については通常電話と同じ扱いとなる。優先電話の利用には電気通信事業者へ事前の申し込みが必要で，対象は法令で定める指定機関に限られる。また，指定対象機関に該当した場合であっても，保有するすべての電話回線が優先電話に割り当てられるわけではなく，法令に定める通信を行うための必要最低限の数に限られる。優先電話の割り当てを受けた防災機関などにおいては，いざというときに優先電話を確実に利用できるよう，優先電話となる電話機にシールを貼るなどして関係者への周知を行うとともに，優先電話を発信専用電話として利用することが必要となる。

※ DMATでよく使われている有力な情報伝達ツールとしては無線，衛星携帯電話とEメール，広域災害救急医療情報システム（EMIS）などのデータ通信がある。

■ 文　献

1) Advanced Life Support Group 著，Kevin Mackway-Jones 編，MIMMS日本委員会訳：MIMMS大事故災害への医療対応：現場活動における実践的アプローチ，第3版，永井書店，大阪，2014.
2) 山本保博，鵜飼卓，杉本勝彦監，NPO災害人道医療支援会編：災害医学，改訂2版，南山堂，東京，2009.
3) 中田敬司：災害時における情報収集と伝達．救急医療ジャーナル　2008；10：45-51.

Column　インフォメーションとインテリジェンス

　災害の急性期の医療対応は情報との闘いといっても過言ではない。超急性期では，少ない情報をもとに，限られた医療ソースを適切に分配し，迅速かつ効率的に対応することが求められる。逆に，亜急性期では過多ともいえる情報を整理し，膨大な医療ソースをコントロールすることが求められる。

　近年，情報技術の発達により以前とは比較にならないほどの大量の情報が比較的早期から収集可能となってきた。また，情報の共有化の面でも組織の壁を越えて可能となりつつある。今後は，大量に集まった情報をいかに利用するかが焦点となってくるであろう。

1.「情報」と「インテリジェンス」

　日本語の「情報」にあたる英語としては一般にデータ（data），インフォメーション（information），インテリジェンス（intelligence）の三通りがあげられる。最近の情報技術の世界では，データよりさらに混沌としたクラウド（cloud）が含まれることもある。

　クラウドとは，混沌とした玉石混交の大量の情報で，クラウドから用途に合ったものを抽出したものがデータとなる。このデータを表や図に整理して一般的にわかりやすいものに加工したものがインフォメーションであり，集めたインフォメーションを分析して意思決定に役立つように加工したものがインテリジェンスである。

　ここでいう「インテリジェンス」とは，主に外交，防衛などで使われてきた概念で，「政策決定者のニーズに合致するように収集，精査されたインフォメーション」であるとされる[1]。現在では，企業などでもインテリジェンスという言葉が使用されるようになったため，政策決定者に限らず使用される。このような由来から，インテリジェンスは時に「諜報」と訳され「秘密情報」のイメージが強いが，本来のインテリジェンスは秘密とは限らない。「秘密情報」はシークレット・インテリジェンスと呼ぶ。

　一方，インテリジェンスには知識という意味もある。知識は過去に得られたデータやインフォメーションから普遍の事実として整理されたものであると考えると，それはやはり情報（インテリジェンス）として利

用できる．また，得られた「インフォメーション」に知識（インテリジェンス）を加えることで，新しい「インテリジェンス」が形成されることもある．

2．情報サイクル

インフォメーションをインテリジェンスに変換する作業を考えるうえで，米国の諜報分野で使用されてきたインテリジェンスサイクルという概念がわかりやすい（図A）[2]．

・planning and direction
　これからの行動について，実施する内容と方向性を決定し計画する．そして，そのために必要な情報は何かをリストアップする．
・collection
　情報（データ）を能動的・受動的に収集する．この際，集めるデータに一定のフィルタをかけることもある．
・processing
　得られた情報を1つにまとめ，人が理解しやすい形にすることにより示していることが明確化された情報（インフォメーション）とする（図B）[3]．
・analysis and production
　得られたさまざまな情報（インフォメーション）を比較検討することで，今何が起こっており，それはなぜ起こっているのか，そしてこのままだとどうなるのかという情報（インテリジェンス）としてまとめる．
・dissemination
　でき上がった情報（インテリジェンス）を意思決定者に伝達し，今後の方針を決定してもらう．方針が決まったら，次の行動のためサイクルの最初に戻る．

　たとえば，これから被災地に医療チームを派遣しようとするときに，被災地のどこへどの程度の規模で送り込むのかを決めなければならない．そのときに必要なのが，被災地の被害状況の分布や現地までの安全な経路といった情報である．そういった情報を集めるよう指示することが「planning and direction」である．派遣されたチームが，道路の遮断などにより途中で立ち往生したとすると，情報の「collection」に問題があったということである．ところが，道路情報は指揮者にメモですべて渡してあったのに指揮者が見落とし

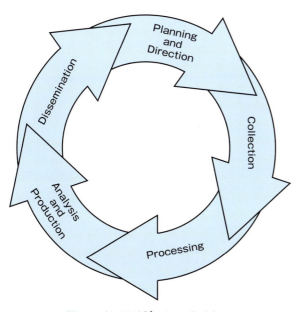

図A　インテリジェンスサイクル
情報を収集して意思決定に生かすためには，図のような5段階のステップを経る必要がある

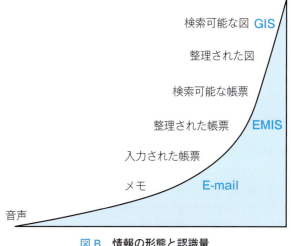

図B　情報の形態と認識量
得られた情報を人が認識できる量は，情報の形態によって異なる．音声やメモの羅列から，ドキュメントを作成，図へと変換することで，よりわかりやすい情報へと質が向上する

たというのであれば情報の「processing」が悪かったということである。さらに，道路状況が悪いためヘリによる輸送を考慮すべきなのに，遠い迂回経路がみつかったと報告することは情報の「analysis and production」が適切でないといえる。最後に，せっかく集めて分析をした情報を適切な時期に指揮者に渡せなかった場合は「dissemination」が悪かったことになる。

情報量が少ないときは，意思決定者は上記のプロセスを無意識のうちに1人でこなしている。しかしながら，情報機器の発達などにより情報の共有化が進むと，膨大なデータやインフォメーションがもたらされ，1人で処理できる能力を超えてしまうであろう。そのため，的確な意思決定を成すためには，上記サイクルの各プロセスにおける作業の分担が必要となる。とくに「analysis and production」の行程は，指揮者と同じ視点で物事を考える必要がある重要な行程である。そのため軍隊では，必要な情報を集め分析して指揮官の意思決定を補佐する幕僚という組織をおいている。

3. 災害医療における現状

近年数々の災害の経験から，災害発生早期からの情報収集と情報の共有化に基づく早期の対応が謳われてきた。そして，数々の災害対応機関が情報収集能力の向上に努め，情報の集約化と一部情報のオープンソース化が実現しつつある。さらに，先進的な一部の機関では，得られた情報をよりわかりやすい形にするためGIS（Geographic Information System）を導入するなどの試みが始まった。しかしながら，各組織の情報の共有化が進み有機的なprocessingやanalysis and productionが行われているかというと，まだまだ不十分だといわざるをえない。

とくに医療の分野では広域災害救急医療情報システム（EMIS）の積極的な活用を推し進めてはいるものの，災害対応全体からはかなり遅れをとっているといえる。今後，災害医療に従事する者が情報活用に関する意識を高めるとともに，行政を含めたシステムの構築が必要である。

＊GIS（Geographic Information System：地理情報システム）コンピュータ上で地図情報にさまざまな付加情報をもたせ表示・検索機能をもたせたシステム。

■ 文　献

1) Lowenthal MM: Intelligence. CQ Press, Washington, 2003, p2.
2) https://www.cia.gov/kids-page/6-12th-grade/who-we-are-what-we-do/the-intelligence-cycle.html
3) 庄野聡，山田憲彦，神藤猛，他：広域緊急医療における効率運用のための情報化の課題．日本集団災害医学会誌　2009；14：147-156.

Ⅲ — 急性期災害医療対応の原則

5 評 価

1 評価とは

　評価とは，集められた情報を分析し，活動方針や具体的な活動戦略・戦術を立案するためにさまざまな内容に関して吟味することである。評価の第一歩は情報の収集である。これらの情報を分析し，内容について評価し，活動方針や活動計画を立案し，実行する。実行したあとも，活動が効果的であるのか，改善点がないかについて再度情報を収集し，再評価し，活動方針や計画を修正し実行する。このように，情報収集，評価，活動計画・方針の立案，実行は繰り返し行われる一連の過程である（図Ⅲ-5-1）。災害時は状況が刻一刻と変化するため，この過程を繰り返し実施する必要がある。

2 評価における具体例

1. 災害現場に先着したチームが実施すべき評価

　災害現場に先着したチームが実施すべき評価としてまず行うべき項目は，災害現場の情報収集である。収集すべき情報としては，大災害か否か，詳細な場所，災害の種類，危険物，到達方法（進入路），患者のおおまかな数・重症度，活動中の他の隊の状況である。これらの情報は覚えやすいようにMETHANEとして整理されている（p.45参照）。
　収集した情報を直ちに上位本部に連絡するとともに，災害の状況と現在活動中の隊の状況を吟味し，必要があれば応援隊やDMAT，ドクターヘリなどを応援要請する。今後到着する後続隊の進入路を一方通行とし，駐車位置を確定する。駐車位置は，活動スペースが十分に得られるように配慮する。患者を一時的に集積する傷病者集積場所，トリアージエ

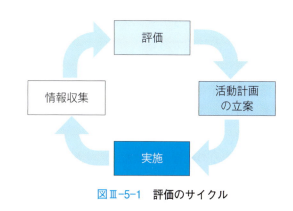

図Ⅲ-5-1　評価のサイクル

リア，救護所，救急車への搭乗場所などのレイアウトを立案し，参集する隊に周知する。

2. 救護所活動における評価

　局地災害が発生した場合，救急隊やDMAT，その他の医療チームにより救護所が設置される。救護所において評価すべき内容は以下に述べるとおりである。

1）救護所の設置場所

　救護所の設置場所を決めることは重要である。設置場所の条件としては，安全な場所，救急車のアクセスが良好，災害現場から可能な限り近接，他機関と連携がしやすいことなどがあげられる（表Ⅲ-5-1）。

2）救護所の運営

　救護所では表Ⅲ-5-2の内容に関して絶えず評価し，活動計画を変更する必要がある。

（1）患者情報

　救護所に収容された患者の情報を収集し整理，記録する。収集すべき情報は氏名，年齢，性別，傷病名，トリアージ区分，搬送先，搬送手段である。バイタルサインの情報を収集し一覧表を作成すれば，搬送順位の決定に有用である。搬送先の情報は分散

表Ⅲ-5-1　救護所の設置場所の評価

・安全が確保されている場所
・救急車の動線が確保できる救急車待機場所の近傍
・平坦な広いスペースが確保できる場所
・可能な限り救出救助現場に近い場所

搬送が実施されているかの評価に有用である。患者情報の収集には，トリアージタグの1枚目を有効に利用することが課題である。

(2) 医療機関情報

患者受け入れ可能な医療機関の受け入れ可能数，搬送完了数，手術や専門などの事項を一覧とすることは，収容能力の把握と分散搬送の実施状況を知るうえで重要である。医療機関の受け入れ能力は刻々と変化するため，頻回の評価が欠かせない。

(3) 搬送手段情報

搬送手段としては，救急車や消防防災ヘリコプターやドクターヘリが一般に用いられる。その他に利用可能な搬送手段についての情報を収集する。どの搬送手段が現在どのような状態にあるのか，天候や時間（日没）により制限はないのか，燃料の補給や要員の交代など配慮すべき内容はないかなどについて絶えず情報収集し，効率よい運用について評価する必要がある。

表Ⅲ-5-2　救護所活動において絶えず評価すべき項目

1. 患者情報　→治療，搬送の優先順位
   ・災害現場発生状況→全患者数の予測
   ・救護所での患者数，患者の緊急度と必要な治療
2. 医療機関情報　→医療機関リスト
   ・搬送先医療機関：距離，搬送時間，受け入れ可能数，手術対応
3. 搬送手段情報　→搬送手段リスト
   ・搬送能力：救急車，ヘリコプターなど，搬送可能数
4. 管理項目情報
   →医療資機材不足・供給状況，安全情報
   ・救護所スタッフの活動状況
   ・医療資機材：保有する量，使用された（る）量
   ・安全に関する評価

※青字は救護所で取りまとめるべき情報項目

(4) 管理項目情報

管理項目としては，「人」「物」「時間」「費用」があげられる。とくに「人」と「物」は重要である。人の配置は適切か，不足した物品はないのか，人や物についての応援要請の必要性はなどを評価し，調整が絶えず必要となる。活動の第一優先は安全であり，安全情報に関しては絶えず配慮する必要がある。とくに他の機関からの情報は重要で，他機関との連携は不可欠である。安全情報の収集のために本部や調整所に人を派遣し，通信内容を共有し情報入手に努める。

Ⅲ ── 急性期災害医療対応の原則

6 トリアージ

1 トリアージとは

　生存被災者の人数，重症度，傷害の種類，あるいは発生場所といった点から，患者に対して特別な人的・物的資源（医療スタッフ・救急隊員の数，資機材，搬送手段など）を要して，需給状態に不均衡が生じた場合には，限られた人的・物的資源を最大限に活用して最大多数の患者に最善の医療を提供しなければならない。トリアージとは，このような状況において傷病の緊急度や重症度を迅速に評価して，救出，現場治療，搬送などの優先順位を決定することである。たとえば，患者が100人存在する災害現場から，医療機関へ即時搬送する必要性を評価し，搬送の順位づけをすることは，「トリアージ」に該当する（図Ⅲ-6-1）。理論上は1番から100番までの順位づけが必要であるが，現実には患者の人数や実施者の技能・経験値に影響されることなく，迅速，簡便，的確，かつ再現性をもって患者全員の順位づけを行うことは至難である。そこで，緊急度・重症度をおおまかに類型化することによって，順位づけの助けとしている。

　本項では，世界各国で使用されている各種トリアージ法の考え方とその方法を紹介する。

2 トリアージによる優先順位の区分（カテゴリー）

　一般に，トリアージによる優先順位は4つに類型化される（表Ⅲ-6-1）。迅速な救命処置を必要とする患者を"赤（区分Ⅰ）"に，赤（区分Ⅰ）に引き続いて外科的処置や救急処置を必要とする患者を"黄（区分Ⅱ）"に，赤（区分Ⅰ）および黄（区分Ⅱ）のあとの処置が許容される患者を"緑（区分Ⅲ）"に，呼吸停止あるいは心停止の患者を"黒（区分0）"

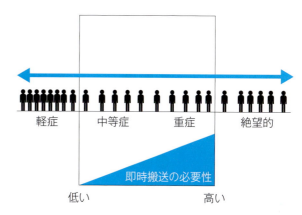

図Ⅲ-6-1　患者の重症度と即時搬送の必要性の関係

注：図中の「絶望的」の原文の表現は「hopelessly injured」
〔Hogan DE, Burstein JL：Disaster Medicine. 2nd ed, Lippincott Williams & Wilkins, Philadelphia, 2007, pp13 より引用・改変〕

に分類する。これら4つの区分（カテゴリー）は，「最優先治療群，待機的治療群，保留群，無呼吸群」や「即時（immediate），緊急（urgent），猶予（delayed），死亡（dead）」などと呼称される場合がある。その他に黒（区分0）は必ずしも死亡を意味するものではなく，「救命不能（unsalvageable または non-salvageable）群」と表現されることがある。

　なお，トリアージの実施にあたり留意すべき点は，分類した優先順位が「実施した時点での」あるいは「実施した場所での」優先順位にすぎないことを常に認識しておくことである。たとえば緊急回避的な現場治療によって治療後に搬送の優先順位が変化することがある。したがって，トリアージは可能な限り繰り返し実施する必要がある。

3 トリアージの方法

　一般にトリアージの方法は一次トリアージ（プライマリートリアージとも呼ばれる）と二次トリアージ（セカンダリートリアージとも呼ばれる）の2段階で構成される（図Ⅲ-6-2）。

Ⅲ　急性期災害医療対応の原則

表Ⅲ-6-1　トリアージによる優先順位のカテゴリー

識別色	区分	傷病の状態の目安
赤	Ⅰ	迅速な救命処置を必要とする患者
黄	Ⅱ	赤（区分Ⅰ）のあとの外科的処置や救急処置が許容される患者
緑	Ⅲ	赤（区分Ⅰ）および黄（区分Ⅱ）のあとの処置が許容され，軽微な処置で対応可能または処置不要の患者
黒	0	呼吸停止

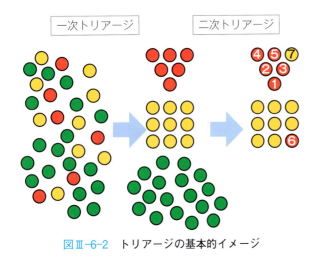

図Ⅲ-6-2　トリアージの基本的イメージ

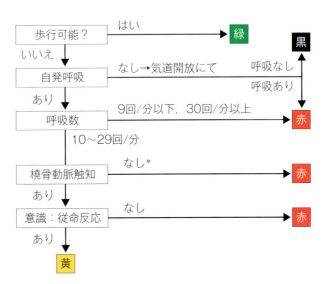

*脈の触知に加え，以下にあげる循環不全の微候のいずれかを伴う場合，区分Ⅰ（赤）と判定することを妨げない
1. 皮膚の蒼白，冷汗あり
2. 末梢動脈は触れるが微弱である
3. 頻脈（120回/分超）である

図Ⅲ-6-3　START法を基本とした一次トリアージ

1. 一次トリアージ

一次トリアージは，救助者が患者の状態を最初に迅速に評価するために生理学的な評価に基づいて行われるもので，迅速性，簡便性，安全性，再現性の観点から下記にあげるいくつかの方法が提唱されており，わが国ではSTART法が汎用されている。

- Simple Triage And Rapid Treatment（START）法（図Ⅲ-6-3）
- British Triage Sieve法（図Ⅲ-6-4）[1]
- Australian Care-Flight System（図Ⅲ-6-5）[2]
- MASS（Move, Assess, Sort, Send）triage法[3]
- Sort, Assess, Life Saving Interventions, Treatment and/or Transport（SALT）triage法（図Ⅲ-6-6）[4]

いずれの方法によっても患者を1カ所に集めて実施すると効率がよいが，災害発生後の時間，災害の種類・規模により，患者が点在している場合には順次実施する。自力歩行の可否については，複数患者に同時に問う方法が実践的である。この際，歩行可能者の集積するエリアをあらかじめ設定しておく必要がある。

なお一次トリアージの際に行ってよい処置は，用手的気道確保，活動性の外出血に対する圧迫止血であるが，SALT triage法においては緊急救命処置としてこれらに加えて，（緊張性）気胸に対する脱気，拮抗薬の自動注射が行えるとされている。

2. 二次トリアージ

二次トリアージは，原則として一次トリアージの実施後さらにトリアージに投入可能な医療資源がある場合に実施する。生理学的評価および解剖学的評価に基づいて，より洗練されたトリアージを行う。救護所で行われることが多い。

二次トリアージの方法は，生理学的評価項目に解剖学的評価項目や受傷機転，属性などを加味した方法（生理学的・解剖学的評価法；PAT法，表Ⅲ-6-2）や，トリアージ用改訂外傷スコア（Triage Revised

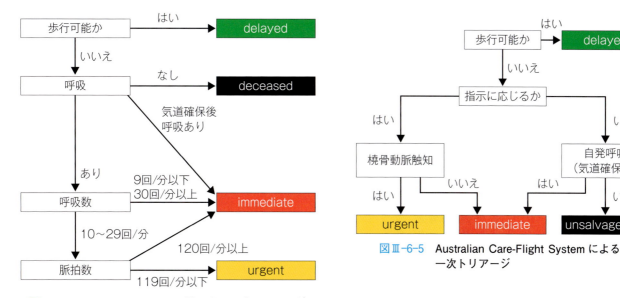

図Ⅲ-6-4　British Triage Sieve 法による一次トリアージ

START 法との大きな相違は，意識状態が評価項目にない点である。Triage Sieve は，二次トリアージ（Triage Sort 法）と組み合わせて実施されることが多い（図Ⅲ-6-7 参照）

図Ⅲ-6-5　Australian Care-Flight System による一次トリアージ

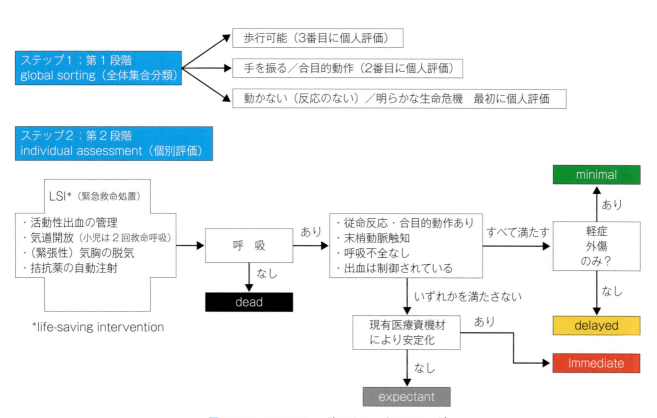

図Ⅲ-6-6　SALT triage 法による一次トリアージ

2009 年（開発は 2006 年）に米国 CDC（Centers for Disease Control and Prevention，米国疾病予防管理センター）が採用した，一次トリアージ SALT（sort, assess, life-saving interventions, treatment and/or transport）triage である。SALT の特徴は，①ステップ 1 により患者に触れることなくおおまかに分類し，②LSI と呼ばれる緊急処置を導入，③現場医療資機材を用いたとしても安定化が得られない場合の「救命困難群（expectant）」を設けたことである。これは現場における医療資源の限界と，現場の救命処置の限界を評価したものと考えられる

表Ⅲ-6-2 生理学的・解剖学的評価（Physiological and Anatomical Triage；PAT）による二次トリアージ

区　分	評価内容	傷病状態／病態	優先順位の判断（トリアージ）
第1段階	生理学的評価	意　識：JCS2桁以上，GCS8以下 呼　吸：9回/分以下または30回/分以上 脈　拍：120回/分以上または50回/分未満 血　圧：収縮期血圧90mmHg未満または200mmHg以上 SpO₂：90%未満 その他：ショック症状 低体温（35℃以下）	左記に該当する場合には，赤(区分Ⅰ)と判断する
第2段階	解剖学的評価	・（開放性）頭蓋骨骨折 ・頭蓋底骨折 ・顔面，気道熱傷 ・緊張性気胸，気管・気道損傷 ・心タンポナーデ，緊張性気胸 ・緊張性気胸，気管損傷 ・気胸，血気胸，フレイルチェスト ・開放性気胸 ・腹腔内出血・腹部臓器損傷 ・骨盤骨折 ・両側大腿骨骨折 ・頸髄損傷（四肢麻痺） ・デグロービング損傷 ・圧挫（クラッシュ）症候群 ・重要臓器・大血管損傷に至る穿通性外傷 ・専門医の治療を要する切断肢 ・専門医の治療を要する重症熱傷	
第3段階	受傷機転	・体幹部の挟圧 ・1肢以上の挟圧（4時間以上） ・爆発 ・高所墜落 ・異常温度環境 ・有毒ガスの発生 ・特殊な汚染（NBC）	左記に該当する場合には，一見軽症のようであっても黄（区分Ⅱ）と判断する
第4段階	災害時要援護者（災害弱者）の扱い	・小児 ・妊婦 ・基礎疾患のある患者 ・高齢者 ・旅行者 ・外国人（言葉の通じない）	左記に該当する場合には，必要に応じて黄(区分Ⅱ)と判断する
			上記以外を緑(区分Ⅲ)と考える

Trauma Score；TRTS）を用いた方法（図Ⅲ-6-7），Secondary Assessment of Victim Endpoint（SAVE）法[5] などがある。

しかし圧倒的多数の患者が発生している状況では，詳細な評価を行うための十分な医療資源に乏しいため，一次トリアージの手法を繰り返し実施して対応する場合もある。

3. 小児のトリアージ

小児のトリアージにはJump START法（図Ⅲ-6-8），成人と同じ手法を用いるAustralian Care-Flight Systemなどの方法が用いられる。

評価内容	測定値	点数
PR：呼吸数 （回/分）	10〜29 ＞29 6〜9 1〜5 0	4 3 2 1 0
SBP：収縮期血圧 （mmHg）	＞90 76〜89 50〜75 1〜49 0	4 3 2 1 0
GCS：グラスゴーコーマ 　　　スケール（合計点）	13〜15 9〜12 6〜8 4〜5 3	4 3 2 1 0

3項目の点数を合計
（12点満点）

↓

1〜10点　赤（区分Ⅰ）

11点　黄（区分Ⅱ）

12点　緑（区分Ⅲ）

0点　黒（区分0）

図Ⅲ-6-7　トリアージ用改訂外傷スコア（TRTS）を用いた二次トリアージ（Triage Sort法）
Triage Sort法はTRTSを基礎としているが，これに時間と条件が許す限り解剖学的評価を加えて実施する
TRTS：Triage Revised Trauma Score, GCS：Glasgow Coma Scale

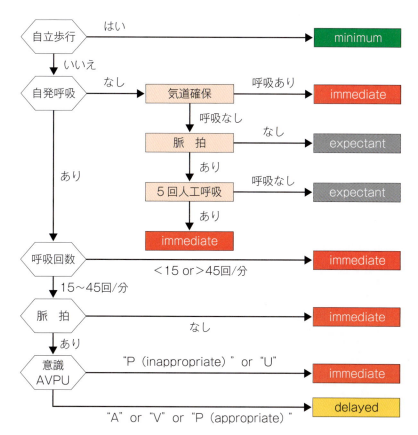

図Ⅲ-6-8　Jump START法による小児の一次トリアージ

成人に用いられるSTART法やBritish Triage Sieve法との主たる相違は，気道確保後に呼吸を認めなくても，すぐに黒カテゴリーに分類しない点である．呼吸がなくても脈拍を確認し，触知する場合には人工呼吸施行後に呼吸の有無を再確認するという手法をとる

AVPU：簡易の意識評価法．A－alert（意識清明），V－response to vocal stimuli（呼びかけに反応），P－response to painful stimuli（痛み刺激に反応），U－unresponsive（反応なし）の4つに分類される．Pはさらに，非合目的な動き（P-inappropriate）と合目的な動き（P-appropriate）の2つに分類される

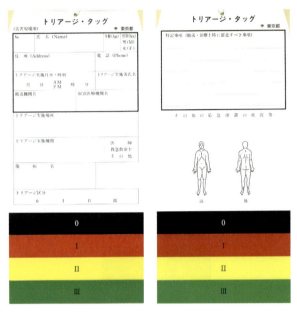

写真Ⅲ-6-1　トリアージタグ
左：表面，右：裏面

4. トリアージタグ

　各患者のトリアージ後の優先順位の区分を視覚的に表示するために，トリアージラベルを患者に付ける必要がある．わが国では1996（平成8）年3月以降，おおむねラベルの形式が標準化され[6]，トリアージタグと呼ばれている（写真Ⅲ-6-1）．トリアージタグの識別色部分を，トリアージのカテゴリー該当色が最下端となるようにちぎり，タグ上端の紐で原則として患者の右手首に取り付け，トリアージ区分を表示するものである．衣服やくつには装着しない（p.102参照）．この際，該当する区分（Ⅰ，Ⅱ，Ⅲ，0）を併せて丸で囲まなければならない．そのほかに，トリアージタグの通し番号，患者個人情報（氏名，性別，年齢など最小限で可），トリアージ実施者氏名・職種，実施機関（病院名など），記載日時，実施場所，推定傷病名を記載する．裏面には治療や搬送上とくに留意すべき事項として，応急処置内容，バイタルサイン，既往症，発見の状況などを適宜記載する．トリアージタグは3枚綴りであり，1枚目が災害現場（救護所からの搬出時），2枚目が搬送担当機関（救急隊ほか），3枚目が収容医療機関において各々保管される．DMAT活動におけるトリアージタグの取り扱いについては他項（p.101）を参照のこと．

■ 文献

1) Advanced Life Support Group 著，Kevin Mackway-Jones 編，MIMMS 日本委員会訳：MIMMS 大事故災害への医療対応；現場活動における実践的アプローチ，第3版，永井書店，大阪，2014，p97.
2) Garner A, Lee A, Harrison K, et al：Comparative analysis of multiple-casualty incident triage algorithms. Ann Emerg Med 2001；38：541-548.
3) Coule P, Dallas C, James J, et al, eds：Basic Disaster Life Support（BDLS）Provider Manual. American Medical Association, Chicago, 2003.
4) SALT Mass Casualty triage：Concept endorsed by the American College of Emergency Physicians, American College of Surgeons Committee on Trauma, American Trauma Society, National Association of EMS Physicians, National Disaster Life Support Education Consortium, and State and Territorial Injury Prevention Directors Association. Disaster Med and Public Health Preparedness 2008；2：245-246.
5) Benson M, Koenig KL, Schultz CH：Disaster triage: START, then SAVE：A new method of dynamic triage for victims of a catastrophic earthquake. Prehosp Disaster Med 1996；11：117-125.
6) 山本光昭，山本保博：トリアージ・タッグの標準化への取組み；その考察と今後の展開．日本救急医学会雑誌 1996；7：208-212.

III — 急性期災害医療対応の原則

7 治　療

1 治療とは

　災害急性期での医療活動における最終目標は「防ぎえた災害死」の回避である。

　列車事故などの大規模災害が発生した場合，多数患者（傷病者）発生による医療需要の急激な増大に対し，絶対的，あるいは相対的な医療供給の低下が生じる。多数の患者に対して，平時の救急医療システムは，救急車不足などによる搬送能力の低下や，消防との情報伝達の混乱などにより崩壊し，人的・物的医療資源の供給が追いつかず，医療バランスの不均衡が発生する（図Ⅲ-7-1）。このような環境下において，重症者を優先的に治療し医療機関に搬送することの重要性についてはすでに「トリアージ」の項で述べたとおりであるが，重症患者を災害現場から医療機関へ安全に搬送されるためには絶え間なく治療が提供されなければならない。現行法では，救急救命士は限られた処置しか行えないため，医療チームが現場に出動して実施することが必要となる。

　災害現場に出動した医療チームは，救護所で，限られた人的・物的医療資源を有効に使い，1人でも多くの命を救うための救命医療を実施することが重要となる。

2 安定化治療（処置）の重要性

　防ぎえた災害死の回避のためには，できるだけ多くの患者にすみやかに根本治療を受けさせることが必要である。そのためには，バイタルサイン安定化のための処置を実施し，搬送につなげることが重要になる。

　災害時における救護所などでの治療の目的は，限られた医療資源で生理学的徴候の異常をできるだけ

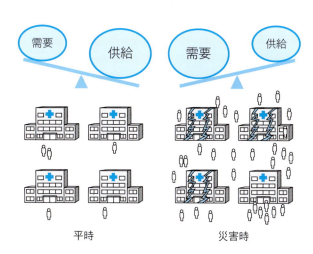

図Ⅲ-7-1　平時と災害時の医療の需給バランス

安定化させることにある。具体的には，気道の異常であれば気管挿管や外科的気道確保，呼吸の異常であれば酸素投与や胸腔穿刺による緊急脱気などが安定化治療および処置となる。開胸，開腹などの手術，経カテーテル動脈塞栓術（transcatheter arterial embolization；TAE）による止血などの根本治療を受けることができるまで，安定化をいかに施すことができるか否かが救命のポイントになる。災害時において，たとえば緊張性気胸に対してであれば，胸腔穿刺あるいは胸腔ドレーン挿入が安定化治療であり，その原因が肺損傷であった場合にそれに対する手術は根本治療となる。

　根本治療は，災害拠点病院や救命救急センターなどでなされるが，被災地内地域医療機関のみで根本治療を実施することが困難な場合には，被災地外の医療機関への搬送に向けた準備を行う。

3 平時と災害時の外傷初期診療の相違について

　平時の外傷初期診療はJATEC™およびJP-TEC™に基づいて実施されていることは周知のと

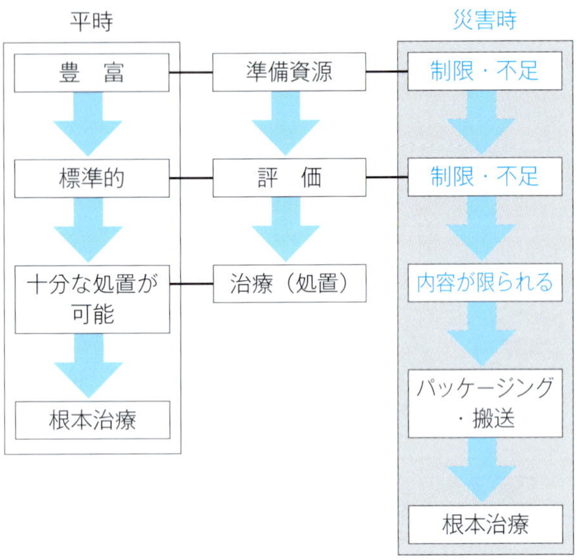

図Ⅲ-7-2　日常診療と災害時の診療との相違

表Ⅲ-7-1　災害時の安定化治療（処置）

異常	対応する主な処置
A（気道）	気道確保，気管挿管，外科的気道確保
B（呼吸）	酸素投与，緊急脱気・胸腔ドレナージ，（陽圧）換気，気管内吸引
C（循環）	止血（直接圧迫など），骨盤簡易固定（シーツラッピング），静脈路確保，輸液，薬剤投与，気管挿管
D（中枢神経）	酸素投与，気管挿管，薬剤投与
E（保温）	体温管理
Cr（圧挫症候群）	大量輸液と腎保護，高カリウム血症の治療

おりであり，災害時にも同様にJATEC™およびJPTEC™に準じた外傷初期診療を行うことが原則である。

しかし，救護所や診療機能の著しく低下した医療機関においては，人的・物的医療資源の制約がある。このため災害時の外傷初期診療は異なるものとなることを理解しておかなくてはならない（図Ⅲ-7-2）。

4　災害時の外傷症例の評価手順について

JATEC™での診療手順は気道（A：Airway），呼吸（B：Breathing），循環（C：Circulation），中枢神経障害（D：Dysfunction of central nervous system），脱衣と体温管理（E：Exposure and Environmental control）の生理学的な観察・評価（ABCDEアプローチ）によるprimary surveyと，それに必要な蘇生*がまず実施される。バイタルサイン安定化のあとに，全身にわたる損傷部位の解剖学的評価としてのsecondary surveyが実施される。その結果によって根本治療が行われることになる。

しかしながら災害時における外傷症例の評価は，多数の患者に対してまずprimary surveyのみを実施することを第一に考えることが大切である。Secondary surveyについては，人的・物的資源に余裕が出てこない限り実施しないことが原則となる。また，災害時においては圧挫（クラッシュ）症候群（Cr：crush syndrome）を早期に認識し，ABCDE Crアプローチとして治療を開始することが，防ぎえた災害死の回避につながる（表Ⅲ-7-1）。

5　搬送のためのパッケージング（固定）

搬送のためのパッケージングとは，搬送により損傷がより悪化しないように固定することである。その対象となる疾患は四肢骨折，頸髄損傷，骨盤骨折などである。

パッケージングには，実施した処置の固定も含まれる。たとえば挿管チューブ，胸腔ドレーン，輸液ライン，尿道留置カテーテルなど，搬送の際にずれたり抜けたりする可能性のあるものはすべて固定し確認を行う。

---

*ここでいう「蘇生」とは，生命を危うくする生理学的機能の破綻を回復させ，正常な機能を維持することをいう。心肺停止患者に行う心肺蘇生よりは，はるかに幅広い意味をもつ。

III — 急性期災害医療対応の原則

8 搬送

1 搬送とは

Transport（搬送）はTTTの3番目のTである。災害医療においては，TTTが円滑にできれば，災害医療の大方は成功であるといわれている。TTTは搬送により完結する。

災害時の搬送の原則は，「適切な患者」を「適切な医療機関」へ「可能な限り迅速」に搬送することである。「適切な患者」をトリアージにより選別し優先順位をつけ，また適切な搬送手段を選択することによって「可能な限り迅速」に搬送することが重要である。「適切な医療機関」への搬送は，病態を考慮して，根本治療が可能な医療機関に搬送することが好ましい。1カ所の医療機関に多数の患者が集中することは避けるべきであり，分散搬送が基本である。たとえば遠方の医療機関であっても，ヘリコプターを用いることによって可能な限り迅速な搬送が可能となり，「適切な医療機関」の数を確保することができる。

2 搬送の際に考慮すべき内容

1. 搬送優先順位

災害現場，救護所，医療機関などでトリアージによって優先順位が決められる。また，国による広域医療搬送計画が実施された場合は，広域医療搬送の適応基準に従って患者が選択される。

2. 搬送機関

搬送を担う組織としては，消防機関（救急車，ヘリコプター），医療機関（救急車），都道府県（防災ヘリコプター，ドクターヘリ），自衛隊（自衛隊車両，航空機）などである。調整は市町村が行うが，災害

表III-8-1 搬送手段と連携すべき組織

- 救急車
  - 消防
  - 医療機関
  - 民間救急車
- ヘリコプター
  - ドクターヘリ
  - 自衛隊
  - 消防
  - 警察
  - 海上保安庁
  - 民間
- 固定翼機
  - 自衛隊
  - 民間
- 船舶
  - 海上保安庁
  - 自衛隊
  - 民間

の規模が大きくなれば県，国の調整が必要となる。

3. 搬送手段（表III-8-1）

陸路，空路，海路（水路）がある。陸路では救急車や自衛隊車両など，空路ではヘリコプターや固定翼など，海路では船舶が手段としてあげられる。それぞれの特性を生かした搬送を行う。また搬送手段が決定されたら，十分におのおのの組織と連携する。短い距離であれば人力による搬送もある。災害現場では担架搬送，広域医療搬送における拠点空港ではレスキューカーが用いられる。

4. 搬送資機材

搬送資機材としては，ストレッチャー，バックボード，担架などの患者を乗せるものと，患者を安全に搬送するためのモニター類，輸液ポンプ，人工呼吸器などの医療資機材を必要に応じて準備しなければならない。患者を固定する安全ベルト，医療資機材を固定する紐なども準備する。

5. パッケージング（固定）

安全に搬送するには，搬送中に患者の状態が悪化しないように固定を行う。

パッケージングにはバックボードなどによる全脊柱固定，頸部の固定，骨折に対する固定のみでなく，身体に入っているチューブ類の管理も含む。

6. 搬送部門のレイアウト

救護所や医療機関などでは，搬送部門が必要となる。基本は車両の進入路と退出路を一方通行とし，進入路の手前に救急車待機場所を設置し，救急車搭乗エリアが混雑しないようにする。救急車は一方通行になるようにルートを決める。救急車の入口は左側と後方についているため，時計回りのサーキット（circuit）を作る（イメージ的にはホテルの車止め）。また，その際は進入路の手前に救急車待機場所を設置する（p.66 参照）。搭乗の際は，搭乗をコントロールする担当をおき，患者が搭乗エリアに来た時点で，救急車待機場所から救急車を呼び搬入する。搭乗エリアが混雑しないよう同時に複数の救急車に搭乗できるようにする（ホテルでベルマンがタクシーを呼び，客を乗せるのと同じ）。ヘリコプターを使用する場合には，ヘリポートも必要となる。

7. 搬送先医療機関

搬送先は，患者の重症度，医療機関までの所要時間，搬送先医療機関の収容能力などを勘案して決定される。そのためには搬送先医療機関の情報を集める必要がある。情報収集の手段として広域災害救急医療情報システム（EMIS）なども活用する。救命救急センターであっても通常は重症患者の同時診療は3名までである。よって，基本は分散搬送である。

8. 同乗医療班

重症患者を安全に搬送するためには，同乗する医療班が必要となる。平時の転院搬送においては搬送元の医師や看護師が同乗するのが原則であるが，災害時においてマンパワーが減弱した被災地内の医療機関からの搬送においては同乗が困難な場合が多く，同乗医療班の確保が課題となる。

3 搬送の実際

搬送にはさまざまな場面があり，図Ⅲ-8-1のように分類されそれぞれ目的，方法が違う。

1. 災害現場から救護所への搬送（❶）

大規模災害では，災害現場近くに救護所が立ち上げられ（図Ⅳ-1-2, p.66 参照），災害現場から救護所への搬送が必要となる。多くの場合，災害現場には消防が先着するので，消防によりトリアージが行われて救護所に搬送する優先順位が決められる。搬送班は主に消防が担当するが，災害の規模が大きく，搬送人員の少ない場合は，防災士，災害ボランティアなどの一般の人々が協力する場合もある。

2. 救護所から被災地内医療機関への搬送（❷）

救護所での医療の目標は，生理学的異常をみつけ，安定化を試み，そして医療機関へできるだけ安全に搬送することである。

1）搬送の優先順位と搬送先医療機関の決定

救護所からの搬送は，消防と医療の連携が非常に重要である。

搬送順位の決定を行う場合は，ホワイトボードに，搬送先医療機関，搬送手段，搬送時間などをまとめて記入する。搬送時には赤（区分Ⅰ）のなかでの優先順位を決めることが必要になるので，赤エリアの救護所責任者と連携をとりながら，どの患者をどの医療機関へ搬送するかの判断を行う。その際は，患者の緊急度・重症度と搬送先医療機関の能力，現場からの距離，搬送手段，搬送時間などをすべて勘案して，適切な医療機関を選定することになる。このときには，その地域の事情を知った消防の助言が必要となる。

2）搬送機関

救護所から被災地内医療機関への搬送は，主に消防によって行われる。必要な救急車の台数確保について，救護所責任者は，消防責任者と連携して救急車を手配する。医療機関の保有するドクターカー，ドクターヘリがあれば活用する。

救急車を待つことは，災害医療を実践するうえで時間的にもっとも律速段階となる部分であるが，災害の規模が大きくなった場合，たとえば救急車は圧倒的に不足し，出動を要請しても来ないという事態

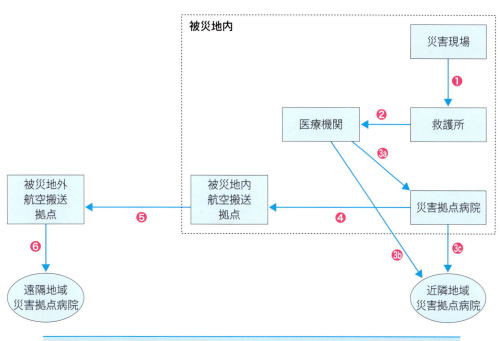

図Ⅲ-8-1　患者搬送の流れ

3) 搬送手段

搬送手段について，基本的には主として救急車による陸路搬送となる。しかしながら災害の発生場所によっては，ヘリコプター搬送が考慮されるべきである。ヘリコプターの離発着の場所を確保できれば，搬送時間を大幅に短縮できる。

4) 搬送部門のレイアウト

救護所に隣接して救急車搭乗エリアが設置される。そのため，救護所は車両がアクセス可能な場所に立ち上げるべきである。救護所から道路までの距離があると，その間の搬送が必要となってしまう。搬送は救急車のストレッチャーなどを用いることになるが，時間的にも人員的にも無駄が生じる。ヘリコプターを使用する場合には，ヘリポートも必要となる。

3. 被災地内医療機関から高次医療機関（近隣地域災害拠点病院）への搬送 (3a 3b 3c)

患者が医療機関へ搬入されても，運ばれた医療機関では根本治療が不可能な場合，さらに高次の医療機関への後方搬送が必要になることがある。搬送先の高次医療機関は被災地内のことも被災地外のこともある。

1) 搬送機関

後方搬送の搬送機関は消防の救急車あるいは医療機関の救急車である。医療機関が消防に救急車を依頼することになる。

2) 搬送手段

救急車，ヘリコプターなどを用いる。搬送時間短

縮のため，ドクターヘリの活躍が期待される。

3）搬送先医療機関

搬送先医療機関の選定は搬送元の医師の意見を尊重し，行政と消防が協力して行う。救急医療情報システムなどが整備されていればその情報も勘案して，搬送先を選定する。

4）同乗医療班

患者は重症であることが多いので，搬送中も医療の継続が必要となる。

4. 被災地内災害拠点病院から被災地内航空搬送拠点への搬送（❹）

医療機関から被災地内航空搬送拠点への搬送を地域医療搬送と呼ぶ（p.77，79参照）。

5. 広域医療搬送（❺❻）

国が行う広域医療搬送計画に関しての詳細はAppendix（p.310）を参照されたい。

Column: 1998年 ドイツ ICE 高速列車脱線転覆事故

悲惨な事故に対する見事な救出劇

1998年ドイツの新幹線に相当するICE（Intercity Express）が脱線転覆事故を起こした。死者101人という悲惨な事故であったが，地方の田園地帯で起こったにもかかわらず，その救出劇は見事であった。この事例には，局所大災害に関して多くの学ぶべき点があり，その後の日本におけるドクターヘリ導入の契機にもなった。

1998年6月3日午前10時59分，ICEがドイツ北部ニーダーザクセン州のエシェデ（Eshede）において，時速約200kmで走行中に脱線転覆した。列車は機関車2両と客車12両で編成されていたが，前後の機関車を除いて，客車はすべて脱線した。

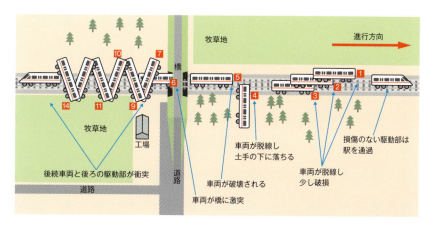

この事故による死者は現場での死亡96人，病院での死亡5人，負傷者は200人に達した。事故の1分後には警察に第一報が入り，8分後には7隊の救助隊が現場に到着した。事故4分後にはドイツ北西部の救急ヘリコプター基地からヘリコプターが離陸し，15分後には現場に着陸，41分後には消防隊が現場に指揮司令所を設置，46分後には国境警備隊が現場に到着し警戒区域を設定し救助活動を支援した。

この事故で出動した救急ヘリコプターは全部で39機，レスキュー工作車，救急車は100台を超えた。現場に大量の人員を投じることにより，事故発生2時間後にはすべての負傷者は救出され，ヘリコプターと救急車で救急病院へ搬送された。中等症以上の87人は救急ヘリコプターにより，半径150kmのドイツ国内22病院に2時間以内に分散搬送された。迅速な救助活動と迅速な搬送により，防ぎえた死亡は1例も生じなかったと報告されている。

この災害事例は学ぶべき点が多々あるが，そのなかでも特筆すべきは救急ヘリコプターによる迅速な分散搬送である。ドイツには国土全域にADAC（Allgemeiner Deutscher Automobil-Club，ドイツ自動車連盟）やDRF（Deutsche Rettungsflugwacht，ドイツ救急飛行隊）の救急ヘリコプターが配置されている。救急ヘリシステムにより国土のほとんどの地域では15分以内に治療が開始できるとされている。ADACの救急ヘリコプターは救急医療機関に付随しているため，現場で患者を収容し，自施設に搬送することにより分散搬送が可能となる。

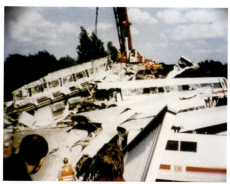

ドイツICE高速列車脱線転覆事故（1998年）

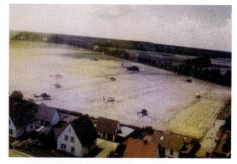

災害現場近くの畑に集結した救急ヘリ
〔ADACウェブサイトより〕

Disaster Medical Assistance Team

IV

局地災害と広域災害医療対応の戦略

Ⅳ ── 局地災害と広域災害医療対応の戦略

1 局地災害医療対応の戦略

1 局地災害と活動の目的

　局地災害とは，限定した地域で発生し，その地域の対応能力を凌駕し外部からの応援が必要な事案である．集団災害や多数傷病者事故（mass casualty incident；MCI），地域災害とも呼ばれる．局地災害ではライフラインの被害はないか，あるいはあっても限局的であり，病院のライフラインは維持されるのが通常である．局地災害においても，「防ぎえた災害死」（preventable disaster death；PDD）は発生しうるので，これを防ぐことがDMAT活動の目的である．

2 通常の救急対応と災害対応の違い

　救急対応の目的は，1人の患者に対して最大限の資源を投入して救命と後遺症軽減を達成することである．そのために，患者の緊急度・重症度や期待される予後にかかわらず最善の処置を行いつつ，最適な病院に迅速に搬送する．可能な限り患者本人や家族の要望に沿って病院の選定が行われる．一方，災害対応の目的は，最大多数の患者に対して救命と後遺症軽減を達成することである．対応能力が限られる状況のため，処置・搬送・病院の選定に優先順位が存在する．救命治療効果のあると考えられる患者に対して優先して資源が投入される．救命可能な患者に多くの資源が，救命の可能性のない患者や軽症患者にはわずかな資源しか投入されない．救急対応では受けられるはずの診療が災害対応では受けられないことが生じる．したがって，災害対応は，救急対応と大きく異なるものであることを理解し，責任者による「災害の宣言」のあとに実行されるべきである．

3 災害に対する体系的な対応

　PDDを最小限にするためには，早期からの①災害の認識，②組織的な活動，③救護・医療活動の確立が必要である．

1. 早期からの災害の認識

　これまでに発生した災害事例を検討すると，災害の認識の遅れにより，組織的な災害対応に遅れが生じたと推定される事例が明らかとなっている．消防やその他の機関と連携し，DMATが早期から災害を覚知できる体制が必要である．

2. 早期からの組織的な活動

1) 災害に対する体系的な対応：「CSCATTT」

　突然発生する災害に対しては体系的な対応が必要である．災害の規模や種類にかかわらず「あらゆるハザード」に対して，体系的かつ同一の対応が必要であるといわれている．この体系的な対応は「CSCATTT」として記憶すると有用である（図Ⅳ-1-1）．災害対応は，消防・警察・医療チームなど多くの機関により実施されるが，連携のとれた災害活動を行うためには，すべての組織が「CSCATTT」の共通認識をもって活動する必要がある．

2) レイアウト

　災害現場は外側警戒線の内側の警戒区域，内側警戒線の内側の危険区域（消防活動区域）に区分される．警戒区域は災害対応関係者やその車両のみが立ち入りを許可される地域で，災害の場合は通常，警察が管理する．危険区域（消防活動区域）は救助救出など特殊な装備を有する隊員のみが立ち入りを許される区域で，安全管理者を配置して進入を統制す

C : **C**ommand & Control	指揮・統制	medical
S : **S**afety	安全	management
C : **C**ommunication	情報伝達	（医療管理項目）
A : **A**ssessment	評価	

T : **T**riage	トリアージ	medical
T : **T**reatment	治療	support
T : **T**ransport	搬送	（医療支援項目）

図Ⅳ-1-1 大規模事故・災害への体系的な対応に必要な項目
〔英国 MIMMS（Major Incident Medical Management and Support）より引用・改変〕

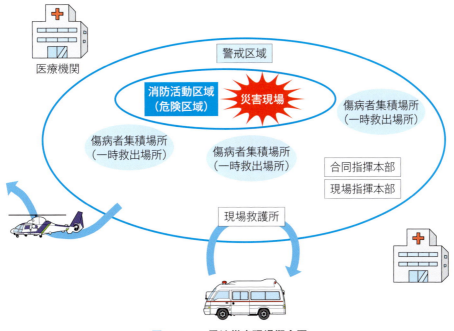

図Ⅳ-1-2 局地災害現場概念図

ることが望ましい。現場指揮本部や他機関との調整所，傷病者集積場所（一時救出場所），現場救護所は警戒区域の内側で危険区域（消防活動区域）の外側の安全な場所に設置される。危険区域内あるいは近傍に前線指揮所を設け，救助救出や担架搬送に関して統括する場合がある。さらに，救護所に近接して救急指揮所を設け，救急搬送や救護所の活動や患者情報・医療機関情報などを統括する場合もある。救急車の動線は一方通行とし，救護所から患者が円滑に救急車に乗車できるような配慮が必要となる。また，災害現場に近接してヘリポートを設置することが重要となる（図Ⅳ-1-2）。

傷病者集積場所（一時救出場所）は，患者を一時的に集め，一次トリアージを実施する場所であり，安全な場所に設置する。自然に発生する場合や複数設置される場合もある。救助現場の近傍に設置され救助救出の目的地の目安ともなりうる。災害によっては設置されない場合もあるが，救助現場から救護所までの距離が長い場合，危険区域の危険度が高い場合，迅速な担架搬送が困難な場合には設置が必要となる。

救護所は，二次トリアージ，応急処置，搬送の準備が行われる場所である。赤エリアでは，脱衣してのトリアージや応急処置が行われることがあるため，テントなどにより衆人から遮蔽できることが望ましい。救護所の設置場所の条件として，安全が確保されていること，救急車の動線が確保でき，救急車への乗車が容易であること，平坦な広いスペースが確保できること，可能な限り救助現場に近いことがあげられる。

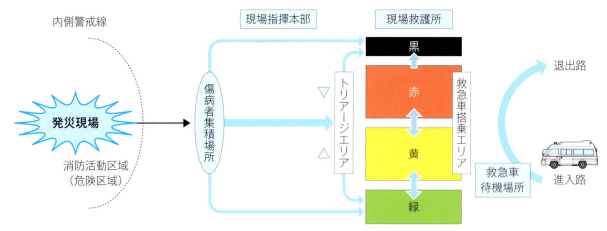

図Ⅳ-1-3　災害現場における患者の動線

災害現場における患者の動線としては，救助救出された患者はまず傷病者集積場所（一時救出場所）で一次トリアージが，さらに救護所入口のトリアージエリアで登録，トリアージタグの確認，二次トリアージ，適切なエリアへの誘導が行われる．救護所の入口で，渋滞しないように注意し，赤患者が迅速に救護所に入り，安定化処置と搬送の準備，救急車への搬入が優先して行われるよう配慮が必要である（図Ⅳ-1-3）．

3. 早期からの救護・医療活動の確立

1）救急隊活動・投入の優先順位（表Ⅳ-1-1）

局地災害が発生したあとは，早期からのTTTの確立が必要である．まずは，救急隊員により救護活動が行われる．現場指揮所に救急隊員を投入し，救護指揮体制を確立する．当初は，傷病者集積場所（一時救出場所）にニーズが高く，救急搬送や救護所活動にはニーズが少ないので，傷病者集積場所（一時救出場所）に多くの救急隊員を投入する．災害発生直後は，救急車内で要員を待機させることで，貴重な要員を無駄にしてはならない．時間とともに救護所活動，救急車搬送のために人員を再配置する．

2）DMAT活動・投入の優先順位（表Ⅳ-1-2）

DMAT投入の優先順位は，まず現場指揮本部である．DMAT責任者を配置し，消防とDMAT間の指揮命令・統制系統を確立する．そのうえで救護所に投入し，赤患者の治療搬送を優先できる体制を

表Ⅳ-1-1　救急隊活動・投入の優先順位

①指揮・調整業務
②傷病者集積場所（一時救出場所）
③現場救護所
④救急車（病院への搬送）
⑤救助現場，航空搬送

表Ⅳ-1-2　DMAT活動，投入の優先順位

①指揮・調整業務
②救護所活動
③救助現場，航空搬送
④搬送介助

確立する．ヘリコプターを用いた搬送が行われる場合は，ヘリポートでの医療拠点の確立も必要となる．救出困難患者が存在すれば，いわゆる閉鎖空間での医療（瓦礫の下の医療）が必要となることもあるが，優先されるのは救護所の赤患者への対応である．DMATが，第一優先として救出困難患者の対応を行うことは誤りである．なぜなら，救護所の医療を行うことにより複数の赤患者の救命が可能となる一方，救出困難患者の対応は1人への対応であるからである．災害時には最大多数の救命を優先して医療資源が投入されるべきである．

3）DMATが災害現場で活動する意義

DMATが，災害や救急事案に対して出動し，消防機関などと連携して活動しようという試みが，各都道府県で行われている．総務省消防庁は，JR福知山線脱線事故（2005〔平成17〕年）をきっかけに，

1 局地災害医療対応の戦略

表Ⅳ-1-3　災害現場において必要とされる医療活動

(1) 災害救助現場における医療活動
 1) 救助方法を選択するときの医学的助言
・傷病者の状態を踏まえ，救出時の容態変化（気道の閉塞や出血の増大など）や脊椎損傷等を防ぐ救助方法選択に対する助言
 2) 救助活動を補助する処置
・クラッシュ症候群に陥った傷病者の救出直後の急激な心停止等の容態変化予防のための医学的処置（輸液・アルカリ化剤投与や救出前の駆血帯装着などを実施）
・気道確保（気管挿管・外科的気道確保）により救出活動を安全かつ迅速に実施可能とする
・気胸・緊張性気胸に対する緊急脱気および胸腔ドレナージ
・エピネフリン等の蘇生薬剤の投与
・火事，崩落，爆発などの二次災害が発生する危険のある場合に，トラップされている被災者に対する現場における四肢切断
・生命徴候のある傷病者への処置・輸液・薬物投与
・（治療としての）輸液投与と（エピネフリン以外の）薬剤投与
 3) 医療スタッフの適正配置や処置・救急活動に対する包括的助言
・災害現場で活動する医療スタッフ（チーム）の規模や能力を包括的に判断して，適正な配置や処置・救急活動に助言を与える
(2) 現場救護所における医療活動
 1) トリアージ
○限られた医療資源を有効に利用するためのきめ細かい優先順位の決定
・同一カテゴリーに分類された赤タグ被災者のなかでの治療や搬送時の優先順位の決定
・生命徴候のない（黒タグ）もしくは救命の見込みのきわめて低い最重篤患者の不搬送決定
※心電図，超音波装置等を使用したより詳しい診断を行うことで可能
（例；腹腔内出血の程度，高カリウム血症の程度と致死的不整脈の危険度等の判断等）
 2) 救護所での処置，治療
○傷病者を安全に医療機関に搬送するための安定化処置
・クラッシュ症候群傷病者に対する医学的処置（輸液・アルカリ化剤・抗不整脈薬等の投与を実施）
・外科的気道確保（輪状甲状靱帯切開等）
・気胸・緊張性気胸に対する緊急脱気および胸腔ドレナージ
・エピネフリン等の蘇生薬剤の昇圧剤の投与
・出血性ショックに対する急速輸液
・超音波装置を使用した心嚢穿刺
・生命徴候のある傷病者への処置（器具を用いた気道確保，輸液）
・気道緊急が予想される症例に対する気道確保
・活動性出血や開放性損傷に対する一次処置，治療
(3) 搬送に係る医療活動，その他
 1) 搬送先医療機関の選定
・搬送先医療機関の能力，搬送時間，搬送方法を踏まえたうえでの，適切な搬送先医療機関の選定
 2) 救急車内での処置
○医療機関までの搬送の間の傷病者の病態変化に，迅速かつ適確に対応
・輸液の調整
・昇圧剤の調整容体変化に対応して追加の気管挿管や再挿管
・陽圧呼吸に由来する気胸増悪（緊張性気胸）に対して緊急脱気および胸腔ドレナージ
・医療機関への患者情報伝達（バイタルサイン，処置，治療の内容，病態の報告と現場での診断名）
 3) その他
・救助者側（消防職員等）の負傷対応および健康・衛生面の管理
・救急救命士への特定行為の指示
・病院救急車の活用
・医師からの声かけによる心理的安心感の提供

〔総務省消防庁：災害時における消防と医療の連携に関する検討会報告書（中間とりまとめ），2007より引用・改変〕

災害現場における消防機関と医療機関の連携のさらなる推進を図る観点から「災害現場において必要とされる医療活動」をまとめた（表Ⅳ-1-3）。PDDを撲滅する観点から，DMATの意義は以下のとおりである。

①救急救命士が行えない高度な医療行為が病院到着

IV 局地災害と広域災害医療対応の戦略

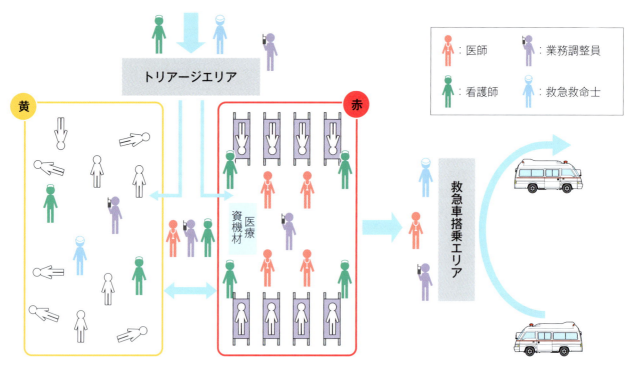

図IV-1-4 現場救護所（赤・黄）人員配置例

テントに対する患者の頭の向きは，処置エリアの大きさ，患者の数，安全性，処置のしやすさなどを総合的に判断して，現場の責任者の判断で決められるべきである

前から開始できる。

②災害時には受傷から1時間以内のゴールデンアワー内に根本治療を実施することが困難なため，災害現場から医療行為を開始することにより根本治療までの時間的猶予ができる。

③救急車搬送により救急隊員が救護所を離れるため，救護所で働く要員としての医療チームの確保が必要である。

4）赤患者優先の治療・搬送体制の確立（図IV-1-4）

災害が宣言されれば，原則として赤患者に優先してリソースを投入するべきである。救護所のスペースやテントなどの設備も，今後対応が見込まれる赤患者の数を予想して確保する。とくに救命処置に不可欠な医師，救急搬送に不可欠な救急車やヘリコプターは赤患者に優先して提供する。①搬入エリア，治療エリア，搬出エリアを設置すること，②赤と黄タグの治療エリアは隣接させること，③それぞれの診療エリアの広さ・床数はニーズに合わせるが，赤患者の総数を予想して，赤患者の診療スペースを十分確保すること，③患者動線・スタッフ動線を考え

表IV-1-4 救急統括者（救急指揮所）が把握すべき医療情報

1	患者情報→患者リスト（搬送の優先順位）
	・災害現場発生状況→全患者数の予測
	・救護所での患者数，患者の緊急度と必要な治療
2	医療機関情報→医療機関リスト
	・搬送先病院：距離，搬送時間，受け入れ可能数，手術対応
3	搬送手段情報→搬送手段リスト
	・搬送能力：救急車，ヘリコプターなど，搬送可能数
4	管理項目情報→医療資機材不足・供給状況
	・救護所スタッフの活動状況
	・医療資機材：保有する量，使用された（る）量

赤字は現場救護所で情報を取りまとめるべき項目

た配置とすること，④搬送エリアは救急車の動線を考慮することが重要な点である。

救護所では，人的資源（とくに医師）は基本的にすべて赤患者に投じる。黄患者に関しては，容態の変化を早期に発見するために継続観察が重要であり，人的リソースが十分でなければ，看護師，救急救命士が担当することも可能である。

経時的にニーズが変化するので，全体を把握できるように自由に動けるリーダーを配し，それに合わせ人員の配置も変える。救急隊員は搬送開始直前ま

でトリアージ，診療補助，リーダー補助など医療補助にあたる（図IV-1-4）。

4 医療情報の集約

　局地災害における分散搬送の重要性はすでに述べた。分散搬送の要件を満たしつつ，適切な患者をできるだけ早く適切な病院に搬送するためには，災害現場において情報を集約する必要がある。患者搬送統括者はこれらの情報に基づいて判断が可能となる（表IV-1-4）。情報集約の方法として，ホワイトボードなどに一覧表を作成し判断の助けとするのが通常である。広域災害救急医療情報システム（EMIS）などを運用できれば，空床情報の把握や搬送患者記録（患者トラッキング）が容易となる。

IV — 局地災害と広域災害医療対応の戦略

2 広域災害医療対応の戦略

〔1〕 DMAT の指揮・統制

　DMAT は被災都道府県の指揮・統制下で活動することが基本とされる。被災都道府県の災害対策医療本部のもと，①DMAT 都道府県調整本部がおかれ，その下に②DMAT 活動拠点本部，③DMAT・SCU 本部がおかれる。DMAT 活動拠点本部は，必要に応じて④DMAT 病院支援指揮所および⑤DMAT 現場活動指揮所を設ける。DMAT 活動拠点本部と DMAT・SCU 本部は，必要に応じて DMAT・SCU 指揮所を設置できる。また，被災地外の参集拠点や航空搬送拠点には⑥DMAT 域外拠点本部が設置される。厚生労働省医政局災害医療対策室および DMAT 事務局は，国レベルの調整や都道府県への支援を行う（図IV-2-1）。DMAT 指定医療機関は，DMAT を派遣した際には，当該医療機関内に本部機能を設け，派遣した DMAT を後方支援する。DMAT 指定医療機関本部の重要な役割として，DMAT から得た情報を広域災害救急医療情報システム（Emergency Medical Information System；EMIS）の DMAT 運用メニューなどに書き込むことにより，情報の共有化を図ることがあげられる。DMAT の連絡体制は，直接の連絡とインターネットによる連絡がある。

　各本部で指揮・統制を担う者が統括 DMAT 登録者である。統括 DMAT 登録者とは，すでに日本 DMAT 隊員として登録されている医師のうちで，平時において防災活動に携わった経験があり，災害時に DMAT に対する適切な指示が行えると見込まれる者を各都道府県が推薦し，統括 DMAT 隊員養成研修を受講し修了した者である。統括 DMAT 登録者は，災害時に被災地において，地方公共団体や消防等関係機関との調整，情報共有を適切に行い，経時的に変化する被災地の状況に柔軟に対処して DMAT に対し適切な指示を行う責務がある。

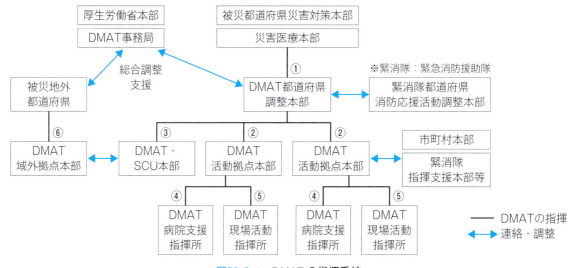

図IV-2-1　DMAT の指揮系統

〔2〕 DMAT 活動の概要

　広域災害時のDMAT活動は，前線の一般病院→拠点病院[*]→地域・広域医療搬送の患者の流れが停滞なく行われることを目標とする。そのために優先される活動は，情報共有のためにEMISへ継続的に医療情報を入力し，病院情報ネットワークを確立することである。これは，広域災害時の過剰なニーズに対して，病院群が有機的な組織として活動することを目的とする。次に行う活動は，個々の病院が機能を維持・回復し，個々の病院が現有機能を最大限に発揮できるようにすることである。個々の病院でEMISへ入力できる体制を築くことは，病院内での情報収集体制を確立することにつながる。これらの活動が確立したうえで，必要な医療支援活動が明らかになり，実施できるようになる。病院支援を中心とした活動が優先されるが，DMATが多数集まり，余力があれば現場活動，搬送支援，救護所支援なども検討する。

　この流れを段階別に考えると，第1段階は，災害拠点病院や地域中核病院のような災害時に拠点となる病院（以下，拠点病院）に入り，その機能維持・回復を図ること，第2段階は，さらに前線搬送体制を確立すること，第3段階は，被災地外への搬送体制を確立することである。被害が甚大な場合は，広域医療搬送活動の実施や病院避難の必要性を評価する。ここまでが，DMATの指揮・統制，安全確保，連絡体制の確立，評価でありCSCAの確立と考えられる。その後，被害が甚大な場合は，DMAT資源の投入，現場や病院での医療活動（TTT），患者搬送や病院避難を実行する。被害がそれほど大きくない場合は，病院支援の充実や現場活動に加え，診療所・避難所でのニーズ調査など，公衆衛生学的支援活動を平行して実施する。

　詳細にみていくと，第1段階においては，拠点病院における経時的情報把握体制の確立，拠点病院における混乱の制止・機能維持を目的とする。最低1チームのDMATが拠点病院へ入り，当該拠点病院の状況を把握し，EMISへの入力を通して情報を発信する。必要に応じてさらなるDMATが到着し，多数患者受け入れ体制を確保する（図Ⅳ-2-2a）。

　第2段階は，全病院における経時的情報把握体制の確立，大規模な災害現場における混乱の制止，全病院の混乱の制止と機能維持，病院から拠点病院への搬送体制の確保を目的とする。被害の大きい地域の病院を優先してDMATを投入し，到着したDMATは当該病院の状況を把握し，EMISへの入力を通じて大量患者受け入れ体制を確保する。それに加え，DMATの巡回などを通して，その他の病院，診療所，孤立した集落や避難所から情報収集を行う。そのうえで，搬送を必要とする患者の情報を消防などへ提供し，救急車などの搬送を依頼する。この段階で，大規模な災害現場に医療ニーズがあれば，DMATを投入することも検討する（図Ⅳ-2-2b）。

　第3段階は，被災地外への搬送体制の確立を目的とする。EMISを中心とした病院情報システムを運用し，消防，自衛隊などの航空機による搬送調整を行う（図Ⅳ-2-2c）。

　これらの体制が立ち上がったのち，DMATはもっとも資源の不足していると考えられる場所に投入される。被害が甚大であり，ヘリコプターで搬送できる範囲内での患者受け入れが困難となる場合には，全国広域に患者を搬送する必要が生じるため，航空搬送拠点臨時医療施設（staging care unit；SCU）を立ち上げ，広域医療搬送活動を行う（図Ⅳ-2-2d）。被害がそこまで大きくない場合には，病院支援，現場活動などに加え，平行して診療所・避難所でのニーズ調査を行い，その結果をEMISなどに入力し情報を都道府県庁，区・市役所（町村役場），保健所などと共有する。

---

[*]ここでの「拠点病院」は災害拠点病院や救急病院等，地域中核病院をさす。

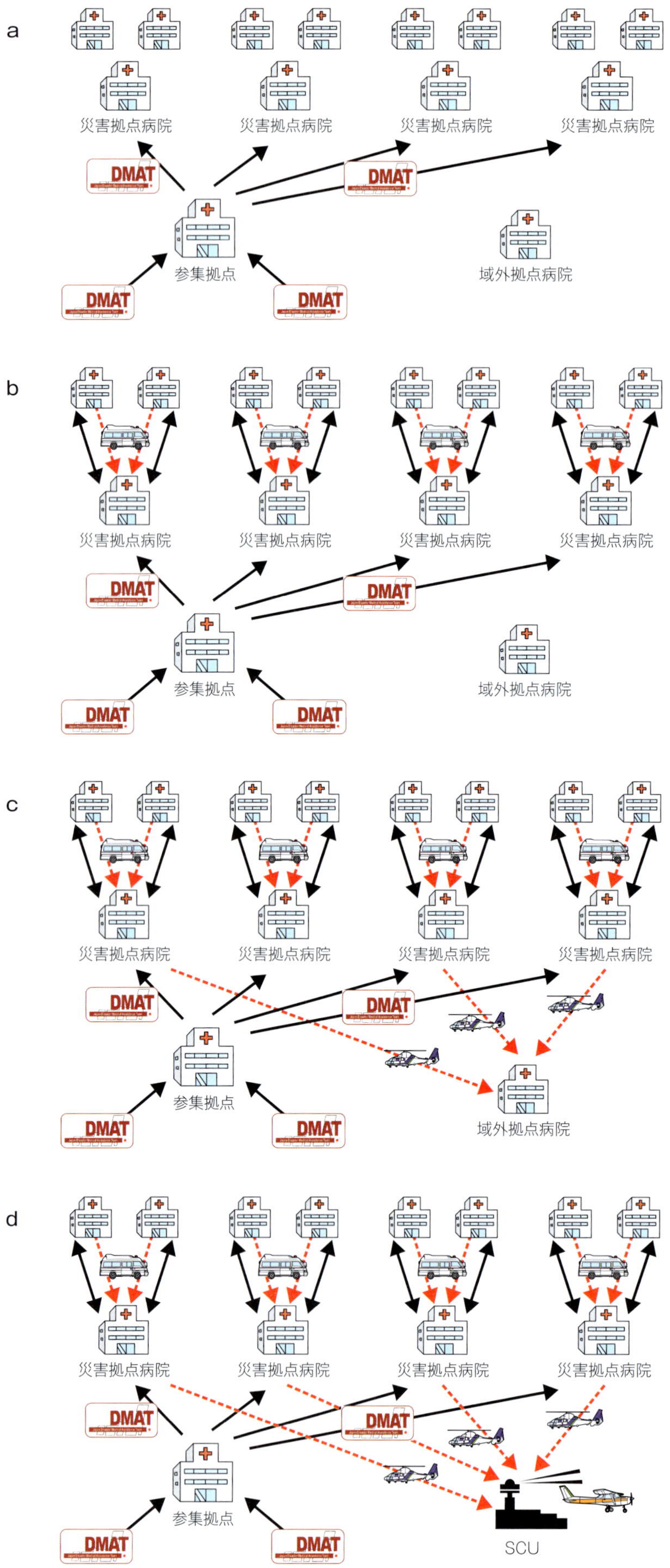

Ⅳ 局地災害と広域災害医療対応の戦略

a：参集拠点へ参集したDMATは，拠点病院へ最低1チームずつ投入され，当該拠点病院の状況を把握し，EMISへの入力を通して病院の多数患者受け入れ体制を確保する

b：被害の大きい地域の病院を優先してDMATを投入し，当該病院の状況を把握し，EMISへの入力を通して病院の多数患者受け入れ体制を確保する。そのうえで，DMATの巡回などにより，その他の病院，孤立した避難所や集落からの情報収集体制を確立する

c：EMISを中心とした病院情報システムを運用し，その情報に基づいた消防，自衛隊などの航空機による被災地の拠点病院から被災地外の拠点病院への搬送体制の調整を行う

d：a～cの体制が立ち上がったのち，DMATはもっとも資源の不足があると考えられる場所に投入される。被害が甚大であり，ヘリコプターで搬送できる範囲内での患者受け入れが困難となる場合には，全国広域に患者を搬送する必要が生じるため，SCUを立ち上げ，広域医療搬送活動を行う

⟵ DMATの動き
⇠ 患者の動き

図Ⅳ-2-2　広域災害時のDMAT活動

〔3〕 DMATの具体的な活動（表Ⅳ-2-1）

1 情報収集とEMISでの共有

広域災害時の過剰ニーズに対応するには，地域全体の医療機関の有機的な連携，組織化が必要である。それには情報の共有が必須であり，EMISはそのツールとなる。また，この体制を機能させるためには災害医療に知悉している情報・調整要員が必須であり，DMATがこれを担う。このようなDMAT活動のプライオリティーは，第一に拠点病院の機能回復である。具体的には，混乱解除と患者受け入れ体制の確保を行う。第二に一般病院から拠点病院への情報共有，搬送体制の確保を図る。そして第三に拠点病院から被災地外への搬送体制を確立する。このようにDMATやEMISを中心とした情報・調整機能を確立させることが広域災害医療対応の初動期戦略である。

被災地に入ったDMATは，①災害拠点病院，②一般病院，③現場・避難所の優先順位に従い情報を収集し，EMISに入力する（図Ⅳ-2-3）。迅速に収集すべき情報は「入院病棟の倒壊，または倒壊のおそれの有無」「ライフライン・サプライ状況（電気・水・医療ガス・医薬品・衛生資機材の不足）」「患者受診状況」「職員状況」「その他支援が必要な状況とその理由」であり，緊急時入力（発災直後情報）として入力する。調査対象病院で入力が不可能な場合は，DMATが代行入力する。さらに「医療機関の機能（手術可否・人工透析可否）」「現在の患者数状況」「実働病床数」「受け入れた患者数 重症（赤）数・中等症（黄）数」「在院患者数 重症（赤）数・中等症（黄）数」「今後，転送が必要な患者数」「今後，受け入れ可能な患者数」などを収集し，詳細入力としてEMISに入力する。これらの情報はDMATの各本部で集約され，活動方針に反映される。

表Ⅳ-2-1　DMAT活動

- 情報収集とEMISでの共有
- 本部活動
- 病院支援・病院の拠点化
- 現場活動（現場救護所，救助現場）
- 医療搬送（地域・広域）
- 航空搬送拠点臨時医療施設（SCU）における活動
- 病院避難支援
- 保健・公衆衛生学的活動（避難所支援など）
- その他

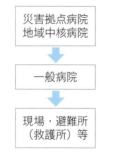

図Ⅳ-2-3　情報収集の優先順位

2 病院支援・病院の拠点化

1. 病院支援の考え方

広域災害時には，被害によって医療機能が低下，あるいは崩壊する。被災地域内には医療機関として災害拠点病院や地域中核病院（以下，拠点病院），一般病院，診療所，救護所などがある。市区町村の地域防災計画には地域医師会が中心となり救護所が設置されることになっていることが多いが，甚大な災害では，地域医師会の医師も被災し救護所の設置は困難になる。平時の救急医療情報などのシステムも機能せず，救急車などの公的な搬送手段も限られてくる。このような状況下において患者は，自家用車など自力で被災地の拠点病院に来院する。広域災害時のDMAT活動は，一般病院→拠点病院→地域医療搬送・広域医療搬送の患者の流れを作り上げることが目標である。超急性期には拠点病院に患者が集中し混乱をきたす。そのため被災地入りした

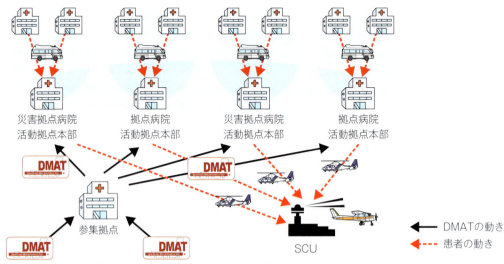

図Ⅳ-2-4　広域災害時の DMAT 活動：初動

DMAT は，拠点病院を中心とした指揮命令系統の確立と情報収集を優先的に行うことを考える。EMIS による情報発信，共有化を図り，病院群のネットワークを確立し有機的な組織として機能できるよう支援することが重要である（図Ⅳ-2-4）。

2. 被災地拠点病院内の DMAT 活動
（表Ⅳ-2-2）

1) Command & Control　指揮と統制

被災地域の参集拠点に到着した DMAT は，被災地内の拠点病院に向かう（図Ⅳ-2-5）。

DMAT は，被災地拠点病院の災害対策本部に出向き，DMAT 活動拠点本部と病院支援指揮所の設置を行い，拠点病院での指揮命令系統を構築する。被災地拠点病院においては，災害対策本部要員に自院の DMAT 隊員が含まれるよう計画しておくことが DMAT のスムーズな活動につながる。

2) Safety　安全

DMAT 隊員，病院職員，患者の安全を考え，情報収集を行う。

地震（余震），津波，火災など危険因子発生予想情報なども情報収集する。

3) Communication　情報

もっとも重要なことは EMIS により情報発信し，被災地域での病院情報ネットワークを確立すること

表Ⅳ-2-2　被災地拠点病院における DMAT 活動

Command & Control　指揮と統制
・開設された災害対策本部へ
・DMAT 活動拠点本部と病院支援指揮所を開設

Safety　安全
・DMAT 隊員，病院職員，患者の安全確保
・地震（余震），津波，火災など危険因子発生予想

Communication　情報
・災害対策本部との連絡体制の確立
・院外への通信手段の確保（衛星携帯電話など）
・インターネット環境の整備
・広域災害救急医療情報システム（EMIS）による情報発信，情報共有

Assessment　評価
・EMIS 詳細入力項目の情報収集
・医療搬送の必要性
・DMAT などの追加応援規模，その他応援や援助物資の必要性
・病院診療（受け入れ）が可能か，病院避難の必要性
など

である。衛星携帯電話やインターネット環境を整備し，院外への通信手段を確保する。情報共有により地域の被害状況などを把握することに努める。必要に応じて拠点病院や地域の病院，避難所などの情報を代行入力する。DMAT と病院災害対策本部との連絡網を確立し，常にライフライン，患者数などの院内情報や，地域医師会，薬剤師会などの情報共有をする。

4) Assessment　評価

院内，院外より情報収集を行い，集まった情報を

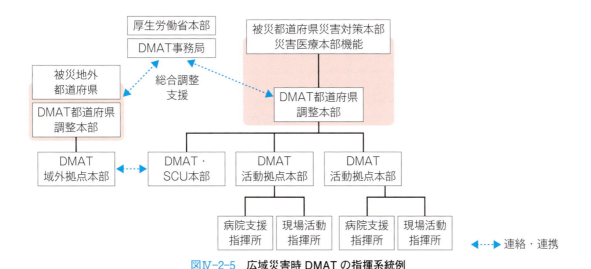

図Ⅳ-2-5　広域災害時DMATの指揮系統例

もとに評価する。情報は刻々と変化し，大規模災害であればあるほど錯綜し，通信基盤の被害や輻輳などにより情報収集は困難となる。限られた情報のなかで，追加応援規模を評価しEMISなどで要請を行う。病院の安全が保たれるか，診療能力がどれくらい維持できるかなどの情報は重要である。これらが維持できないと判断した場合には，病院避難を考えなくてはならない。

5) Triage, Treatment, Transport：3T

病院での安全，少なくとも数日の診療機能が保たれていると判断されたならば，患者の受け入れ準備をすることになる。

指揮命令系統の確立，安全の確認，情報網の確立，評価と同時に3Tを行う。

病院災害対策本部より院内での3Tにかかわる役割分担を協議し，受け入れ対応などの活動を行う。また，広域医療搬送が予測される場合には，広域医療搬送カルテの使用などを準備し対応する。

3. 被災地拠点病院外のDMAT活動

DMAT活動として病院内だけではなく病院が担当する医療圏の医療状況，被災状況，医療救護所設置状況などの情報収集や前線一般病院支援が重要な役割である。避難所の開設状況などの避難情報と医師会の活動状況，一般病院，医院・クリニック，薬局などの活動状況などを現場に出向いて調査することも必要である。医療ニーズがあるならば，3Tを実施しつつ情報を発信する。

避難所での医師会や保健所と連携した巡回診察や公衆衛生学的支援などもDMAT活動に求められる。

3　医療搬送（地域・広域）（図Ⅳ-2-6）

1. 医療搬送とその目的

医療チームが添乗し，間断なく継続的な医療を提供しながら患者を搬送することを「医療搬送」という（表Ⅳ-2-3）。被災地では病院の構造の被害やライフラインの途絶により，手術，経カテーテル動脈塞栓術（TAE）や透析などの根本治療やICUでの集中治療が困難である。災害で多数発生する頭部外傷，胸腹部外傷，骨盤外傷，圧挫（クラッシュ）症候群，広範囲熱傷患者は被災地外に搬送して根本治療や集中治療を行うことが救命の鍵となる。さらに外傷などの外因性病態に限らず，慢性疾患を含めて内因性病態の患者まで幅広く医療搬送の対象になる。

重症病態では医療者が付き添い医療を継続することの意義は想像しやすい。しかし，重症度が必ずしも高くない患者でも，高齢者など基本的な体力が低下している患者の場合には，医療搬送が大きな意義をもつ。

2. 地域医療搬送と広域医療搬送

国が飛行プランの策定を行い，自衛隊の大型航空

Ⅳ 局地災害と広域災害医療対応の戦略

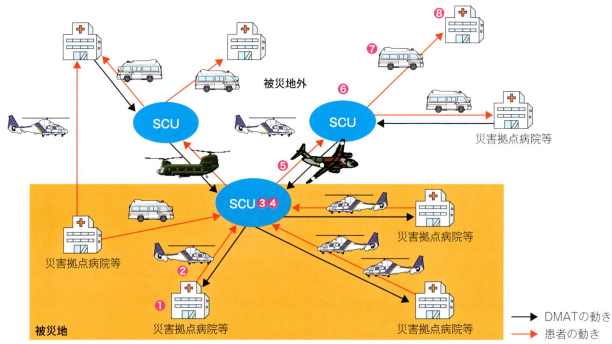

図Ⅳ-2-6 医療搬送概念図

SCU：航空搬送拠点臨時医療施設（staging care unit）
※囲み数字①〜⑧は p.79-80 の本文中の丸囲み数字に該当

表Ⅳ-2-3 医療搬送の種別

1. 地域医療搬送：病院，市町村，都道府県が実施する患者搬送
    - 救急車
    - ドクターヘリ
    - その他のヘリコプター（消防防災・自衛隊・海上保安庁など）
2. 広域医療搬送：国（政府）が実施する患者搬送
    - 自衛隊機（CH-47, C-1, C-130）など

機（固定翼機や大型ヘリコプター）などを用いて行う搬送を「広域医療搬送」という。一方，都道府県や市町村災害対策本部が，消防・警察・海上保安庁・自衛隊などと，車両や機体，時間を調整し搬送するものを「地域医療搬送」という。医療搬送のうち広域医療搬送以外のものは地域医療搬送であり，災害時に実施される医療搬送の大半は地域医療搬送である。

3. 医療搬送の実際

1）事前計画・準備の必要性

「災害時における医療体制の充実強化について」（厚生労働省医政局長通知〔医政発0321第2号平成24年3月21日〕）により「都道府県は，地域の実情に応じて，広域後方医療施設への患者の搬送にあたり，拠点として使用することが適当な民間空港，自衛隊の基地，大規模な空地等をあらかじめ抽出しておくなど，災害発生時における救急医療体制の整備に努めるものとする」ことが求められている。したがって，すべての都道府県は災害発生時の搬送拠点の場所，SCUの設置計画，資機材の整備，地域搬送計画などを地域防災計画などに盛り込む必要がある。

国は東海地震（予知型も含む）あるいは東南海・南海地震，首都直下地震などの南海トラフ地震など，甚大な災害が発生し，被災都道府県の救命対応能力を著しく凌駕し広域医療搬送が必要と判断された場合の対応について，関係省庁と連携した具体的な計画の策定が行われている。

2）SCU の設置と活動の概要

SCU とは，航空搬送拠点に設置される臨時医療施設である。平時においても自病院で対応困難な場合は転院が必要となるが，この場合は，各病院が搬送先を選定し，救急車やドクターヘリなどを用いて他の病院に搬送するため，SCU 設置の必要はない。

一方，災害時に自らの都道府県の病院のみで対応できない多数あるいは重症の患者が発生した場合は，他の都道府県の病院への搬送が必要となる。この場合は，各都道府県の地域防災計画などに基づきSCUを設置する。都道府県や自治体の災害対策本部が，SCU・DMAT本部と連携し移動手段や搬送病院を調整し，「地域医療搬送」が実施される。

さらに規模が大きい広域災害や東海地震（予知型も含む）あるいは東南海・南海地震，首都直下地震など南海トラフ巨大地震で甚大な災害が発生した場合は，周辺都道府県の受け入れ能力を著しく凌駕することが想定され，自衛隊機を用いた長距離の搬送が必要となる。この場合は，被災都道府県が国に対し広域医療搬送を要請し，政府の緊急災害対策本部において広域医療搬送の実施が決定される。この場合は，大規模地震・防災減災対策大綱やそれらに付随する具体計画などに基づいてSCUが設置され，航空機やDMATの調整が行われる。

SCUの活動は，SCU本部長のもと組織的な活動が必要となる。その役割は大別して本部活動，域内搬送，SCU活動，航空機内活動に分けられ，それぞれの人員が配置される。それぞれの部署ではさらに指揮命令系統，連絡手段，役割分担，活動についての詳細な調整がなされる（p.80参照）。

3）DMATのSCUへの動員

厚生労働省は都道府県の要請に基づき，DMAT参集拠点へのDMATの出動を各都道府県に要請する。連絡を受けた各都道府県は管下のDMAT指定医療機関に対して，事前協定に基づきDMATの派遣を要請する。EMISにより各都道府県，DMAT指定医療機関，DMAT隊員登録者にDMATの出動要請に関する情報が配信される。SCUが設置されれば，広域医療搬送の実施が決定されたあるいは見込まれる場合は，自衛隊機によるDMATの動員が行われる。この際，DMAT参集拠点に指定された基地に参集し，人員や資機材，被災地に向かう航空機への搭乗のための調整が行われる。

4）医療搬送の実施

まず行われるのは災害拠点病院や一般病院，災害現場からSCUへの地域医療搬送である。地域医療搬送には，救急車などの陸路搬送に加え，主にドクターヘリや消防防災ヘリコプター，自衛隊のヘリコプターなどが用いられる。さらに，被災地都道府県内の機能している病院や周辺の都道府県の医療機関にSCUから各種のヘリコプターを用いて地域医療搬送が行われる。地域医療搬送の調整は被災都道府県が行い，具体的には地域医療搬送の救急車やヘリコプターの運航を調整する。

周辺都道府県の受け入れ能力を著しく凌駕する災害の場合は，先に述べたとおり「広域医療搬送」の実施が要請され，国の調整のもと自衛隊の大型航空機などを用いた「広域医療搬送」が実施される。

5）医療搬送におけるDMATの役割（図Ⅳ-2-6）

医療搬送について，それぞれの段階でのDMATの役割を中心に述べる。

(1) 被災地内災害拠点病院等 ❶

災害現場から直接SCUに搬送するのではなく，災害拠点病院等に収容して広域医療搬送の準備を行うことが理想である。医療搬送の準備とは，全身状態の安定化と最小限の検査，安定化治療（処置），広域医療搬送適応基準の判断，家族へのインフォームドコンセントと医療搬送カルテへの記載である。被災地内拠点病院のスタッフのみでは医療搬送の準備や広域医療搬送適応基準の判断が十分に行えないことが想定されるため，DMATがこれら業務を支援することが必要となる。医療搬送カルテは災害時の診療情報提供書として代用される。

災害現場や周辺の一般病院などから直接SCUに搬送される場合もある。この場合は，SCUで収容したうえで医療搬送の準備を行う。

(2) 地域医療搬送 ❷

被災地内の拠点病院等からSCUに搬送を行う際には被災地内の医療機関に負担をかけないように，SCUから派遣されたDMATが搬送介助を担当するのが原則である。担当したDMATは拠点病院で病院のスタッフから患者医療情報の伝達（申し送り）を受け，患者を引き継ぎ，患者を搬送拠点基地に搬送したあとはSCUの担当のDMAT看護師に医療搬送カルテ（p.330参照）を用いて患者情報の申し送り

を行う。医療搬送カルテには適応となる病態（内因性・外傷），広域医療搬送基準，医療搬送の優先順位，不搬送の基準などが記載されているので，広域医療搬送の選定や優先順位の決定に用いられる。

(3) SCUでの活動 ❸

SCUでは患者の安定化治療（処置）の継続と搬送のための準備，搭乗のための事務手続き，搬送先と移動手段の決定が行われる。

(4) 基地内の搬送 ❹

SCUから航空機までの搬送には担架，レスキューカー，車両による搬送が行われる。基地内の搬送には搬送要員（搬送班）と申し送りのためのDMAT看護師が必要である。DMAT看護師は搬送班とともに患者に付き添い，移動中の管理を行うとともに，適切な場所で航空機搬送を担当する機内DMATに患者情報を申し送る。

(5) 航空機内での活動 ❺

航空機（C-1，C-130，CH-47など）で搬送を行う際にはDMATが搭乗し，絶えず患者の状態を監視しつつ搬送する。

機内DMATは患者を航空機に搬入する前に機内に医療機器や酸素ボンベ，担架などの固定を行い，患者を機内へ受け入れる準備を行う。また，運航スタッフとの綿密な事前調整が不可欠である。1人の患者について，最低1人の看護師または医師が必要となる。それに加えて，全体を管理する数人の医師または業務調整員が搭乗する。任務後の活動や資機材の管理を考慮してチーム単位で航空機に搭乗すると仮定すると，CH-47で1～2チーム，C-1，C-130で2～3チームのDMATの搭乗が必要となる。

(6) 域外拠点（域外SCU）❻

航空搬送される患者の情報は，EMISを用いて伝達される。その情報に基づき患者受け入れ病院・搬送手段（救急車，ドクターカー，病院車両，ヘリコプターなど）を確保する。搬送のための車両などの数が十分にあり，患者数より多い場合は患者を航空機から直接搬送手段に収容することも可能である。しかし搬送手段が患者数より少ない場合は，基地内に臨時医療施設（域外SCU）を確保・設営し，そこで搬送手段が充足されるまで継続して治療を行うことが必要となる。

(7) 医療機関までの搬送 ❼

患者のほとんどは広域医療搬送適応基準を満たす重症者であるため，医療機関までの搬送中も医師あるいは看護師が添乗し，絶え間ない治療を行う必要がある。

(8) 医療機関での根本治療 ❽

収容した医療機関では，検査，手術や塞栓術などの根本治療，集中治療や透析などの高度な医療が提供される。

4 航空搬送拠点臨時医療施設（SCU）における医療活動

1. SCUの目的

SCUとは，航空搬送拠点に設けられた臨時医療施設のことをいう。SCUの業務の流れは，①搭乗予定患者を集める，②出発するまで待機する，③航空機の搭乗手続きを行う，④搭乗するときには最終的な確認を行う，⑤航空機へ搭乗する，というものとなる。この業務はいずれもDMATが担う。

主な活動内容は表Ⅳ-2-4に示すとおりである。

2. 活動の目的，構造，組織，運営

1) SCUの設置計画と立ち上げ

(1) 事前の設置計画・整備・訓練

災害時に迅速にSCUを設置するためには，事前の計画が不可欠である。すべての都道府県が，地域防災計画などに基づき航空搬送拠点を計画，整備，訓練しておくことが求められる。

(2) 設置場所

航空搬送拠点は，固定翼機が離着陸可能な自衛隊基地や空港に設けることが好ましい。しかし，適切な場所がない場合には，大型回転翼機の離着陸が可能な運動場や広場などを用いる可能性もある。

表Ⅳ-2-4　SCUにおけるDMATの活動内容

1. 搭乗予定患者を集める	・病院からの患者の搬送介助 ・搬送手段の確保 ・添乗医療チームの派遣 ・DMAT看護師の申し送り ・SCU受付，登録
2. 出発するまで待機する	・安定化治療（処置）の継続 ・搬送のための追加処置 ・搬送優先順位の決定
3. 航空機の搭乗手続きを行う	・航空機と搭乗患者の最終決定 ・搭乗者名簿の作成 ・EMIS入力
4. 搭乗するときには最終的な確認を行う	・搭乗の最終判断 ・SCU退出登録
5. 航空機へ搭乗する	・基地内移動手段の確保 ・基地内の搬送班の準備 ・DMAT看護師の申し送り

表Ⅳ-2-5　SCU設置に理想的な条件

- 航空機の離着陸に伴う風や騒音の影響を受けにくい
- 全天候型で活動を行うことができる
- 電源の確保ができる
- 水道の確保ができる
- スタッフが休憩する場所がとれる
- 無線通信環境が確立できる
- インターネットへの接続が可能である

SCU設置場所の条件としては，滑走路や離着陸帯から十分離れた風の影響を受けない場所で，かつ航空機に搭乗しやすい場所が好ましい（表Ⅳ-2-5）。基地内の格納庫，消防車庫など既存の施設，安全な場所へのテントの設営などが検討されている。

SCUの規模は，広域医療搬送に用いられる航空機の定員のおおむね3倍程度が好ましいとされてきた。現在ではC-1の標準搭載患者数は8人，CH-47が4人である。したがって，想定される航空機に合わせて12床から24床の規模のSCUが必要となる。さらに，地域医療搬送の拠点としての役割が求められているため，より多くの規模が必要となる。

（3）SCUの立ち上げ

SCUは，被災地内の医療資源では対応が難しいと判断された場合に，被災地外への患者搬送を行うために設置される。設置は各都道府県の地域防災計画などに基づき，被災都道府県のDMATや行政職員により立ち上げられる。本部長は，事前に指名された地域の統括DMAT登録者が入ることが理想的であるが，他の統括DMAT登録者が代行できる。

被災地外からSCUへのDMAT参集は，自らが確保した移動手段や国が調整した自衛隊などの航空機が用いられる。SCUの活動に使用する備品や医療資機材については十分に計画・整備されるべきであるが，被災都道府県が事前に整備した資機材に加え，DMATが携行した資機材が主に用いられる。DMAT・SCU本部に参集したDMATは，都道府県や関係機関担当者と連携して立ち上げを行う。

2）SCUの組織と構成員の役割

SCUにおける組織図（最大20床展開の場合）は図Ⅳ-2-7を参照していただきたい。ベッド数は参集DMATの数や搬送が必要な患者数により，8床から20床まで変動する。

5　病院避難

1. 災害発生時の病院避難

各病院では，消防法に基づき火災に対する避難計画や避難訓練が実施されている。それに加え，地震による建物倒壊，津波などにより患者・職員の安全が保てないと判断した場合にも，病院避難を考えなくてはならない。本項では，後者の地震による建物倒壊，津波などによる避難を「災害発生時の病院避難」（以下，病院避難）と呼ぶ。入院患者を病院避難させるためには多大なマンパワーを要し，優先順位，搬送，受け入れ医療機関選定など十分な計画と支援体制により行うことが必要であり，DMATの支援が必要となる。

災害によって劣悪な環境を余儀なくされる医療搬送では，生命的危機を伴うことが起こる。東日本大震災において福島第一原子力発電所事故に伴い実施した入院患者のバスによる避難では，医療者の添乗がなく行われたことで失われた命は決して少なくはない。

2. 病院避難で配慮すべきこと

入院患者を安全に避難させることは危険を伴うため，そのような事態に陥らないように病院の立地場

Ⅳ　局地災害と広域災害医療対応の戦略

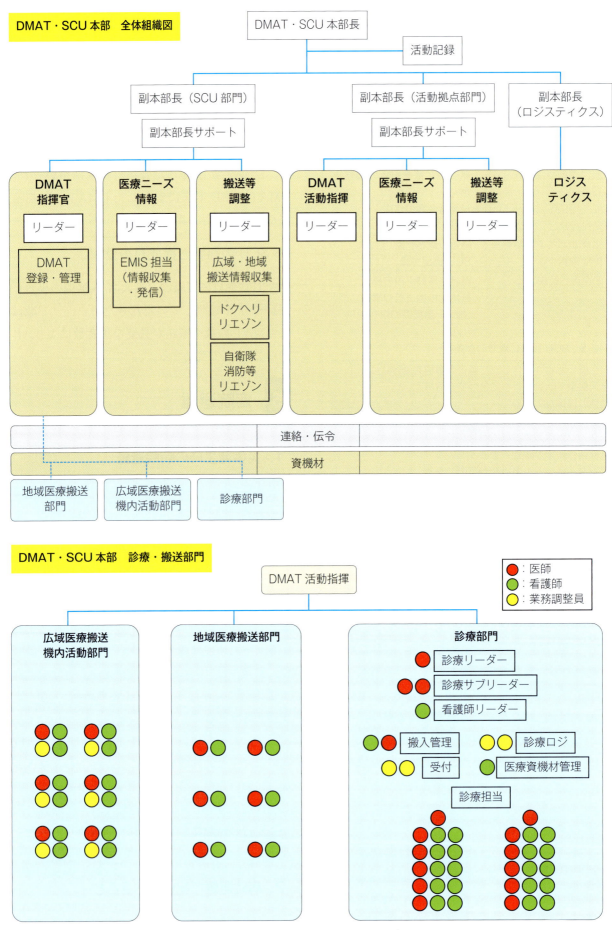

図Ⅳ-2-7　SCU 組織図（20 床規模）

所や耐震・免震化，ライフラインの整備が不可欠であることはいうまでもない。それにもかかわらず，病院避難が不可避の状況となった場合は，十分な計画のもと，災害対策本部や搬送機関，DMATなどの医療班，搬送先医療機関と連携して実行することが必要となる。病院避難の特徴は以下のとおりである。

①搬送に優先順位が必要である。全患者を搬送させるために数日間を要することがある
②搬送対象疾患の種類や重症度が雑多である
③対象者すべてが病気を有する災害時要援護者であり，長時間の搬送ではとくに配慮が必要である
④同時に多数の患者の医療搬送が行われることが多い
⑤十分な計画と支援のもと病院避難を行う

3. 病院避難の決定

病院避難の決定の遅延は，被害を拡大させる。災害発生時には被災地病院災害対策本部は病院避難の可能性を視野に入れた情報収集が必要となる。病院建物の被害（倒壊）の程度，火災の発生，また大地震発生の際には今後発生しうる津波，余震などの情報収集も重要となる。診療継続可能かどうか，自家発電（燃料の量），水，ライフライン状況や食事量などの情報を本部が取りまとめる。

病院避難の決定は被災病院の責任者（病院長や病院管理者など）が行う。DMATは収集した情報に基づき，災害対策本部やDMAT都道府県調整本部などの上位本部の統括DMAT登録者や災害医療コーディネーターなどと協議のうえ，責任者に対して病院避難の助言および支援を行うべきである。

4. 病院避難の手順の概要

病院避難の手順を示す。（　）は実施主体を示す。

1) 患者情報の一覧表作成（被災病院）

病院避難すべき患者の氏名，年齢，病名，重症度*，搬送時に継続が必要な治療内容（人工呼吸，点滴，特殊治療の有無），優先順位についてリスト化する。

2) 搬送順位の決定（被災病院）

搬送順位は，避難の緊急性，患者のケア度，搬送・移動にかかる人数，搬送手段などを考慮して決定する。緊急に搬送が必要な群（緊急群），搬送まで数日待てる群（非緊急群），自宅あるいは避難所に退院できる群（非入院群）などに分ける。

3) 搬送カルテ（診療情報提供書）の作成（被災病院）

患者ごとに診療情報提供書を作成することが望ましい。しかし，時間に猶予がなくライフラインの途絶した病院では困難であることも多い。搬送先へ渡す診療情報提供書には，氏名，病名や継続すべき治療などを簡潔に明記する。カルテの複写，トリアージタグなど工夫して用いることが必要である。DMATが作成する医療搬送カルテで代用できる。

4) 本人・家族への同意（被災病院）

本人・家族への同意を可能な限り取得する。

5) 搬送の調整・実施計画の作成（災害対策本部）

災害対策本部などでは以下の項目を統合し，調整・実施計画を策定する。
①患者情報
②搬送手段の情報
③搬送先病院の情報
④添乗医療チームの情報
⑤管理項目（酸素，モニター，ストレッチャーなど）の情報
など

6) 医療搬送（DMATなど）

搬送手段には救急車，ドクターカー，バス，ヘリコプターなどがあげられる。これらの搬送能力と患者の病態・病状に照らし合わせ，輸送手段，優先順

---

*重症度：入院患者は，①自力で移動，②車いす搬送（呼吸器などなし），③担架搬送（呼吸器などなし），④担架搬送（人工呼吸器などのサポートが必要）に分類される。

位を決めていくことになる。搬送時にはDMATが同乗し，継続した医療が必要である。

7）医療機関の受け入れ，継続治療 （被災地外都道府県・病院）

被災都道府県内のみでは，搬送先医療機関の確保が困難な場合があり，その場合は隣県に設置された災害対策本部の統括DMATや災害医療コーディネーターが調整を支援する。受け入れ病院に対して，患者情報の伝達や家族対応に十分でないことが想定されるが，病院避難が必要な病院の状況を理解し，受け入れ病院側が情報収集に努める。

6 保健・公衆衛生学的活動 （避難所支援など）

1. DMATが行う意義

東日本大震災では介護施設からの避難や避難所での災害関連死が問題となり，防ぎえた災害死が発生したのではないかといわれている。これまで，急性期災害医療対応は医療機関を対象として「医療部局」により進められてきた。一方，介護施設は県の健康福祉部局が，避難所設置・運営は区市町村が担当することとなっているが，急性期災害医療対応の観点からみると，対応が十分とはいえなかった。DMATが災害急性期から保健・公衆衛生学的観点から情報収集し，行政機関や保健所や医師会などと連携し，早期より体制を整えることにより防ぎえた災害死が防げる可能性がある。

2. 活動の目的

ライフラインの途絶や生活環境の変化，医療機関への受診や投薬の制限により慢性疾患を有する患者，小児，妊婦，高齢者などいわゆる災害時要援護者は容易に病状が悪化し，死の危険に直面する。DMATは災害急性期からリスクの高い災害時要援護者をみつけ出し，応急処置や医療機関に搬送することにより防ぎえた災害死を減少させなければならない。さらに，早期より保健・公衆衛生学的観点から環境整備や感染症対策を行うことにより，感染症アウトブレイクや食中毒などを防止することにより公衆の健康福祉に利することが可能となる。

3. 活動内容

1）場所の把握

避難所，老健施設の位置とおおまかな避難者数を地図上で確認する。危険が高い位置に立地していれば，安全対策を考慮する。実際に訪問し把握し，後述するラピッドアセスメントを実施する。

2）ラピッドアセスメント（迅速評価）

避難所，介護施設を実際に訪れ，ラピッドアセスメント（p.180参照）を実施する。調査内容は「位置」「人数」「広さ」「過密度」「交通の便」「不足物資」「救護班情報」「災害弱者」などである。調査結果をEMISに入力できる（図Ⅳ-2-8）。

3）環境整備

同時にライフライン情報（水，電気，ガス），食事の状況，トイレの状況，環境（温度など）について評価し，改善を図る。支援が必要であれば上位本部に報告する。手指衛生指導や擦式消毒用アルコール製剤などを設置し感染制御を行う。

4）医療支援

医療ニーズを調査し，必要があれば医療拠点を立ち上げる。応急処置や投薬を行う。継続的な医療が必要と判断されれば医療機関に搬送する。受診や投薬の状況は記録し，保健所などへ報告し感染症サーベイランスの材料とする。

5）引き継ぎ

地域の医療チーム会議に参加し，情報提供と共有を図る。医療救護班の到着に合わせ，後着チームに引き継ぐ。

7 調整（コーディネート）業務

1. DMATの活動の調整に関する基本事項

組織はその統制や調整のうえに活動が成り立つ。各DMATは種々のDMAT本部に所属し，指揮命

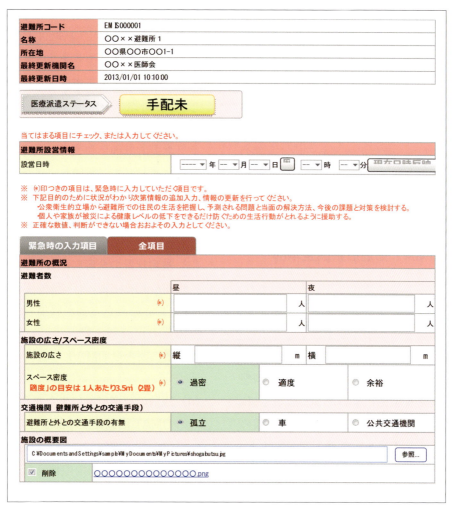

図Ⅳ-2-8　EMIS：避難所状況入力画面例

令・統制下に活動する。各隊の活動の調整はそれらを管轄する各本部において，事前に提示された活動の原則に基づきなされるが，随時収集した情報を分析かつ管理し，柔軟に方針を決定すべきである。

とくに，初動は積極的にDMATを派遣し，情報収集に努めることが肝要で，被災地内のすべての医療機関情報を漏れなく獲得しなければならない。そして，DMATによる活動報告や，関係機関から得られた情報をもとに，活動の効果，医療需要の充足度合いを適宜評価し，活動の修正を図る。

調整業務は情報管理のうえに成り立つものである。災害時の情報の取得は複数の通信機器を準備するとともに，日頃からそれらの操作に習熟することが必須である。

あらゆる想定は，その方法はもとより，想定する者の考え方に影響される。われわれは事前の想定にとらわれることなく，認知バイアスの罠から逃れ，眼前に生じた課題解決のため，調整に最善をつくさなければならない。実災害では，研修や訓練では想定しえない，あるいは訓練が困難な課題が必ず生じる。すべての隊員は自らの活動の目的，目標を見失うことなく，巧みな気配りと，柔軟かつ臨機応変に対応することが肝要である。

DMATの本来の役割は災害時の救命医療であるが，それは救護の一形態である。救命の要否にかかわらず，関係組織や担当者と協力し，被災者に寄り添う医療を心がけなければならない。災害は日常の事象とは異なり，発生頻度が低いため，実災害での経験からできる限りの知見を導き出し，それらを共有しつづける努力が必要である。

2. 指揮命令と裁量権

指揮命令系統は非常に重要であるが，指揮系統が伸びるほど，多岐にわたるほど，複雑となり，意思

決定が遅れる。活動にあたり，DMAT都道府県調整本部と各DMAT活動拠点本部は，裁量権に関する協議を行う。

そのうえで，各DMAT活動拠点本部は直轄するDMATの調整を主体的かつ積極的に行うべきである。

注意すべき点として，直属の本部あるいは支部の階層を超える指示や調整は，迂回された当該本部の関与が失われ，混乱をきたすため，行うべきではない。

3. 被災地のDMAT都道府県調整本部

1）DMATの受援に関する調整

（1）初動の調整

DMAT派遣は，原則として被災都道府県からの要請によるため，すみやかにDMAT都道府県調整本部を設置する。災害発生後間もない時期は被災状況の把握が十分ではないが，DMATの派遣要請の遅れを避けるべく，DMAT事務局や隣県と，DMATの待機や派遣に関する調整を開始すべきである。

DMATの参集場所が指定されない限り，派遣予定のDMATの行動の開始は難しい。したがって，DMAT派遣要請時には，DMAT活動拠点本部の決定を行い，DMAT事務局に報告，EMISなどを通じ周知する。

複数の都道府県にまたがる災害が明らかな場合，厚生労働省，DMAT事務局，各都道府県DMAT調整本部の間でDMATの派遣割合を調整する。この場合，派遣されるDMAT数を事前に把握することは難しい。

通常，各隊はDMAT活動拠点本部に参集するが，DMAT活動拠点本部以外に，高速道路のサービスエリアなどを参集場所に指定し，そこからDMAT活動拠点本部などへの派遣調整を行う計画をもつ都道府県もある。

（2）DMAT活動拠点本部の指定

DMAT活動拠点本部はDMAT活動の要であり，通常は災害拠点病院に設置される。DMAT活動拠点本部が設置された病院は来院する被災者への対応に加え，相当数のDMATの参集に対応しなければならない。DMAT活動拠点本部の指定は，災害想定をもとに事前に調整することが望ましいが，指定された医療機関が診療継続不能に陥る可能性も考慮し，2カ所以上の候補を指定し，受援の準備を行うことが望ましい。また，被災地域が広域である場合，被災都道府県内に複数のDMAT活動拠点本部の設置が必要となる。適切な設置数や場所を規定する明確な指標はないが，事前の（医療圏の）人口，医療機関数，地勢などを考慮する。

（3）被害状況の全容に応じた調整

時間経過とともに，都道府県災害対策本部や各DMAT活動拠点本部が収集した情報も増える。医療需要の再評価を繰り返し，後続隊の派遣，SCUの設置の要否をDMAT事務局とともに調整する。

（4）複数の都道府県にまたがる災害における DMAT活動拠点本部などの調整

複数の都道府県にまたがる災害では，DMATの派遣先の配分を，1つの被災都道府県で決めることはできず，DMAT事務局や厚生労働省による調整が行われる。しかしながら，初動期には暫定的な調整にならざるをえない。

（5）医療搬送調整

DMAT活動拠点本部などより医療搬送の必要性を評価し，必要に応じて被災地内あるいは被災地外への地域医療搬送もしくは広域医療搬送を調整する。

搬送手段には車両，航空機，船舶があるが，広域災害の場合，これらの搬送手段は都道府県庁災害対策本部が掌握するのが原則である。災害対策本部の搬送部門，具体的には自衛隊，緊急消防援助隊，被災市町村消防，海上保安庁，警察，ドクターヘリを含むDMATなどの間で，搬送計画を立案し，具体的な調整を行う。

患者搬送の要点は，①搬出と搬入の拠点，②搬送手段と燃料の確保，③同乗医療従事者の確保，④受け入れ医療機関の確保，⑤天候の評価である。とくに，搬送手段の統制，燃料の確保，天候の評価は非常に重要である。

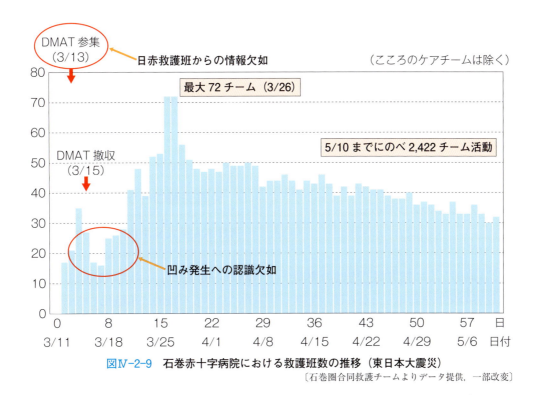

図IV-2-9 石巻赤十字病院における救護班数の推移（東日本大震災）
〔石巻圏合同救護チームよりデータ提供，一部改変〕

搬出拠点は患者の集約ができる，ヘリポートを有する災害拠点病院が望ましいが，状況により臨機応変に対応する。

搬出拠点から最終受け入れ病院までの搬送距離（搬送時間）と往復の消費燃料計算は非常に重要である。被災都道府県外への搬送を必要とする場合，受け入れDMAT都道府県調整本部と協議のうえ，県境などの適切な場所に受け入れ拠点を設け，受け入れ拠点以降の搬送計画の立案ならびに搬送は，受け入れ都道府県が行うことが望ましい。被災地内での長距離搬送を要する場合も同様の配慮が必要である。

2）SCUの設置と広域医療搬送の調整

災害が発生し，自らの都道府県内の医療機関のみでは受け入れが困難であると判断されれば，地域防災計画などの事前計画に基づき，被災都道府県がSCUの設置を行う。

さらに，政府の事前計画のある地震と認知されたなら，被災都道府県，内閣府，防衛省，厚生労働省の間で計画立案，調整が行われる。当該SCUへのDMAT参集指示が出される。

SCUで用いる資機材は被災都道府県が事前計画に基づき整備した資機材に加え，DMATが持参した標準資機材を用いる。

3）病院避難

病院避難は，当該病院がその要否を発信できない状況にあるものと認識すべきである。このため，DMAT活動拠点本部はもとより，DMAT都道府県調整本部においても，すべての医療機関についてその要否の確認が必要である。

病院避難は，搬出や搬送には予想以上の医療資源と時間を要するものと認識すべきで，追加の搬送手段やDMATの確保が必要となる。避難を要する患者数は病床数の多寡によるが，数日を要する。

4）DMATの撤収の調整

当初，DMATの主たる任務は災害時の救命医療とされ，都道府県との協定の多くは移動も含み48〜72時間とされていた。東日本大震災では救命医療の需要は早期に低下し，それに伴う撤収が行われた。図IV-2-9は石巻医療圏における救護班数の推移を示すグラフであるが，DMAT撤収後に凹みが生じている。後続の救護班の参集状況や運用への配慮に欠け，医療供給の低下をきたす結果となった。この経験から，DMATの任務に救護所，避難所の支援などを追加し，救護体制の状況を確認してから撤収

することとした．救護体制の状況しだいにより，二次隊，三次隊の派遣も必要となる．

4. 被災のない，支援可能な都道府県の DMAT都道府県調整本部

被災のない，あるいは軽微で支援可能な被災都道府県のDMAT都道府県調整本部の主な役割は，①DMATの派遣と後方支援，②被災者（患者）受け入れ，③撤収支援の調整，の3つである．

1）DMATの派遣と後方支援

DMAT派遣は，原則として被災都道府県の要請によるが，広域災害の発生を認知したならば，すみやかにDMAT都道府県調整本部を設置し，自らの都道府県の被災のないことを確認したのち，DMATの派遣に向けた準備を開始する．広域災害の場合，自らの都道府県が被災することもまれではなく，被災の有無，管下へのDMAT派遣の要否に関する評価を忘れてはならない．

管下へのDMAT派遣の必要性が否定されたなら，派遣可能なDMAT数を可及的すみやかに把握しつつ，待機要請，派遣要請，参集場所などの確認を行う．

DMATの派遣数の調整はDMAT都道府県調整本部，あるいはDMAT事務局が行う．DMATは迅速性が求められるため，これまでは初動において，原則として派遣可能なDMATをすべて同時に派遣してきたが，状況により二次隊，三次隊を確保する可能性も考慮する．

派遣されたDMATに対する後方支援も必要である．後方支援には，被災地までの経路，安全，その他の有用な情報提供，食糧や資機材等の調達などがある．

2）被災者（患者）受け入れ

被災地に赴くことだけが災害支援ではない．被災地からの患者の受け入れは，常に重要かつ価値のある支援である．被災地からの患者受け入れの調整は，受け入れ都道府県のDMAT都道府県調整本部や後述する災害医療コーディネートチームが行う．

3）撤収支援

撤収の手段と経路は，派遣の手段と経路により異なる．車両の場合は，燃料の確保，休憩もしくは宿泊が必要となる．航空機による派遣では，派遣隊は移動手段をもたないため，派遣元がその確保や宿泊などの支援を行う．

5. 災害医療コーディネート体制

東日本大震災発生後，2011年3月11日から同12月31日の間に保健医療福祉活動に関与したチーム数は5,992班に上った[1]．DMATを除き，被災地内外において有機的に組織化して活動する体制を事前に有する救護班はまれであった．このため，被災都道府県庁やそれぞれの医療圏では，救護班の調整などに苦慮した．また，自らの救護班派遣状況を把握する都道府県はわずかであった[1]．

これらの経験に基づき，被災都道府県における，シームレスな災害医療支援を目的に，都道府県，保健所管轄地域（二次保健医療圏），区市町村（生活圏）の3つの階層に，主として医療調整を担う機能を付加する体制が整備されつつある．

都道府県庁の階層においては，被災都道府県災害対策本部内の医療本部（班）内に，当該都道府県から委嘱を受けた災害医療コーディネーターを中心とする，災害医療コーディネートチームを配置し，初動期のDMATの受け入れ調整にはじまり，救護班の受け入れ，患者搬送調整，公衆衛生活動などの業務に関与する．結果的に，初動期はDMAT都道府県調整本部の業務と重なるため，統括DMAT登録者が災害医療コーディネーターの委嘱を受けることが多い．

他の2つの階層においても，都道府県から委嘱を受けた災害医療コーディネーターを中心にコーディネートチームを適切な場所に配置すべく検討中である．区市町村（生活圏）の階層では，より具体的な救護班調整，救護所運営，避難所などの巡回の運用に関与する．

都道府県からの委嘱を受けた災害医療コーディネーターの裁量権は，原則として行政（医療本部）への助言にとどまるものと考えられるが，被災の程度が深刻で，支援が及ばない状況にある市町村（生

活圏）の階層においては，医療に関する裁量権をある程度与えられるべきであろう。

一方，被災のない，支援可能な都道府県においては，その都道府県の災害医療コーディネートチームを中心に救護班派遣調整などを行い，少しでも被災都道府県の負担を軽減し，意義のある支援につなげる配慮が重要である。

■ 文　献
1) 全国衛生部長会：東日本大震災にかかる保健師，医師，管理栄養士等の派遣状況調査，被災地への支援を通じて把握した被災地の課題等の調査について集計・分析報告書．2011．

Column 救護所って何？

災害時，既存の病院などの医療機関以外に処置・治療などを実施する救護所が設置される。救護所といっても，大規模列車事故などで設置される現場救護所，大震災時の避難所などでは医療救護所あるいは応急救護所などと名称が異なる。災害時の医療救護では救護所は重要な医療活動場所となるが，医療者はあまりこだわらずに「救護所」の名称を使用しているのが現状であろう。災害医療計画において医療状況・目的に応じた救護所の設置は災害医療戦略でも重要である。計画立案のうえで「救護所」の用語が整理されていなければ議論のなかで混乱を生じることもある。災害関係法令や東日本大震災の医療救護活動などから「救護所」について考えてみたい。

災害関連法令，防災計画などでは「救護所」という用語はどのように使われているのだろうか

災害対策基本法，災害救助法などの災害関係で根幹をなす法律では「救護所」という用語は用いられていない。災害対策基本法には「救護所」にかかわる用語としては，「臨時の医療施設」として記載されている。この災害対策基本法に基づいて防災計画の最上位計画である防災基本計画をもとに防災業務計画，地域防災計画が作成される。防災基本計画や指定行政機関である厚生労働省や指定公共機関である日本赤十字社での防災業務計画では「救護所」という用語を用い，医療救護活動の対策が計画されている。

しかしながら，地方公共団体が作成する地域防災計画になると「救護所」のほかに「医療救護所」という用語を用いて地域防災計画を策定している都道府県が見受けられるようになり，さらに都道府県の災害時医療救護マニュアルや各区市町村の地域防災計画には「救護所」，「医療救護所」，「応急救護所」などさまざまな用語が使用されている。

では局地災害などの災害現場でDMATが医療救護活動をする現場救護所はどうであろうか。地域防災計画には現場救護所という用語はないが，消防の多数傷病者発生時の救助救出活動基準・規定などに現場救護所という用語がある。つまり現場救護所は消防の活動から生まれた用語である。地域防災計画は，災害対策基本法に基づいて各地方自治体の長が防災会議にはかり防災業務などを具体的に定めた計画であるが，都道府県，区市町村という単位になればなるほど，より具体的な活動の計画の提示が求められる。医療救護所，応急救護所などという用語は具体的な活動を考えるうえで生まれてきた用語なのかもしれない。

目的に応じた「救護所」の設置[1]

東日本大震災では各被災地域でさまざまな医療救護活動が実施されている。日本赤十字社（以下，日赤）において救護所展開は重要な医療救護活動の1つである。東日本大震災で行った日赤救護所活動から目的に応じた「救護所」の展開（表A）について考える。
①病院をサポートするための救護所（病院前医療救護所）設置

東日本大震災においては宮城県石巻市内では病院，医院が被害を受け，ほとんどの医療機能が停止した。患者は唯一残った石巻赤十字病院に集中した。石巻赤十字病院では救護所を病院（前）玄関の軒下に設置し軽症者に対応し，病院の負担軽減を行った。
②避難所における救護所（避難所医療救護所）設置

避難者数が多い学校などの避難所または近傍には救護所が設置された。被災の甚大であった石巻では，まずは石巻赤十字病院に病院前医療救護所を設置し，救護班数が多くなってきた時点で病院周囲の避難所に救護班を派遣し医療救護所が設置された。

③被災地域の医療拠点となる救護所（拠点医療救護所）設置

・拠点医療救護所（長期的設営）

被災地域で病院などの地域の医療機関，行政などが広範に被害を受け，医療提供が危機にさらされていた釜石市では交通の要所になる広場に，岩手県陸前高田市では中学校に拠点となる医療救護所を設置した。これらの救護所は長期にわたり多くの救護班が集結し，救護所診療，巡回診療など地域の医療の拠点となった。

・拠点医療救護所（一時的設営）

福島での原子力発電所災害での警戒区域一時立ち入りのための活動において，警戒区域外に拠点となる救護所が設置された。

④災害現場救護所

災害現場での日赤による救護所設置は東日本大震災ではなかったが，岩手・宮城内陸地震では災害現場に現場救護所を設置し，消防と連携して医療救護活動を行っている。

このように東日本大震災の日赤医療救護活動においては，目的や場所に応じた救護所が展開された。実災害では救護所といってもフェーズ，医療ニーズに応じたさまざまな救護所設置が必要となる。

東京都地域防災計画では，「医療救護所」は区市町村が区市町村地域防災計画に基づいて，医療救護活動をする場所として定義されている[2]。急性期には病院，または近隣に医療救護所（緊急医療救護所）を設置し，その後，避難所などに医療救護所を開設する計画としている。

患者に対して処置・治療をするために既存の医療施設以外の場で設置される「救護所」は，行政や災害関連機関がその具体的な救護活動を定めるうえで，計画，マニュアル，規則などにおいて医療救護所，応急救護所，現場救護所などの用語に変えて用いられているのが現状のようである。いずれの用語を用いるとしても，フェーズや医療ニーズに合わせた目的別の救護所の設置の考え方を持ち合わせておくことが，「救護所」を考えるうえで重要なことになる。

表A　「医療」救護所

○病院前医療救護所（病院前，近傍に設置）
○避難所医療救護所（避難所に設置）
○拠点医療救護所（広域災害時）
　　　長期的設営（被災地域が被害が大）
　　　一時的設営
○災害現場救護所（主に局地災害などの現場に設置）
※災害現場救護所も一時的な「拠点」であるが，拠点医療救護所は広域災害時に設置されるものとして区別する

〔勝見敦，他：日本赤十字社との連携に関する研究．平成25年度厚生労働科学研究費補助金（健康安全・危機管理対策総合研究事業）「災害時における医療チームと関係機関との連携に関する研究」報告書．より引用・改変〕

■ 文　献

1) 勝見敦，他：日本赤十字社との連携に関する研究．平成25年度厚生労働科学研究費補助金（健康安全・危機管理対策総合研究事業）「災害時における医療チームと関係機関との連携に関する研究」報告書．
2) 東京都地域防災計画（震災編）．
　　http：//www.bousai.metro.tokyo.jp/_res/projects/default_project/_page_/001/000/359/H26shinsai_honsatsu.pdf

Column: 災害時の病院避難について

病院の災害対策を考えるとき、これまでは、「災害に出会ったらどのように病院を運営し、多数の患者を受け入れていくのか」という視点から対策を立てることが多かった。またDMATの活動も外傷診療や本部運営などを中心に考えられてきた。しかし、2011（平成23）年3月11日に発生した東日本大震災では、診療継続はおろか、ライフライン途絶のために病院避難を余儀なくされた病院が少なからず存在し、DMATも病院避難というこれまで経験してこなかった活動に携わることになった。これからは、「どのようなときに病院避難を考慮すべきか」、また「病院避難するときに、注意しなければならないことはどのようなことなのか」といったことについても考えなければならない。筆者が勤務する病院（以下、当院）のDMATは、東日本大震災で3カ所の病院避難にかかわったが、それぞれの避難のなかで、これまでわれわれには考えが及ばなかった着眼点や反省点があった。この場をお借りして、そのいくつかを提示し、今後も起こりうるかもしれない病院避難の際に参考にしていただければ幸いである。

3月12日　茨城県水戸市内のM病院避難

同院は約400床の地域中核病院である。地震のため病院の天井が落ち、停電し、断水したため、約160人の患者が建築途中の新館に避難していた。しかし非常電源の維持が困難であり、病院避難が必要となった。発災翌日午前0時半から、当院を含め14隊のDMATで患者避難を行ったが、一部の緊急を要する患者を搬送したあとは、患者間の傷病程度に差が乏しく、搬送トリアージを行うというよりも、いかに効率よく全員避難を進めていくか、という観点に立った搬送が必要であった。14隊のDMAT車で搬送したが、約20分の距離にある3つの病院に約80人の患者を避難させるためにおよそ6時間を要した。意外に時間が必要、という印象をもった。

3月14日　宮城県石巻市内のI病院避難

同院は約200床の地域中核病院である。津波によって1階部分が破壊され、入院患者約150人と、職員や避難者を含め約450人が孤立していた。3月13日夕方にその状態を発見され、14日にドクターヘリと自衛隊ヘリを使用し、DMATと自衛隊が救出を開始。小型ヘリコプター（ドクターヘリやUH-1）で患者を石巻総合運動公園に搬出した。ここで大型ヘリコプター（CH-47）に移乗し、仙台市の自衛隊霞目駐屯地まで搬送した。ドクターヘリは有視界飛行しかできないため、日没までの参加、それ以降は自衛隊ヘリによって行われた。歩行可能な患者であっても、自宅が津波によって破壊されているため、全員を霞目駐屯地に搬送することになった。しかし、衛星携帯電話をはじめとする通信手段が機能せず、小型ヘリコプターから大型ヘリコプターへの移乗がすみやかに行えず、患者は寒空のもとテントに入りきれない状態で見通しが不明のまま待機する時間が生じた。約160人の避難におよそ16時間を要した。やはり、かなり時間がかかる印象をもった。すべての患者の懐深くに、丁寧な紹介状が絆創膏でしっかりと固定されていた。認知症や身よりがない高齢者も少なくなく、停電のなか、ひたすら紹介状を作成された病院のスタッフの配慮と熱意に、深く感銘を覚えた。

3月16日　岩手県立Y病院避難

同院は5年前に新築された二階建て60床の病院である。被災時42人の入院患者がいたが、1階部分を津波が通り、患者を屋上に引き上げて避難。15日に発見され、翌日患者避難依頼があり、DMAT車両6台で11人の患者避難を行った。慢性疾患入院患者の避難依頼を急性期医療チームであるDMATに依頼することにためらいがあったと推察された。

以上の経験から、以下のような点が明らかとなった。
① 病院避難は予想以上に時間を要する（80人の避難に14チームのDMAT車を使用して8時間、160人の避難にヘリコプターを使用して16時間）。

②搬出中継地点には，患者ケアのために，十分な設備（医療提供のほか，テント，暖房，食事や飲料水など）を配置する必要がある。

③意識障害や認知症のある患者では，身元や病状がわからなくなる危険性があるため，紹介状を書くなどの配慮が必要である。

④避難を依頼することに遠慮が生じる場合がある。被災前の状況，今後の地域のあり方などにも配慮が必要である。

さらに，その後2年が経って，以下のような教訓も得たので追記する。

⑤避難が必要となる病院があれば，その周囲には必ず同様に避難を求めている病院が存在する，と考えて行動することが必要である。

Disaster
Medical
Assistance
Team

V

DMATが実施する診療

V ― DMATが実施する診療

1 DMATが実施する診療とは

　これまで，わが国では「災害現場での医療はゼロである」とされてきた。いい換えると，「災害超急性期に医療を提供する仕組みが存在しなかった」ということである。災害現場や被災地内で医療を提供するための専門的医療チームであるDMATの体制が全国的に整備されることにより，ようやく災害現場から医療を提供することが可能な状況になった。もとより，DMATは「医療チーム」であり，診療を実施して初めて，DMATの出動が意味をもつ。
　本項ではDMATが行う診療とは何であるか，整理・解説する。

1 DMATが実施する医療は「救命医療」である

　阪神・淡路大震災では6,400人を超える方々が亡くなったが，このうち平時の救急医療レベルの医療が提供されていれば救命できたと考えられる死（防ぎえた災害死）が約500人存在したと考えられている。DMATの活動は，この「防ぎえた災害死を1人でも少なくする」ことを目的としている。
　災害発生後，必要とされる医療内容（ニーズ）は，時々刻々変化する。すなわち発災直後から72時間程度までの超急性（救命）医療期，発災から1週間程度までの急性医療期，発災から数カ月程度までの亜急性（保健）医療期である。これら各フェーズで提供される医療は，被災者にとってはどれも重要であり，それぞれが適切に提供されなければならない。従来から避難所に併設される医療救護所を中心として，投薬・小処置・公衆衛生活動などの保健医療は，全国からさまざまな枠組みで派遣される医療救護班によって実施されてきた。一方，災害超急性期に実施すべき救命医療の担い手が存在せず，防ぎえた災害死が多数発生していたことは，前述したとおりである。DMATは，この災害超急性期からの救命医療を実施する医療チームである。

2 災害時は現場から治療を開始しなければ，救命できない

　災害現場において，DMAT到着よりも前から活動を開始しているのが消防である。消防は災害現場における活動要領を策定し，それに基づいて常日頃から訓練を実施している。DMATは「災害現場での消防の活動に医療活動を付加し，それによって，より多くの被災者の命や機能を救おうとするものである」。
　平時の救急医療の場合では，重症外傷患者の救命のために「受傷後1時間以内（ゴールデンアワー）での根本治療の開始」が重要であることから，ロード＆ゴーでの迅速な搬送開始が重視される。一方，多数患者が発生する災害現場では，同時にすべての患者の搬送を開始することはできない。トリアージを実施して重症患者を優先しても，それに見合う数の救急車を参集させることはできない。その結果，多くの患者の搬送開始が遅れる。このため重症外傷患者を「ゴールデンアワー」以内に病院に搬送し，根本治療を提供することは不可能である。平時には迅速な搬送，迅速な根本治療開始によってかろうじて救命できていた患者は，災害時には救命できないこととなる。
　災害時により多くの重症外傷患者を救命するためには，迅速な搬送開始ができない以上，現場から救命治療が開始されなければならない。DMATは，まさにこの現場からの救命治療を行うための医療チームである。

3 安定化治療（処置）と根本治療

　災害超急性期（救命）医療は，「安定化治療（処置）」

と「根本治療」で構成される。その説明には，わが国の外傷初期診療ガイドラインであるJATEC™の診療指針を参考にすると理解しやすい。JATEC™は平時の診療において「防ぎえた外傷死」を回避することを目的とする。これを達成するために「重症外傷と思われる患者に対して，命を脅かす状態をまずみつけ治療（蘇生）してから，全身をくまなく検索して必要な治療を実施する」ことを強調している。この「命を脅かす状態をみつけ治療（蘇生）する」手順をprimary survey，「全身をくまなく検索して必要な治療を実施する」手順をsecondary surveyと称している（図V-1-1）。

1. 安定化治療（処置）

DMATが災害超急性期に実施する安定化治療（処置）の目的は「根本治療が実施できる医療機関まで，患者を安全に搬送する」ことであり，いい換えると

重症外傷と思われる患者に対して，命を脅かす状態をまずみつけ治療（蘇生）してから，全身をくまなく検索して必要な治療を実施する

 蘇生の要否を判断し，蘇生を行う
 治療の要否を診断し，根本治療を行う

安定化治療；搬送に耐えうるようにABCの安定化を図る ≒
根本治療；最終的治療を施す ≒

DMATが実施する診療の目標
できるだけ多くの患者に安定化治療を実施して安全に搬送する
できるだけ多くの患者に可及的早急に根本治療を行う

図V-1-1 JATEC™とDMATにおけるprimary survey（PS），secondary survey（SS）

第一印象
トリアージタグの確認，または緊急度をおおまかな全体像で把握，チームでの情報共有

ABCDECrアプローチ

A：気道評価・確保と頸椎保護
- 評価　気道確保の要否確認，モニタリング開始
- 治療（処置）　気道確保（気管挿管，外科的気道確保などを含む）

B：呼吸評価と致命的な胸部外傷の処置
- 評価　呼吸回数・様式，SpO₂，打聴診，胸壁動揺，皮下気腫
- 治療（処置）　酸素投与，適切な換気，胸腔ドレナージなど

C：循環評価および蘇生と止血
- 評価　ショックの有無（皮膚・脈の性状，血圧），出血源検索（視診，FAST）
　　　　災害時のオプションとして腹膜刺激症状の評価
- 治療（処置）　止血（圧迫，骨盤簡易固定など），静脈路確保，輸液など

D：生命を脅かす中枢神経障害の評価
- 評価　重篤な意識障害（GCS合計点≦8），瞳孔・片麻痺の評価
- 治療（処置）　二次性脳損傷回避＝酸素化（気管挿管，人工呼吸）

E：脱衣と体温管理
- 評価　体温測定と圧挫・熱傷などの観察
- 治療（処置）　保温，被覆

Cr：圧挫（クラッシュ）症候群の早期認知
- 評価　長時間挟圧の有無，患肢の疼痛，筋力低下，運動知覚麻痺，黒～赤褐色尿，増高T波
- 治療（処置）　厳重なモニター監視，大量輸液，炭酸水素ナトリウムの投与，高カリウム血症への対応

図V-1-2 DMATの実施する安定化治療

「搬送に耐えうるよう ABC の安定化を図る」ことである。JATEC™ の「primary survey と蘇生」に近いものであるが，JATEC™ の「蘇生」には開腹止血などの病院内でしか実施できない治療が含まれるため，災害超急性期にDMAT が実施する蘇生は区別して「安定化治療（処置）」と呼ぶこととする。

　実施場所は，局地災害（地域災害）時では現場救護所であり，広域災害時では被災地内の病院となる。すなわち安定化治療（処置）は，根本治療が実施できる近隣の病院（広域災害時は，被災地内外の通常診療実施可能な病院）への搬送を安全に行うためのものである。JATEC™ の primary survey と同様に，気道（A：Airway）・呼吸（B：Breathing）・循環（C：Circulation）・中枢神経（D：Dysfunction of central nervous system）・脱衣と体温管理（E：Exposure and Environmental control）の評価とそれに対する緊急治療ということになる。ただし災害時では，防ぎえた死亡の重要な原因病態として圧挫（クラッシュ）症候群があるため，DMAT の行う primary survey と安定化治療（処置）では Cr（Crush：圧挫（クラッシュ）症候群の早期認知と治療）を加えて，ABCDECr アプローチとする（図 V-1-2）。

2. 根本治療

　患者に対して必要な最終的治療を実施することを根本治療と呼ぶ。具体的には，各種の開胸・開腹手術，経カテーテル動脈塞栓術，圧挫（クラッシュ）症候群への血液透析などである。

　局地災害時には最寄りの救命救急センターや災害拠点病院などで実施され，広域災害時では被災地内外の被害を受けていない災害拠点病院で実施される。

V — DMAT が実施する診療

2 DMAT が実施するトリアージ

1 トリアージの原則

トリアージを必要とする条件を表V-2-1に示す。圧倒的な多数に対し一次トリアージで緊急度ごとにおおまかに分類し，二次トリアージで診療順位を決定，あるいは精度向上を図る。トリアージの方法は行われる場所により決まるのではなく，患者数とトリアージ実施者の処理能力との関係で決まる（表V-2-2）。圧倒的多数の患者に対応せざるを得ない状況では，評価を行うための十分な人的医療資源に乏しいため，一次トリアージの手法を繰り返し実施して対応することになる。二次トリアージを行うには医療資源がある程度確保された状況が必要となる。

2 トリアージ区分

わが国ではトリアージタグが統一され，以下の4段階に区分される。現在，DMATでは以下の用語で統一している。

赤（区分Ⅰ）：緊急治療群
黄（区分Ⅱ）：非緊急治療群
緑（区分Ⅲ）：治療不要もしくは軽処置群

表V-2-1 トリアージが行われる条件

1. 多数の患者や死者が同時に多数発生するような究極の状態であること
2. 人的・物的に対応能力が不足しており，複数の患者の処置や搬送を同時に行いえないために優先順位をつける必要があること

黒（区分0）：区分ⅠⅡⅢ以外（救命困難もしくは死亡）

1. 赤（区分Ⅰ）：緊急治療群

生理学的評価に異常があり，直ちに救命処置を必要とするもの。気道の異常（窒息など），呼吸の異常（緊張性気胸など），循環に異常のあるもの（多量の出血，ショックなど），意識の異常（頭部外傷など）で生命の危険が高いと判断されるものがこの群に入る。

2. 黄（区分Ⅱ）：非緊急治療群

多少治療の時間が遅れても，生命に危険がないもの。基本的にはバイタルサインが安定している群である。

表V-2-2 医療資源と患者数の関係によるトリアージ方法の違い

	傷病者集積場所	現場救護所入口	
医療資源≦患者数	STARTトリアージ	PATトリアージ	大 ↑ 不均衡 ↓ 小
医療資源＜＜患者数	STARTトリアージ	STARTまたはPATトリアージ	
医療資源＜＜＜＜患者数	STARTトリアージ	STARTトリアージ	

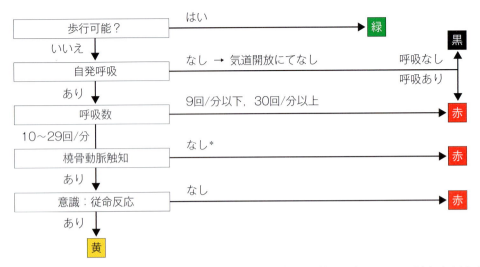

図V-2-1 START法のアルゴリズム

3. 緑（区分Ⅲ）：治療不要もしくは軽処置群

軽微な傷病で，必ずしも専門医の治療を必要としないものである．軽症群とされても，そのまま帰宅させるのではなく，1カ所に集積し，アンダートリアージや容態の変化を確認する配慮が必要となる．

4. 黒（区分0）：区分ⅠⅡⅢ以外（救命困難もしくは死亡）

心肺蘇生を施したとしても救命が困難な群，あるいはすでに死亡しているものである．

3 トリアージは繰り返して行う

災害において，トリアージはさまざまな場所でさまざまな目的のために使われる．災害現場での救出救助の優先順位，傷病者集積場所（一時救出場所）での担架搬送の優先順位，災害現場の救護所での応急治療や搬送の優先順位，救急車やヘリコプターに搭乗するところでは搬送優先順位や搬送先医療機関の選定のため，病院の玄関では診療の優先順位と診療場所を決めるため，診療室では手術や集中治療室の優先順位を決めるためにトリアージが行われる．したがって必要に応じたそれぞれのトリアージ方法を繰り返し行うことが肝要である．また，トリアージ区分は時間経過や治療により変わりうることに注意する．

4 一次トリアージ〈START法〉

患者を緊急度ごとの分類に迅速かつ簡便にふるい分ける方法で，簡便に生理学的な評価を行う．一次トリアージは気道，呼吸，循環，意識や歩行の可否の簡便な評価を用いるため，多くの異なる一次トリアージ法に類似性を求めることができる．一次トリアージは主として災害発生現場に近く，多数が存在する傷病者集積場所や現場救護所の搬入エリアで行われることが多いが，自助・共助により患者が病院へ殺到するような場合にも病院のトリアージエリアなどで必要となる．DMATはSTART（Simple Triage And Rapid Treatment）法[1]（正確にはSTART変法）を現在採用している（図V-2-1）．

生理学的評価は小児と成人とでは異なるが，DMATでは同一の方法で評価し，必要に応じ個々に対応することにしている．

START法は以下に示すような手順で，30秒以内に迅速に行う．トリアージ区分が決定した時点でアルゴリズムを終了，すなわちそれ以上先の評価には進まない．

1. 歩行が可能か?

まず「歩けますか?」と問いかけ，独歩での移動を促す。自力で歩行可能であれば緑（区分Ⅲ）と判断し，このアルゴリズムは終了となる。災害現場などでは大勢に呼びかけることにより，同時に緑（区分Ⅲ）の集団を形成することが可能となる。歩行できない場合は次に進む。

2. 気道の評価

「お名前を教えてください」などの質問により会話を促し，発声ができれば気道開通と判断する。意識障害を認める場合は，呼気の有無を評価する。舌根沈下などにより気道が閉塞している場合には，緊急処置として用手的な気道開放を行う。

3. 呼吸数の評価

1) 自発呼吸がない（呼吸数が0）の場合

用手的に気道を開放し，自発呼吸の出現を確認する。気道開放によっても自発呼吸が出現しなければ黒（区分0），出現したならば赤（区分Ⅰ）と判定する。

2) 呼吸数が毎分30回以上，または毎分9回以下の場合

呼吸数の測定は1分間の呼吸数を計測すべきであるが，ここでは数の正確性よりも迅速性を求めるため，1分間の計測は行わない。たとえば，毎分30回以上の頻呼吸の評価であれば2秒に1回の呼吸より多いか否かを評価するだけでよい。一般には6秒間の呼吸数で評価する（写真Ⅴ-2-1）（10倍すると1分間の呼吸数となる）。6秒間に呼吸がない，あるいは3回以上（10倍して30回以上）あれば赤（区分Ⅰ）と判定する。赤（区分Ⅰ）が決まれば先に進む必要はない。該当しなければ次に進む。

4. 循環の評価：橈骨動脈の触知

橈骨動脈を触知しなければ赤（区分Ⅰ）と判定する。
そのほかにショックの徴候（冷汗，湿潤，脈が弱い，頻脈，顔面蒼白など）が認められた場合は，赤

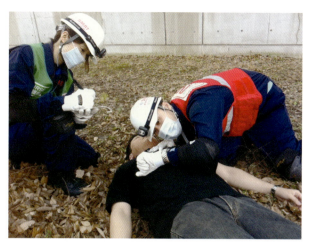

写真Ⅴ-2-1　呼吸の評価

（区分Ⅰ）と判定してよい。
赤（区分Ⅰ）と判定されれば先に進む必要はない。該当すれば次に進む。

5. 意識の評価：指示に対する反応の有無

簡単な指示・命令に従えなければ赤（区分Ⅰ），従えれば黄（区分Ⅱ）と判定する。指示命令としては「目を閉じてください，開けてください」「口を開けてください，閉じてください」「手を握ってください，離してください」などが一般的である。音声に対する驚愕による開眼や強制把握反射の場合もあるので，必ず複数の行動（たとえば目を開けると目を閉じる）を指示して評価することが重要である。運動麻痺がある場合，聴力障害がある場合（爆傷など）などでは正しい評価が得られない可能性があるため注意する。

5　二次トリアージ：生理学的・解剖学的評価法〈PAT法〉

二次トリアージの目的は，すみやかな治療につなげるべく，治療の優先順位を決めることである。しかしながら順位決定のための絶対的指標やアルゴリズムを示すことは困難であるため，順位決定に関しては経験のある臨床医が最終判断する傾向にある。現在，DMATはトリアージの精度向上を目的とし，生理学的評価項目に解剖学的評価項目，受傷機転，属性などを加味した生理学的・解剖学的評価法（Physiological and Anatomical Triage；PAT）（図

図V-2-2）を採用している．特徴は赤（区分Ⅰ）における評価を第1優先とし，致死的な解剖学的異常の評価を行うことにある．PATは，米国の平時の救急現場でパラメディックが用いる基準，あるいはわが国のJPTECの観察手順などを応用したものである．意識，気道，呼吸，循環のバイタルサインに加え頭部から四肢までの所見を系統的に観察する方法であり，図V-2-3に示したような所見をもとに致死的病態を見逃さないことを目的とする．

PATはトリアージの方法の1つであり，原則として処置は伴わない．また，現時点では主として赤（区分Ⅰ）を対象とした評価方法であり，STARTでいう緑（区分Ⅲ）や黒（区分0）に対しては言及していない．一方，黄（区分Ⅱ）のなかには，解剖学的評価では致死的損傷の所見を認めるものの生理学的には異常をきたしていない場合も存在する可能性があるため，PATの意義はある．PATは救護所で使用可能と考えられる心電図モニター，血圧計，経皮的酸素飽和度（SpO_2）モニター，聴診器，ペンライトなどの医療資機材の使用を前提としている．1人の患者の観察に要する時間は1〜2分が望ましい．患者の緊急度や重症度は定量的には判定することは困難であるが，病院内での診療と同様，疑われる疾患の緊急度や重症度を総合的に判断するという考え方に基づいている．

以下にPATの具体的方法を記述する．

1. 第1段階：生理学的評価

図V-2-3に示すような意識，気道，呼吸，循環という生理学的指標を評価し，異常を認めれば赤（区分Ⅰ）と判定する．STARTの評価に近い．血圧やSpO_2，体温が基準となっているが，全例の患者に対して必要なわけではなく可能な状況で実施する．

2. 第2段階：解剖学的評価

図V-2-3に示すように，頭部から下肢に向かい，四肢まで，視診，触診，聴診により評価する．

1）頭部・顔面

視診：体表面の大きな損傷の有無を評価する．
触診：愛護的に圧痛，動揺などの有無を評価する．

(1) 第1段階で生理学的評価を行う
(2) 第2段階で全身の観察による解剖学的評価を行う

↓

(1)，(2)で該当する異常があれば緊急治療群　赤

(3) 必要に応じ，第3段階で，受傷機転による評価を行う
(4) 災害弱者にも配慮する
(5) 可能な限り，迅速に行う（1〜2分を目標）

図V-2-2　生理学的・解剖学的評価法（Physiological and Anatomical Triage；PAT）

2）頸部

視診：頸静脈の怒張・虚脱，気管偏位，外表面の損傷の有無を評価する．
触診：皮下気腫，後頸部の圧痛の有無を評価する（写真V-2-2）．

3）胸部

視診：体表の損傷，胸郭の変形，左右差，奇異呼吸，腹式呼吸，陥没呼吸などの有無を評価する．
聴診：呼吸音の左右差（病院前においては騒音対策として腋窩付近で行う）を評価する．
打診：鼓音，濁音を評価する．
触診：動揺，圧痛，軋音の有無を評価する．

4）腹部

視診：膨隆，外表面の損傷，腸管脱出の有無を評価する．
触診：腹壁の緊張・圧痛の有無を評価する．

5）骨盤部

視診：変形，外表面の損傷，下肢長差をみる．
触診：腰部の強い痛みを訴える場合には骨盤骨折を疑う．動揺，圧痛，軋音の有無の評価のために腸骨稜の左右から内側に，また，恥骨結合部を愛護的に触診（圧迫）し，評価する．患者が痛みを訴えた場合には，それ以上圧迫しない．

6）大腿部

視診：腫脹，変形，外表面の損傷，下肢長差の有

第1段階：生理学的評価	第2段階：解剖学的評価
意　識：JCS2桁以上，GCS8以下 呼　吸：9回/分以下または30回/分以上 脈　拍：120回/分以上または50回/分未満 血　圧：収縮期血圧90mmHg未満または200mmHg以上 SpO_2：90%未満 その他：ショック症状 低体温（35℃以下）	（開放性）頭蓋骨骨折 頭蓋底骨折 顔面，気道熱傷 緊張性気胸，気管・気道損傷 心タンポナーデ，緊張性気胸 緊張性気胸，気管損傷 気胸，血胸，フレイルチェスト 開放性気胸 腹腔内出血・腹部臓器損傷 骨盤骨折 両側大腿骨骨折 頸髄損傷（四肢麻痺） デグロービング損傷 圧挫（クラッシュ）症候群 重要臓器・大血管損傷に至る穿通性外傷 専門医の治療を要する切断肢 専門医の治療を要する重症熱傷

いずれかに該当すれば緊急治療群　赤

図Ⅴ-2-3　生理学的・解剖学的評価法（PAT：第1，2段階）

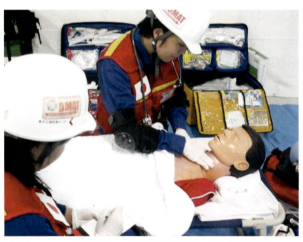

写真Ⅴ-2-2　生理学的・解剖学的評価法（頸部の触診）

無を評価する。

触診：動揺，圧痛，轢音の有無を評価する。

7）下腿・上肢

視診：変形，外表面の大きな損傷の有無を評価する。

触診：動揺，圧痛，轢音の有無を評価し，次いで運動・感覚機能を評価（離握手，足指可動，感覚など）し，簡易的に神経学的所見を観察する。

なお背面の観察は必須としていない（災害時は，人的資源が限られログロールが実施できないため）。

以上の評価結果をもとに，解剖学的異常の有無を評価する。

3. 第3段階：受傷機転

第1，2段階の評価を行う際に，表Ⅴ-2-3の因子を考慮する。

4. 第4段階

第3段階と同様，第1，2段階の評価を行う際に，表Ⅴ-2-4の因子を考慮する。

6　トリアージタグの記載のポイント

大災害が起こるたびに，トリアージの記載不備の問題が取りざたされる。トリアージタグ（triage tag）を記載することは，重症度を判断するより難しいものである。トリアージタグの記載のポイントについて説明する。

1. 統一トリアージタグについて（図Ⅴ-2-4）

わが国においてさまざまなトリアージタグが使われていたが，1996（平成8）年3月12日に厚生省

表V-2-3 生理学的解剖学的評価法（PAT：第3段階）

第3段階：受傷機転	
評価など	傷病状態および病態
受傷機転	体幹部の挟圧 1肢以上の挟圧（4時間以上） 爆発 高所墜落 異常温度環境 有毒ガス発生 汚染（NBC）

＊とくに第3段階の受傷機転で重症の可能性があれば，一見軽症のようであっても，黄（区分Ⅱ）の分類を考慮する

表V-2-4 災害時要救護者：災害弱者（PAT：第4段階）

いわゆる災害弱者（WATCHPPP）に注意し，	
W (women)	女性
A (aged people)	高齢者
T (travelers)	旅行者
C (children)	子ども
H (handicapped people)	障がい者
P (pregnant women)	妊婦
P (patients)	患者
P (poor people)	貧困者

健康政策局指導課長（指第15号）通知にて，形式や色の配列などについて統一された。タグはもぎり方式のもので，黒枠で囲まれた共通部分とその他の自由裁量部分からなる。

2. 現場に到着する前に記入できる項目を記入する（図V-2-5）

現場に到着する前に記載できるところは記載しておくことがポイントである。記載できる部分は，通し番号，トリアージ実施月日，トリアージ実施場所，トリアージ実施機関，トリアージ実施者・職種である。

3. 書くべき項目には優先順位がある

1）START法の場合（図V-2-6）

災害現場で30秒以内に実施するSTART法の場合は，すべてを規定時間内に記載することは不可能である。より重要な項目のみを記載する。

記載すべき項目：患者氏名（カタカナ），区分に○，可能であれば傷病名欄あるいはその右にカテゴリーを選択した理由（たとえばAの異常，Bの異常，Cの異常，Dの異常）を記載する。

2）救護所で行うPAT法

時間が許す限り記載することが好ましい。表面に加え，裏面に測定したバイタルサイン，観察内容，実施した処置内容を記載する。とくに傷病名（あるいは区分を選んだ理由），区分のチェックは重要である（図V-2-7）。

3）黒タグをつける場合

とくに注意する。最低限，区分0（黒）の根拠（たとえば呼吸停止，脈拍触知不可など），判定時刻，トリアージ実施者名，職種を記載する。

4）トリアージを行うチーム編成について

単にトリアージ区分（色）を決めることのみを目的とするのであれば，1人のほうが効率がよい。しかし，トリアージタグの記載を目的とするのであれば，1名がトリアージ実施，1名がタグ記載の2名一組のほうが早く正確である。これらの判断は状況により左右される。何を目的にトリアージを行うかを判断し，それに応じて実施方法を検討すべきである。

5）トリアージタグの装着部位

トリアージタグは，複数のトリアージ実施者が繰り返しトリアージを実施するため，原則として右手首に装着する。右手に装着できない場合は左手，左手にできない場合は右足，右足にできない場合は左足に装着する。衣服やくつなどには装着しない。まず右手を確認すればトリアージ施行の有無がわかる。

7 トリアージと緊急処置

トリアージは分類する行為であり，治療ではないためトリアージ中は原則として処置を行わない。このため一次トリアージで例外として許される処置は気道確保，活動性出血に対する圧迫止血のみである。しかしながら二次トリアージにおいては生命予後を左右する病態を認知する場合が予想され，緊急処置の可否が問われる可能性がある。トリアージを中断しての1人の患者に対する緊急処置は，「1人は救

2　DMATが実施するトリアージ

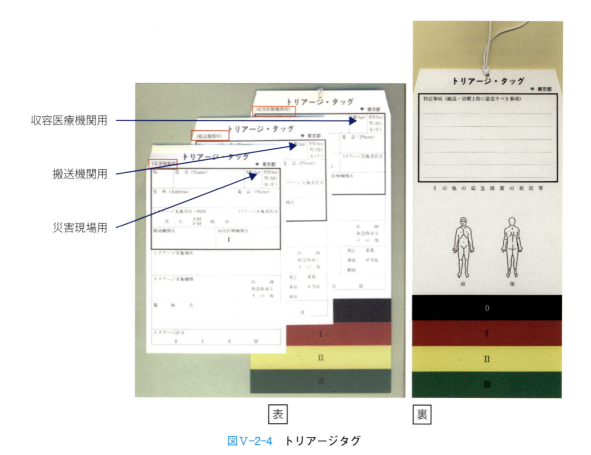

図Ⅴ-2-4　トリアージタグ

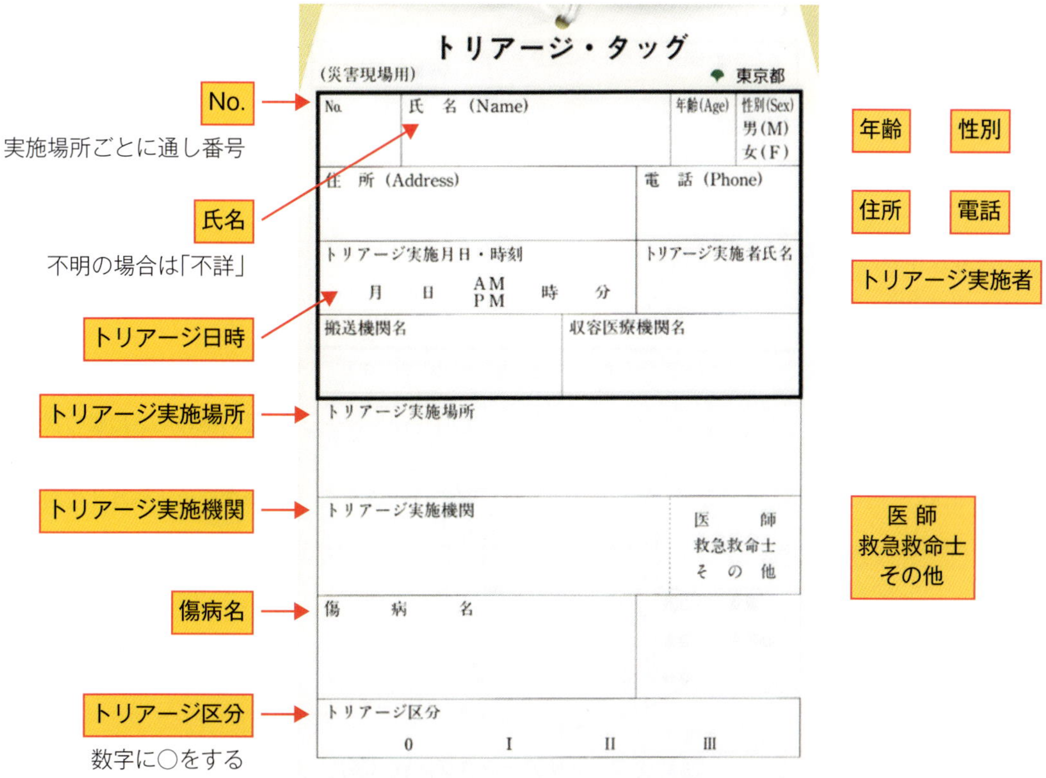

図Ⅴ-2-5　トリアージタグ記載例

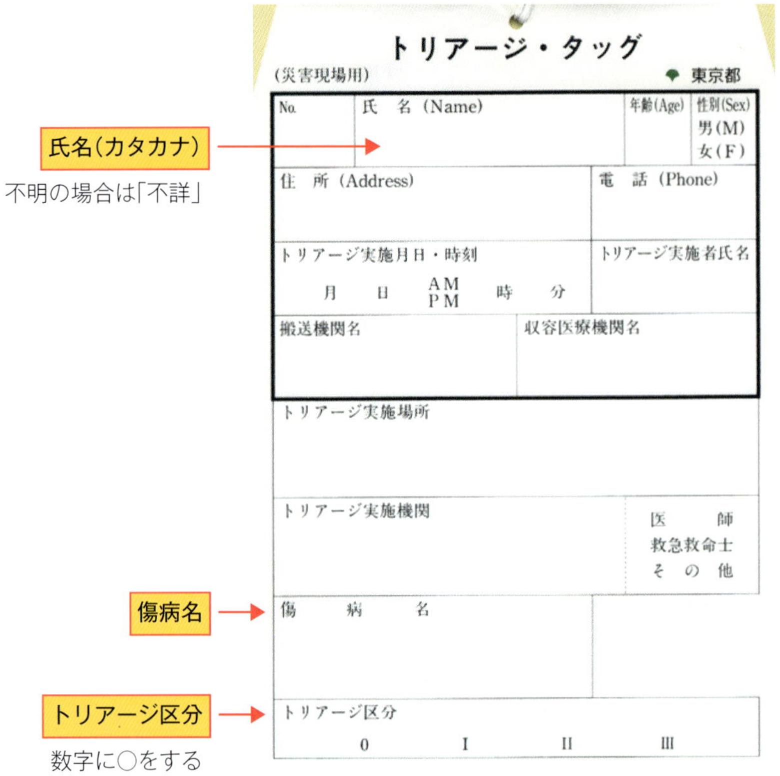

Ⅴ　DMATが実施する診療

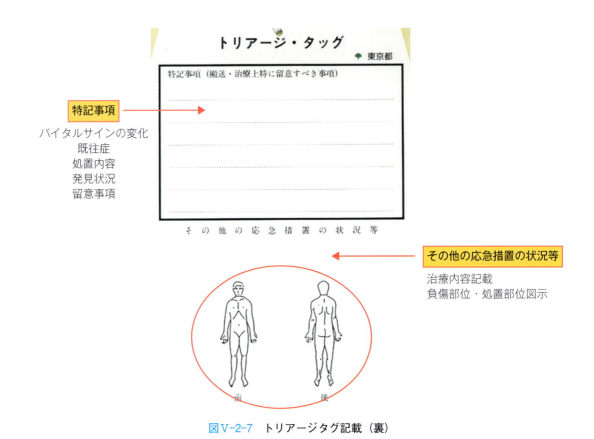

図Ⅴ-2-6　一次トリアージ（START法）で記載すべき内容

図Ⅴ-2-7　トリアージタグ記載（裏）

表 V-2-5 トリアージと緊急処置の条件
1. トリアージの継続性
2. 処置の有効性
3. 処置の現実性

命できたものの，多数の防ぎえた災害死が生じた」という状況を回避できるという判断のもとになされるべきであろう．したがって緊急処置が許される条件があるとすれば，①トリアージの中断による影響が無視できる，もしくはトリアージの代行を確保できる，②緊急処置の有効性が明らかである，③その場での緊急処置が現実に可能である，という条件（表 V-2-5）をすべて満たす必要がある．

■ 文 献

1) Benson M, Koenig KL, Schultz CH : Disaster triage : START. Then SAVE-A new method of dynamic triage for victims of a catastrophic earthquake. Prehosp Disaster Med 1996 ; 11 : 117-124.
2) Koenig KL, Schultz CH : Koenig and Schultz's disaster Medicine : Comprehensive Principles and Practices. Cambridge University Press, New York, 2010, pp174-183.
3) Auf der Heide E : The importance of evidence-based disaster planning. Ann Emerg Med 2006 ; 47 : 34-46.

Column

トリアージ

1.「トリアージ」という用語の多義性

トリアージは，災害時に突然発生する圧倒的な多数の患者に対し，優先順位を決め，区分に分類する行為である．これは誰に資源を分け与えるかという概念でもある．ここでいう資源には，医師・看護師のマンパワーに加え，治療に必要なもの，すなわち酸素，輸液，薬剤，処置や評価に用いる資機材や搬送手段，病院や手術室などを含む．災害時のトリアージは表 V-2-1 に示す条件のもとで行われるが，平時の医療において上記の条件に当てはまらない状況においても「トリアージ」という用語が使用されるため，しばしば混乱する．たとえば「現場トリアージ」（field triage）という用語がある．米国などでは病院前救護において 1 人の外傷患者に対してどこの医療機関に搬送すべきかについて判断する基準（triage protocol）を設けており，わが国も同様である．

「トリアージナース」「電話トリアージ」「院内トリアージ」などは病院に来院した，あるいは来院する意志のある 1 人の患者に対して，病歴を聴取し緊急度・重症度を判断することを意味している．またトリアージの概念は「誰に搬送の機会を与えるか」という搬送の優先順位の決定にも応用が可能であるため「搬送トリアージ」なる用語も発生している．これらはトリアージの概念の大きさを表すものである．今後これらの意味を明確に定義することが求められるであろう．

2. トリアージタグの標準化の課題

1996（平成 8）年に標準化された内容と，進歩しつつある災害医療の現状との乖離が著しいため問題が生じている（表 A）．今後の検討が必要である．

表 A 現行のトリアージタグの問題点
1. タグ固有の ID が指定されておらず，使用機関ごとに番号づけを行うため，同一番号のトリアージタグが発生する
2. 血液や体液，液体による汚染と脆弱化に対する材質に関する厳密な規定がない
3. 複写式記載の信用性が低い
4. 複写式傷病者（患者）情報用紙の運用が具体的に定められていない
5. 訂正の方法についての具体的規定がない
6. 患者の追跡が困難である

V — DMATが実施する診療

3 DMATが実施するprimary surveyと安定化治療（処置）

1 災害時の外傷初期診療について

災害超急性期における傷病の大部分は外傷症例であり，DMAT隊員には災害時における外傷初期診療の能力が求められる。

平時での外傷初期診療ガイドラインJATEC™による外傷診療手順は気道（A：Airway），呼吸（B：Breathing），循環（C：Circulation），中枢神経障害（D：Dysfunction of central nervous system），脱衣と体温管理（E：Exposure and Environmental control）の生理学的な観察と評価（ABCDEアプローチ）によるprimary surveyと，それに必要な蘇生が実施される。バイタルサイン安定化ののちに，全身にわたる損傷評価としてのsecondary surveyが実施され，その評価により根本治療が実施されることになる。

しかしながら災害時の外傷初期診療では，多数患者に対して最大多数を救命するために，primary surveyのみを実施し，限られた医療資源のなかでできるだけ多くの患者に安定化治療（処置）を行うことを第一に考えることが大切であり，secondary surveyについては，人的・物的資源に余裕が出てこない限り実施しないことが原則となる。さらに，災害時では，防ぎえた死亡の重要な原因病態として圧挫（クラッシュ）症候群があるため，DMATの行うprimary surveyと安定化治療（処置）ではCr（Crush：圧挫〔クラッシュ〕症候群の早期認知と治療）を加えてABCDECrアプローチとすることはすでに述べたとおりである（p.95，96，図V-1-2参照）。

2 災害時のprimary surveyと安定化治療（処置）の実際

1. 第一印象（写真V-3-1）

トリアージが実施されていれば，トリアージタグの区分を確認する。または，緊急度をおおまかな全体像で把握し，チーム全体で共有する。

患者のABCDの異常をおおまかに素早く（おおよそ15秒以内に）判断する。「わかりますか？ お名前は？」の問いかけをして（AとD），呼吸状態（B）を観察しながら，同時に手（前腕）と脈を触れ（C），

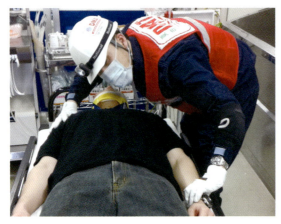
第一印象の観察ポジション

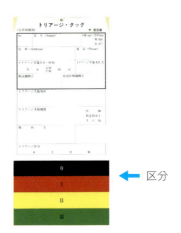
トリアージタグの確認

写真V-3-1　第一印象
胸部の視診（B）と患者の手（前腕）と脈を触れ（C）ながら，問いかけをする（AとD）

みえる範囲での外出血の有無を確認(C)する。

2. ABCDECr アプローチによる primary survey

A：気道，B：呼吸，C：循環，D：中枢神経障害，E：脱衣と体温管理，Cr：圧挫（クラッシュ）症候群の早期の認知の順（ABCDECr アプローチ）に評価し，必要があれば安定化治療（処置）を行い，バイタルサインの安定化を図る。

1）A：気道評価・確保と頸椎保護

気道の異常については緊急性がもっとも高い。問いかけに発語があれば気道は開通していると判断できる。呼気を感じられるように患者の口元に頬を近づけ，呼吸気流を聞き，胸郭の動きを観察して気道の開放を判断する（写真V-3-2）。

出血，気道分泌物，舌根沈下がみられる場合には，まず用手的気道確保を実施する。吸引などを実施しても気道確保ができないと判断された場合は，気管挿管を実施する。気管挿管が困難な場合には，輪状甲状靱帯穿刺および切開を実施する。

この際，担架上で患者の評価を行うこともあり，低い体勢で気管挿管を実施しなければならないこともありうる。挿管困難な場合や，良好な体位がとれない場合はビデオ喉頭鏡も有用である。現場救護所などでは，高さを調節できるベッドを配置しておくと観察しやすい。また携帯した血圧・心電図モニター，経皮的酸素飽和度（SpO_2）モニターによる評価も参考にする。

平時の診療では重症外傷症例に対して高濃度酸素投与が実施されるが，災害時には酸素の使用量に限度があるため，酸素投与すべき患者を限定することになる。同様に頸椎保護についても頭部外傷症例など，適応患者の選別を行う必要が生じる。

2）B：呼吸評価と致命的な胸部外傷の処置

とくに緊張性気胸による閉塞性ショックに対しては，迅速な評価と胸腔穿刺，ドレーン挿入などによる脱気処置の実施が求められる。

視診，聴診，打診，触診による評価が重要となる。頸部の観察では，気管偏位，皮下気腫，頸静脈怒張，呼吸補助筋の使用を観察する（写真V-3-3）。

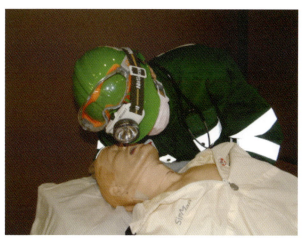

写真V-3-2　A：気道評価・確保
発語ができれば気道は開通している

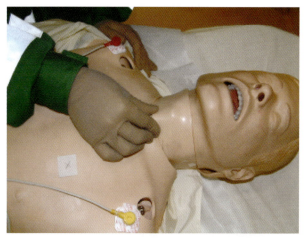

写真V-3-3　B：呼吸評価における頸部の観察
皮下気腫，頸静脈怒張，気管偏位の有無を観察する

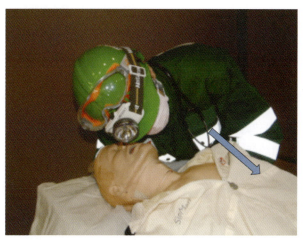

写真V-3-4　B：呼吸評価における胸部の観察（視診）
外傷痕の有無，呼吸数，呼吸様式を観察する

胸部の観察にうつり，視診では外傷痕の有無，呼吸数，呼吸様式（努力性呼吸，胸壁動揺など）を確認する（写真V-3-4）。聴診では気胸，大量血胸による片側呼吸音の減弱，もしくは消失に注意する。

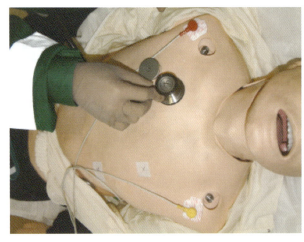
呼吸音の左右差は？

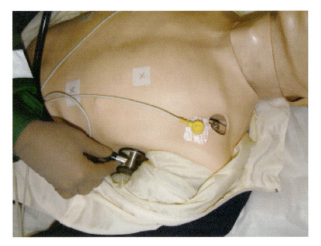
中腋窩線，第4肋間付近（聴診三角）での聴診

写真Ⅴ-3-5　B：呼吸評価における胸部の観察（聴診）

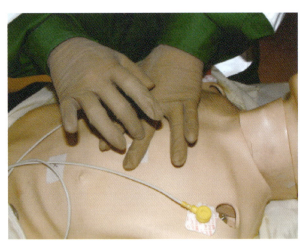
鼓音・濁音の有無

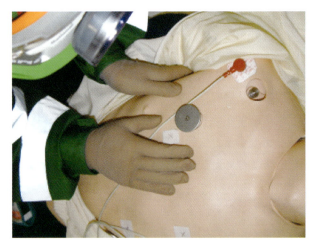
皮下気腫，動揺，疼痛の有無

写真Ⅴ-3-6　B：呼吸評価における胸部の観察（打診・触診）

聴診は，中腋窩線，第4肋間付近の聴診三角が聴きやすい（写真Ⅴ-3-5）。打診では鼓音・濁音の有無，触診では，皮下気腫，胸壁動揺，疼痛の有無を確認する（写真Ⅴ-3-6）。

頸静脈怒張，呼吸音の左右差，鼓音，皮下気腫，循環の異常があれば緊張性気胸を考える。直ちに胸腔穿刺あるいはドレーンを挿入し，脱気を実施する。その他，胸壁動揺（フレイルチェスト）に対するテープによる固定法や，開放性胸部外傷に対する三辺テーピングも呼吸状態の安定化に有用である。

3）C：循環評価および蘇生と止血

ショックを早期に認知することが重要である。触診によって皮膚の冷感，湿潤の存在，脈拍などを確認する。その際に全身の外出血の有無もみる（写真

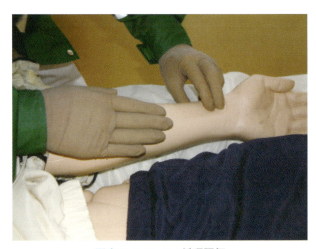
写真Ⅴ-3-7　C：循環評価
脈拍の触知，皮膚所見からショックを認知する
ショックの認知を血圧だけに頼らない

Glasgow Coma Scale (GCS)

スコア	E：開眼	V：言語音声反応	M：最良の運動反応
6			指示に従う
5		見当識あり	痛み刺激部位に手足をもってくる
4	自発的に	混乱した会話	痛みに手足を引っ込める（逃避屈曲）
3	呼びかけにより	不適当な発語	四肢を異常屈曲させる（除皮質肢位）
2	痛み刺激により	無意味な発声	四肢を異常伸展させる（除脳肢位）
1	開眼しない	発声がみられない	まったく動かない

E＋V＋Mのスコアの合計点(3〜15)で判断する

GCSによる意識レベルの評価

＋

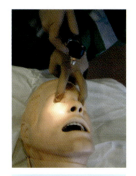

瞳孔径，対光反射

図V-3-1　D：中枢神経障害の評価
E：eye opening，V：verbal response，M：best motor response

V-3-7）。

　外出血に対しては圧迫止血を行う。決して，循環の評価は血圧の値だけでは行わない。携帯式超音波装置によってFAST（focused assessment with sonography for trauma）を実施し，心囊，腹腔内，胸腔内の液体貯留の有無を評価する。不穏や興奮などもショックの徴候となりうるため注意する。災害時の腹部の評価として，平時のJATEC™のprimary surveyの手順とは異なるが，管腔臓器損傷による腹膜炎の存在有無の評価として腹膜刺激症状の評価を追加する。

　骨盤骨折の評価に関しては，用手的に骨盤の動揺，疼痛の有無を評価する。骨盤骨折が確認された場合にはシーツラッピング，骨盤簡易固定具（サムスリング®など）によって固定する。両側大腿部の変形の有無も評価しておく。

　出血性ショックの患者では輸液路確保が必要となるが，輸液の投与量は輸液ストックを考慮して判断することになる。輸液にても血圧が安定しない（輸液に反応しない）患者は気管挿管の適応である。

　ただし，腹腔内出血などの出血性ショックに対するこうした輸液投与はあくまでも対症療法であり，このような患者は手術や経カテーテル動脈塞栓術（transcatheter arterial embolization；TAE）などの根本治療を行える病院への搬送を考えることが必要である。

4）D：生命を脅かす中枢神経障害の評価

　意識レベルをGCS（Glasgow Coma Scale）によって評価し，あわせて瞳孔所見（瞳孔不同と対光反射），片麻痺の有無をチェックする（図V-3-1）。GCS合

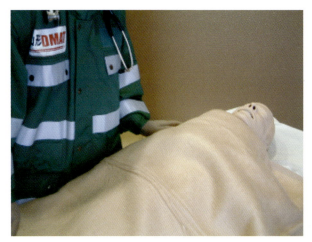

写真V-3-8　E：脱衣と体温管理

計点8以下，意識レベルの急速な低下（GCSで2点以上），脳ヘルニア徴候（瞳孔不同，片麻痺，クッシング徴候〔高血圧・徐脈〕）である場合には「切迫するD」と判断され，気管挿管の適応となる。気道閉塞から生じる低酸素血症による二次性脳損傷を回避するために，ABCの安定を保つことが大切である。

5）E：脱衣と体温管理

　脱衣をし，体表所見（圧挫や熱傷など）を観察する。外傷患者では低体温の防止が重要となる。低体温は凝固異常や代償機転の破綻を引き起こす。ショックによる熱産生低下，外気，輸液による冷却によっていっそうの体温低下が起こる。とくに気温の低い季節には毛布などで保温に努める（写真V-3-8）。このため資機材として保温シートを確保しておく。災害現場においては，完全な脱衣は実施しないで観察するなどの配慮も必要となる。

6）Cr：圧挫（クラッシュ）症候群の早期の認識と治療

災害時は圧挫（クラッシュ）症候群の存在を念頭におき，早期の認識と治療の開始が重要である。重量物に長時間挟圧されたエピソード，患肢の運動知覚麻痺や皮膚所見，褐色尿から疑われる。厳重な不整脈の監視と除細動の準備が必要である。大量輸液による腎保護治療と高カリウム血症の治療が必要である（p.126 参照）。

Disaster Medical Assistance Team

VI
DMAT 活動のロジスティクス

Ⅵ —— DMAT活動のロジスティクス

1 災害医療とロジスティクス

　もともとロジスティクス（logistics）は，日本語では兵站と表現され軍事用語の1つであった。戦闘部隊の後方にあって軍隊の戦闘力を維持し，継続的に作戦行動を可能とする機能や活動，組織の全般をさす。

1 災害医療活動におけるロジスティクスとは

　災害医療活動におけるロジスティクスとは，被災地（場合によっては被災地外での患者の受け入れを含む）において求められる医療ニーズに対して，医師，看護師などで構成されるDMATが有効な医療活動を行うための環境を調整・提供するという大きな役割をいう。CSCATTTにおいては，CSCAでのマネジメントに関する情報管理，TTTにおける必要物資や移動・搬送手段の提供・確保である。

　被災地の特徴としては，地域全体における情報の錯綜と混乱，インフラ破壊，交通遮断，二次災害の危険などがある。それに加え，多数患者が発生し医療ニーズが拡大する。そのような状況で円滑な医療活動を実施することはきわめて困難である。そうしたなかで，診療以外の業務全般を担い，被災地での医療活動を円滑に遂行するための活動を災害医療活動におけるロジスティクスとして位置づけている。とくに被災地を支援するチームの場合には，ロジスティクスが活動の成果を左右するともいえる。

　ロジスティクス業務の内容は災害の種類や出動形態によっても異なる。局地災害では，現場活動が主な役割となるが，大規模地震などによる広域災害では，遠隔地への移動に加え，現地では病院支援，現場活動，広域医療搬送，救護所運営など医療ニーズが多岐にわたり，活動時間（日数）も長くなることから被災地内での生活も考慮しなくてはならない。

　DMATには自己完結型の活動が求められ，活動が被災地の負担になってはならないという原則がある。

　自己完結型医療チームとは，移動，物資，通信，被災地内での生活が自分たちで完結できるチームをいう。これらの確保はロジスティクス担当者の役割となる。

　しかしながら，DMATは自衛隊や消防機関とは異なり，基本的には病院職員からなるチームであることから，個々のチームだけでは自己完結を確保することは困難である。そのため，医療チームの組織化を図るとともに，後方からのロジスティクスサポートを強化し組織として自己完結型医療チームを目指す必要がある。

2 ロジスティクス担当者は業務調整員である

　災害に対する医療支援とは，被災地で求められる医療ニーズに対する支援といえる。現地で求められている医療は何なのか，それは病院支援なのか現場活動なのか，避難所への救護所の設営なのか，場所はどこなのか，また，どのくらいの数の医療チームが必要なのか，いつ必要とされているのか，いつまで必要とされているのかについて，それぞれのニーズを把握する必要がある。それらの医療ニーズに関する情報をリーダーへ提供し，それに基づきリーダーは活動方針と優先すべき活動を決定する。さらに，災害活動は関係機関などとの調整により決められるものであり，DMATの一方的な想定により独自で決められたものではない。つまり，災害医療支援では，適切な情報と情報評価に基づく調整が行われることにより有効な医療支援につながることになる。

　そのため，ロジスティクス担当者の主な役割は業務調整にある。DMATでは，ロジスティクス担当

者を「業務調整員」と位置づけており，事務職およびコメディカルスタッフにより構成されている。業務調整はチーム内はもとより，支援先，被災者，行政・保健所，関係機関，他の支援チームなどとの調整であり，現地までの移動に関する調整業務から，現地・現場における業務調整，広域災害時には地域での調整も含まれる。また，派遣元病院や派遣要請元都道府県などの後方支援機関との調整も必要となる。そのため，各種の業務調整を行うためには劣悪な通信環境のなかでの情報管理が重要であり，必要な情報の収集，集約，発信，共有ができることが重要となる。

また，ロジスティクス担当者はさまざまな業務に従事するため，医療に加えてエンジニアリング，たとえば通信基盤や電源確保などについての広範な知識や，それを使いこなすスキルが求められる。それに加え，チームをマネジメントする能力も必要になると考えられる。

3 災害医療活動におけるロジスティクスの管理項目

ロジスティクス担当者の役割は，「情報」と「資源」の管理である。

1. 情報の管理（表Ⅵ-1-1）

1) 通信基盤の確保

情報の収集・集約・発信・共有を行うためには，通常の通信手段が途絶している場合においても，衛星携帯電話，無線を含めて確実な通信環境を確保しなければならない。そのため，ロジスティクス担当者は被災地において通信機器を携行し，使用方法を熟知していることが求められ，また，災害時における関係機関などの連絡先に関する情報をコンタクトリストとして携帯していなくてはならない。さらに，広域災害救急医療情報システム（Emergency Medical Information System；EMIS）を活用するためには，衛星携帯電話などを使用したインターネットに接続できる必要がある。

情報通信機器の管理はもっとも重要であり，電源の確保を含めて常に使用可能な環境を維持しなくて

表Ⅵ-1-1 情報の管理
1. 通信基盤の確保
2. 資源に関する情報
3. 需要に関する情報
4. 安全に関する情報

はならない。

また，情報はすみやかにリーダーに伝達され，評価され，活動方針などが決定される必要がある。そして適切に記録されなければならない。記録にあっては，時系列記録が求められ，日時，発信者，受信者，内容について明確に記録することが求められる。

2) 資源に関する情報

組織として活動する場合，人，物に関する情報を把握することが重要であり，被災地で活動するDMATや移動途中のDMATを把握し，消防，警察，自衛隊，自治体などの支援機関との連携も求められる。

具体的にいえば，どこに何チームのDMATが参集または活動していて，医薬品や酸素，医療機器，医療材料はどこにどれだけ保有しているのかなどを把握することである。

さらに，患者を搬送する必要が生じた場合，搬送手段としてどこに何があるのかを把握し，人，物資，搬送を要請できる手段を情報として保有することが必要となる。

3) 需要に関する情報

医療ニーズは，災害の種別や規模，また地域によってさまざまであり，発災からの時間経過（超急性期，急性期，亜急性期）によっても変化する。

たとえば，多数の患者の対応にあたっている病院への支援，救出救助現場，患者搬送支援，避難所等での救護所の設置，巡回診療など，さまざまな活動がある。さらにこれらに対して優先的に支援しなければならない医療は何かについて評価しなければならない。そのためには，病院や避難所，事故現場の状況に加え，トリアージ・カテゴリーによる患者数，搬送を要する患者の数，継続した支援の必要性などの情報が必要となる。

しかし，情報が混乱している被災地での情報収集

活動は困難を伴う。収集した情報は集約され発信，共有されなければならない。

情報管理の手段の1つとして後述するEMISがあり，災害医療活動に必要な情報の収集・集約・発信・共有ツールとして必須のシステムとなっている。

4）安全に関する情報

医療支援活動を行うにあたっては，危険要因に対する防御が必要となる。

危険回避のためには，安全確保に関する情報が重要であり，被災地で情報を得ることが困難な場合には，気象台などの行政機関から発信される情報を被災地外との情報連携によりリアルタイムに入手し，情報共有することが求められる。

2. 資源の管理（表Ⅵ-1-2）

表Ⅵ-1-2　資源の管理

1. 人　　　：DMAT，他機関
2. 物　　　：活動および生活にかかわる医薬品・資機材・物品・資金
3. 移動・輸送：手段，時間，燃料，関係機関
4. 環境　　：活動環境・生活環境にかかわる場所，動線

1）人の管理

資源としての人の管理は，自チームの構成メンバーに限らず，組織としての構成メンバーを把握し，ニーズと資源情報を勘案し，必要なときに，必要なところへ，必要な職種人員を，必要な数，投入する計画を作り準備し実施することにある。いい換えれば人的資源管理である。組織構成メンバーに変化があれば随時，記録・調整する。人的資源にはDMATに限らず，他の支援機関との連携が重要となっている。

人の管理には，安全管理と健康管理が含まれる。

安全管理は，被災地内，災害現場での活動中だけでなく，移動中も含め活動の全期間にわたって行う必要がある。事前防止，事故発生後の対応まで含まれる。いざというときは迅速に関係機関と十分に連絡をとり合い協議しながら対応する必要がある。

健康管理は自己管理がまず原則ではあるが，ロジスティクス担当者は定期的にメンバー全員の健康状態を確認し，メンタル面も含め問題の早期発見に努めなければならない。隊員が健康を害した場合は迅速にチーム内で情報を共有し，その原因についての評価を行うとともに，活動の負荷が大きく，健康維持が困難になると想定される場合には，応援人員や交代人員の要請・調整を検討しなくてはならない。

2）物の管理

被災地でDMATが使用する医薬品および医療資機材は，医療ニーズによって品目や数量が変わってくる。出動前の情報から想定される活動に必要な資機材を選定しなくてはならない。また，被災地においては，携行した医薬品および医療資機材などの使用数および在庫数などの数量の把握が欠かせない。また，不足した場合の対応や，不足することを想定した調達手段の検討や調整も必要である。医薬品や衛生材料などは自治体の備蓄を活用することも視野に入れ，行政との調整・連携が求められる。医薬品および医療資機材（医療機器，医療材料，衛生材料など）の管理には，医師，看護師，薬剤師などの医療職との連携が重要である。

さらに，被災地でDMATが生活するための水や食料などの生活用品の管理も必要であり，ライフラインの途絶など劣悪な環境下での生活をサポートしなくてはならない。とくに夏季の派遣では熱中症など暑さ対策，また冬季の派遣では防寒対策などを十分に考慮しなくてはならない。

現金を含めた資金の管理においては，会計処理の透明性が重要であり，資金の調達や支払い手段の調整などにおいても，ロジスティクス担当者の業務となる。

3）移動手段・輸送の管理

被災地へ向かうための移動手段は，病院車両によるのかあるいは他の移動手段を活用するのかなどの事前計画が必要である。また北海道，九州，四国などの海を隔てた遠隔地への派遣など地域状況によってもその移動手段は異なってくる。派遣にあたっては，メンバーの人数，携行資機材により車両の台数や車種の調整が必要となる。

緊急交通路を走行するためには，緊急車両登録も

必要である。

被災地内での移動を考慮すると独自の車両の活用が有用であるが，派遣先までの距離や橋脚の崩壊，道路の寸断など被災地の状況も考慮する必要がある。また，自衛隊航空機などによる派遣も考えられ，実際に東日本大震災では千歳空港，伊丹空港，福岡空港から自衛隊航空機によるDMATの派遣が実施された。このような空路で移動した場合，被災地に到着したあとの移動手段がないことから，到着空港等での車両などの確保が課題とされている。

さらに，被災地内での患者搬送手段の確保とガソリンなどの燃料の確保も重要な調整項目である。

また，DMATの移動，患者の搬送に加え，必要物資の輸送も併せて検討が必要である。

4) 活動環境，生活環境の確保

被災により公共の電気・水道などインフラが崩壊しているような場合，被災地での医療活動の環境を確保することは非常に困難を伴う。ロジスティクス担当者は，限られた資源のなかで医療ニーズに対応するための環境を提供すべく，携行資機材の活用や関係機関との調整により可能な範囲で最良の活動環境を確保していかなくてはならない。

避難所での救護所設置が求められている場合を例にとれば，余震などに対して安全な場所であること，プライバシーを考慮したスペースが確保されていること，自家発電を含む電気の供給が可能であること，処置のための飲料水を確保していることなどが最低限の条件としてあげられる。病院支援においても同様である。

DMATが被災地で生活するための環境確保も活動環境と同様に重要であり，休息，食事，睡眠が可能な環境を確保しなくてはならない。安全に考慮し，雨天時や夏季・冬季にはさらに特別な対応が求められる。状況によっては，被害の甚大な被災地から一定の距離をとった場所に休息のための拠点を確保することも必要である。DMATが被災地で活動するには，自己完結型医療チームを目指す必要がある。

4 ロジスティクス拠点および DMATロジスティックチーム

発災直後から活動を開始するDMATでは，活動の自己完結性を補完するためのロジスティクス拠点を計画している。

ロジスティクス拠点は，活動する医療チームの移動・搬送，物資，通信，生活（食事，休息場所）をサポートするための拠点であり，情報の拠点としての役割も含まれる。

設置場所は，DMAT都道府県調整本部，活動拠点となる災害拠点病院，航空搬送拠点および高速道路のサービスエリアなどの参集拠点が想定されている。そこではロジスティクスに関する情報を集約し，消防，警察，自衛隊や行政機関を含め指定公共機関などの民間企業の支援を得て，被災地で活動する医療チームへのロジスティクス支援を提供する計画である。

そこで活動する担当者は，DMATのロジスティクス担当者に加え，厚生労働省の実施するDMATロジスティックチーム研修により専門知識・技術を習得した複数の担当者（DMATロジスティックチーム）により運営される計画である。DMATロジスティックチームは，DMATの本部業務における指揮支援や，関係協力機関や後方支援機関との連携による被災地外からの資源の投入も含め，活動するDMATに対するロジスティクス業務を担う（図Ⅵ-1-1）。

5 後方支援

被災地で活動するDMATへの支援は，被災地外における後方支援機関での活動が重要である。

DMATの派遣元病院および派遣要請元である都道府県では，チームの活動期間中は支援本部機能を設置し，被災地との連絡を密にして，情報の提供，撤収の判断，交代要員を含む派遣の継続，必要物資などの支援を後方から実施し，また，必要に応じて被災地から患者の受け入れを行うなどの体制が必要である。

Ⅵ DMAT 活動のロジスティクス

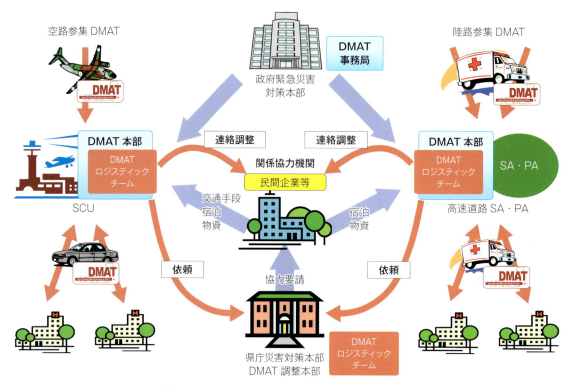

図Ⅵ-1-1　DMAT ロジスティックチームの考え方

■ 文 献

1) 江畑謙介：軍事とロジスティクス，日経 BP 社，東京，2008．
2) DMAT 事務局研修プログラム検討委員会編：日本 DMAT 隊員養成研修受講生用マニュアル．
3) 楠孝司：災害医療における後方支援．救急医学 2008；32：171-174．
4) 中田敬司：災害時における情報収集と伝達．救急医療ジャーナル　2008；16：45-51．

Disaster Medical Assistance Team

VII
広域災害救急医療情報システム（EMIS）

VII ─ 広域災害救急医療情報システム（EMIS）

1 広域災害救急医療情報システム（EMIS）

災害時に有効な医療支援を行うには正確な情報が求められ，関係機関および医療チーム間での情報共有を図ることが重要となっている。

広域災害救急医療情報システム（Emergency Medical Information System；EMIS）は，被災地内外の医療機関や避難所などの状況を関係機関が把握するとともに，個々のDMATが組織的な活動を行うための情報共有システムとして活用されている。

1 EMISの整備

EMISの整備は，厚生省健康政策調査研究事業「阪神・淡路大震災を契機とした災害医療体制のあり方に関する研究会」の「震災時における医療対策に関する緊急提言」（1995〔平成7〕年5月）に基づき導入された。

阪神・淡路大震災から得られた医療面での教訓の1つとして，第一義的な調整・指令を行うべき県庁，市役所が被害を受け，さらに通信の混乱が加わり，医療施設の被害状況，活動状況に関する情報収集が困難な状況となったことにより患者の分散搬送が行われず，多くの重症患者が運ばれたそれぞれの医療機関では近隣の病院の状況もわからず，自らが「最後の砦」の決意でベストを尽くそうと努力したことがあげられる。そのため，研究会では，災害時に迅速かつ的確に救援・救助を行うために，当時の救急医療情報システムを拡充し，災害医療情報に関し，全国共通の入力項目を設定し，被災地の医療機関の状況，全国の医療機関の支援申し出状況を全国の医療機関，医療関係団体，消防機関や保健所を含む行政機関などが把握できる「広域災害・救急医療情報システム」の整備を行っていくことが必要であるとした。

その後，1998（平成10）年に，インターネット（ウェブシステム）を利用した機能を拡張。2002（平成14）年に，さらなるシステム強化を行い利便性の向上を図るとともに，災害時にも連続運用を可能とするため，バックアップセンターの東西2センター化による堅牢な相互バックアップシステムを構築。2006（平成18）年に，システムが抱える問題点の改善，災害時における医療機関の迅速な情報収集を実現するために入力項目を新項目に改定するとともに，DMAT管理機能を追加，その後も随時，利便性・操作性について機能の追加を図ってきている。

2011（平成23）年3月11日に発生した東日本大震災では，EMISは被災地の医療機関の状況を把握するとともに，DMATの要請，参集，移動および現地での活動を組織的に実施することに大きく役立ったが，災害の急性期に特化した機能であったことから避難所・救護所での状況を含めた災害医療の全体像の把握や活動内容の把握については機能上の課題もあった。そのため，2014（平成26）年の改定ではDMAT本部機能として，本部の組織図や連絡，情報共有のための機能を構築したほか，避難所の状況や救護班の活動も把握・共有できる災害医療コーディネートのためのシステムとして大幅に改良を行い，現在の運用に至っている。

2 システムの目的

急性期の災害医療では，被災による通常診療を超えた過剰な医療ニーズに対応するために最大限の効率化が求められる。被災地域の災害拠点病院を中心に地域の医療機関が相互の連携による組織化を図り，機能維持，機能回復のために，医療ニーズに対応するDMATをはじめとする人的資源などの資源投入が必要となる。

組織化を可能とするには情報の共有が重要であり，必要とされる資源を迅速にかつ有効に投入するにはEMISがそのツールとなる。そのため，EMISは，

災害時に被災した都道府県を越えて医療機関の稼動状況など災害医療にかかわる情報を共有し，被災地域での迅速かつ適切な医療・救護にかかわる各種情報を集約・提供することを目的としている。

共有する情報は，病院の被害情報，患者受け入れ情報とともに病院の機能として患者の受け入れ対応能力や，また，医療支援を行うDMAT等の活動状況などである。これらの情報がEMIS上でシステム化され，医療機関と行政および関係機関の支援ツールに活用される。

3 システムの機能

EMISの機能は，目的に沿って需要に関する情報と資源に関する情報の両面を併せもっている。EMISの運用において需要に関する情報としてもっとも重要とされる機能が病院などの被災状況入力である。

災害時の医療支援では，主に災害拠点病院が地域における被災者への医療提供の拠点となる必要があるが，災害拠点病院をはじめ，被災者を受け入れて医療を提供すべき病院などの機能が維持されているのか，または失われているのかなど，診療の継続の可否の情報の把握が重要となる。

EMISでは当該機能の対象は全病院としており，機能していない医療機関では何が原因で病院機能を失っているのか，または機能低下を起こしているのかを被災状況入力の項目として把握することとしている。機能消失の原因として，キャパシティを超える患者の受け入れが発生しているのか，病院が機能するための電気，水，医療ガスなどのライフラインに障害が生じているのか，あるいは建物の倒壊のおそれにより患者，職員の避難を必要としているのか，などである。

被災地域の全体像を経時的に情報として把握し共有することにより，患者の分散搬送や医療機関の相互支援に役立てるとともに，資源の投入に際しては，どこに重点的にまた優先的に何を支援すべきかを決定するために必要な情報となる。また，被災による病院の対応能力の低下により治療が困難となった患者や継続診療が困難となった入院患者などは後方医療機関への転送が急務となる。転送を必要とする患者数や緊急性，あるいは逆に受け入れ可能患者数について当該システムへ入力することで，災害対策本部などの行政機関や消防関係者が情報を把握・共有し，迅速な搬送手段の調整や受け入れ医療機関の確保につなげることとしている。

さらに，EMISでは，医療機関のほか，救護所，避難所の情報を併せもつ機能を有している。

資源の情報としては，平時の医療機関の情報をもとに受け入れ可能患者数や病院の機能に関する情報を共有することができるほか，DMAT管理メニュー項目によりDMATの活動をモニターするなど，DMAT間での情報共有ツールとして活用するシステムとなっている。都道府県から派遣されるDMATは，各4～6人程度を1チームとする医療支援チームであるが，EMISによる情報共有体制と，EMISを活用したDMATの本部機能・統括体制により個々のDMATが組織化することを可能とし，有効な医療支援活動へつなげるためのシステムとなっている。

EMISのもう1つの機能として，南海トラフ巨大地震や首都直下地震で想定される多くの重症者の発生に対し，被災地内および被災地近隣では対応困難なことによる患者の被災地外への搬送を想定した政府の広域医療搬送計画に対応するため，広域医療搬送における「広域医療搬送患者情報管理システム」がある。

このシステムは，広域医療搬送実施に必要とされる患者情報や航空機情報を一元的に共有するシステムであり，被災地内の災害拠点病院などから被災地内搬送拠点，被災地外搬送拠点，最終受け入れ病院までの搬送手段を含めた患者情報を管理・共有することが可能となっている。

EMISは，災害時に関係機関が共有すべき情報を集約機能によりリスト化することで災害医療支援ツールとして有効に活用される。EMISの主な機能をまとめると下記のとおりである（図Ⅶ-1-1）。

- 災害時に最新の医療資源情報を関係機関（都道府県，医療機関，消防など）へ提供する。
- 病院が機能しているか否かを医療機関情報（緊急情報）として即時に集約，提供する（図Ⅶ-1-2）。
- 被災による病院機能や患者受け入れ状況に関する詳細な情報（詳細情報）を随時集約，提供する（図Ⅶ-1-3, 4）。
- 一斉通報機能を有する。

Ⅶ 広域災害救急医療情報システム（EMIS）

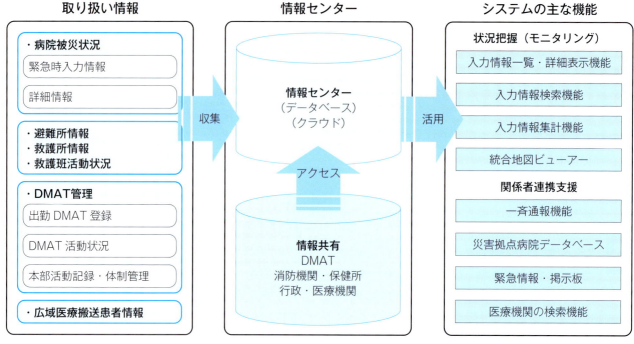

図Ⅶ-1-1　広域災害救急医療情報システムの情報と機能

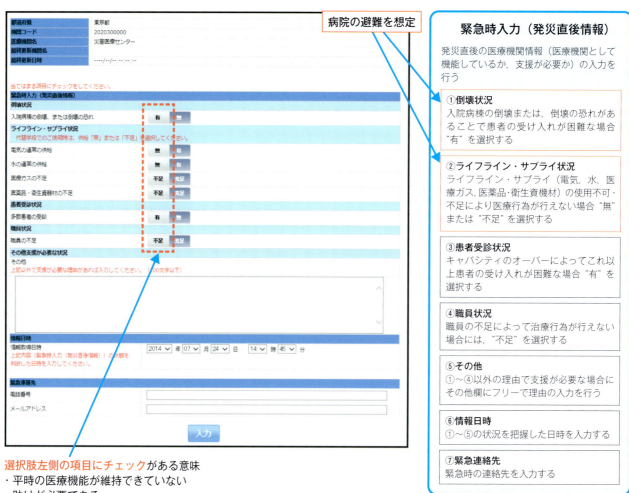

図Ⅶ-1-2　緊急時入力の入力項目

1 　広域災害救急医療情報システム（EMIS）

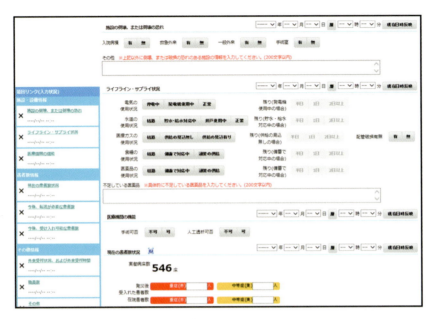

※項目ごとに，情報を取得した日時を入力する
緊急事態となっている状況を繰り返し通報する！

詳細入力（医療機関情報）

医療機関の情報がある程度把握できたころに入力を行う。医療機関の状況，災害医療の実績を入力する

①施設の倒壊，または破損の恐れの有無
医療機関の施設の倒壊または，破損の恐れがある状況の有無を選択する。その他には，その他の施設の倒壊の状況を入力する

②ライフライン・サプライ状況
現在のライフライン・サプライの状況を個別に選択する。不足の医薬品欄には，不足している医薬品名を入力する

③医療機関の機能
現在の医療機関の機能の状況を個別に選択する

④現在の患者数状況
「発災後，受け入れた患者数」には，発災後受け入れた患者数の累計を入力する

「在院患者数」には，入院患者を含め，現在院内にいる患者の総数を入力する

図Ⅶ-1-3　詳細入力の入力項目（画面上部）

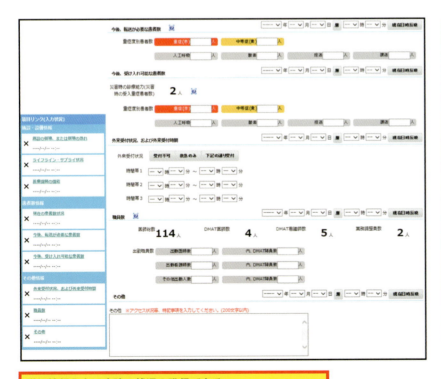

⑤今後，転送が必要な患者数
入院患者を含めた在院患者のうち，転送が必要な患者数を入力する。人工呼吸／酸素が必要な患者数，担送／護送者数を入力することで，どのような患者の転送が必要かを発信する

⑥今後，受け入れ可能な患者数
今後，受け入れが可能な患者数を入力する。人工呼吸／酸素が必要な患者数，担送／護送者数を入力することで，どのような患者の受け入れが可能かを発信する

⑦外来受付状況，受付時間
外来受付の状況を入力する

⑧職員数
現在の医療機関に出勤している職員数を入力する

⑨その他
その他，①～⑧以外の特記する事項（自医療機関周辺のアクセス状況等）をフリー入力する

詳細情報入力は病院の状況の発信である
情報の精度：この情報をみれば，病院の状況が外からわかる

図Ⅶ-1-4　詳細入力の入力項目（画面下部）

121

Ⅶ 広域災害救急医療情報システム（EMIS）

図Ⅶ-1-5　DMAT・救護班の入力情報（DMAT・救護班活動状況モニター）

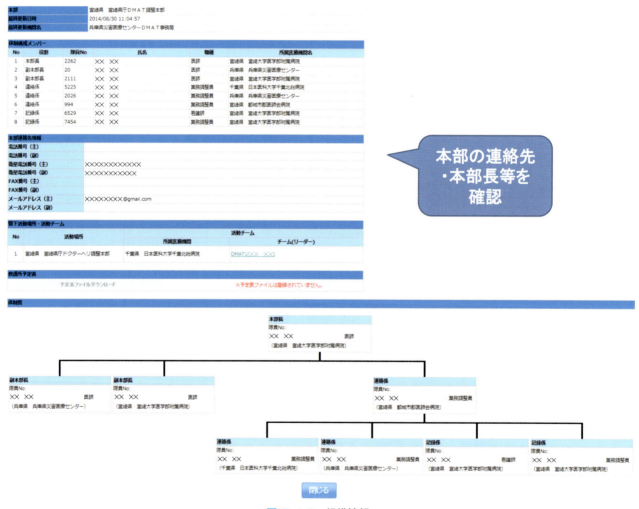

図Ⅶ-1-6　組織情報

- DMAT指定医療機関から派遣されるDMAT登録者や活動状況の情報を集約，提供する（図Ⅶ-1-5）。
- DMAT活動拠点本部などの組織的な医療支援に関するコマンドツールとして機能する（図Ⅶ-1-6）。
- 避難所および救護所の状況について，そこで活動する医療班の情報を含め，随時集約，提供する。
- 災害急性期から亜急性期にかけて活動する医療班の情報を随時集約，提供する（図Ⅶ-1-5）。
- 災害医療コーディネーターが必要とする情報を随時集約，提供する。
- 医療機関や避難所の位置，被害状況および支援に

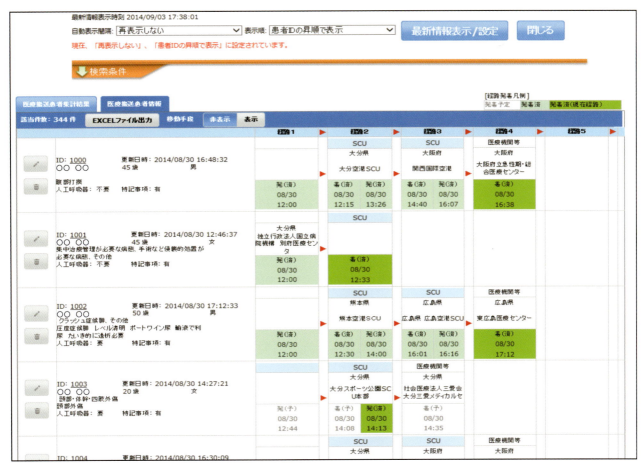

図Ⅶ-1-7　医療搬送患者の一覧表

向かうDMATの位置などを地図上に重ね合わせる統合地図ビューアー機能を有する。
・広域医療搬送における患者情報の伝達機能を有する（図Ⅶ-1-7）。

4　EMISを有効に機能させるために

　通信状態が劣悪となる被災地では，通常のデータ通信が困難な状況となることが想定されるため，医療施設や関係機関では衛星携帯電話を用いた通信環境の構築が求められる。なお，EMISはデータ通信環境があれば関係者がいつでもログインできるシステムとなっているが，全国の災害拠点病院や事前に計画された避難所などでは，常時衛星携帯電話からEMISへアクセスできる環境を前もって構築しておくことが必要である。

　EMISを利用し，その機能を十分に発揮させるためには，すべての医療機関およびDMAT隊員だけでなく，その他の救護班や行政・消防機関などの関係機関の職員においてもEMISに関する知識と操作方法について習得していることが求められる。ただし，被災地の医療機関のすべてがEMISに精通しているとは限らず，また多忙な状況下にEMISを活用しての情報発信が困難である現状から，活動場所として派遣された病院の陥っている機能低下の状況をDMATが代行入力する役割を担うことも，DMATは認識しておくべきである。

　また，DMAT活動拠点本部やSCUでは，EMISを担当する人員配置が必要であり，担当者は本部として活用すべき機能および操作について熟知していることが求められる。とくに広域医療搬送時に使用する「広域医療搬送患者情報管理システム」については，より専門性を有する機能である。今後，各地域で実施される訓練などで各DMATが体験し活用することが必要である。

　さらに，通信環境の輻輳・途絶・混乱が想定される被災地内においてEMISの環境を構築することが重要となるが，環境確保が困難な場合には，衛星

携帯電話などによる情報発信により後方機関でEMIS入力が行われ，集約された情報の共有を図らなければならない．

EMISはDMATのみが活用するシステムではなく，すべての医療救護チーム，消防，行政機関なども活用することで，情報を共有し円滑な連携が行われ，発災直後の急性期の災害医療から亜急性期にかけて有効な医療支援活動につなげられるのである．

■ 文 献

1) 中山伸一：分担研究報告書「広域災害救急医療情報システムのあり方」に関する研究．平成18年度厚生労働科学研究補助金　災害時医療体制の整備促進に関する研究．2007.
2) 厚生省：健康政策調査研究事業「阪神・淡路大震災を契機とした災害医療体制のあり方に関する研究会」報告書．1996年4月．
3) 厚生労働省医政局指導課：広域災害救急医療情報システムバックアップセンター運用ガイドライン．2007年4月．
4) 楠孝司：通信・情報伝達．大友康裕編，DMAT完全マニュアル，メディカ出版，大阪，2009年，pp40-51.
5) 中山伸一：広域災害救急医療情報システム（EMIS）．大友康裕編，プレホスピタルMOOKシリーズ9 DMAT，永井書店，大阪，2009，pp57-67.
6) DMAT事務局研修プログラム検討委員会編：日本DMAT隊員養成研修受講生用マニュアル．

Disaster Medical Assistance Team

VIII

DMATが知っておくべき災害時の知識

Ⅷ — DMATが知っておくべき災害時の知識

1 圧挫(クラッシュ)症候群

1 歴史

1941年のロンドン空襲では多くの建物が倒壊し、救出された患者において著明な下肢の腫脹、ショック、褐色尿、急性腎不全による死亡が認められ、Bywatersによって初めてcrush syndrome(圧挫症候群)という言葉が使われた。その後、戦争、炭鉱事故、地震などで症例報告がなされ、病態が明らかとなった。

1995(平成7)年の阪神・淡路大震災の際、医療従事者は圧挫(クラッシュ)症候群という病態があることは知識としてはあったが、いざ患者を目の前にしても認識することができなかった。下肢麻痺があることから脊髄損傷と診断され、脊髄損傷であれば緊急処置は必要ないであろうという判断で経過観察となり、被災地内の病院で高カリウム血症あるいは急性腎不全で死亡した例があった。報告によると、広域医療搬送を行えば助かったと考えられる患者のなかに圧挫(クラッシュ)症候群が多くあったとされている。

2 病態

骨格筋が長時間圧迫されることによる筋肉の虚血、そして圧迫が解除されることによる再灌流障害の2つの機序による(図Ⅷ-1-1)。虚血により筋肉の細胞膜のナトリウム-カリウムポンプが障害さ

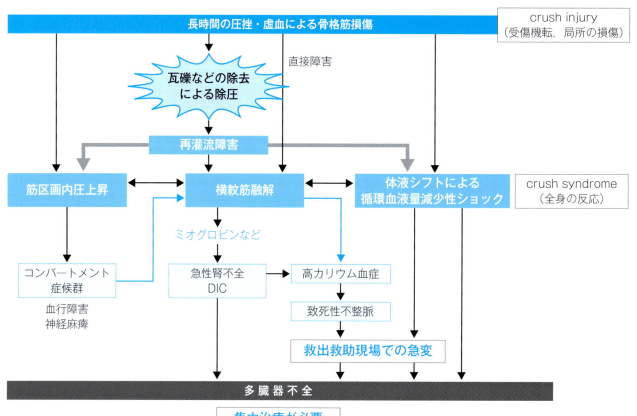

図Ⅷ-1-1 圧挫(クラッシュ)症候群の機序

れ，細胞内にナトリウムと水が移動し，細胞外にカリウムが流出する。水が移動することによって血管内は相対的な低容量となり，ショックを呈する。

圧迫が解除されることにより再灌流が起こると，カリウムが全身をめぐって高カリウム血症となり，場合によっては心室細動による心停止を起こす。また，虚血細胞からはカリウムだけでなくミオグロビンなどの有害物質も流れ出す。ミオグロビンはミオグロビン円柱の形成，腎血管の収縮，および尿細管上皮への直接毒性により急性腎不全を引き起こす。

組織が腫脹を起こした場合には，コンパートメント症候群を合併する場合もある。また，虚血再灌流は播種性血管内凝固症候群（DIC*），急性呼吸促迫症候群（ARDS*），多臓器不全（MOF*）の引き金となる。

3 診断

診断の三大ポイントは，①重量物に長時間挟圧されたエピソード，②患肢の運動・知覚麻痺，③黒〜赤褐色尿（ポートワイン尿）（写真Ⅷ-1-1）である。一般に4時間以上の挟圧で発生するが，1時間で発生した報告もあり，挟まれたというエピソードがあれば，まずは疑うことが重要である。

現場においてはバイタルサインは比較的安定しており，意識状態も軽い興奮状態であることがあるが，救出とともに急激に死に至る。これらが"smiling death"（笑顔の死）といわれるゆえんである。皮膚所見は時間が経過すれば皮膚の紅斑，水疱形成，壊死（写真Ⅷ-1-2）が認められるが，当初においては何ら所見のない場合もある。圧挫肢の運動・知覚麻痺は脊髄損傷と誤られる危険があるが，圧挫（クラッシュ）症候群では，肛門周囲の知覚，肛門括約筋の随意収縮，肛門反射が認められる。ポートワイン尿に関しては，疑った場合は導尿して確認すべきである。

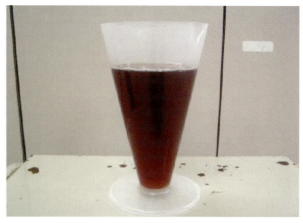

写真Ⅷ-1-1　尿所見（ポートワイン尿）

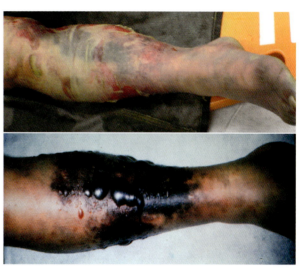

写真Ⅷ-1-2　皮膚所見

4 重症度判断

重症度に関与する要因として，損傷された骨格筋の容量，合併損傷の有無，年齢，性別がある。骨格筋の損傷の程度は，圧迫の強さと圧迫時間を乗じたものとなる。若い屈強な男性では骨格筋の量がもともと多いため重篤化しやすい。また，一般に全身の30％以上の骨格筋が障害されると重症度が高くなる（図Ⅷ-1-2）。急性腎不全の合併は，1肢では50％，2肢では75％，3肢では100％という報告もある。

---

*DIC：disseminated intravascular coagulation
　ARDS：acute respiratory distress syndrome
　MOF：multiple organ failure

Ⅷ DMATが知っておくべき災害時の知識

表Ⅷ-1-1　圧挫（クラッシュ）症候群に対する治療

1. 低容量の補正と腎保護
    1) 大量輸液（生理食塩液）
       尿量200〜300ml/hrを維持するように1〜1.5L/hr（10〜15ml/kg/hr）の輸液を行う。時に12L/day程度の大量輸液になりうる
    2) 炭酸水素ナトリウム（メイロン®）による尿のアルカリ化（尿pH 6.5以上を目安に）
    3) 輸液にもかかわらず上記尿量が維持できない場合，マンニトールを点滴に加える（ただし尿量20ml/hr以下の場合は禁忌）
       1〜2g/kg/day（体重60kgでは5g/hr）を加える（20%マンニトール50ml＝10g相当）
2. 高カリウム血症対策
    1) 炭酸水素ナトリウム（メイロン®）
    2) グルコン酸カルシウム製剤（カルチコール®）
    3) ポリスチレンスルホン酸ナトリウム（ケイキサレート®）もしくはポリスチレンスルホン酸カルシウム（カリメート®）の注腸または経口投与（30〜60g）
    4) GI療法
       5gのブドウ糖に1単位のインスリンの輸液を点滴静注する
       （例：10%ブドウ糖500ml＋レギュラーインスリン10単位）
       ※血糖が測定できる環境下で実施する
3. 血液浄化療法の適応も考慮

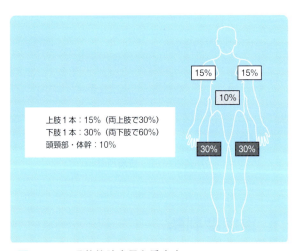

図Ⅷ-1-2　骨格筋障害量と重症度 "the Rule of Thirds"
全身の30%以上の骨格筋の障害で重症度が高くなる
〔Rinker AG Jr：Crush syndrome：Estimating skeletal damage by the rule of thirds. Emerg Med Serv 33：66〜69, 2004 より引用・一部改変〕

5　治　療（表Ⅷ-1-1）

1. 現場での治療

前述したように患者は相対的低容量性ショックを呈するので，救出活動中は生理食塩液（あるいは1号輸液，カリウムを含まないもの）を1〜1.5L/hrで輸液する。循環血液量減少と酸性尿が急性腎不全の増悪因子である。

利尿を得ること，および尿をアルカリ性（尿pH＞6.5）にすることが急性腎不全への進展を防ぐという報告もあり，炭酸水素ナトリウム（メイロン®）とマンニトールを追加する場合もある（"Crush Injury Cocktail"）が，最近は明確な根拠がないとされている。救出中，救出後の輸液は，急性腎不全の合併率を減少させる。患肢に対する駆血帯やターニケットなどによる緊縛に関しては，有効性は不明である。緊縛することにより完全阻血による壊死の危険が高まる。選択肢として考えてもよいが，行うとすれば救出直前である。

現場での四肢切断（on site amputaion）に関しては，圧挫（クラッシュ）症候群の予防のための現場切断の適応はない。切断しなければ救出が不可能な場合，もしくは容態や二次災害の切迫から切断以外に救命不可能な場合が唯一の適応である。

救出直前から救出直後の時期が一番バイタルサインが不安定となるので，心停止も含めたあらゆることに対応する準備が必要である。

2. 救出後の治療

尿量が得られていれば細胞外液を使用する。尿量200〜300ml/hr以上を目安に細胞外液補充液を500〜1,000ml/hr輸液する。血圧が低い場合は，ボーラスで投与する。尿量を維持する目的でマンニトー

1 圧挫（クラッシュ）症候群

表Ⅷ-1-3　阪神・淡路大震災の傷病構造と患者転帰

	症例数	軽快(%)	死亡(%)	被災地内病院 死亡数/患者総数(%)	後方病院 死亡数/患者総数(%)	不明(%)
圧挫（クラッシュ）症候群	372	302 (81.2)	50 (13.4)	36/196 (18.4)	14/176 (8.0)	20 (5.4)
外因	2,346	2,188 (93.3)	128 (5.5)	115/1,765 (6.5)	13/581 (2.2)	30 (12.8)
疾病	3,389	2,706 (79.8)	349 (10.3)	241/2,372 (10.2)	108/1,017 (10.6)	334 (9.9)
合計	6,107	5,196 (85.1)	527 (8.6)	392/4,333 (9.0)	135/1,774 (7.6)	384 (6.3)

圧挫（クラッシュ）症候群の死亡率，とくに被災地内死亡の割合が非常に高い→早期に被災地外へ搬送する必要あり
〔吉岡敏治，松岡哲也，田中裕，他：集団災害医療マニュアル；阪神・淡路大震災に学ぶ新しい集団災害への対応．へるす出版，東京，2000．より引用〕

表Ⅷ-1-2　阪神・淡路大震災における傷病別の集中治療施行状況

	症例数	集中治療施行例(%)	
圧挫（クラッシュ）症候群	372	262	(70.4%)
外因	2,346	301	(12.8%)
疾病	3,389	323	(9.5%)
計	6,107	886	(14.5%)

圧挫（クラッシュ）症候群は集中治療が必要となる確率が高い
40%の症例に血液浄化法が必要（renal disaster）
〔吉岡敏治，松岡哲也，田中裕，他：集団災害医療マニュアル；阪神・淡路大震災に学ぶ新しい集団災害への対応．へるす出版，東京，2000．より引用〕

ルを投与する場合もある．高カリウム血症が疑われる場合には，炭酸水素ナトリウム，グルコン酸カルシウム，ポリスチレンスルホン酸ナトリウムなどの対処を行う．心室細動を呈した場合には，除細動が必要となる．

3. 病院での治療

圧挫（クラッシュ）症候群は集中治療が必要となる可能性が高い（表Ⅷ-1-2）．40%の症例に血液浄化法が必要という報告もある．血液浄化法に関しては，分子量17,200のミオグロビンの除去効率を考慮し，さらに循環動態やサイトカイン吸着などを考慮すると重症患者では持続血液濾過透析（continuous hemodiafiltration；CHDF）を第一選択としている．間欠的血液透析は，全身状態が安定している場合には適応となる．人工呼吸，透析，感染対策，DIC治療が必要となる場合が多く，被災地外へ搬送して高度な医療を提供する必要がある（表Ⅷ-1-3）．その意味で広域災害の場合は，圧挫（クラッシュ）症候群は広域医療搬送の適応となる．

コンパートメント症候群に対する減張切開の適応に関しては，議論のある領域である．減張切開をすることにより大量の体液漏出，止血困難な出血，感染のリスクを増大させる．阪神・淡路大震災の圧挫（クラッシュ）症候群372症例の経験でも，減張切開を施行した群のほうが転帰不良であったと報告されている．また，ミサイルによる建物倒壊による多数の症例経験のあるイスラエル一派も減張切開には否定的である．少なくとも時間が経過したものに関しては適応がないと考えてよいであろう．しかし，受傷後12〜24時間以内で，筋区画内圧が基準値以上であれば筋膜切開を行うという報告もある．

VIII — DMATが知っておくべき災害時の知識

2 熱傷

災害発生時，その発生原因に火災が関連すると，広範囲熱傷，有毒ガス吸引を含む気道熱傷，時に多発外傷などの患者が多数発生する可能性がある。熱傷患者は当初意識レベルやバイタルサインも良好なことが多く，重度熱傷患者がもつ潜在的リスクが初期評価で適切に判断されなければ，急激な容態変化をきたす患者がしばしば存在する。一方で，災害医療の原則は，「最大多数の患者に最善の医療を施す」ことであるが，重度熱傷患者の治療には，大量の医療資源の投入が必要になることも事実である。このため患者の数によっては，発災地域内外の医療資源を可能な限り有効活用する必要性が出てくる。重度熱傷患者は，域外の専門治療可能な施設への搬送が原則と考えておくべきである。

昨今，花火大会での事案など多数熱傷患者の発生も散見され，DMAT活動においても適切な対応はきわめて重要となる。このため，熱傷患者の重症度評価，熱傷患者の特殊性を考慮したトリアージなどの基本的知識がDMAT活動に必要である。しかし，現行のDMAT，災害拠点病院などが必ずしも熱傷患者への対応を想定していないことも指摘されている。本項では，現状でわが国において学習可能な重度熱傷患者の初期診療に対応した標準化プログラム・ガイドラインである米国熱傷学会が開発し，日本熱傷学会がわが国でのコース開催を主催するAdvanced Burn Life Support (ABLS)[1]，日本熱傷学会による「熱傷診療ガイドライン」[2]に準じて，多数熱傷患者発生時に対応するDMAT隊員として知っておくべき知識について解説する。

1 受傷後24時間までの病態

熱傷受傷後早期において，先述した標準的な熱傷初期対応法（初期評価と初期治療）の1つであるABLSコースに準拠したprimary survey（一次評価）とsecondary survey（二次評価）によるアプローチが有用である。その根幹は，primary surveyは主に生理学的評価を行い，secondary surveyは主に解剖学的評価を行うことである。そのなかでは，Advanced Cardiac Life Support (ACLS)，Advanced Trauma Life Support (ATLS)，あるいはわが国におけるJapan Advanced Trauma Evaluation and Care (JATEC™) コースと同様に，とくに生理学的徴候を優先するアプローチの定型化（ABCDEsアプローチ）が強調されている（表VIII-2-1）。熱傷患者の初期診療において重要視すべき点は患者の緊急度と重症度の把握であって，熱傷創の局所所見のみではない。熱傷に伴う急性期死亡の主な原因は，一酸化炭素（CO）中毒，有毒ガス（シアン）中毒，循環血液量減少性ショックの遷延，合併した外傷に起因するものが大部分を占めるため，熱傷創のみかけの程度にとらわれることなく，全身状態や受傷機転を的確に評価することが重要である。これは，外傷一般の診療と何ら変わらない。また，緊急度と重症度から患者を把握することも，救急診療一般の原則から外れない。緊急度の評価とは，まずは生命への差し迫った脅威の有無の判断とその対応が中心となり，バイタルサインの確認が最優先で行われるべきである。たとえば，気道確保が必要であれば，熱傷の重症度判定に先んじてこれらの救急処置が行われるべきである。一方，重症度の評価は熱傷の深度と範囲の情報が基本となる。

重度熱傷患者，とくに広範囲熱傷患者では，重症度は高いが，重度外傷と比較して緊急度が高くない場合も多く，DMATの活動においては受傷後24時間以内に域外の専門治療可能な施設へ安全に搬送することを目標とすべきである。これは，ABLSコースの目標と一致するものである。

表Ⅷ-2-1 熱傷診療の primary survey における ABCDEs アプローチ

A：airway maintenance with cervical supine control（気道確保と頸椎固定）
B：breathing and ventilations（呼吸と換気）
C：circulation with hemorrhage control（循環と止血）
D：disability（意識と神経系障害）
E：exposure/environmental control（脱衣と体温管理）

2 現場における応急処置

　熱傷受傷直後の応急処置は，熱源との接触を遮断し局所を冷却することに尽きる。この冷却は，流水（水道水）で十分である。小範囲の熱傷例では，現場で30分程度，流水などで冷却を実施し，搬送する指示も許容される。一方で，熱傷が深くかつ広範囲の場合，水による冷却は体温低下を起こす危険がある。体表面積20％を超える熱傷では，長時間の流水による冷却は行わず，後述する初期輸液の開始を検討する。体重に比して体表面積が大きい小児では，局所冷却による体温低下にはとくに注意を要する。受傷直後の冷却では，水疱を破らないようにすることも重要である。局所に氷や氷嚢を当てることは，凍傷の可能性があり行ってはならない。

　また，熱傷患者診療に際しては，標準予防策（standard precaution）に準じることが推奨される。熱傷の進行を止める（Stop the burning process）という観点から，創面に接触している着衣の除去，汚染されたすべての着衣除去なども必要であるが，医療従事者の二次汚染は絶対防止する必要がある（Don't become a victim!）。さらに，災害時には困難な場合も多いが，熱傷診療における受傷時の情報整理，とくに受傷機転の把握は重要である。

3 Primary survey（一次評価）

1. ABCDEs アプローチと緊急処置（蘇生処置）

　ABLS コースでは，primary survey において生理学的徴候を優先する ABCDEs アプローチを採用している（表Ⅷ-2-1）。この段階でもっとも重要なのは，まず生命にかかわる病態を評価し安定化させることである。すなわち，A（airway：気道），B（breathing：呼吸），C（circulation：循環），D（disability：意識・神経系），E（exposure/environment：全身・体温）の順序で患者の評価を行いながら，同時に必要な処置（ABLS コースでは蘇生処置と呼ぶ）を開始する。

2. 緊急度評価と緊急（蘇生）処置

　ABCDEs アプローチのなかで，熱傷患者の特殊性には，十分に留意すべきである。

1）A（airway：気道）

　的確かつ迅速な気道確保が必要になる場合がある。気道熱傷の病態進行に伴う上気道閉塞の評価がポイントになるので，気道熱傷が疑われる場合には，緊急気管支鏡検査により気管挿管の適応について判断すべきである。この時点での胸部X線写真や血液ガス分析の結果は参考にならない。また，気道熱傷がある場合の気管挿管は熟練した医師が行うべきであり，外傷合併などにより頸椎固定が必要な場合には，気道確保の際の手技について十分な注意が必要である。診療環境の整っていない環境では，ビデオ喉頭鏡（エアウェイスコープ®など）の使用を考慮すべきである。さらに注意が必要な点は，後述する初期輸液開始後に上気道の浮腫形成が急速に進行し，気道確保が必要になることである。

2）B（breathing：呼吸）

　原則的に高流量の酸素投与は全例で行う。体幹部に皮膚深層に及ぶ熱傷創がある場合，胸郭の動きが抑制され呼吸状態が悪くなる可能性があるため，とくに胸部全周性の場合には減張切開が必要になる。さらに，初期輸液開始後には，上気道の浮腫形成と同様に，急速に肺水腫が進行する場合がある。

3）C（circulation：循環）

　静脈路確保は，迅速に可能な限り熱傷創でない部分で行う必要があり，2本以上の静脈路を確保すべきである。一般的に，20～25％BSA（body surface area）以上の熱傷では，受傷24時間以内で毛細血管透過性亢進，血管内容量減少がもっとも著明

になるため，輸液が必要となり，受傷後すみやかに静脈ルートを確保する。30％BSA以上では，2本の大口径カテーテルを挿入すべきである。

静脈路確保後は初期輸液をすみやかに開始するが，輸液速度の指標として時間尿量は重要なため，尿道カテーテルを挿入したうえで経時的な尿量モニタリングが必須である（初期輸液の詳細についてはp.135を参照）。さらに，急性期に排泄される尿は色調を確認し，尿が透明で鮮紅色の場合はヘモグロビン尿を疑う。ヘモグロビン尿の排泄は，熱傷に伴い赤血球が破壊され血管内溶血が発生したことを意味し，わが国ではハプトグロビン投与が行われることが多い。また，四肢全周性の損傷や電撃傷の場合には，皮下組織の浮腫が高度な状態になり四肢末端への循環が障害されるため(extremity compartment syndrome)，減張切開が必要になる。その際には，血流ドップラー検査により四肢の循環障害の有無を確認することが望ましい。

4) D (disability：意識・神経系)

熱傷患者の意識状態は通常清明である場合が多いので，意識障害がある場合には外傷合併，CO中毒，有毒ガス（シアンなど）中毒，薬物使用，低酸素状態，基礎疾患の有無を考慮する必要がある。つまり，熱傷に伴う意識障害では，CO中毒やシアン中毒以外に，避難中の転倒などによる頭部外傷，さらにまったく別の病態（脳血管障害，薬物中毒など）の共存の可能性も排除すべきでない。また，CO中毒が疑われる場合には，高流量の酸素投与が必須である。

5) E (exposure/environment：全身・体温)

Primary surveyの時点での熱傷創に対する処置は，乾いた滅菌ガーゼあるいはシーツを使用して，創面を被覆するのが原則である。冷たく湿ったガーゼなどによる被覆は疼痛軽減の効果は認められるが，体温低下の危険性があるため，小範囲でかつ短時間にとどめるべきである。氷を創面に直接接触させることや，創面への軟膏使用，デブリードマンも推奨されない。また，生命にかかわる病態を評価し安定化させ，さらに初期輸液を開始したあとに創処置は行うべきである。また，患者の体温保持に十分注意して，体温低下を防ぐ必要がある。

表Ⅷ-2-2　AMPLEによる病歴の確認および受傷機転の確認

A：allergies（アレルギー）
M：medications（内服薬）
P：past medical history, illness, pregnancy
　　（既往歴，妊娠など）
L：last meal or drink（最後の飲食の内容）
E：event/environment related to injuries
　　（受傷に関連した事項・環境）
受傷機転：火炎によるもの（flame）
　　　　　高温液体によるもの（scald）
　　　　　化学物質によるもの（chemical）
　　　　　電撃によるもの（electric）

4 Secondary survey（二次評価）

Primary surveyによる緊急処置（蘇生処置）を終えたら，次のステップとして主に解剖学的評価を行うsecondary surveyを開始する。

1. 確認事項

身長・体重（熱傷受傷前の値）の確認，AMPLEによる病歴の確認，受傷機転の確認（表Ⅷ-2-2）を必ず行っておく。これらは，治療方針の決定に直接結びつくため非常に重要である。また，バイタルサインのチェックは経時的に行い，常にprimary surveyでの評価は繰り返し行うべきであり，必要に応じて緊急処置を追加する。

2. 重症度評価

Secondary surveyでは上記の事項を確認するとともに，解剖学的な評価を行うためにhead-to-toe examinationによる全身の検索を行い，熱傷の重症度評価を行う。熱傷の重症度は，熱傷深度と熱傷面積に加えて，年齢，合併損傷や基礎疾患の有無，受傷部位，各種検査結果などを総合的に判断して決定される。合併損傷としての気道熱傷の存在，特殊受傷部位として顔面，手，会陰部の存在にも注意が必要である。

1) 熱傷深度の評価

熱傷深度の分類は受傷原因によるものではなく，皮膚組織の傷害の深さによるものである。表Ⅷ-2-

表Ⅷ-2-3　熱傷深度の分類

熱傷深度	傷害組織	外見	症状	治療期間
Ⅰ度	表皮のみ	発赤，紅斑	疼痛，熱感	数日
浅達性Ⅱ度（Ⅱs）	真皮浅層まで	水疱	とくに激しい疼痛，灼熱感，知覚鈍麻	2週間以内
深達性Ⅱ度（Ⅱd）	真皮深層まで	水疱（破れやすい）	激しい疼痛，灼熱感，知覚鈍麻	4週間以内，肥厚性瘢痕形成多い
Ⅲ度	真皮全層，皮下組織	蒼白（時に黒色調），羊皮紙様，脱毛，乾燥	無痛性	自然治癒なし，瘢痕形成

〔文献3）より引用・改変〕

3に示すように，視診を中心に臨床症状から判断し，Ⅰ度，Ⅱ度，Ⅲ度に分類される[3]。Ⅰ度は主に皮膚表層の傷害で，創面は赤色調で疼痛があり，「表皮熱傷」とも呼ばれる。Ⅱ度は表層より深い真皮層まで傷害され，血管壁が傷害されて血管から体液が喪失して水疱が形成される。「真皮熱傷」とも呼ばれ，真皮の浅い層の傷害である浅達性Ⅱ度熱傷（superficial dermal burn；SDB，Ⅱs）と，それより深い深達性Ⅱ度熱傷（deep dermal burn；DDB，Ⅱd）に区別される。Ⅲ度熱傷（deep burn；DB）ではさらに深くまで傷害され，「全層熱傷」とも呼ばれる。完全に皮膚が炭化したものもⅢ度熱傷に含まれる。重要な点は，重症度に影響があるⅡ度とⅢ度を判定することである。また，熱傷による深度を決定する要因として，温度，接触時間，皮膚の厚さ，組織への血流などが重要であり，乳幼児や高齢者では皮膚の厚さがより薄いために病態が重症化しやすい。

2）熱傷面積の評価

熱傷面積の評価は，体表面積（body surface area；BSA）の何％（％BSA）を受傷したかで行う。Ⅰ度熱傷はとくに治療の必要がないため熱傷面積の算定から除外し，Ⅱ度熱傷とⅢ度熱傷についてそれぞれに面積を算定することになる。また，成人と小児では頭部，体幹部，四肢の割合がそれぞれ異なるため，算定に際してはこの点を考慮する必要がある。算定方法（図Ⅷ-2-1）には，救急現場での熱傷面積の概算や初療時の迅速算定に使用される簡便な算定法（手掌法，9の法則，5の法則）と入院後の詳細な算定法（Lund & Browderの図表）がある[3]。災害時には，9の法則（小児では5の法則）を基本に，手掌法を併用して算定するのがよい。広範囲熱傷とは通常30％BSA以上の熱傷をいう。

（1）手掌法

患者の手掌（手指まで含める）の面積は体表面積の約1％に相当する。熱傷部位が手掌の何倍にあたるかを判定して熱傷面積を算定する簡便法である。

（2）9の法則

成人の場合に用いる。身体の各部位を11に細分化して，それぞれの面積が体表面積の9％あるいはその2倍の18％にあたるとして簡略化した法則である。

（3）5の法則（Blockerの法則）

幼児・小児は，成人と比べて頭部の面積の比率が大きく下肢の面積の比率が小さいので，年齢により幼児・小児・成人に分類して身体の各部位を5の倍数で評価する。主に幼児・小児の場合に用いられる。小児のものは合計105％となるが，面積の概算に支障はない。

（4）Lund & Browderの図表

面積を正確に算定する場合には，この図表を用いる。幼児・小児と成人では，身体の各部位が体表面積に占める割合が異なるため，幼児・小児から成人まで年齢階層別に体の各部位が体表面積の何％にあたるかを示したもので，頭部・顔面と下肢をさらに細分化してある。

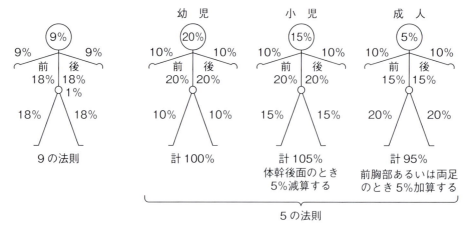

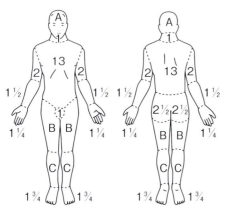

図Ⅷ-2-1 **熱傷面積の算定方法**

〔文献 3〕より引用〕

3) 熱傷重症度の評価

熱傷の重症度評価は，熱傷深度，熱傷面積に基づき行われる。評価にはさまざまな基準が提案されているが，熱傷深度，熱傷面積以外に年齢，受傷部位，基礎疾患などを考慮して，総合的に評価するのが望ましい。

(1) 熱傷指数（burn index；BI）

熱傷指数は熱傷深度と熱傷面積を組み合わせた重症度の指標である。以下の式により算出され，大きい値ほど重症度も高くなり，死亡率とよく相関する。また，BI は植皮術が必要なおおよその熱傷面積と解釈される。

$$熱傷指数 = 1/2 \times Ⅱ度熱傷面積（\%） + Ⅲ度熱傷面積（\%）$$

(2) 熱傷予後指数（prognostic burn index；PBI）

生命予後という点から考えると，年齢は重要な因子といえる。熱傷指数が同じ値でも年齢により予後が異なるため，上述した熱傷指数に年齢を加えた和を熱傷予後指数と呼んでいる。この値が 120 を超える場合は救命が困難であるとされ，80 以下の場合は重篤な合併症がなければ救命可能であるとされている。

$$熱傷予後指数 = 年齢 + 熱傷指数$$

(3) Artz の基準

Artz の基準では，診療を行うべき施設選定を基準にして，熱傷の重症度評価を行う。熱傷深度と範囲を基本に，熱傷の専門的治療が行える施設で治療されるべき重度熱傷，一般病院で入院治療を行うべき中等度熱傷，外来診療で対応可能な軽度熱傷に区分される。顔面・手・足の熱傷は，露出部であり機能的のみならず整容的に問題があると患者の社会復

表Ⅷ-2-4 重症度の判定基準（Artz の基準，一部改変）

重度	救命救急センターなど，熱傷専門治療が行える施設に入院加療を必要とする 　Ⅱ度熱傷で 30% BSA 以上の患者 　Ⅲ度熱傷で 10% BSA 以上の患者 　顔面，手，足，会陰部，主要関節に熱傷のある患者 　気道熱傷が疑われる患者 　電撃傷（雷撃傷を含む）の患者 　化学損傷の患者 　生命にかかわる合併損傷のある患者
中等度	一般病院で入院加療を必要とする 　Ⅱ度熱傷で 15〜30% BSA の患者 　Ⅲ度熱傷で 10% BSA 以下の患者
軽度	外来で通院治療可能である 　Ⅱ度熱傷で 15% BSA 以下の患者 　Ⅲ度熱傷で 2% BSA 以下の患者

BSA：body surface area（体表面積）

表Ⅷ-2-5 気道熱傷を疑う所見

受傷機転	臨床所見
①閉鎖空間（とくに室内や車内など）で火災による熱気や煙を吸入した場合 ②有毒な化学物質に起因する場合	①意識障害がある場合 ②口や鼻周囲に熱傷がある ③鼻毛が焦げている ④口腔・咽頭・鼻腔内に煤などがある場合 ⑤煤の混じった痰 ⑥喉の痛み ⑦嗄声

帰が遅れる可能性もある．また，これらの部位は再建に専門的技術も必要であり，重度熱傷として対処することになる．気道熱傷を伴う場合は，熱傷範囲が同じでも伴わない症例に比べ死亡率は最大で 20% 高くなり，やはり重度熱傷と区分される．表Ⅷ-2-4 にわが国の医療事情に即して一部改変した Artz の基準を示す．

4）気道熱傷の評価

すべての熱傷患者において気道や呼吸の観察を行い，気道熱傷の疑いの有無を評価することが原則である（表Ⅷ-2-5）．とくに室内や車内などの閉鎖空間で火災による熱気や煙を吸入した場合，意識障害がある場合，有毒な化学物質に起因する場合，皮膚熱傷の有無にかかわらず気道熱傷を疑わなければならない（疑うことが重要である）．有毒な化学物質，多くはシアン中毒であるが，合成樹脂製品に囲まれた現代生活では室内火災のほとんどの場合でシアン化水素中毒を合併しているといわれており，注意が必要である．診断の基本は臨床所見の診察であり，呼吸器合併症予測に有用である．口や鼻周囲に熱傷がある，鼻毛が焦げている，口腔・咽頭・鼻腔内に煤などがある，喉に痛みがある場合などは，気道熱傷が存在すると考えたほうがよく，煤の混じった痰，嗄声，ラ音聴取などがある場合，気道熱傷の存在は確定的である．確定診断は，気管支鏡による気道の直接的な観察とされているが，診療環境の整っていない環境では，ビデオ喉頭鏡（エアウェイスコープ®など）の使用を考慮すべきである．

5　初期輸液療法

熱傷における初期輸液療法とは，受傷後 24 時間以内に行われる輸液管理のことを示す[1]．初期輸液療法は，20〜25% BSA 以上で必要とされ，細胞外液補充液（乳酸リンゲル液など）を受傷後 2 時間

表Ⅷ-2-6　初期輸液量の公式

	成人	小児（14歳以下，40kg未満）
輸液量	2～4*（ml）×体重（kg）×熱傷面積（% BSA）	3（ml）×体重（kg）×熱傷面積（% BSA）
速度	**熱傷面積計算前**の開始速度：500ml/hr（14歳以上），250ml/hr（6～13歳），125ml/hr（5歳以下） **熱傷面積計算後**：上記輸液量の1/2を最初の8時間で，残りの1/2を16時間で投与	
尿量	0.5ml/kg/hr（30～50ml/hr）	1ml/kg/hr

*ABLSでは，成人：2（ml）×体重（kg）×熱傷（% BSA）を推奨

〔文献1）より引用・改変〕

以内に開始されるのが望ましい。初期輸液量および輸液速度は，体重と熱傷面積に基づき，表Ⅷ-2-6の公式により計画されるが，大量輸液による浮腫形成および呼吸状態の悪化を防ぐため，以前より控え，係数を2として算出する。輸液速度の指標は時間尿量である。重要な点は，時間軸の開始点が受傷時であり，診療開始時ではない点である。また，secondary surveyにおける熱傷面積算定後でなければ輸液量の算出が行えないことになるが，本来はprimary surveyのC（circulation with hemorrhage control）に該当し，受傷後可能な限りすみやかに輸液を開始すべきである。このため，公式による輸液開始まで，すなわち現場からprimary surveyまでは，熱傷面積計算前の開始速度として，500ml/hr（14歳以上），250ml/hr（6～13歳），125ml/hr（5歳以下）が推奨されている。さらに，気道熱傷が合併する場合，輸液量は計算値の1.5倍量が必要とされている。

6　トリアージと患者搬送

重度熱傷患者の治療には，大量の医療資源の投入が必要になる。このため，患者の数によっては，発災地域内外の医療資源を可能な限り有効活用するため，重度熱傷患者は域外の専門治療可能な施設への搬送が原則と考えておくべきである。このため，熱傷患者の重症度評価，熱傷患者の特殊性を考慮したトリアージなどの基本的知識がDMAT活動に必要である。

1．現行のトリアージにおける熱傷患者の取り扱い

わが国においては，災害時のトリアージは

表Ⅷ-2-7　トリアージ・カテゴリーと熱傷患者

赤	緊急治療群（Ⅲ）	広範囲熱傷，気道熱傷
黄	非緊急治療群（Ⅱ）	気道熱傷を伴わない全身熱傷
緑	治療不要もしくは軽処置群（Ⅰ）	軽度熱傷
黒	救命困難もしくは死亡	

START法による一次トリアージ，PAT法による二次トリアージが行われている。大規模火災時のトリアージも，原則的にはこれらに準じて行われる。表Ⅷ-2-7に熱傷患者がどのようなトリアージ・カテゴリーに分類されるかを示すが，上述してきたような気道熱傷（表Ⅷ-2-5）を含む重度熱傷の病態を考慮してトリアージを行い，繰り返しになるが，重度熱傷患者を域外の専門治療可能な施設へ搬送することを進めるべきである。ここで重要な点は，分散搬送である。災害時の病院の対応能力（hospital surge capacity）の点から考えると，米国では重度熱傷患者の受け入れ限界は日常診療の1.5倍を目標にすべきであるとされている[1]。また，大規模火災では集団パニックなどが起こりやすいことも報告されており，緊急度・重症度ともに高くない過換気症候群などの患者が多数発生する可能性があることも覚えておくべきである。

2．トリアージ後の患者搬送

受傷後24時間以内に域外の専門治療可能な施設へ搬送する。搬送中の呼吸・循環管理には細心の注意を払うべきである。その際に留意する点は，primary surveyにおけるABCDEである。A（気道）については，気道熱傷が疑われる患者（表Ⅷ-2-5）の気道確保，初期輸液による上気道浮腫の進行に注意する。B（呼吸）については，肺水腫による呼吸

状態の悪化，胸郭の皮下浮腫によるコンプライアンスの低下に注意する。C（循環）については，初期輸液の確実な実行，尿量の確認が必要である。D（意識・神経系）については，意識レベルの低下に注意するとともに，搬送前の確実な気道確保にも注意する。E（全身・体温）については，体温低下には十分注意し，熱傷創は清潔なドライシーツで被覆する。局所への軟膏使用は原則不要である。また，搬送先との情報共有も忘れてはならない。

■ 文 献

1) American Burn Association：Advanced Burn Life Support Course Provider's Manual. American Burn Association, Chicago, 2011.
2) 日本熱傷学会学術委員会編：熱傷診療ガイドライン，日本熱傷学会，東京，2009.
3) 日本熱傷学会用語委員会編：熱傷用語集，改訂版，日本熱傷学会，東京，1996.

Ⅷ ─ DMATが知っておくべき災害時の知識

3 航空医学

本項においては，DMATが広域医療搬送などにおいて航空医学にかかわる留意すべき臨床的事項について，自衛隊および米軍の知見などをもとにして解説する。

1 航空医学の特性

DMATの広域医療搬送では，自衛隊の回転翼機（ヘリコプター：CH-47など）および固定翼機（輸送用航空機：C-1，C-130など）を用いて，患者空輸を行う。気圧，騒音，振動，電磁干渉など航空医学上の特性に加え，自衛隊機ならではの特殊な機内環境について熟知し，患者の病態に適合した機種を選択する必要がある。

回転翼機と固定翼機の違いを表Ⅷ-3-1にまとめる。両者の違いは単に飛行速度や搬送人数の多寡にとどまらず，航空医学的な観点からは与圧機能（キャビン内に圧力をかけ，高高度飛行中でも機内の気圧を地上に近いレベルに維持する機能）の有無がきわめて重要である。患者の重症度や疾病の特異性によっては機内与圧が必須となるため，与圧機能の必要性を考慮することは航空機選択の重要な要素である。

広域医療搬送を行うにあたって，航空医学的要素も含め固定翼機は回転翼機に比べ長所が多いものの，滑走路が必要となり離発着地点が限定されるため，最終搬送先病院までの総搬送時間が長くなってしまう可能性や，東日本大震災のように想定されていた広域医療搬送拠点飛行場が津波などの災害で使用不能に陥った場合には搬送ができなくなるなどの問題が発生することに留意する必要がある。

2 飛行高度と与圧機能

C-1，C-130などの固定翼機は，通常20,000～25,000ft*（約6,000～7,500m）前後の高度を飛行するが，与圧機能を有するため機内高度は2,000ft（約600m）に維持される。通常よりも飛行高度を18,000ft（5,500m）以下に下げることなどで機内高度を海面レベル（0ft＝1気圧）に維持したまま飛行することも可能であり，患者の病態によっては離陸前の早い段階で機長に飛行高度の制限を要求する

表Ⅷ-3-1 固定翼機と回転翼機の違い

	固定翼機	回転翼機
使用航空機	C-1，C-130など	CH-47など
利点	・航続距離が長い ・巡航速度が速い ・一度に搬送できる患者が多い ・与圧機能をもつ	・滑走路を必要としない 　（⇒柔軟な運用が可能）
欠点	・離発着に滑走路を必要とする 　（⇒離発着地点が限定される） ・機動力に劣る 　（⇒出動までに時間がかかる）	・航続距離が短い ・巡航速度が遅い ・一度に搬送できる患者が少ない 　（⇒機内スペースが狭い） ・与圧機能をもたない

*ft（フィート）：1ft＝約0.3m。世界的に航空機の飛行高度を表す場合には「フィート」を用いる。

表VIII-3-2　高度変化に応じてPaO₂を一定に保つために必要となるF₁O₂

高度	meter	0	600	1,200	1,800	2,400	3,000
	feet	0	2,000	4,000	6,000	8,000	10,000
F₁O₂		21	23	25	27	29	32
		30	33	35	38	42	45
		40	44	47	51	55	60
		50	54	59	64	69	75
		60	65	70	76	83	90
		70	76	82	90	97	100
		80	87	94	陽圧換気（PEEP）が必要		
		90	98	100			
		100	100				

必要がある（ただしその場合には，乱気流による揺れを受けやすくなり，また空気抵抗の上昇により飛行所要時間が延長するなどの問題も発生することに留意する）。

一方，回転翼機では与圧機能をもたないため，飛行高度がそのまま機内高度となる。気圧低下の影響を避けるためには可能な限り高度を下げる必要があるが，航路の地形や天候によっては8,000ft（約2,400m）以上の高度を飛行せざるをえない場合もありうる。とくに山岳地が多いわが国の地形上，飛行経路と予定高度を十分に検討する必要がある。

3　機内環境が医療活動に与える影響

1. 気圧

1）酸素分圧低下

機内高度上昇に伴い気圧が低下すると吸気中の酸素分圧が低下し，肺の拡散能の低下も相まって健常人であっても動脈血酸素分圧（PaO₂）が低下する。8,000ft（約2,400m）であれば，健常人の経皮的酸素飽和度（SpO₂）は90～92％に低下するが症状はほとんど出ない（これは，健常人において高山病が8,000ft以下では発生しないのと同様の理由である）。しかし代償機能が低下している重症患者ではわずかな高度上昇でも臨床的に無視できない影響が生じる。さらに肺に何らかの障害を有する患者では末梢気道の早期閉鎖，肺胞虚脱の増悪などから酸素化は著しく損なわれる。

このため地上での治療よりさらに高い吸入酸素濃度（F₁O₂）の酸素投与や呼気終末陽圧（positive end-expiratory pressure；PEEP）の付与，飛行高度制限の要求などが必要となる。これらの処置がとれない場合には，肺傷害を有する患者の航空搬送を行ってはならない。また酸素投与を行う場合，地上活動時間を含めた酸素消費量をあらかじめ計算し，十分な酸素ボンベを携行しているかを事前に確認しておかなければならない。人工呼吸器を用いる場合には機種の構造特性（バイアスフローの有無とその流量など）により酸素消費量が大きく異なるため，携行する人工呼吸器の種類と特性を事前に把握しておく必要がある。機内高度変化に応じてPaO₂を一定に保つために必要なF₁O₂の調節量を表VIII-3-2に示す。

2）気圧の影響（圧外傷）

ボイルの法則（温度一定下での理想気体の体積と圧の積は常に一定）に従い，地上気圧における容積を1とすると，高度上昇に伴う気圧の低下から気体の容積は5,000ft（約1,500m）では約1.25倍に，10,000ftでは約1.5倍に膨張する。飛行中の人体では体内の閉鎖腔にトラップされた気体の容積変動が問題となり，航空機の高度が上昇すると体外の気圧の低下に従い閉鎖腔内の気体の容積が膨張しようとするため内圧は上昇する。また高度が低下すると閉鎖腔は収縮しようとするため内圧は低下する。した

がって閉鎖腔を生じるような病態では、搬送にあたって事前の処置や対応が必要となる。とくに、与圧機能をもたない回転翼機での搬送は予定された飛行高度を把握するとともに、以下に述べる対策を厳重に行う必要がある。また、固定翼機でも気体の膨張が悪影響を及ぼす懸念があるときには飛行高度の制限を考慮する必要がある。

(1) 気　胸

気圧低下により緊張性気胸へ進展・増悪するおそれがあるために、軽微な気胸であっても患者空輸時には事前に胸腔ドレーンを挿入する必要がある。またすでに胸腔ドレーンが挿入されている場合でも、飛行高度の制限に努めることが望ましい。飛行中もバイタルサイン、フィジカルアセスメントの継続した評価を行い、緊張性気胸の早期認知に努める。人工呼吸管理（陽圧呼吸）を行っている場合にはとくに注意が必要である。

(2) 頭蓋底骨折および開放性頭蓋骨骨折

気脳症が存在すると、低圧環境で膨張した気体が脳を圧迫するおそれがある。また、高度の上昇により頭蓋内から一度流出した髄液が降下に伴い再び頭蓋内に流入するため、感染のリスクが増大する。頭蓋底骨折や脳外科手術後において民間旅客機の通常飛行高度の与圧環境下（機内高度約2,000m ＝ 0.8気圧）でも気脳症の発症が報告されていることから、画像評価で明らかでなくても気脳症が疑われる病態では、回転翼機は避け固定翼機の搬送を追求し、かつ飛行高度の制限に努めるのが望ましい。

(3) 航空性中耳炎・気圧性めまい

健常時では、気圧変化に対して耳管を介し中耳腔内圧は調節されるため鼓膜内外の気圧は等しい圧に維持される。しかし耳管の機能が失われると、上昇中（気圧が経時的に低下）では鼻咽腔に比べ中耳腔内が陽圧になり気圧性めまいを引き起こす。一方、降下中（気圧が経時的に上昇）では中耳腔が陰圧になり鼓膜内外の圧差が増大し、航空性中耳炎を引き起こす。

航空性中耳炎は、耳内の違和感・耳閉感・自声強聴・伝音性難聴、時にめまいを生じる。ほとんどの例で着陸へのアプローチにおいて生じる。患者は疼痛のため狭い担架上で暴れる危険性を生じる。意識清明であれば、耳抜きを指示し実施させることで回避できるが、耳抜きが苦手な患者や意識障害患者・顔面外傷患者・経鼻気管挿管や経鼻胃管が留置されている患者では航空性中耳炎が発生しやすい。対処としては、唾液を呑み込む、あくびをする、バルサルバ法（口を閉じ指で鼻をつまんで、鼻腔の中に勢いよく呼気を噴出する）、離着陸を緩徐な高度変化率で行う、血管収縮薬の点鼻もしくはスプレー噴霧を行うなどがある。

航空性中耳炎・気圧性めまいは、広域医療搬送の患者のみならず搬送に従事する医療者にも十分生じる可能性があり、いったん発症すると作業能率の低下、中断を余儀なくされるおそれがあるため、とくに感冒に罹患しているときや花粉症などの鼻アレルギーで鼻粘膜の腫脹を生じている場合には、注意が必要である。

(4) 航空性副鼻腔炎

副鼻腔の自然孔が鼻粘膜の充血・腫脹・滲出液（粘液）で閉鎖している場合に、航空機が下降中に副鼻腔の圧が外気圧より低くなるため強い頭痛（顔面痛）を訴える。航空性中耳炎同様に医療者にも生じる可能性を認識しておく必要がある。対処としては、バルサルバ法（前述）や血管収縮薬を含有した点鼻薬が有効である。

(5) 航空性歯痛

機内の高度が5,000ftを超えると、う歯などで治療中の歯牙などに歯痛を生じることがある。原因として、①歯牙または歯髄の循環障害による浮腫から生じた周囲組織の虚血、②炎症を有する歯髄内の微小ガスの膨張などが考えられている。

(6) 消化管ガス

気圧が下がることで消化管内ガスの容積が膨張し、腹部内圧の上昇、腹部膨満とともに腹痛が生じる。とくに意識障害患者において膨満による嘔吐（とそれに伴う誤嚥・窒息）、腹圧上昇が問題となる。胃管を事前に留置して胃内を減圧しておくなどの処置が必要となる。

(7) 医療機器などへの影響

点滴ボトル内の空気の体積変化は，点滴の急速流入や逆流をきたしうる。ソフトバッグのボトルであっても，ボトルのエアの部分にはエア針を刺しておくことが望ましい。エア針を刺入できないガラスボトルは航空搬送には不向きである。厳密な投与速度の調節が必要な薬剤（昇圧薬・降圧薬・強心薬など）の投与では輸液ポンプやシリンジポンプを使用することが望ましい。

気管挿管チューブのカフも気圧変化の影響を受けるために配慮が必要となる。とくに，気圧低下に伴いカフの容積が増大した際に気管粘膜の虚血による壊死が生じうる可能性がある。ただし，最近はカフに高コンプライアンスの素材を用いた気管挿管チューブが主流であり，従来のものに比べ容積増大による圧損傷が発生する可能性は低い傾向にある。また固定翼機の場合には，与圧機能を有し気圧の変化が少ないため，カフによる気管粘膜の虚血は生じにくい。一方，回転翼機での患者搬送に際しては，飛行高度を把握し飛行中も高度に応じてカフの容積を増減させ，カフ圧を細かく管理する必要がある。なお，以前は空気の代わりに蒸留水を注入する方法も推奨されたが，カフが気管に接触する面圧がきわめて高いために気管の虚血を招きやすく，最近では推奨されなくなった。

搬送型人工呼吸器には高度補正機能を有しているものが多く，気圧が下がると酸素分圧が低下するため，これを代償するように気圧に応じて1回換気量を増大させるように作動する（吸入酸素濃度を調節するのではない）。このため，分時換気量が増大し呼吸性アルカローシスを呈する可能性があり，低気圧環境下での人工呼吸管理では，常に分時換気量・呼気終末二酸化炭素濃度などの呼吸パラメータの変化に注意する。

3）騒 音

民間旅客機と異なり，自衛隊輸送機は構造的に機内騒音がきわめて高いレベルにある（飛行中の貨物室内での機種別平均騒音レベルは，C-1：95.0db，C-130：91.6db，CH-47：104.2db）。騒音レベルが高いほど，曝露時間が長いほど，聴力に与える影響が大きいため，日本産業衛生学会勧告では，たとえば1時間を想定した飛行では聴力保護のための許容レベルは94db以下と定められている。

また騒音による会話への影響は大きく，自衛隊機による広域医療搬送では医療スタッフ間での通常の会話によるコミュニケーションはほぼ困難と認識すべきである。騒音レベルが90dbの場合には0.5mの距離で叫んでようやく聞き取れる程度であることから，会話以外の方法（筆談・聴診器を利用した会話，あらかじめ決めたジェスチャーやサインなど）を考慮する。

さらに騒音はめまいや嘔気，平衡感覚の障害，知的作業の妨害，疲労を招く。それゆえ自衛隊機に搭乗する場合には必ず耳栓やイヤーマフの準備をしておく必要がある（医療者のみならず搬送患者の騒音対策も考慮する）。

4）加速度・乱流・振動

固定翼機では民間旅客機同様に，離着陸時に機軸の前後方向に最大±2G*の加速度がかかる。Gが人体に与える影響はGの大きさ，立ち上がりの早さ，作用時間，体軸に対する方向によって異なり，航空医療搬送においては患者が機軸方向に機首側を頭にして搬送されるために，離陸時には頭から足方向へ加速度が作用し心臓から脳に送られる血液量が減少する（脳虚血状態となる）。また，着陸時には逆向き（足から頭方向へ）の加速度が作用することに加え，機首が下がり頭低位となるために頭蓋内の血液量が増大する（頭蓋内圧が上昇する）。心不全患者では，着陸時に静脈還流量が増大するために肺うっ血が増悪する可能性がある。こうした加速度における心血行動態への影響を考慮し，体位の工夫（例：セミファウラー位での搬送）などに努める必要がある。

回転翼機は低高度を飛行するために乱流の影響を受けやすく，また固定翼機も機内高度を地上レベルと同一に保つ場合には，乱流に巻き込まれる可能性が高い。機軸に対して垂直方向に作用する乱流により患者や医療機器のみならず医療スタッフが宙に投

---

*G（重力加速度）：$1G = 9.8 m/sec^2$

げ出される可能性があり，これに備え患者や医療機器は確実な固定が不可欠である．また機長よりシートベルト着用の指示があった場合には，いかなる医療行為中であってもすみやかに着座することが義務づけられる．

固定翼機では民間旅客機と着陸時およびエンジンの振動の影響を受けるが，回転翼機（とくに CH-47）ではローターの回転に伴う独特な振動を体感し，動揺による酔いを自覚しやすい．医療者が乗り物酔いを生じると，医療活動に大きな妨げが生じるために，乗り物酔いをしやすい医療者はあらかじめ酔い止めの薬を内服しておくのが望ましい．また振動による医療機器の故障を考慮する必要があり，振動耐性の検証がなされている医療機器を使用することが望ましい．振動による医療行為への影響（針刺しや精細な医療活動の障害など）にも留意する．

5）低照度

自衛隊輸送機内は暗く，医療活動を適切に行うためにはヘッドライトなどの照明が必要である．患者の取り違え，医薬品の誤投与，医療者の針刺しなどに注意が必要である．また，このような環境下では振動同様に精細な医療活動は困難であることを認識し，SCU などの地上エリアで必要な処置を行っておくのが望ましい．

6）電磁干渉

患者空輸を行ううえで，もっとも重要な障害が電磁干渉（医療機器と航空機が発する電磁波が相互に悪影響を与えること）である．このためいくつかの航空機用電磁適合性基準（electro-magnetic compatibility；EMC）が定められている．離着陸時も含む全飛行中に安全に機内使用が可能な医療電子機器に関する明確な定めはなく，使用の可否については機長の判断による．携行する医療機器がいかなる電磁適合性基準を有しているか，取得規格を含め把握しておくことはきわめて重要である．また飛行安全上，医療機器の電源を切らなければならない状況も考慮し，電気を必要としない代替の医療機器を携行しておくことが望ましい．

7）電　力

原則的に自衛隊輸送機には医療電子機器で使用可能な商業用電源（単相 100V）が確保されていないため，DMAT 側で十分な数の予備バッテリーを準備することが必要である．

*

広域医療搬送に用いる自衛隊輸送機内は，騒音・振動・加速度・低照度・電磁干渉・電源インフラなど，多くの医療従事者にとっては劣悪な医療環境といわざるをえない．それゆえ，機上医療では患者観察および最低限の処置にとどめ，患者の重症度評価や主たる安定化処置，侵襲的な治療は可能な限り地上で行うことが望ましい．

さらに航空生理学とそれに基づいた病態を常に念頭におき，搬送途中で患者の状態が増悪することなく適切かつ安全に広域医療搬送を行い，preventable death を回避し最善の結果を得られるように活動していただきたい．

■ 文　献

以下に代表的な文献をあげる（参照が可能なように総説かつ open access のものを優先して提示する）．
＜航空生理学全般＞
1）Davis JR, Johnson R, Stepanek J, et al：Fundamentals of Aerospace Medicine. 4th ed, Lippincott Williams & Wilkins, Philadelphia, 2008.
2）Air and Surface Transport Nurses Association, Holleran RS, et al：ASTNA Patient Transport：Principles and Practice. 4th ed, Mosby, St. Louis, 2011.
＜航空患者搬送全般＞
3）Hurd WW, Jernigan JG, Carlton PK Jr：Aeromedical Evacuation. Springer, New York, 2003.
＜気脳症＞
4）Donovan DJ, Iskandar JI, Dunn CJ, et al：Aeromedical evacuation of patients with pneumatocephalus：Outcome in 21 Cases. Aviat Space Environ Med 2008；79：30-35.
＜航空性中耳炎＞
5）Mirza S, Richardson H：Otic barotrauma from air travel. J Laryngol Otol 2005；119：366-370.
＜航空性副鼻腔炎＞
6）Weitzel EK, McMains KC, Rajapaksa S, et al：Aerosinusitis：pathophysiology, prophylaxis, and manage-

ment in passenger and aircrew. Aviat Space Environ Med 2008 ; 79 : 50-53.

＜航空性歯痛＞

7) Zadik Y : Aviation dentistry : Current concepts and practice. Br Dent J 2009 ; 206 : 11-16.

＜低圧下の医療機器に対する影響＞

8) 酒井秋男, 竹野欽昭, 上條儀一郎, 他：ヘリコプター搭載用人工呼吸器の高度補正機能の検討. 医科器械学 2002 ; 72 : 56-64.

＜騒音＞

9) 日本産業衛生学会：許容濃度等の勧告（2013年度）. 産業衛生学雑誌 2013 ; 55 : 182-208.

10) Department of Defense Design Criteria Standard. Noise Limit MIL-STD-1474D.

Ⅷ — DMATが知っておくべき災害時の知識

4　固定翼機による医療搬送

　災害時は被災地の医療機関が機能を失うことが多く，重度の外傷患者や熱傷患者，さらに慢性透析患者などの搬送が必要となる場合がある。患者搬送で現在使用されている航空機には，ドクターヘリ，都道府県の消防防災ヘリコプター，市の消防ヘリコプター，自衛隊・海上保安庁のヘリコプターがある。そして，搬送地域が半径150kmを超え，ヘリコプターでは給油の問題が生じたり，飛行時間が長く患者の容態の変化に対応できなくなる可能性がある場合や，夜間飛行の場合は，自衛隊や海上保安庁の固定翼機が選択されている[1]。

1　災害時における固定翼機

　固定翼機による多数患者の搬送は，米国では1960～1970年代のベトナム戦争において重度熱傷患者に輸液を行いベトナムからグアム，さらに米国本土への搬送が行われた。また，外国人観光客を含む202人が死亡した2002年10月12日のバリ島爆発テロ事件では，オーストラリア政府がテロに巻き込まれた自国の熱傷患者を治療のためバリ島からオーストラリアに搬送している。

　わが国では，死傷者52人が発生した1991（平成3）年6月3日の長崎県の雲仙普賢岳火砕流において，発災初期に県内での搬送にとどまったために重症熱傷患者への対応が不十分となり救命できないケースが生じた。この経験から，日本熱傷学会は多数熱傷患者発生の場合には，固定翼機を使用して他の都道府県に患者を搬送し，十分なICU管理や手術が行われることの必要性を提唱した。2000（平成12）年3月31日の北海道の有珠山噴火では，厚生省（現・厚生労働省）を中心に日本各地から災害医療の関係者が集結した。同災害においては避難指示地域に100人以上の一時帰宅者が残っていたことや，噴火規模の予測が困難なために避難指示地域外でも患者が発生するおそれがあることなどから，北海道内で治療可能な患者数を超えることが予想された。そこで，「有珠山噴火における，重症熱傷患者・多発外傷患者多数発生の場合の北海道内および北海道外への搬送体制」が構築され，本州や九州などへの固定翼機での患者搬送を想定した（図Ⅷ-4-1）[2]。このシステムは2000（平成20）年7月11日の沖縄サミット，2008年7月8日の北海道洞爺湖サミットで生かされた[3]。

　そして2011（平成23）年3月11日の東日本大震災では，大規模なDMAT隊員の搬送と患者の輸送が自衛隊機（C-1，C-130）によって行われた。

2　北海道における固定翼機の運航

　固定翼機が救急患者搬送においてどのように活用されているか，北海道を例に述べたい。

　北海道は，日本全土の約22％の広大な面積を占め，全国でもっともへき地が多く，5つの離島を有している。医療機関は札幌を中心とする道央圏に集中しており，昨今の地域医療の崩壊と相まって地域格差が拡大してきている。そのため，遠距離搬送のために固定翼機が使用される頻度が日本でもっとも多い。固定翼機による長距離搬送は最後の手段という観点から，札幌市の丘珠空港にある北海道防災航空室において，陸上自衛隊，航空自衛隊，第一管区海上保安本部の同時要請を行っている[4]。また北海道では2001（平成13）年から3年間にわたって，積雪期を含めた固定翼機の持続的運航の試み「メディカルウイング」（Medical wings）が，小型固定翼機であるセスナ式サイテーション（ジェット機）とターボプロップ（プロペラ機）を使用して行われた。小型固定翼機は災害地からの患者搬送においても，今後は1つのオプションになると考えられる（写真Ⅷ-4-1）[5]。

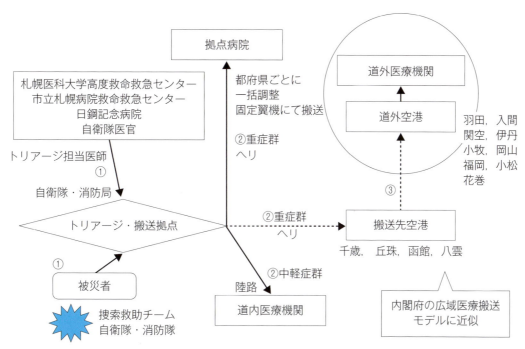

図Ⅷ-4-1　有珠山噴火・災害広域医療支援システム

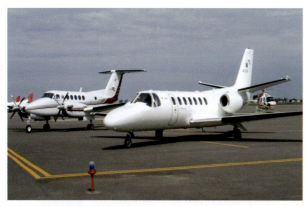

写真Ⅷ-4-1　北海道におけるメディカルウイング
手前：セスナ式サイテーション・ジェット機，後方：ターボプロップ・プロペラ機

　医療優先固定翼機の有効性・利点として，①与圧されており通常の会話が可能，②振動が少なく患者の身体的負担が少ない，②速度が速く航続距離が長いため都道府県境を大きく越える搬送が可能，③ヘリコプターよりも機内スペースが広く，安定した環境下で医療処置が可能などがあげられる。

3　東日本大震災における固定翼機を用いた患者搬送

　東日本大震災で使用されたC-1は航空自衛隊の区分では「中型輸送機」，C-130は「戦術輸送機」に分類される。C-1輸送機は戦後初めて開発された国産中型輸送機で，全幅30.6m，全長29.0m，全高9.99m，尾翼の下の後部扉が開いてカーゴの積み込みが可能である（写真Ⅷ-4-2, 3）。担架の取り付けも可能で，通常人員なら60人が収容でき，36人の患者の空輸ができる。最短着陸滑走距離は約460mと短く，最短離陸滑走距離は約600mである。航続距離は約1,700kmである。

　C-130は米国ロッキード社製で，全幅40.4m，全長29.8m，全高11.7m，乗客92人，担架患者74人の輸送が可能である（写真Ⅷ-4-4, 5）。

　花巻空港内には航空搬送拠点臨時医療施設（SCU）が設置され，搬送されてきた患者はSCUでトリアージされ，そこから広域医療搬送が行われた。3月12日に花巻から新千歳空港へC-1で4人が搬送された（写真Ⅷ-4-6, 7）。福島から羽田へはC-1で3人搬送，3月13日には花巻から羽田へC-1で6人搬送，3月14日には花巻から秋田へC-1で3人搬送，3月15日には花巻から秋田へC-1で3人搬送し，C-1計5機により19人の広域医療搬送が実施された。

　しかし患者の損傷程度，病態は従来の基準とは異なり，重症外傷以外のニーズにも柔軟に対応する必要があった。阪神・淡路大震災では圧挫（クラッシュ）症候群への対応が注目されたが，東日本大震災では

Ⅷ DMATが知っておくべき災害時の知識

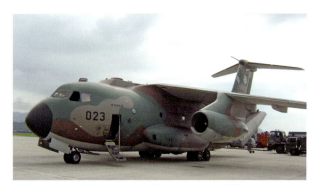

写真Ⅷ-4-2 自衛隊のC-1輸送機

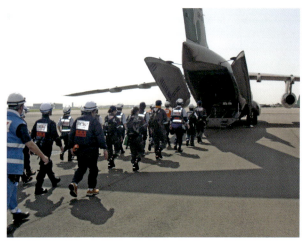

写真Ⅷ-4-3 C-1輸送機は多くのDMAT隊員を搬送可能（千歳での訓練）

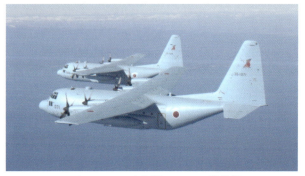

写真Ⅷ-4-4 自衛隊のC-130輸送機

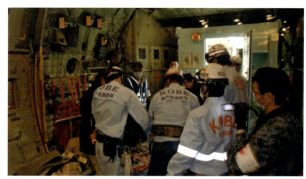

写真Ⅷ-4-5 C-130機内（神戸空港での患者受け渡し）

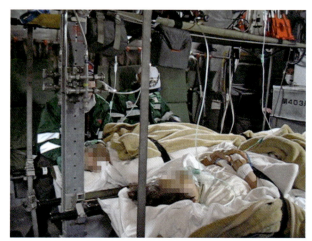

写真Ⅷ-4-6 C-1輸送機による患者搬送（花巻空港から千歳空港）

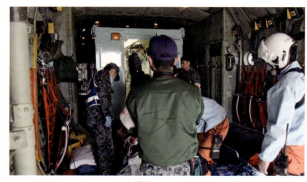

写真Ⅷ-4-7 C-130機内（千歳基地での患者搬送）

津波肺（p.191参照）であった。花巻からC-1によって新千歳に搬送された4人のうち1人は津波肺と左腕デグロービング損傷の患者であった。津波被災後の進行する低酸素症に対して気管挿管されており，津波溺水による急性呼吸促迫症候群（ARDS）＋肺炎と診断され，人工呼吸管理と抗菌薬により治療，改善し，札幌より宮古市へ退院した。

また，東日本大震災では被災した慢性透析患者が，超短時間臨時透析（2時間透析）を受けたのち，2日間にわたり航空自衛隊松島基地より自衛隊機を使用して航空自衛隊千歳基地に搬送された[6]。北海道によると，2011年3月22日に32〜86歳の男性28人，女性16人の計44人が搬送され，札幌市，千歳市，恵庭市の24の医療機関に分散して入院した。23日にも37人の患者が航空自衛隊の輸送機で北海道入りし，札幌市などの病院に入院した。受け入れは，被災地からの要請により，北海道内の人工透析実施医療機関で作る団体を中心に調整され[6]，阪神・淡路大震災時の教訓が生かされた。

■ 文 献

1) 浅井康文：北海道の救急医療体制における，航空搬送の活用（ドクターヘリと消防ヘリ等の連携）．平成19年度救急救命の高度化の推進に関する調査研究事業，救急医療財団，2008，pp1-116.
2) 浅井康文，伊藤靖，丹野克俊，他：2000年有珠山噴火における，重症患者多数発生時の救急医療の確保について．日本集団災害医学会誌　2000；5：17-21.
3) 浅井康文，丹野克俊，嶋津岳士，他：2008年北海道洞爺湖サミットにおける救急医療態勢の計画と経験．日本集団災害医学会誌　2008；13：153-157.
4) 鈴木靖，前川邦彦，上村修二，他：北海道における航空機搬送の歴史と固定翼機を用いたシミュレーション実験の検討．日本航空医療学会雑誌　2010；11：9-13.
5) 北海道航空医療ネットワーク研究会：医療優先固定翼機研究運航事業報告書．2014，pp1-96.
6) 戸澤修平：東北大震災─避難地からの報告（2）北海道への避難．臨床透析　2012；28：69-78.

Ⅷ — DMATが知っておくべき災害時の知識

5 マスコミ対応と個人情報保護

1 災害とメディア

　人々の生命・健康を脅かす大災害が起こったとき，メディアの最大の使命は「何が起こっているのか」を取材し，いち早く広く知らせることである。

　災害時に人々が求める情報は次の4つである。
① 「何が起こったのか」＝現象
② 「どうなっているのか」＝状況
③ 「どうすべきか」＝行動
④ 「これからどうなるのか」＝展望

　災害が大きければ大きいほど，情報に対する欲求は増す。これらの情報がすみやかに提供されなければ，社会は不安に陥る。災害時において適切で素早い報道は社会不安を抑え，人々が冷静に行動できる力となる。

　また，災害時における報道はDMATなど，超急性期から活動を始める組織にとって情報源としてきわめて重要である。たとえば，2005（平成17）年4月に兵庫県尼崎市で107人の命を奪ったJR福知山線（宝塚線）脱線事故では，近隣病院から事故現場に，DMAT訓練を受けたチームを含む医療救護班計20隊が駆けつけた。その半数近くが，事故の覚知や規模の確認は「テレビ報道によった」と答えている。

　このように，メディアは災害時に有益である一方で，弊害をもたらすこともある。

　大災害であればあるほど，大勢の記者が情報を求めて現場に集まる。これは記者の本能ともいうべき行動である。記者は，現場に行き，自らの目と耳で事実と情報を集める必要がある。「当局の発表」を待っていては，迅速な報道という使命が果たせないからである。

　この本能的な行動が，時に災害現場に記者が殺到するメディアスクラムを招く。メディアスクラムが起こると，現場は混乱し，救出・救助にあたる消防や警察，DMATらの活動の妨げとなる。

　たとえば，1995（平成7）年の阪神・淡路大震災時，被災地上空に報道ヘリが多数飛来し，騒音などで救助活動の妨げになったことが問題になった。2005年に兵庫県尼崎市で起こったJR福知山線（宝塚線）脱線事故では，負傷者でごった返す病院に各報道機関から安否情報を求める電話が次々かかり，診療の手をとられた医療機関もあった。さらに，1991（平成3）年の雲仙・普賢岳噴火災害では，報道関係者らが火砕流に巻き込まれ死亡するという悲惨な二次災害が起こっている。

　災害医療の現場に携わる者は，そのようなメディアの「弊害」を懸念するあまり，取材者を敵視しがちである。とりわけ，超急性期に活動をするDMATは，医療活動が慌ただしいなかでのメディア対応など，邪魔であり余計な作業だと感じることがありうる。しかし，にべもない取材拒否やおざなりな対応をしてしまうと，発言の意図がゆがんで伝わるなど，不適切な情報が報道され，かえってDMAT活動を妨げる結果につながりかねない。

　また，取材を拒むと，メディアは各個バラバラに取材活動を展開する危険性がある。記者らが無秩序に現場などに入り込み，近くにいる人に手当たりしだいにインタビューを試みる，といった事態に陥ると，適切な情報発信は望めず，現場の混乱は増すばかりである。

　災害時のメディアは，情報過疎による社会不安を解消するきわめて重要な役割を担っていることを十分理解し，上手に対応する必要がある。むやみな敵視や現場からの過剰な排除は，無用のトラブルや混乱を招くだけでなく，市民への正しい情報の迅速な提供という，より広い公共の利益に反することになる。

2 メディアにどう対応するか

では，メディアに対してどのような対応がふさわしいのか。

前述のとおり，大災害発生を知るなり，大勢の記者やカメラクルーが現場に向かう。多数の取材者が殺到し混乱を招くメディアスクラムが起こることもある。また，不用意に災害現場に立ち入り，自他の身体・生命を危うくする二次災害を引き起こす危険性もある。

メディアは，主に知識不足のため災害現場の危険性を十分認識できない。現場指揮者は毅然とした態度で危険性の説明と立ち入り規制の必要性を説き，管理区域を明確にすべきである。

しかし，具体的な根拠を示さず，ただ「危ないからだめ」などあいまいないい方で必要以上に現場から遠ざけると，メディアは警戒線の抜け穴を探して潜り込もうとする。根拠を示さないままの規制は，混乱につながる行為を招きかねず，逆効果となる。

規制が必要な理由に納得すれば，メディアは取材に配慮をする。たとえば，2001（平成13）年に，大阪教育大附属池田小学校で児童や教諭ら23人が殺傷された事件では，朝日新聞社をはじめとする大手メディアは，児童の心の傷への配慮を求める要請を受けて一定期間，児童や家族の取材を極力控えた。

災害現場で混乱を招かないメディアへの対応の基本は，以下のとおりである。

1. 現場でのメディアの居場所を作る

危険な場所に無自覚に入り込むことによる二次災害を防ぐ。その際，メディア側の要望を十分に聞き，双方が納得する場所に設定する。

2. 窓口（担当者）の明確化

責任ある情報提供が可能になる。対応する担当者が誰だかわからない（または，いない）と，メディアはそこにいる隊員を手当たりしだいに捕まえて話を聞き出さざるをえなくなる。その結果，現場が混乱し，不正確・不適切な情報が流布する原因になる。DMAT各隊で報道に対応する者を決めておくことはもちろん，複数のDMATが集結する大災害時にはDMAT活動拠点本部での報道担当者を明確にしておく必要がある。

3. 定期的な情報の提供

最新の情報がいつどこで提供されるかを明確にしておけば，混乱が減る。

インターネット時代になり，新聞の締め切りやテレビのニュース放送時間などにかかわらず，メディア側は即時の情報発信を求められている。DMATが活動する超急性期における定時情報提供の間隔は，可能なら30分ごと，最低でも1時間ごとに更新することが好ましい。また，大きな状況の変化，たとえば，「埋もれている生存者に瓦礫の中で医療を展開！」など高い関心を集める事態が起こった場合には，定時にこだわらず，できる限りすみやかに情報を提供すべきである。

英国の大災害時の医療支援システムであるMIMMS（Major Incident Medical Management and Support）では，「統制を維持しながら，なおかつメディアとの良好な関係を築いていくための重要点」として次のようにまとめている[1]。

- メディアの集合場所を設置する
- 現場への立ち入りを制限する
- メディア連絡担当官を配置する
- メディアセンターの開設を検討する
- テレビ・ラジオの速報に合わせて定期的に情報更新を行う
- 公平に対応することを厳守する
- 広範な災害では広報担当責任者を配置する

適切に対応するには，事前の準備が欠かせない。ことが起こってから手を打つようでは，間に合わない。そのために，地域でのDMAT訓練時にメディア対応も加えておきたい。その際，メディア側に事前に意見を求めておくことが好ましい。本物の記者やカメラマンが訓練や事後評価に参加するなどの協力が得られれば，現実味がある効果的な訓練となる。

また，訓練で想定した災害について説明する「広報文（プレスリリース）」を作成してみたり，その広報文をもとに記者の立場で「聞くべき質問」を書き出してみたり，という演習も効果がある。

表Ⅷ-5-1に取材に応じる際の具体的なポイントについて示す。訓練の際などに役立ててほしい。

表Ⅷ-5-1　取材に応じる際の具体的なポイント

メディアがよくする質問
「何が起こったのですか？」
「いつですか？」
「どんなふうに起こったのですか？」
「どうしてそんなことが起こったのですか？」
「救助の状況はどうなっていますか？」
「必要な物（足りない物）は何ですか？」

答える際のコツ
・自分は取材に対応すべき立場なのか，考える．もし，担当者でないなら「○○が担当ですので，そちらで聞いてください」と知らせる
・取材担当者ならば，予想される質問に対し事実や数値をメモにしておく．メディアは人数など，数字にこだわる
・誇張はしない．事実を述べる
・わからないこと，知らないことは「私は知りません」とはっきり答える
・その問いに答えられるほかの人がいるなら，その人を紹介する
・「ノーコメント」とは答えない．答えられない質問なら，「○○の理由で答えられません」とはっきり告げる
・挑発的な質問に乗らない
・専門用語は使わない
・相手が理解しているか，必ず確かめる
・忙しくても，声を荒げず丁寧な態度で簡潔に答える．敵意をもたれて，よいことは1つもない

表Ⅷ-5-2　DMAT側とメディア側の「格差」

	DMAT	メディア
災害医療の知識・経験	豊富	多くの場合乏しい
インタビュー技術・経験	多くの場合乏しい	豊富
最大の関心事	救命	ニュースのための情報収集

留意しておくべきことは，DMAT側とメディア側の「格差」である（表Ⅷ-5-2）．

DMAT側は，メディア側が災害医療に関する知識に乏しいことを十分自覚しておく必要がある．DMAT側がごく単純と思う単語でも，伝わらない．たとえば「クラッシュ症候群」「ステージングケアユニット」「CSM」などの単語はまず通じない．「トリアージ」「広域搬送」なども，真意が伝わらないことが多い．誤解を防ぐためにも，メディアと話し終えたあと，必ず理解できたかどうか確認することが大切である．

一方で，メディアはDMAT側がインタビューを受ける経験に乏しく，不用意な発言をしかねないこ

とをほとんど考慮せず，発言をそのまま受け止める．

このような格差があるからこそ，事前の訓練が重要である．

3　個人情報保護について

安否情報を，できるだけ早く，わかりやすく，広く知らせることは，社会の混乱をできるだけ減らすために欠かせない．

これまで述べたように，大災害が起こったときメディアによる情報提供が社会不安への防災的な役割を果たすことを考えると，安否情報をマスメディアにすみやかに提供することはきわめて重要である．

一方で，2005（平成17）年4月1日から「個人情報の保護に関する法律」（個人情報保護法）が施行され，災害時の医療情報提供について混乱が起こっている．施行直後の2005年4月25日に起こったJR福知山線（宝塚線）脱線事故では，収容した負傷者の名前の公表は医療機関によってさまざまであった[2]．

名前の一覧を張り出すところもあれば，名前の公表に同意した人だけに限ったところもあった．日本

集団災害医学会の特別調査委員会が各病院に行った聞き取り調査では，報道機関への安否情報提供について「対応に苦慮した」「指針がなく悩んだ」「掲示をせず個別対応にしたが，手間がかかり混乱した」などの声があがった。

厚生労働省はこの事故での混乱を受け，以下のようなＱ＆Ａを発表している[3]。

> Ｑ：大規模災害や事故等で，意識不明で身元の確認できない多数の患者が複数の医療機関に分散して搬送されている場合に，患者の家族又は関係者と称する人から，患者が搬送されているかという電話での問い合わせがありました。相手が家族等であるか十分に確認できないのですが，患者の存否情報を回答してもよいでしょうか。
>
> Ａ：患者が意識不明であれば，本人の同意を得ることは困難な場合に該当します。また，個人情報保護法第23条第1項第2号の「人の生命，身体又は財産の保護のために必要がある場合」の「人」には，患者本人だけではなく，第三者である患者の家族や職場の人等も含まれます。
>
> このため，このような場合は，第三者提供の例外に該当し，本人の同意を得ずに存否情報等を回答することができ得ると考えられるので，災害の規模等を勘案して，本人の安否を家族等の関係者に迅速に伝えることによる本人や家族等の安心や生命，身体又は財産の保護等に資するような情報提供を行うべきと考えます。
>
> なお，「本人の同意を得ることが困難な場合」については，本人が意識不明である場合等のほか，医療機関としての通常の体制と比較して，非常に多数の傷病者が一時に搬送され，家族等からの問い合わせに迅速に対応するためには，本人の同意を得るための作業を行うことが著しく不合理と考えられる場合も含まれるものと考えます。

このように，個人情報保護法においては，災害時に重症者の名前や搬送先などの「安否情報」を提供して問題ない，ということである。

混乱を招かないためにも，災害時の個人情報の公表方法などについてマニュアルに含めるなどの準備をしておく必要がある。

しかし，災害の規模や種類，社会に与えるインパクトは千差万別である。マニュアルにこだわって硬直することなく，状況に応じた柔軟な対応をとる必要がある。一刻を争う判断に迫られたとき，一番大事なことは，条文の細かな表現にとらわれることなく「人の生命と社会の安心」を優先するという法の精神を生かすことである。

＜個人情報保護法とは＞

2005年4月1日に全面施行。59条からなる。災害医療にかかわるのは，「第三者提供の制限」を定める第23条である。ここで，個人情報の第三者提供制限の除外要件として，「人の生命，身体又は財産の保護のために必要がある場合であって，本人の同意を得ることが困難であるとき」としている。この法が定義する「個人情報」とは，生存する個人に関する情報であり，特定の個人を識別できるものである（第2条）。名前，生年月日，住所が「個人情報」にあたる。

4 メディアとの良好な関係構築に向けて

今中らは，SARS患者が入院した場合，その病院が被る「風評被害」額を試算した[4]。病室の陰圧管理など，病院の感染対策を知らせていない状況下では，外来患者の敬遠による減収は200万ドルであるが，対策を掲示するなど，適切な情報提供がなされた場合では被害額は3分の2に抑えられた。適切な情報提供は，風評被害を抑える効果を高めることが明らかである。

このようにメディアの力を災害対応に有益なものにするには，メディアとの良好な関係構築が重要である。

積極的な情報提供によってメディアスクラムの弊害を減らし，報道のもつ利点を生かすことができた例として，東日本大震災における石巻赤十字病院の対応を紹介する。

広報担当者であった阿部[5]によると，広報の基

本方針は，
　①石巻の悲惨な状況を伝えてもらう
　②病院や救護チームの活動を理解してもらう
　③今後の課題について問題提起する
の3点であった．

　広報以外の部局の職員にも協力を求め，朝の定例ミーティングもすべてマスコミに公開するなど積極的に情報を発信した．

　このような対応により，記者たちも病院側に協力的であり，阿部は「この結果，災害医療の最前線にある当院や全国から集結した救護チームの活動の様子が報道され，石巻地域の被害状況や問題点などを広く情報発信することができた」とまとめている．

　発災から9日が経った3月20日，80歳の女性と16歳の孫が倒壊家屋の中から救出され，石巻赤十字病院に運ばれたときはメディアが殺到した．しかし混乱は起こらず，救命救急センター前に敷いた規制線にも記者たちは理解を示して協力し，退院の際も患者の希望を聞き入れ大騒ぎにならなかったという．

　大災害を目の前にして，報道に携わる者も，医療に携わる者も「1人でも多く助けたい．被害の拡大を少しでも防ぎたい．生き残った者がよりよい明日に向かえるようにしたい」という気持ちは共通している．

　医療・報道の双方が，互いの役割をよく理解したうえで，馴れ合いではない毅然とした緊張感を保ちながら，よりよい関係を作っていくべきである．互いを知らないまま，むやみに敵視するのは社会にとって不幸である．

　そのためには，DMATの訓練などの際に，地元メディアを「取材するお客」ではなく，災害現場の当事者の一員として参加を求めるなど，日頃からメディアへの対応に慣れておくことが両者にとって有益である．

■ 文　献

1）Advanced Life Support Group 著，Kevin Mackway-Jones 編，MIMMS日本委員会訳：MIMMS大事故災害への医療対応　現場活動における実践的アプローチ．第3版，永井書店，大阪，2014，p145．
2）日本集団災害医学会尼崎JR脱線事故特別調査委員会報告書「JR福知山線脱線事故に対する医療救護活動について」．日本集団災害医学会尼崎JR脱線事故特別調査委員会，2006．
3）厚生労働省：医療・介護関係事業者における個人情報の適切な取扱いのためのガイドラインに関するQ＆A（事例集）．2013年4月1日改訂版，2013．
4）Ishizaki T, Imanaka Y, Hirose M, et al：Estimation of the impact of providing outpatients with information about SARS infection control on their intention of outpatient visit. Health Policy 2004；69：293-303.
5）阿部雅昭：石巻赤十字病院の災害時広報活動（口演）．第47回日本赤十字社医学会総会，2011年10月20日．

Ⅷ ― DMATが知っておくべき災害時の知識

6 災害と精神医療

〔1〕災害に起因する精神症状

1 対応の原則

災害後にはさまざまな精神的症状が生じるが，表Ⅷ-6-1にみられるように，そのほとんどは不安，抑うつ気分，不眠，身体の不定愁訴といった一過性のストレス反応である。また災害が生じていなくても，こうした症状はある程度存在している。これらのうち，正常範囲のストレス症状や軽度から中等度の不安抑うつ症状は，心理的な保護が与えられれば図Ⅷ-6-1のように自然に回復することが多い。すなわち多くの被災者には自律的な回復力（レジリエンス：resilience）が備わっている。

したがって対応の原則は自然回復を促進し，その阻害要因を取り除くことである。そのためには被災者への個別の医療だけではなく，被災地の社会全体の精神健康の回復，地域保健医療との連携が必要である。また支援者自身もメンタルな配慮を必要とすることがある。

災害時のトラウマ体験後の心的外傷後ストレス障害（post-traumatic stress disorder；PTSD）発症に関する調整要因についてのメタアナリシスの結果（表Ⅷ-6-2）からは，トラウマ的体験への曝露の程度，社会的サポートの欠如，二次的ストレスがもっとも強く，一貫した相関を示していた。本人および家族の精神科既往歴，児童期の虐待体験は，それよりは弱いが一貫した相関を示した。過去のトラウマ歴，幼児期の不遇，教育歴の相関は対象集団によって異なっていた。

これらの要因のうち，災害発生後の介入が可能なものは，社会的サポートの提供と二次的ストレスからの保護である。

1. 回復の促進

Brewinらのメタアナリシス（表Ⅷ-6-2）によれば災害後の社会的サポートの提供と，生活ストレスの軽減が精神的回復にもっとも寄与する（効果量0.35～0.40程度）。この原則に基づいて世界保健機

表Ⅷ-6-1 災害と精神疾患

	災害前12カ月有病率	災害後12カ月有病率
重篤な精神疾患（精神病性障害，重症のうつ病，機能障害を呈する不安障害など）	2～3%	3%～
軽度・中等度の精神疾患（軽度・中等度のうつ病や不安障害など）	10%*	20%（ほとんどは時間経過とともに軽快）
"通常の"ストレス症状または影響なし	不明	75%（ほとんどは時間経過とともに軽快）

＊日本での世界精神保健調査（World Mental Health Survey）では7～8%
〔van Ommeren M, Saxena S, Saraceno B：Aid after disasters：Needs a long term public mental health perspective. BMJ 2005；330：1160-1161.より引用・改変〕

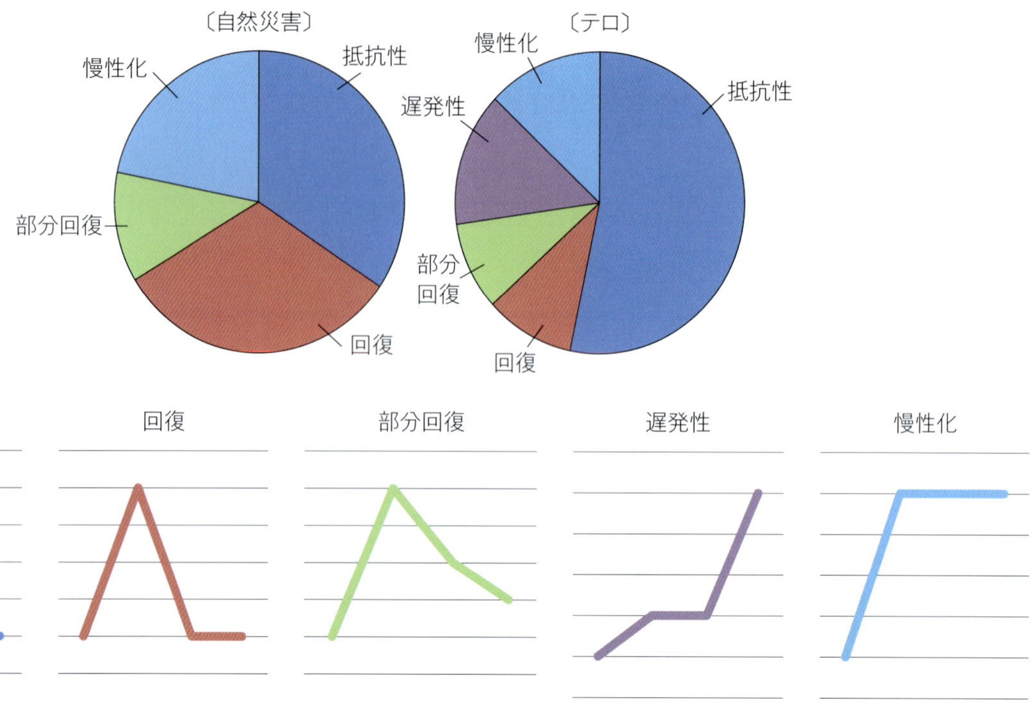

図Ⅷ-6-1 心理的反応のパターンと割合

〔Norris FH, Tracy M, Galea S:Looking for resilience:Understanding the longitudinal trajectories of responses to stress. Soc Sci Med 2009;68:2190-2198. より引用・改変〕

表Ⅷ-6-2 災害時トラウマ体験後のPTSD発症に関する調整要因

リスク要因	研究数	個体数（n）	効果量（r）範囲	平均効果量（r）	95% CI
性別（女性）	25	11,261	−0.04〜0.31	0.13	0.11〜0.15
若年	29	7,207	−0.38〜0.28	0.06	0.04〜0.08
社会経済的階級が低い	18	5,957	0.01〜0.38	0.14	0.12〜0.16
教育の欠如	29	11,047	−0.11〜0.37	0.1	0.08〜0.12
知的レベルが低い	6	1,149	0.08〜0.38	0.18	0.12〜0.24
人種（少数派）	22	8,165	−0.27〜0.39	0.05	0.03〜0.07
精神保健上の経歴	22	7,307	0.00〜0.29	0.11	0.09〜0.13
幼少期の虐待	9	1,746	0.07〜0.30	0.14	0.09〜0.19
過去のその他のトラウマ	14	5,147	−0.05〜0.36	0.12	0.09〜0.15
その他，幼少期の不利な体験	14	6,969	0.09〜0.60	0.19	0.17〜0.21
家系の精神保健上の経歴	11	4,792	0.07〜0.28	0.13	0.10〜0.16
トラウマの重症度	49	13,653	−0.14〜0.76	0.23	0.21〜0.25
社会的サポートの欠如	11	3,276	−0.02〜0.54	0.4	0.37〜0.43
生活のストレス	8	2,804	0.26〜0.54	0.32	0.29〜0.35

これらすべての値が統計学的に有意である（$p < 0.001$）

〔Brewin CR, Andrews B, Valentine JD:Meta-analysis of risk factors for posttraumatic stress disorder in trauma-exposed adults. J Consult Clin Psychol 2000;68:748-766. より引用・改変〕©the American Psychological Association

関（WHO）および関係諸機関によって災害後の心理的応急処置（Psychological First Aid；PFA）が作成され，各国に普及している。災害時に生じる多くの被災者に対して，限られた医療チームが初期対応を行うことは不可能であり，PFAが一般支援者などにも広く普及することが望まれる。

2. 回復の阻害

阻害要因として大きなものには生活再建の遅れ，家族の安否を含む災害情報の混乱などがある。配慮を欠いたかかわりによってトラウマや苦痛が増加する二次的トラウマにも注意が必要である。かつては被災者のトラウマ体験を強いて聞き出そうとする侵襲的なカウンセリング（デブリーフィング）が行われたが，その後のエビデンスによって効果が否定されている。

2 災害後のストレス要因

災害時にはさまざまなライフイベントが生じる。災害に直接関連したもの以外にも，避難生活のなかで家族の葛藤が浮き彫りになるという場合もある。

以下では多くの人々に共通する要因だけを記すが，被災者ごとにさまざまな体験があり，リスク要因が生じている。

1. トラウマ的体験

災害に関して生死にかかわる被害を負う，またその脅威に直面することや，そうした被害を目撃したり家族・知人に生じたことを知らされることをさす。救援者が遺体の確認を強いられたり，業務のために悲惨な映像を繰り返しみること（救援者の惨事ストレス）も含まれる。こうした体験が心的外傷（トラウマ）となって，その記憶が当時の感情とともに何度も想起され，その場に戻ったように感じ，時にはフラッシュバックとして体験されることがある。多くは2，3カ月で自然に軽快するが，被害が甚大であったり，二次的トラウマを受けた場合などは慢性化することがある。

2. 死　別

家族，知人との死別である。当初は茫然とし，死別の現実を否認するが，しだいに現実の出来事として受け入れると強い怒りや悲しみにとらわれることがある。また無気力となり，活動性が低下する。気持ちの高ぶりが収まったあと，深刻な喪失感，悲哀感を感じることがある。また，行方不明の場合は現実を否認する段階が長期化しやすい。とくに犠牲者が出たときには，自分だけが生き残ったことへの負い目の気持ち（サバイバーズ・ギルト〔survivor's guilt〕：生存者の罪責）や，自分が適切に対応できなかったことなどで自分を責める。と同時に，自分がそのような運命に陥ったことへの憤りが，救援者や周囲の者への怒りとなることもある。

3. 社会・生活ストレス

これまでの生活が継続できないことや，避難所や新しい生活環境に適応できないことによるストレスである。避難所の多くではプライバシーの乏しい集団生活を強いられているが，とくに子どもや高齢者，患者などへのケア，避難所での感染症対策などが問題となる。

3 注意すべき急性期の状態像

急性期には精神状態が不安定であり，また自然寛解も多く認められるため，疾患の診断をするよりは状態像として把握するほうが有益なことが多い。災害後に事例化しやすいのは以下のような状態である。

1. 不安緊張型（取り乱しなど）

強い不安のために，落ち着きがなくなり，じっとしていることができない。話し方や行動にまとまりがなくなる。自分のやりかけていたことを忘れたり，関係のないことを始めることもある。動悸，息切れ，発汗がみられることもある。時には興奮して怒ったり，急に泣くなどの，感情的な乱れもみられる。

対応としては，安静，安眠の確保がもっとも重要である。不安の理由となる現実的な問題があればすみやかに対応する。交感神経系の過緊張が背景にあるので，カフェインなどの刺激物の摂取，激しい運動，大音響への曝露などによって増悪することがある。

特殊な病態として以下の病態があげられる。

1) パニック発作

強い不安とともに動悸などの自律神経系症状が強く生じるもの。

2) PTSD

トラウマ記憶の再体験，フラッシュバック，過剰な不安，非現実感（麻痺症状）などが生じる。診断のためには症状の持続が1カ月を過ぎる必要があるので，災害時の急性期にこの診断がつくことはない。

3) 急性錯乱

興奮し，あるいは無動となり，発言と行動にまとまりがない。意識障害，幻覚，妄想のいずれかを有する。感情は易変的で悲哀，高揚気分などが続けて生じる。

2. 抑うつ型（茫然自失など）

抑うつ，悲哀，無感動であり，表情は無表情，応答不良，自らはあまり話さない，必要な対処行動をとれない，家族のケアができない，などの特徴がある。

予期しなかった恐怖，衝撃のために，一見すると思考や感情が麻痺または停止したかのように思われる状態となる。発話や行動が減り，質問に答えず，目の前の必要なことが手につかず，周囲の状況が理解できなかったり，人の名前や顔がわからなくなることもある。本人としては，現実感が失われたり，言葉を言おうと思っても口から出てこないなどの感覚をもっている。

「落ち着いている」などと誤解され，援助が与えられないことがあるが，内心では強い悲しみや恐怖を抱いていることがある。解離反応を伴っている場合が多い。「反応がない」「あまりにも落ち着いている」場合には，この状態を考慮すべきである。なおトラウマを体験している最中やその直後の解離を周トラウマ期解離（peritraumatic dissociation）と呼び，予後不良の要因である。

3. 不 眠

睡眠障害の定義は，日中に眠気が生じ，生活機能が障害されることである。災害後は余震へのおそれなどからしばしば夜間の不眠（断続睡眠など）が生じるが，それは睡眠習慣の変化であって，必ずしも睡眠障害とは限らない。また災害後の断続睡眠は多くの場合，適応的な反応である。震災後の急性期に新たに生じた不眠に対しては，以下の点を説明する。

① 急性ストレス後の不眠は"正常反応"。過度の心配は不要である
② 震災後数日は浅眠でもよい
③ 昼でも夜でも，ウトウトでもよいので眠れるときに眠ればよい
④ 不眠があっても淡々と受け止める。自然に眠れる日が増えてくる
⑤ 日々の生活をこなすことに集中する。いつの間にか不眠のことを考えなくなる

4. アルコール依存

災害ストレスによって災害前からのアルコール依存が顕在化する場合や，新たに発症することがある。過去には医療チームが避難所に酒を持ち込んで被災者に振る舞ったという事例もあるが，言語道断である。なお，不眠のために飲酒をすることは短期的な効果しかなく，中期的には不眠が悪化し，酒量が増えることになる。この点を被災者に教育する必要がある。

5. せん妄

幻覚を伴う睡眠障害，幻視，幻聴，行動異常を伴いやすい。認知症，アルコール症などに合併することがある。徘徊，夜間の叫声，被害妄想を伴うことがある。

6. 身体的原因による精神症状

不安や興奮，不眠，抑うつ気分は身体的原因からも生じるので，その鑑別が重要である。とくに循環器，貧血，甲状腺などの内分泌系，呼吸器の異常，ステロイドの影響がある。また一部の精神科薬では不穏が生じることがある。抗うつ薬による衝動性，攻撃性，焦燥感といった賦活症候群（activation syndrome），抗精神病薬（スルピリドを含む）による静坐不能（acathisia），苛立ちといった錐体外路症状に注意する。

不安惹起性物質として見逃されがちなのはカフェインである。カフェインは不眠だけでなく，不安や興奮の原因ともなる。災害のあとで元気を出そうとしてカフェインの摂取が増えていることが多いので，飲酒・喫煙と並んでカフェインについても必ず問診をし，その作用を説明しておく。

　生活習慣としては，交感神経系を賦活する生活刺激は不安を増悪させる可能性がある。激しい運動，大音量，高温入浴，一部のサプリメントなどに注意する。

7. 身体的原因をもたない不定愁訴（医学的に説明できない主訴）

　身体学的に説明のできない不定愁訴を訴える者は多い。そのほとんどは正常なストレス反応であるが，うつ病などが潜在していることもある。また放射線事故や毒物汚染の場合などは当然身体健康に不安を抱くので，こうした愁訴が増加し，かつ遷延しやすい。しかし身体的影響がないことの証明は困難な場合が多く，精神的な問題であるとの伝達は慎重に行うべきである。

8. 子どもの精神症状

　子どもは言語化ができないため，ストレスが身体症状や，退行（赤ちゃん返り）として出現しやすい。またトラウマ性の不安を打ち消すために，災害などの体験の「ごっこ遊び」をすることがある。それ自体がトラウマの症状であると同時に回復のプロセスでもあるので，不謹慎と咎めてはならない。災害が起きたことや犠牲者が出たのは自分が「悪い子」だったためだ，などの非現実的な思い込みをしていることがあるので，保護者などを通じて明確な説明をする必要がある。家族や家庭，それに代わる養育環境の確保が重要である。

　避難所には子どものための空間がなく，ストレスを生じやすい。とくに発達障害をもっている場合には，興奮や不眠のために避難所で不適応となり，保護者にとってもストレスとなりやすい。

9. 高齢者の精神症状

　高齢者は精神的ストレスによって身体健康が急激に悪化することに注意が必要である。避難所環境への適応力が低く，また遠慮をして要求をしないため，思わぬ健康悪化を生じることがある。体育館などが避難所の場合，トイレは段差のある外部にあることが多く，夜間のトイレ外出への不安から飲水を控え，血栓症のリスクが高まることがある。

4　医療の対象とすべき精神症状

　精神疾患に対してはスティグマが残っている地域も多いので，精神症状の説明は正常ストレスモデルを原則とする。興奮や錯乱のために避難所からの入院が生じた場合でも，周囲の被災者に対しては一時的に取り乱しているので，医師の目からみれば珍しいことではない，と説明をしておく必要がある。

　自然回復を待つべきか，治療を行うべきかの判断は以下を手がかりとする
　①本人が自ら相談，あるいは治療に訪れている。
　　本人の苦痛が大きいか，生活機能に影響がある
　②災害前からの精神疾患の治療継続または増悪
　③症状が増悪傾向にある
　④行動のコントロールができていない

5　不安に対する投薬上の注意

　不安はもっともありふれた症状であるが，治療に際しては以下の点に留意する。上記の多くの症状に対しては抗不安薬が適応となるが，抗不安薬は心理的依存を形成しやすいことに留意する。処方は頓用を基本とし，長期連用を避ける。

　災害後の不安の多くは正常反応であり，時間とともに軽快することが多いことを説明する。

　心理教育としては，①眠気，疲労感による活動性の低下，転倒の危険の説明，②不安を悪化させるような生活習慣，物質の摂取を控えるよう助言，③ゆっくりとした呼吸法，リラクゼーションの指導などを行う。

〔2〕救援者の精神健康

　救援者は，災害時には当然のことながら被災住民の援助を任務とするが，そのためにかえって自分自身の健康の問題を自覚しにくく，また自覚したとしても使命感のために休息，治療が後手に回りやすい。しかしながら，救援者には被災者とは違った形のストレスが生じており，また援助活動後の原職場への再適応についても問題が生じることがある。自身の健康問題に忍従を強いることは，業務の円滑な遂行に支障を生じることにもなりかねない。救援者は十分な健康管理のもとに初めて業務を遂行できるとの認識をもち，救援者についても適切なケアを行うことが必要である。

1 救援者のストレス要因

　救援者のストレス要因としては，以下のようなものがある。

1. 急性期における業務形態が慢性化することによる疲労

　災害直後には不眠不休で援助活動にあたることができるとしても，そうした業務形態が中長期化した場合には疲労の蓄積などの問題が生じうる。また急性期には仕事の枠組みを考えずに活動したとしても，中長期的には各自の役割分担を明確にする必要がある。そうでないと責任を過剰に引き受け，疲弊・混乱する。その結果，いわゆる「燃え尽き症候群」の発生も考えられる。

2. 使命感と現実の制約とのあいだでの葛藤

　多くの救援者は，被災者援助の純粋な使命感に駆られているが，現実にはたとえば消防活動における水の不足などの制約があったり，理想とする援助活動ができないことがある。そのような場合に，使命感と現実の制約とのあいだで心理的な葛藤が生じ，罪悪感や無力感が生じることがある。

3. 心理的な反応として向けられる怒りなどの強い感情

　一般に強い被害を受けた場合，怒りや罪責などの感情的な反応が被災者に生じるが，人為災害の場合にはとくに怒りが強くなる。しかし直接に有責任者に怒りを向ける機会は得られないために，身近な救援者に怒りを向けることが少なくない。救援者がその怒りを自分個人に向けられたものと感じたときには，救援者にとって非常なストレスとなる。前項で述べたように，業務の遂行に制約があると感じたときには，いっそうの罪悪感を抱いたり，業務への忌避感情が生じることがある。

4. 惨事ストレス，災害現場の目撃により生じるトラウマ反応

　救援者は一般住民よりも，災害の悲惨な光景や犠牲者の遺体などを目撃する可能性が高く，そのことによってPTSDなどのトラウマ反応が生じる可能性がある。

5. 自らも被災者である場合

　被災地内からの救援者にあっては，とくに家族，知人に被災者が出た場合，そのケアを犠牲にして住民の援助活動にあたることになり，心理的な緊張・疲労感をもたらす。

6. 被災地への出向に伴う問題など

　被災地外からの出向者の場合，睡眠，食事などに不適応を生じたり，日常的に行っているストレスへの対処行動（趣味，運動など）が不可能になるため，ストレスが蓄積しやすい。また，災害とは関係のない家族の問題などを抱えているケースもあり，出向が長期化した場合には，それが顕在化することもある。とくに出向の期限が不明確な場合には，このストレスが大きくなる。

〔3〕 こころの健康についての調査

1 自己記入式質問紙

　精神症状に関しては多くの自己記入式質問紙が用いられているが，多くは病院患者を対象として妥当性が検定されており，カットオフ値は事前確率の影響を受けている。また被災者を対象として妥当性検定が行われたものはない。そのため，こうした質問紙を地域の被災者に用いると，false positive が頻発することになり，その結果が報じられて社会不安が増強するといったことも実際にあった。災害時には，自己記入式質問紙は同一個人あるいは集団の状態の縦断的把握のために用いるべきであり，別途妥当性が検証されない限りは，精神疾患の有病率を推定するために用いることは推奨されない。

2 調査倫理

　災害時のメンタルな問題への関心の高まりを受けて，被災者のメンタルに関する調査が頻繁に行われるようになった。東日本大震災では，同じ被災者が異なる支援チームから連日質問紙を渡され，「死にたいと思うか」などの項目に回答を求められた挙げ句，地元保健師の訪問を拒否するという事例も起きている。また，倫理委員会を経ていないデータ収集目的の調査も行われた。このような事例に遭遇した場合は，倫理的な手続きの正当性を被災者に代わって確認することが支援となる。

■ 文　献

1) マシュー・J・フリードマン，テレンス・M・キーン，パトリシア・A・レシック編，金吉晴監訳：PTSDハンドブック：科学と実践，金剛出版，東京，2014.
2) 日本ユニセフ協会，国立精神・神経医療研究センター精神保健研究所災害時こころの情報支援センター：子どもに優しい空間（Child Friendly Space）．2013.
http://saigai-kokoro.ncnp.go.jp/cfs.html
3) WHO 他（国立精神・神経医療研究センター監訳）：心理的応急処置（サイコロジカル・ファーストエイド：PFA）．2013.
http://saigai-kokoro.ncnp.go.jp/who.html
4) 前田正治，金吉晴編：PTSDの伝え方：トラウマ臨床と心理教育，誠信書房，東京，2012.
5) 國井修編：災害時の公衆衛生：私たちにできること，南山堂，東京，2012.
6) 金吉晴編：心的トラウマの理解とケア，第2版，じほう，東京，2006.

＊その他各種ガイドライン・マニュアル等は，国立精神・神経医療研究センター精神保健研究所災害時こころの情報支援センターホームページ参照.
http://saigai-kokoro.ncnp.go.jp/

Column　心理的応急処置（PFA）とは

　心理的応急処置（Psychological First Aid；PFA）とは，災害後の精神健康に関する医療的な介入ではなく，自律的な回復を促進するための心理社会的な支援のメソッドをさす。先行研究によって回復のためには社会的サポートの提供と，災害後の生活ストレスの軽減が有効（メタアナリシスによる効果量0.35～0.40）[1]であることが推測されていることを踏まえ，こうした要素を強化するための包括的な支援を行うことが目的である。心理という表題になっているが，実際には被災者の心理状態を踏まえ，適切な応答のスキルを身につけたうえでの，生活や社会面での支援も重視されている。
　PFAは一般的な名称であり，世界には20以上のPFAが存在する。災害派遣精神医療チーム（DPAT）で取り入れられているのはWHO版であり，その開発には精神医療の研究者だけでなく，アフリカなどで難民支援をしているNGOなどが参加した。そのため多くの救援者にとって理解しやすく，使いやすいもの

となっている。
　基本理念は見る，聞く，つなぐ，の3点であり，加えて子ども，障害をもつ人々，救援者チームのセルフケアなどの項目がある。このそれぞれについてさまざまな状況のなかでどのように対応すべきかを4～6時間の研修を通じて身につけることが望ましいが，概要を学ぶためにはWHOで作成されたマニュアルの日本語版[2]をダウンロードすることができる。

■ 文　献
1) Brewin CR, Andrews B, Valentine JD：Meta-analysis of risk factors for posttraumatic stress disorder in trauma-exposed adults. J Consult Clin Psychol 2000；68：748-766.
2) WHO他（国立精神・神経医療研究センター監訳）：心理的応急処置（サイコロジカル・ファーストエイド：PFA），2013.

Column: 災害派遣精神医療チーム（DPAT）とは

　災害派遣精神医療チーム（Disaster Psychiatric Assistance Team；DPAT）は，実態としては阪神・淡路大震災（1995〔平成7〕年）以来，被災自治体の首長の依頼を受けて派遣されてきた心のケアチームと代わらないが，東日本大震災（2011〔平成23〕年）のあとで，心のケアチームの常設化が図られ，2分の1事業によって経費が国から支出されることとなった。また2011年12月に災害時こころの情報支援センターが発足し，被災県の支援と今後の災害の準備としての研修，情報支援態勢の整備にあたることとなった。その後2013（平成25）年4月1日にDPATという呼称と活動要領が厚生労働省によって定められた。
　これまでの活動を踏まえてDPATにおいて改善された点は，以下のとおりである。
　①自治体の責任者の明確化
　統括DPATと呼ばれる担当者を都道府県・政令市に設置し，DPATの立ち上げ，維持の責任と監督体制を明確化した。多くは精神保健福祉センターなどの地元精神医療の中核的な人材が担当している。
　②一般医療対応との連携
　従来は精神医療は福祉分野とみなされていたために，被災自治体の医療対策本部に精神医療関係者が招集されず，精神医療と一般医療対応との連携が不十分であったが，厚生労働省の課長通達によって医療対策本部に精神医療関係者の参加が可能となった。
　またDMAT，日本医師会，日本赤十字社などと連携し，とくにDMATとは研修の相互乗り入れを実施するなど，被災地での総合医療活動における連携を図っている。
　③情報データベースの整備
　東日本大震災では厚生労働省の管轄だけでも約60の心のケアチームが被災地で活動をしたが，相互の情報共有が乏しく，チームによって活動の実態に濃淡があった。そこでウェブでの活動記録データベースとして災害精神保健医療情報支援システム（Disaster Mental Health Information Support System；DMHISS）を設置し，各チームの相談状況などがその日のうちに自動集計され，共有されるシステムを構築した。また派遣依頼，派遣準備状況，派遣地域の割り付けなどもこのシステムによって行うことが可能となっている。
　④研修活動の整備
　従来より精神医療関係者への研修は厚生労働省，国立精神・神経医療研究センターによって活発に行われてきたが，発災時のシミュレーション，対策本部の立ち上げ，DMHISSによるデータ集約など，より実践的な対策本部機能に関する研修を行っている。
　⑤その他
　東日本大震災をはじめとする過去の災害事例から明らかとなったニーズに対して，効果的な対応，そのための研修，制度的な検討を継続している。

Ⅷ — DMAT が知っておくべき災害時の知識

7 肺塞栓症（いわゆるエコノミークラス症候群）

1 肺塞栓症とは

　肺塞栓症とは，肺動脈が閉塞する疾患で急性と慢性がある。災害時に発生するのは急性肺塞栓症で，その原因は下肢深部静脈血栓症（deep vein thrombosis；DVT）が90％以上である。また精査すると，DVTの70％以上で肺塞栓症を合併していることなどから，最近ではDVTと肺塞栓症は同一の疾患（静脈血栓塞栓症）とされている。

　これまで日本人のDVTや肺塞栓症の頻度は欧米人に比べて少ないとされてきた。しかし日本人においてもDVTの予防がされていない場合の人工関節術後のDVT頻度は欧米人と変わらないことが報告され，さらに他の術後でも少なくないことが判明し，現在では術後のDVT予防は保険適用も認められるほど一般的になっている。このことは食および生活習慣の変化により日本人でもDVTが少なくないことを示している。また全国7市町村において広報やホームページなどで一般住民に呼びかけて下肢静脈エコー検査を実施したところ，1,501人中63人（4.2％）に下腿のDVTを認めた。この結果には選択バイアスがあるとはいえ，日本人においても高率にDVTが発症する傍証といえよう[1]。

　一方，災害後の肺塞栓症が問題にされたのは，2004（平成16）年の新潟県中越地震からである。震災後の車中泊避難生活により肺塞栓症が発生した。避難時に運転席や助手席などの座席に座った状態での車中泊による肺塞栓症は，長時間フライトによるいわゆるエコノミークラス症候群（肺塞栓症）を想起しやすかったことから，この疾患の存在と理解が急速に広まった。ただし，欧米の論文や新聞報道ではエコノミークラス症候群は肺塞栓症よりも広い概念で，単に肺塞栓症だけでなく下肢のDVTによる続発症を示しており，卵円孔開存（patent foramen ovale；PFO）などの右左シャントが原因の奇異性脳塞栓症も含まれている。

2 災害後の肺塞栓症

1. 車中泊における肺塞栓症

　最近の調査では，新潟県中越地震後2週間以内に12人の症候性急性肺塞栓症の発症があり，そのうち6人が死亡している。これは術後の重症肺塞栓症に匹敵する高い死亡率である。興味深いことに，第二次世界大戦中の1940年にロンドンの地下鉄避難所に避難した17万人のうち突然死した24人（1万人当たり1.4人）が剖検により肺塞栓症で死亡したことが報告されており[2]，新潟県中越地震では約10万人の避難者のうち半数の約5万人が車中泊していたと考えられ，頻度がほぼ一致する。また，新潟県中越地震2週間以内に発症した肺塞栓症12人中11人が女性で，死亡も全員女性であった（表Ⅷ-7-1）。死亡した年齢は46～50歳と高齢ではなく，そのうち3人は睡眠薬や安定剤を使用しており，夜間にトイレに行っていなかった。2007（平成19）年の新潟県中越沖地震後に行った調査でも，DVTの発症は女性で男性よりも有意に多い（1.5倍）ことが判明しており，震災後車中泊における肺塞栓症の危険因子として，女性，夜間トイレに行かない，睡眠薬・安定剤の使用などが考えられ，年齢は関係ないことが示唆された。

　一方，2012年に起こったイタリア北部地震被災地における2013年のDVT調査では，女性でDVTが多くみつかることはなく[3]，これまでの欧米の報告においても女性のほうが多いというものはない。したがって，わが国において震災後に女性でDVTが多いことは，トイレを我慢するために水分制限するという日本女性の行動様式によるものが大きい可

Ⅷ　DMATが知っておくべき災害時の知識

表Ⅷ-7-1　新潟県中越地震後の症候性肺塞栓症

年齢・性別	車中泊数	車種	座席	発症日	予後	安定剤・精神薬	夜間トイレ歩行等
79歳女	14日	普通	後部	11/7	生存	なし	あり
76歳女	2日	普通	後部	10/25	生存	あり	あり
75歳女	3日			10/31	生存		
64歳女	5日			10/28	生存		
60歳女	14日	普通	後部	11/7	生存	なし	あり
50歳女	6日	軽自動		10/29	死亡	あり	なし
50歳女	2日			10/25	死亡		
48歳女	5日	ワゴン	運転席	10/28	死亡	あり	なし
47歳女	5日			10/28	死亡		足が不自由
46歳女	2日			10/29	死亡		
43歳女	4日	軽自動	後部	10/27	死亡	あり	なし

能性がある。

　新潟県中越地震後に肺塞栓症を発症した車中泊数は2～14日とさまざまで，死亡例の車中泊数も2～6日とさまざまであった（表Ⅷ-7-1）。

2. 震災後の下腿静脈エコー検査

　呂らは，致死的肺塞栓症の原因は下腿のヒラメ筋静脈にできた血栓から進展して大きくなった血栓によるものであることを報告している[4]。欧米では以前からヒラメ筋静脈から発生した血栓が危険であるとされていた。

　そこで筆者らは，新潟県中越地震後から被災地で肺塞栓症予防のために下腿静脈のエコー検査を行ってきた（写真Ⅷ-7-1）。この方法を中越メソッドと呼んでいる。筆者らは震災7～14日後に小千谷市の車中泊避難者に対して下腿の下肢静脈エコー検査を行ったところ，69人中21人（30.4％）に下腿静脈のDVTを認め，すべて3連泊以上の被災者であった。したがって，震災後に座席に座った状態の3連泊以上の車中泊避難では高い頻度で下腿静脈のDVTが発生する可能性が高いが，2連泊でも肺塞栓症により死亡した被災者もいたことから，連泊では危険性があると考えられる。なお，実際の新潟県中越地震被災地の車中泊者数は不明であるが，少なくとも震災4～5日後に5万人はいたことから（新聞報道より），DVT頻度が30％とすれば被災地域

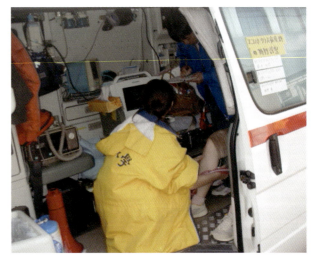

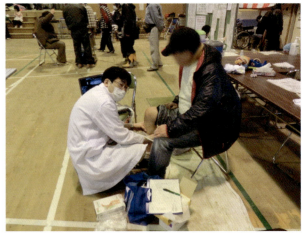

写真Ⅷ-7-1　肺塞栓症予防のための下腿静脈のエコー検査（中越メソッド）

上：新潟県中越地震，下：東日本大震災

表Ⅷ-7-2　東日本大震災後の避難所におけるDVT陽性率（重複あり）

期日	場所	検査人数	DVT数	DVT陽性率(%)
3.13	宮城県栗原市	6	0	0
3.14	宮城県栗原市	8	0	0
3.15	宮城県登米市	12	0	0
3.17	宮城県登米市	8	1	13
3.19	宮城県南三陸町	9	4	44
3.19	山形県山形市	123	14	11
3.20	宮城県登米市	11	1	9
3.20	宮城県石巻市	19	6	32
3.22	宮城県東松島市	10	4	40
3.23	宮城県東松島市	9	5	56
3.24	宮城県南三陸町	10	4	40
3.25	宮城県登米市	5	2	40
3.26	宮城県山元町，亘理町	30	6	20
3.26	宮城県名取市，岩沼町	37	3	8
3.27	宮城県石巻市	21	8	38
3.30	宮城県石巻市	62	32	52
3.31	福島県福島市	65	9	14
4.1	宮城県石巻市	33	10	30
4.2	福島県福島市	9	2	22
4.3	宮城県石巻市	24	5	21
4.3	宮城県石巻市	25	5	20
4.3	岩手県陸前高田市	74	2	3
4.4	宮城県石巻市	25	4	16
4.6	宮城県石巻市	44	16	36
4.8	新潟県新潟市	82	9	11
4.9	宮城県石巻市	29	10	35
4.9	新潟県長岡市，小千谷市	105	13	12
4.10	新潟県柏崎市	44	2	5
4.10	宮城県石巻市	27	10	37
4.11	宮城県石巻市	24	4	17
4.11	宮城県栗原市	61	9	15

では15,000人を超えるDVTが発生した可能性がある。逆にDVTのうち無治療では0.1%程度に症候性肺塞栓症を合併するとされていることから12,000人以上のDVTが発生したことになり，推定される震災時の車中泊数から計算される数字（15,000人以上）と比較的近似している。したがって，震災後に座席に座った状態での連泊車中泊では約30%以上にDVTが発生する可能性があると考えられる。

一方，2011（平成23）年の東日本大震災では，発災8〜14日後の厳しい環境の避難所において，新潟県中越地震後と同様にエコー検査によるDVT検査を行ったところ，避難者の30%以上にDVTがみつかる避難所が多かった。したがって後述するように避難所でもDVTの危険性があり，とくに厳しい環境の避難所では車中泊に匹敵する危険性があると考えられた。

3. 避難所におけるDVT

筆者らは新潟県中越地震被災者のDVT検査を地震直後から毎週行っていたところ，避難所生活のみを経験した者でもDVTが多いことが判明し，翌年長岡市の循環器外来患者で検討したところ，DVT

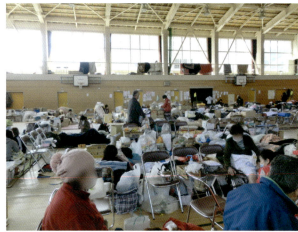

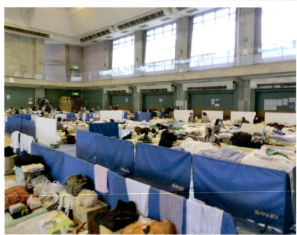

写真Ⅷ-7-2 東日本大震災の三陸沿岸避難所（上）と新潟県避難所（下）

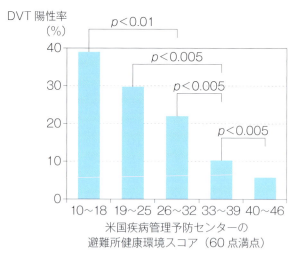

図Ⅷ-7-1 東日本大震災における避難所健康環境スコアとDVT陽性率

発生のオッズ比は車中泊避難生活と避難所生活でほぼ同じで，自宅避難よりも有意に1.4～1.5倍高いことが判明している。また，DVTの発生は車中泊と同様に避難所避難でも3泊以上で有意に高くなることも判明した。したがって現在多くの自治体があらかじめ計画している学校の体育館などを使用した避難所生活では，車中泊と同程度の下腿静脈のDVTが発生する可能性があることになる。能登半島地震〔2007（平成19）年〕7日後では避難所避難者146人中8人（5.5％），新潟県中越沖地震7日後では456人中31人（6.8％）[5]，岩手・宮城内陸地震〔2008（平成20）年〕7日後では41人中5人（12.2％）[6]と高い頻度になっていた。

東日本大震災ではこれまでに経験したことがない厳しい環境の避難所が多く存在し，震災後1ヵ月以内の検査で避難者の半数以上にDVTを認めた避難所もあった（表Ⅷ-7-2）。したがって震災後は避難所でもDVTが発生し，厳しい環境の避難所ほど多いことが示唆される。

4. 避難所環境とDVT

米国疾病管理予防センター（Centers for Disease Control and Prevention ; CDC）は災害時避難所の健康環境アセスメントスコア表をホームページで公開している。このスコアは0点から最高60点であり，高いほど健康環境が良好であることを示す。

東日本大震災の避難所をこのスコアで評価し，スコアとDVT陽性率の相関を示したのが図Ⅷ-7-1である。米国とわが国の避難所は大きく異なるが，スコアとDVT陽性率は有意に逆相関した。このなかには新潟県に避難した原発事故被災者の避難所も含まれている。したがって，遠隔地に避難しても避難所の環境が厳しければDVTが発生しやすいことがわかる。実際に同じ時期の新潟県にある原発事故避難所と宮城県石巻市の避難所では様相はほとんど同じであり（写真Ⅷ-7-2），DVT陽性率は原発事故避難所でも高かった。よって遠隔地避難所であっても環境をよくしなければDVTは予防できない[7]。

5. 震災後のDVTと関連する二次的健康被害

図Ⅷ-7-2のように新潟県中越地震被災地ではいまだにDVT陽性率が高く，日本人一般の4.1％よりも高い。したがって震災後のDVTは慢性化しやすいことが示唆され，長期間存在しつづける，またはいったん消失しても再発し慢性反復性になりやすいと考えられる。

7 肺塞栓症（いわゆるエコノミークラス症候群）

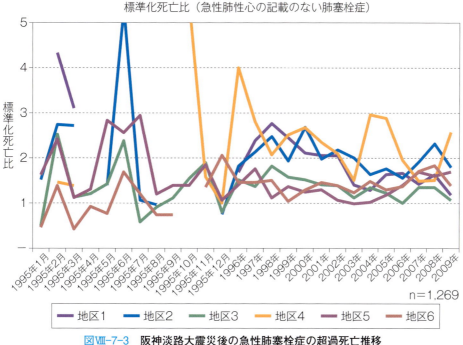

図Ⅷ-7-3 阪神淡路大震災後の急性肺塞栓症の超過死亡推移
1994年を1.0としている

〔文献9）より引用〕

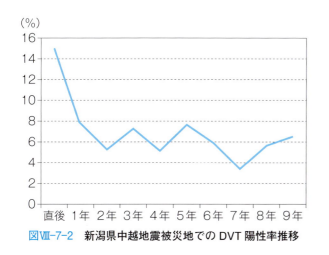

図Ⅷ-7-2 新潟県中越地震被災地でのDVT陽性率推移

またDVTが原因の肺塞栓症発症増加も震災後に長期間遷延するものと考えられる。図Ⅷ-7-3は阪神・淡路大震災後の被災地市町村における急性肺塞栓症による死亡者の1994（平成6）年に対する超過死亡率の推移であるが、震災から14年経過しても低下していない[8]。阪神・淡路大震災でも厳しい環境の避難所が多数あったことからDVTが多発していた可能性があり、そのため肺塞栓症が多かったものと推測される。

2013（平成25）年の新潟県中越沖地震検診において下腿静脈DVTがみつかった30人に肺血流シンチグラフィーを行ったところ、28人（93.3％）に無症候性の肺塞栓症が認められ、そのうち2人は区域性異常の肺塞栓症であった。一方、Sorensenらはデンマークにおける肺塞栓症とDVT患者5,000人を20年間追跡調査し、その結果、15年以上経過しても脳梗塞と心筋梗塞の罹患率が有意に高いことを報告している[9]。そこで新潟県中越地震8年後のDVT検診において検討したところ、DVT保有者ではDVT発見後の脳梗塞および一過性脳虚血発作（transient ischemic attacks；TIA）をオッズ比で4.0倍（95％ CI：2.04～7.93）、心筋梗塞および狭心症をオッズ比で2.0倍（95％ CI：1.07～3.67）有意に多く発症していた[10]。

DVTが直接に脳梗塞や心筋梗塞の原因となっているかどうかは不明であるが、ある程度関係している可能性は否定できない。したがって震災後のDVTは急性肺塞栓症の原因となるばかりでなく、慢性期の脳梗塞や心筋梗塞の原因になる可能性もあることから、DVTは予防が重要である。

6. 災害救援者における危険性

被災地で活動する警察官、消防士、ボランティア、もちろんDMATなど災害救援する側にも被災者と同様に肺塞栓症が発生する危険性を指摘したい。新

潟県中越地震では，40歳代の警察官が道路封鎖の監視をするためにパトロールカーの中で寝泊まりを3回行ったのち下肢腫脹を訴え受診し，超音波検査でDVTを認め，肺血流シンチグラフィーで広範囲の肺塞栓を認めた。

病院とは異なり被災者と災害救援者の医学的相違はほとんどなく，救援者も被災者と同じような車中泊を行えば肺塞栓を発症し，避難所で長期間寝泊まりすればDVTを発症する危険性があるので十分注意が必要である。米国では災害時に被災者のみならず消防士など救援者にも簡易ベッドを配布している。今後は災害救援者の健康被害防止も考慮する必要がある。

3 災害時の肺塞栓症の予防法

1．DVTの予防

前述したように肺塞栓症の90％以上は下肢のDVTによることから，下肢DVTの予防が重要である。予防法としては，①食料・飲料水の確保による脱水の予防，トイレの確保（被災者はトイレが少ないと飲水しなくなる），②座席での車中泊や窮屈な場所での寝泊まり，とくに連泊をしない，③下肢打撲した場合にとくに気をつける（打撲した被災者でDVTが多い。血管損傷によると考えられる），④弾性ストッキング（ハイソックスタイプでよい）を着用する，などがあげられる。とくにDMATなど災害救援者にはぜひ弾性ストッキングを日頃から準備用品に入れていただきたい。被災者はもちろん，DMAT自身の身を守るためでもある。

2．簡易ベッドの使用

長期化する避難生活では早期に簡易ベッド使用が必要である。わが国で広く行われている床に直接寝る，いわゆる雑魚寝は先進諸国の避難所ではみられず，アジアでも少ない。世界標準の避難所は病院と同じくベッドの使用である。この理由は3つある。1つは，避難所の床は清潔ではないことである。床に直接寝ることで埃を吸ったり虫に刺されたりしやすい。東日本大震災では津波肺とよばれる津波で運ばれた粉塵を吸ったことで発症した肺炎が多発した。ベッドは，床からの距離をおくことで粉塵を吸うことを少なくできる。2つ目は床からの高さがあることで足を投げ出して腕で身体を支えて立ち上がることができ，雑魚寝に比べ立ち上がりやすくなる。このことは東日本大震災で多数の段ボール製簡易ベッドを導入した福島の体育館などでのアンケート調査で明らかになっている。立ち上がりやすいことから活動性がよくなり，トイレにも行きやすくなるため水分制限もしなくなり，DVTの危険性も少なくなる。3つ目は環境改善である。簡易ベッドで寝床が上がることで布団などが乾燥し臭いが少なくなる。また簡易ベッドは寝るとき以外は椅子や机として使用できることから，とくに食事の際に食器を床に直接置かずにすむことから食事もしやすく気分もよくなる。アンケート調査でも「生活が普通に戻った」という意見があった。

前述した1940年のロンドン大空襲では，市民の多くが地下鉄駅構内に雑魚寝をしたことから肺塞栓症による死亡が前年の6倍増加した。そのためロンドン市は簡易ベッドを20万台導入し，その後，肺塞栓症による死亡は減少した。このように避難所における簡易ベッドの使用は文化的背景のみならずこうした教訓が生かされているとみるべきで，わが国でも早急に避難所への簡易ベッドの導入を考慮すべきである。

＊

震災後の避難生活で発生するDVTは，震災直後の肺塞栓症のみがクローズアップされているが，一度発生したDVTは遷延する頻度が高く，それによって震災後年余にわたって後遺症のように続発症を生じさせる危険性がある。したがって避難生活においてさらにDVT頻度が下がるように予防対策を考えていく必要がある。

■ 文　献

1) 榛沢和彦：日本人一般住民における深部静脈血栓の頻度及び地域差の調査．2014年度科学研究費事業研究成果報告書，2014．
2) Simpson K：Shelter deaths from pulmonary embolism. Lancet 236：744, 1940.
3) 榛沢和彦，岡本竹司，土田正則，他：イタリア北部地震1年後の下腿深部静脈血栓症陽性率：震災後の車中

泊との関連. 日本集団災害医学会誌 2013;18:440.
4) 呂彩子, 谷藤隆信, 景山則正, 他:院外発症の肺動脈血栓塞栓症による突然死51例の病理形態学的検討. 脈管学 2003;43:627-632.
5) 榛沢和彦, 岡本竹司, 佐藤浩一:中越沖地震におけるDVT頻度. Ther Res 2008;29:641-643.
6) 榛沢和彦, 岡本竹司, 佐藤浩一, 他:岩手・宮城内陸地震のDVT頻度:避難環境との関連. Ther Res 2009;30:572-574.
7) 榛沢和彦:避難環境と深部静脈血栓症;東日本大震災による検診結果から. 臨床血液 2012;53:246-252.
8) Sørensen HT, Horvath-Puho E, Pedersen L, et al:Venous thromboembolism and subsequent hospitalization due to acute arterial cardiovascular events: A 20-year cohort study. Lancet 2007;370:1773-1779.
9) 三菱総合研究所:厚生労働省科学研究費補助金(健康安全・危機管理対策総合研究事業)災害・重大健康被害危機発生時・発生後の対応体制及び健康被害抑止策に関する研究「災害・重大健康被害危機発生時・発生後の対応体制及び健康被害抑止策に関する研究」平成22年度総括・分担研究報告書. 2011, pp201-228.
10) Hanzawa K, Okamoto T, Aoki K, et al:Japanese Below the Knee DVT(BK-DVT)after Earthquake Relates Cardiovascular and Cerebral Ischemic Disease. 第78回日本循環器学会抄録集, 2014.

Ⅷ ─ DMATが知っておくべき災害時の知識

8 被ばく医療

　放射線被ばくの特徴は，①放射線は目にみえないため被ばくしたかわからない，②症状が出現するまで時間を要する，③測定機器により放射線は測定が可能，などである。DMATが高線量地域で活動することは想定されないかもしれないが，後から活動地域の線量が高かったことが判明したり，原子力災害の患者や避難住民に対応する可能性もあるため，被ばく医療について概説する。

1 被ばく医療の基本的知識

1．放射性物質・放射能とは

　いくつかの元素は，放射線を放出して他の元素に変化（放射性崩壊）する性質をもつ。たとえば，セシウム-137はβ線やγ線を放出してバリウム-137に変わる。また，ヨウ素-131もβ線，γ線を放出してキセノン-131に変化する。このような元素（放射性同位元素）からなる物質が放射性物質であり，放射線を放出して他の物質に変わる性質（能力）のことを放射能という。

2．放射線の種類

　放射性物質が放出する放射線にはアルファ（α）線，ベータ（β）線，ガンマ（γ）線などがある。α線はウランやラジウム，プルトニウムなどから放出される。ウランやプルトニウムは原子炉の燃料棒に多く含まれ，核燃料再処理施設などで扱われている。α線は物質を通り抜ける力は弱く，空気中では数cmしか届かず紙1枚で止められるが，電離作用は強力なので体内に取り込まないように注意する。
　β線は原子炉内の核分裂反応で生成されるストロンチウム-90やヨウ素-131，セシウム-137などから放出される。透過力はα線より強いがアルミ板などで止められる。皮膚にβ線を浴びると基底細胞まで達し，熱による熱傷とは異なる熱傷様皮膚を呈するためβ線熱傷と呼ばれる。
　γ線はコバルト-60，ヨウ素-131，セシウム-137などから放出される。透過力は強く遮蔽には分厚い鉛，鉄，コンクリートなど比重の重い物質が必要である。X線検査で使用する薄い鉛入りプロテクターでは十分な遮蔽はできない。電離作用はα線に比して弱いが，大量のγ線が体内を透過するとDNAを損傷し障害が発生する。
　中性子線は臨界状態などで発生する。他の放射線よりも透過力が強く，遮蔽には水や分厚いコンクリートなどが必要である。

3．放射線の単位

　放射能や放射線の線量，または被ばく線量を表すのにいくつかの単位が使用される。

1）放出されている放射線を測定するときの単位

（1）放射能の強さを表す単位ベクレル（Bq）

　放射性物質が1秒間に他の物質に変化（崩壊）する原子の数を表すのがベクレル（Bq）で，放射能の強さを表している。1Bqは1秒間に1個の原子が他の原子に姿を変えていることである。しかし，この崩壊をみることはできないため，サーベイメータ（放射線測定機器）で崩壊時に放出される放射線を測定する。

（2）測定器で表示される単位cpm（count per minute）

　測定器に1分間に入ってきた放射線の数（量）を表している。この数値から放射能（Bq）を算出するには換算係数，測定器の窓面積などを使用した専門的な計算が必要なので，この換算は専門家に依頼するとよい。

2) 浴びた放射線線量（被ばく線量）を測定するときの単位

(1) 吸収線量グレイ（Gy）

放射線のエネルギーがヒトや物質にどのくらい吸収されたかを示す単位を吸収線量といい，グレイ（Gy）で表す．1 Gyとは，1 kgの物質が放射線を浴びて1ジュールのエネルギーを吸収したことである．

(2) 実効線量シーベルト（Sv）

実効線量は放射線が人体に与える影響の程度を示す．単位はシーベルト（Sv）で吸収線量に放射線荷重係数と組織荷重係数を掛けて算出される．実際の現場では1,000分の1のミリシーベルト（mSv）や100万分の1のマイクロシーベルト（μSv）が多用される．1時間に受ける実効線量を示すときにはSv／時で表す．

4. 放射線による人体影響

1) 急性障害と晩発障害

放射線被ばく後，数週間以内に現れる急性障害は，悪心・嘔吐，下痢，皮膚紅斑・潰瘍，脱毛，リンパ球の減少などである．被ばく後，数ヵ月から数十年後に現れる晩発障害は胎児の障害，白内障，がん，遺伝的影響などである．

2) 確定的影響（組織反応）と確率的影響

ある線量を超えると組織に障害が発生し，線量が大きくなるほど重篤な障害を生じることを確定的影響（組織反応）といい，この境界の線量を閾値という（表Ⅷ-8-1）．これとは別に，被ばく線量の増大に比して障害発生の確率が大きくなることを確率的影響という．確率的影響には閾値は存在しない．

3) 人体影響が生じる被ばく線量

閾値のない確率的影響では，100mSv未満の低線量被ばくで障害が発生することを医学的に証明することは困難である．現在，100mSv以上の被ばくでがん発生の確率がわずかに増大することが広島・長崎の原爆被ばく者の長期調査で明らかになっている．

表Ⅷ-8-1 被ばく線量と確定的影響（組織反応）

リンパ球減少	0.25 Gy
悪心・嘔吐	1 Gy
男性の一時的不妊	0.1 Gy
女性の一時的不妊	0.65～1.5 Gy
男性の永久不妊	3.5～6 Gy
女性の永久不妊	2.5～6 Gy
脱毛	3 Gy
皮膚紅斑	3 Gy
白内障	2 Gy

※γ線の場合，GyとSvは同じと考えGyをSvに置き換えてもよい

閾値のある確定的影響では，全身被ばくと局所被ばくとで発生する障害は異なる．

日本人は自然放射線から年間2.4mSv被ばくしている．成田とニューヨークを飛行機で往復すると宇宙線などにより100～200μSv被ばくする．ブラジルのガラパリで生活をするとおおむね年間10mSvの被ばくをするが，がんの発生増加は認められていない．また，胸部X線検査での被ばくはおおむね0.06mSv，CT撮影では5～30mSvである．ヒトの身体の中にも成人男性で約7,000Bqの放射性物質があり，常に微量の放射線を放出している．

5. 線量限度

1) 一般公衆の線量限度

国際放射線防護委員会（ICRP）は一般公衆の年間被ばく線量の限度を1mSvと定めている．これは毎年連続して被ばくしたとしても閾線量よりも十分低く，一般社会でも許容できる程度の線量として設定されている．「限度」と表現されるが，1mSvを超えると人体障害が生じるという意味ではない．この限度は原子力事業者に対して周辺に居住する住民の被ばく線量を低減させるために課した限度である．

2) 医療従事者の線量限度

放射線業務に従事する医療従事者の線量限度は，電離放射線障害防止規則により5年間で100mSv，1年間では50mSvを超えないこと，眼の水晶体等価線量限度が150mSv／年，皮膚の等価線量限度が500mSv／年，女性に関しては3ヵ月につき5mSv

を超えないことと規定されている。

3）防災業務における線量限度

　災害応急対策活動などでの防災業務関係者の被ばく線量は 50mSv が上限である。総務省消防庁の「原子力施設等における消防活動対策マニュアル」では通常の消防活動では 10mSv を，人命救助等の緊急時活動では 100mSv を限度としている。また，福島第一原子力発電所事故における 30km 圏内で復旧作業等にあたる自衛隊員の累積被ばく線量の上限は，50mSv（女性隊員は 3 カ月間で 5mSv）とされ，活動中に 30mSv（女性隊員は 3mSv）を超える可能性がある場合は帰還線量を考慮して活動を中止することとされていた。

6. 放射線からの防護

1）被ばく線量の低減

　放射線から身体を守る放射線防護の 3 原則は，①被ばく時間の短縮，②遮蔽，③放射線物質からの距離を離すである。γ線は防護服などでは遮蔽できないため，防護には被ばく時間の短縮と線源から離れることが有効である。放射線線源が点とみなせる場合，放射線の強さは距離（m）の 2 乗に反比例する。

2）放射性物質の身体付着と体内取り込み防止

（1）防護衣の着用

　汚染のある患者を受け入れるとき，また，原子力災害時の汚染のある地域に入るときは，自らの身体に放射性物質を付着させないために気密性の高い防水性のディスポーザブルの手術着やタイベック®などの防護衣を着用する。この防護衣ではα線の遮蔽はできてもγ線の遮蔽はできない。自らの身体に付着した放射性物質を自宅などへ持ち帰ると長期にわたり被ばくするため，これを防止するために防護衣を着用する。

（2）呼吸防護具の装着

　放射性物質を吸入・経口摂取すると体内が汚染し内部被ばくする。放射性物質が飛散している現場ではフィルター付きのマスクを，医療機関で汚染患者を受け入れる場合には手術用マスクなどを使用し，体内への吸入を防止する。

（3）禁飲食・禁煙

　放射性物質が飛散・付着している場所で経口摂取や喫煙すると，体内に放射性物質を取り込む可能性があり，現場では禁飲食・禁煙である。

2 被ばく医療の実際

1. 汚染と被ばくを区別する

　体の表面に放射性物質が付着した状態が汚染（図Ⅷ-8-1a）である。汚染の有無により対応が異なってくるので，汚染の有無の区別が重要である。

1）汚染のない被ばく患者への対応

　被ばくには，体外の放射性物質から放射線を受ける外部被ばく（図Ⅷ-8-1b）と，体内に取り込んだ放射性物質から放射線を受ける内部被ばくとがある（図Ⅷ-8-1c）。外部被ばくでは，被ばく線量が大きくなると患者の身体影響が強く現れるが，外部被ばくの患者を診療する医療従事者が被ばく（二次被ばく）することはないので平素どおりの医療を行えばよい。体内に放射性物質を取り込み内部被ばくしている患者でも，患者の体組織が遮蔽体となるため医療従事者に健康障害をきたす二次被ばくは生じない。

2）汚染のある患者への対応

　汚染患者は体表面に付着させた放射性物質を周囲に撒き散らす可能性がある。このため，汚染患者の搬送や診療は床や医療器具をビニールシートなどで養生して行う。また，防護衣やマスクなどの呼吸防護具を着用する。汚染患者に対応する医療従事者の二次被ばく線量は次項に記載するようにきわめて微量であるが，個人線量計で自らの被ばく線量をモニタする。

2. 汚染患者対応時の二次被ばく

　汚染患者に対応したときの医療者の二次被ばく線量を求めてみる。コバルト-60 で全身に 100,000 cpm（約 300 Bq/cm^2）の汚染がある患者（170cm,

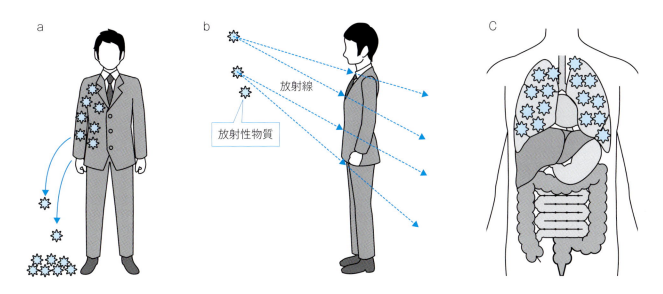

a:汚染。体表面に放射性物質が付着している状態で周囲に放射性物質を撒き散らす危険性がある。b:外部被ばく。体外の放射性物質から放射線を浴びること。c:内部汚染と内部被ばく。体内に放射性物質を取り込んだ状態で、その放射性物質から内部被ばくする

図Ⅷ-8-1 汚染,外部被ばく,内部汚染と内部被ばく

70kg,体表面積 1.81m^2）に 30cm の距離で 1 時間接していたと仮定する。汚染を点線源とすると Q MBq の γ 線源から r メートルにおける 1 時間当たりの被ばく線量（実効線量率）は，Q × 実効線量率定数 /r^2（μSv/h）で与えられるので，実効線量率定数 0.305μSv・m^2/（MBq・h）のコバルト-60 での上記の汚染では二次被ばく線量は約 18μSv となる。ちなみにセシウム-137 の実効線量率定数は 0.0779 で，コバルト-60 より小さい。全身が汚染している患者に対応しても二次被ばく線量はこのように少ないため，除染よりも救命医療を優先する。

3. 汚染・被ばく患者への対応

1）準備

(1) 必要な資機材と個人装備

患者対応の場所が災害現場であるか医療機関内であるかにより準備は異なるが，いずれの場合も汚染患者に対応するときの装備は同じである。防護衣，手袋（二重にして外側が汚染したらすぐ取り替える），マスク，その場所の放射線量測定のため空間線量率測定器，汚染を検査する表面汚染測定器，自身の被ばく線量を測定するアラーム付きの個人線量計，汚染拡大防止のための養生資材，除染に必要な資機材，検体採取用の資材などを準備する。準備すべき装備を表Ⅷ-8-2 に示す。

(2) エリア分け

多数患者に対応するためには，除染が必要かを判断する Pre Decon triage エリア，除染エリア，除染後のトリアージを行う Post Decon triage エリア，診療エリアを設定する。Pre Decon triage と除染エリアは汚染区域なのでウォームゾーンとし，除染後の非汚染区域はコールドゾーンとする。ウォームゾーンでの活動は特別な訓練を受けた医療関係者が担当する。

2）サーベイと除染とトリアージ

(1) Pre Decon triage

Pre Decon triage は，除染の要否および除染方法と優先順位を決めることで，体表面の汚染検査（サーベイ）を実施して判断する。ただし，救命処置が必要な重症患者では除染よりも救命処置を優先するので Pre Decon triage，除染などは後にする。なお，多数患者で迅速な対応が困難な場合は，代表の数名をサーベイし全体の汚染状況を推定する。

Pre Decon triage では，マスク，手袋，防護衣などを着用し，汚染拡大防止のための養生を事前に行

表Ⅷ-8-2　必要な装備

各個人の装備

1. 使い捨てキャップ（または手術用帽子など）
2. ゴーグル（またはシールド付きマスク，フェイスマスクなど）
3. 手術用マスク（高濃度にヨウ素-131が飛散しているときは全面マスクなど）
4. 撥水性靴カバー
5. 手袋（ゴムまたはプラスチック）
6. 防護服（撥水性ディスポ手術着やタイベックスーツなど）
7. 個人線量計（アラーム付きがよりよい）

汚染患者対応時に必要な装備

1. 放射線測定機器（体表面汚染検査用，空間線量率測定用など）
2. 汚染拡大防止用の養生資材（養生用ビニールシート，養生用テープ，ろ紙シートなど）
3. 資料採取用資材（スメア用綿棒，シャーレ，スピッツ，ビニール袋など）

除染に必要な資機材

1. 水（微温湯）と生理食塩液
2. 洗浄水を貯留する容器（バケツなど）
3. ガーゼ
4. 洗剤・シャンプー・オレンジオイル
5. ウエットティッシュ（ウエットペーパーなど）
6. 膿盆
7. 洗浄用注射器（20～50ml）
8. 長鑷子
9. 資料採取用資材
10. 汚染検査用サーベイメータ（要養生）

う。また，エリア内の空間線量率も以下のように測定する。

（2）空間線量率の測定

Pre decon triage エリアや除染エリアでは，空間線量率を測定する。空間線量率はその場所に1時間滞在したときに浴びるγ線による放射線量を表している。JCO 事故のような臨界事故では中性子線も測定する。測定器は，空間線量率が $30\mu Sv/h$ 以下では NaI（Tl）シンチレーション式サーベイメータを使用し，それ以上では電離箱式サーベイメータを使用する。

空間線量率は患者到着前に測定しバックグランドとして記録する。患者到着後にも適宜，測定を繰り返す。もしそのエリアの空間線量率が高い場合は，被ばく線量の上限を定め，上限線量を空間線量率で除して活動許容時間を求めて時間管理を行う。防災業務関係者の被ばく線量上限は 50mSv なので，活動後の帰還時にも被ばくすると仮定し，上限を 30mSv とすると，空間線量率が $10\mu Sv/h$ の場所では 3,000 時間の活動が許容されることになる。

（3）身体汚染検査

Pre Decon triage での汚染検査では，β線表面汚染検査用の GM 管式測定器（GM サーベイメータ）を使用する。測定は表面から 1cm の距離で 1 インチ（約 3cm）1 秒の速さでサーベイメータを移動させて汚染の程度と面積を測定する。サーベイメータは汚染しないように薄手のビニール袋やラップなどで養生する。このラップが汚染したら新しいラップと交換し，汚染したラップは廃棄物保管容器に入れる。創傷がある場合は創傷部の測定を優先する。なお，α線を放出する放射性物質ではα線用の ZnS シンチレーション式測定器を使用する。

原子力災害で多数患者（住民）対応時に，除染を行うかの判断は「原子力災害対策指針」（後述）に示されている OIL-4 で行う。OIL-4 では，原子力災害初期に 40,000cpm を超えるときは除染を行うとされている。

GM サーベイメータによる計数率（cpm）を表面

汚染密度（Bq/cm^2）に換算するには，機器ごとの換算係数を使用した計算が必要なので放射線管理要員などの専門家に依頼する。また，労災事故などで患者が少なく全身状態が安定していて余裕がある場合は，可能な限り除染を行う。電離放射線障害防止規則では，管理区域からの退出基準は，4Bq/cm^{2}以下（α線を放出する核種は0.4Bq/cm^2）である。

除染の方法は，歩行可能な場合は立位での乾的除染か水除染を，歩行が不可能な場合は臥位での乾的除染か水除染を選択する。

なお，汚染検査時に，口角，鼻腔，傷口を滅菌綿棒で拭い検体として保存する。このスメア検体は放射性物質の体内への取り込み（体内汚染）の判断に参考になり，さらに核種同定や線量評価にも役立つ。また，便，尿，嘔吐物などの排泄物も内部汚染の評価に使用されるので保存する。

(4) Decontamination（除染）

除染担当者はマスク，二重の手袋，防護衣，個人線量計を装着する。

除染の方法には，脱衣を主とした乾的除染と，脱衣とシャワーなどによる水除染があるが，多数の患者や住民に対応するときには原則，乾的除染を行う。衣服が汚染していた場合は脱衣させ，この衣類をビニール袋などに入れて保管する。健常な皮膚に汚染があった場合はまず湿ったガーゼやタオルで拭き取り，再度，汚染検査を行う。汚染が残存する場合は中性洗剤などを浸したガーゼなどで再度拭き取りを行う。何回か拭き取っても汚染レベルが変化しないときは汚染を撒き散らす可能性は低いと考え，除染を終了する。

創部汚染では創部から放射性物質が吸収されるので，健常部よりも優先して除染を行う。汚染創は注射器に入れた生理食塩液や滅菌水で洗浄する。現場で十分な除染ができないときは，創部を滅菌ガーゼで覆い医療機関へ搬送する。医療機関では，局所麻酔を行ったあと，創部のブラッシングやデブリードマンなどによる除染を行う。いずれの場合も，除染に使用した洗浄水，ガーゼ，注射器などは再利用をせず，汚染物としてビニールなどに入れて保管し，放射線管理要員などに対応を依頼する。局所の汚染の場合，立位でシャワー浴びると全身に汚染が拡散するので注意を要する。

(5) Post Decon triage

放射性物質による汚染が除去されたあとは平素の医療対応が可能となるので，Post Decon triageでは，一般の災害時と同様に治療の優先順位を判断するためのトリアージを行う。

3) 治療と被ばく線量の評価

Pre Decon triageの段階で呼吸，循環，意識などのバイタルサインに異常がある場合は，汚染検査，除染は後にして救命処置を優先する。汚染患者に救命処置を行うエリアも事前に養生し，医療者も手袋，マスク，防護衣，個人線量計などを使用する。また，患者の体表面に付着している放射性物質が空気中に飛散する可能性がある場合，汚染部位を濡れタオルなどでウエットにすると空気中への浮遊を少なくできる。呼吸，循環などが安定したら汚染検査，除染を行う。汚染を除去したあとの非汚染状態では平素と同様の救急診療を行う。

被ばく患者の診療では，被ばく線量の推定に役立つ情報は積極的に収集する。初期には臨床症状が出現しないことが多いが，悪心・嘔吐，下痢，頭痛，発熱，皮膚発赤・紅斑の臨床症状はその出現時期が被ばく線量の推定に役立つ。災害現場ですぐに嘔吐，下痢，意識障害，高熱がみられたら8Gy以上の致死的被ばくがあったと推定される。臨床症状と推定線量について表Ⅷ-8-3に示す。また，血液中のリンパ球数の測定と染色体分析も線量推定の重要な方法なので，血液検体も保存する。

3 緊急被ばく医療から原子力災害医療へ

東京電力福島第一原子力発電所事故後の2012（平成24）年9月に新たに原子力規制委員会が発足した。同委員会は緊急事態における防護措置を確実にするため「原子力災害対策指針」を策定した。この対策指針は，原子力災害の特殊性，防護措置に関する考え方，緊急時のモニタリング，緊急事態の応急対策など災害医療関係者に役立つ内容が記載されている。以下，DMAT隊員が知っておくべき内容につ

表Ⅷ-8-3 臨床症状と推定線量

被ばく線量	1〜2 Gy	2〜4 Gy	4〜6 Gy	6〜8 Gy	8 Gy＜
重症度	軽度	中等度	重症	非常に重症	致死的
嘔吐の発現時期と頻度	2時間以降，10〜50%	1〜2時間後，70〜90%	1時間以内，100%	30分以内，100%	10分以内，100%
下痢の発現時期と頻度	なし	なし	3〜8時間で軽度，＜10%	1〜3時間で重度，＞10%	数分〜1時間に重度，ほぼ100%
頭痛	軽度	軽度	4〜24時間に中等度	3〜4時間で重度，80%	1〜2時間で重度，80〜90%
意識障害	正常	正常	正常	意識障害の可能性あり	数秒〜数分で意識なし，＞50Gyで100%
体温	正常	1〜3時間で微熱，10〜80%	1〜2時間で発熱，80〜100%	＜1時間で高熱，100%	＜1時間で高熱，100%

〔「原子力安全委員会緊急被ばく医療のあり方について」より引用・改変〕

いて概説する。

1. 緊急事態区分とEAL

原子力緊急事態はその進展に応じて準備段階，初期対応段階，中期対応段階，復旧段階の4段階に区分された。なかでも初期対応段階は防護措置を適切に実施するため，以下の3つに区分された。

1）警戒事態

公衆への放射線による影響はないが，原子力施設で異常事態が発生した（可能性がある）事態で，緊急時モニタリングや要配慮者（高齢者，乳幼児，妊産婦，障害者，外国人など）に対して避難などの防護措置を準備する。

2）施設敷地緊急事態

原子力施設において公衆に影響をもたらす可能性がある事態で，周辺地域（PAZ内）では避難などの防護措置の準備を始める。要配慮者はこの段階で避難を開始する。

3）全面緊急事態

原子力施設において公衆に影響をもたらす可能性が高い事態で，周辺地域（PAZ内）では避難や安定ヨウ素剤服用などの防護措置を開始する。

4）緊急時活動レベル（EAL）

上記の緊急事態区分に該当するかを原子力事業者が判断するための基準として緊急時活動レベル（Emergency Action Level；EAL）が定められている。EALでは原子力施設立地道府県において震度6弱以上の地震および大津波警報の発令は警戒事態に該当する。また，原子力災害対策特別措置法第10条に該当する事態は施設敷地緊急事態に，第15条に該当する事態は全面緊急事態に該当する。

2. EPZからPAZ，UPZへ

以前は原子力発電所から10kmが防災対策を重点的に充実すべき地域（Emergency Planning Zone；EPZ）として指定されていた。しかし，新しい指針では，原子力発電所から5kmを予防的防護措置を準備する区域（Precautionary Action Zone；PAZ）と指定し，全面緊急事態となったら放射性物質放出前に避難，安定ヨウ素剤服用などの防護措置を直ちに行うとされている。また，5〜30kmまでを緊急時防護措置を準備する区域（Urgent Protective Action Plannig Zone；UPZ）として指定し，この区域では環境モニタリングなどの結果に基づき防護措置を準備する。

3. 汚染の基準 OIL-4

以前のスクリーニングレベルは，表面汚染密度 40 Bq/cm^2（GM サーベイメータで 13,000cpm）であった。この値は安定ヨウ素剤予防服用の指標である小児甲状腺等価線量 100mSv に相当するためであった。福島第一原子力発電所事故では，バックグランドの上昇などの理由から国際原子力機関（IAEA）の皮膚の急性障害などを防止するための基準の 10 万 cpm（皮膚から 10cm での線量率 1μSv/h に相当）がスクリーニングレベルとして当初は使用された。汚染物質は，事故直後は短半減期の放射性ヨウ素が主体であったが，時間の経過とともにより長い半減期の放射性セシウムが主体となったためスクリーニングレベルは 13,000cpm（40Bq/cm^2）に引き下げられた。

新しい指針では，IAEA の基準に準拠して，避難や除染などの防護措置を実施する基準として空間線量率や表面汚染密度などの測定結果を活用する運用上の介入レベル（Operational Intervention Level；OIL）が定められた。除染を行う基準は OIL-4 で示され，原子力災害発生初期には β 線で 40,000cpm（約 120Bq/cm^2）を，1 カ月後には 13,000cpm（40Bq/cm^2）を超えるときには除染を行うとされた。

4. 安定ヨウ素剤の服用

放射性ヨウ素は，体内に取り込まれると約 10～30% は 24 時間以内に血液を介して甲状腺に集積する。安定ヨウ素剤を服用すると甲状腺へのヨウ素の取り込みが抑制されるため，放射性ヨウ素が吸入される前の 24 時間以内または直後に服用すると放射性ヨウ素の甲状腺への集積は 90% 以上抑制される。16 時間以降に服用しても効果はほとんどない。また，服用した安定ヨウ素剤は 72 時間後にはほとんどが排出される。

以前は小児甲状腺予測等価線量が 100mSv を超えるときに安定ヨウ素剤を服用するとされていた。近年の IAEA の安全基準ガイドラインなどでは，最初の 7 日間の小児甲状腺等価線量が 50mSv に達する場合には服用するとされている。しかし，緊急時に 7 日間の小児甲状腺等価線量の測定や予測は困難であるため，全面緊急事態となった場合には PAZ 内の住民は国の指示のもと安定ヨウ素剤を予防服用することとなった。また，避難前に服用するための緊急時配布は難しく，PAZ 内の住民には事前に配布されることとなった。

防災業務関係者の安定ヨウ素剤の服用については，放射性ヨウ素が飛散している地域で活動する場合は服用が推奨されるが，過剰の服用は甲状腺機能の低下を招くおそれもある。福島第一原子力発電所事故では，専門家の指導のもと初回 100mg，翌日以降 50mg 連日で服用されていた。

被ばく医療では，正しい知識と必要な装備を備え平時から訓練を行うことが必要である。

VIII — DMATが知っておくべき災害時の知識

9 公衆衛生

〔1〕感染症サーベイランス／感染防御

　わが国は，災害大国として地震や台風などの自然災害の猛威にさらされることが多い。その際，被災地あるいは避難地域における感染症への対策も，二次的な被害を減少させるために必要となってくる。東日本大震災（2011〔平成23〕年）では，筆者らは被災地域における感染症情報の収集の体制作りを試みたがまったく十分なものではなかった。幸いにも同震災後には，感染症が顕著な医療・公衆衛生上の問題にならなかったと考えられるが，とくに発災後間もない時期の感染症対策については，現場からの情報収集や対策への活用について課題が多かったとの声を多く聞いた。その理由として考えられることの1つは，災害発生後の感染症対策に対して，発災後間もなく現地入りする自衛隊の医療救護チームやDMATなどとの連携体制が十分に構築されていなかったこと，もう1つの理由としては，そもそも現地入りする医療従事者が，治療のみならず，のちの防疫に関する情報収集の担い手であるということの認識をもつことに対するトレーニングが十分にされていなかった，ということであろうと考えられる（厚生労働科学研究費補助金「自然災害時を含めた感染症サーベイランスの強化・向上に関する研究（研究代表者：谷口清洲）」2012年度報告書）。その点に対して本項が貢献するものであってほしいと願うものである。

　本項においては，DMATが国内で出動する災害後の状況において，個々の感染症への治療ではなく，主に防疫，すなわち予防の視点からの，その後の感染症対策にどのようにつなげていくことが期待されるか，ということを中心に述べる。また，避難所における感染症対策として必要と考えられる項目について，東日本大震災の経験より列挙する。災害の規模としては激甚災害がもっとも考慮されるが，近年増加傾向にある巨大台風や洪水などの被害，中規模の地震などを含めて，DMATや自衛隊のチームなどが出動する災害をすべて含むことが有用であると提案する。

1 すべての災害に共通すること—災害後感染症対策におけるDMATの役割

　これらの多様な災害の特徴や避難者の状況に応じた特性を考えて，サーベイランスや対策を構築する必要があるが，単純に，災害後の感染症を以下のように大別してみたい。
　①災害そのものに起因（地震や津波などの創傷や溺水に関連）する感染症
　②避難者が密集した集団生活を送ることが原因となる感染症
　DMATには災害直後～初期の被災地において，外傷など急性の疾患を主な対象として救命に直結する医療活動が期待されている。そこには感染症も含まれる場合があるかもしれないが（上記①），とくに災害後の感染症対策においては，二次的な災害の予防（防疫）として流行につながるような事象（上記②）の芽を早期に摘むことが重要である。
　DMATに限らず，災害に派遣されるすべての医療・保健従事者が，治療のみならず，のちの防疫への視点（公衆衛生的な視点）にも立って，対応が必要な感染症の事象を迅速に把握し，情報を伝え，優先順位をもって対応していくことにつなげることが

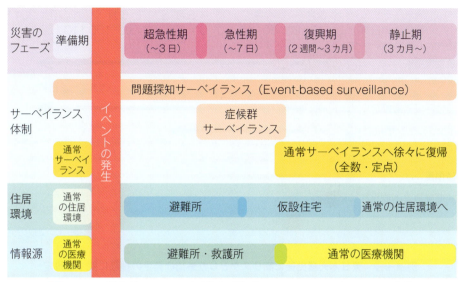

図Ⅷ-9-1 災害後のフェーズ区分と感染症サーベイランスシステムの推移
〔Arima Y, Matsui T, Partridge J, et al：The Great East Japan Earthquake：A need to plan for post-disaster surveillance in developed countries. Western Pac Surveil Response J 2011；2：3-6. より引用・改変〕

2 DMATに知ってほしい「問題探知サーベイランス」（EBS）の考え方

　図Ⅷ-9-1で，災害後の全期間を通して必要とされているのが，とにかく何らかの問題や異常の発生が探知された場合に連絡を行い，迅速な対応を行うことを第一の目的とした，世界的にはEBS（Event-based surveillance）として知られるサーベイランスのシステムである。ここでは，理解をしやすくするために，「問題探知サーベイランス」と称することとする。

　「問題探知サーベイランス」では通常のサーベイランスのように疾患の数を数えて報告する必要はなく，「問題となる事例」あるいは「問題につながる可能性のある」事例について報告し，対応を行うので，新しい特別なシステムを構築する必要はない。検査などによる疾病名も不要である。原因はよくわからないけれども高齢者が相次いで死亡した，嘔吐下痢起こす人が続出した（人数不明），発熱を訴える人が多く，なかには入院を要する人もいる，などの「問題」を探知し，情報を共有するのである。災害後の，医療・公衆衛生資源や医療従事者が非常に乏しくなった現場にとっては負担が最小限で済む利点がある。一方で，異常と判断されることがなければ報告されないので対応が遅れる可能性がある。すなわち，現場の担当者（DMATや医療チームなど）が，その後に発生するかもしれない問題の芽に対していかに鼻を利かして感じ取れるか，が鍵となる。問題の芽，としてアセスメント（評価）する方法（感染症リスクアセスメント）は，実際にはもう少し複雑であるが[1]，以下に2点のみをあげる。これらは重複することがある。また，「問題探知サーベイランス」により必要と考えられる連絡内容の例を表Ⅷ-9-1に示す。1つのポイントとしては，このサーベイランスによる情報をどこに上げるか，ということである。報告先としては自治体（災害対策本部など）の公衆衛生部局（保健所を含む）がもっとも考えられる。

　①地域・避難所で流行する感染症が発生している可能性があると考えられる場合
　　→集団の密度，流行時期，寒冷環境，衛生環境，当該ワクチン接種状況などを考慮する
　②防疫上重要な感染症が発生していると考えられる場合
　　→重症度が高い感染症，罹患率が高い（感染性が高い）感染症などを考慮する

　具体的に注意し，対応すべき災害後の感染症の種類やリスクについては，災害が発生する地域や時期的な要因も含めて評価（アセスメント）されるべき

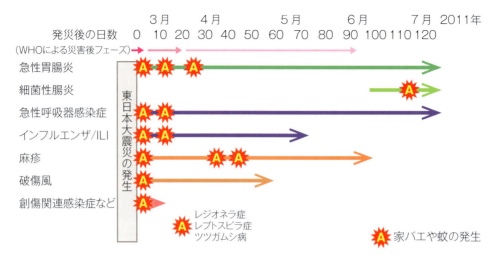

図Ⅷ-9-2 東日本大震災後に高リスクとした感染症発生の推移に関する推定

A：アラート発出
ILI：Influenza-like illness（インフルエンザ様疾患）

表Ⅷ-9-1 「問題探知サーベイランス」により必要と考えられる連絡内容の例

- 報告者氏名・連絡先
- 避難所名（市・町・村）
- 発生時期（いつ頃から）
- どんな症状で，および人数（小児？ 高齢者？）
- 重症者，死亡者の有無
- 収容者概数（全体のみでも可）全体約　　　人
- 現場より必要と思われる公衆衛生・医療上の支援の内容

である（＝リスクアセスメント）。2011年3月の東日本大震災後の国立感染症研究所による経時的なリスクアセスメントを図Ⅷ-9-2に示す。このなかでA印が付されているのは，注意すべきアラート（＝A）としてそれぞれの感染症に対して国立感染症研究所が注意を促したタイミングを表している。季節が冬→春→夏へと変わっていくなかでリスクの高いとされた感染症の種類が変化していることに注目されたい。災害発生直後は創傷や溺水に関連する感染症（破傷風やレジオネラ症を含む）の問題が非常に大きいものの，すぐにノロウイルス（実際にはヒト-ヒト感染症が多い）を含む食品媒介感染症の問題，そしてインフルエンザを含む呼吸器感染症の問題へと移行し，夏季になると細菌性腸炎や衛生害虫の問題が発生してくる，という評価を経時的な情報収集を行いながら実施し，適時アラートを発した。懸念された麻疹については，首都圏での小流行はみられたものの，被災地域への波及はほぼなかった。

3 「問題探知サーベイランス」以外の問題探知の考え方（症候群サーベイランスを中心に）

災害後に用いられるサーベイランスについては，先の「問題探知サーベイランス」は超急性期から急性期にもっとも有用であるものの，全期間を通して実施することが有用であるとした（図Ⅷ-9-1）。災害のフェーズに合わせて，それ以外のサーベイランスの実施内容を以下のように大別してみる。

①初期（超急性期～急性期）：迅速ではあるが，かなり大雑把なデータ収集の方法に基づく，最低限の問題の評価実施時期（問題探知サーベイランスが中心）。
②中期（急性期～慢性期）：シンプルであっても信頼に足る情報源からのデータが得られるようになった時期（避難所などを中心とした症候群サーベイランスの実施）。
③後期（復興期～静止期）：さらに状況が進み，通常のサーベイランスをベースにした問題検出が徐々に可能となった時期。

東日本大震災では中期（急性期～慢性期）に，被災地に多数設置されていた避難所を中心にその後の流行や集団発生が予想される感染症に対し症候群

表Ⅷ-9-2　DMATから次の医療チームへの感染症対策に関する引き継ぎのポイント

- 災害の種類・発生時期，災害からの時間経過によって問題になる感染症が違う
- 地域ごと避難所ごと，問題になる感染症が違う
    - ▷避難所のタイプが違う（体育館・集会場，部屋が多数ある施設，自宅）
- 早期発見（「問題探知サーベイランス」の考えを標準化する）
- 感染症が発生したときの具体的な対応策を立てる
    - ▷有症状者への対応，とくにインフルエンザ・感染性胃腸炎患者発生時（隔離策・予防策）
- 予防策の確認・周知・徹底が重要
    - ▷手指消毒，咳エチケット
    - ▷集団発生時，有症者対応としてのポータブルトイレの洗浄（次亜塩素酸ナトリウム），便座はアルコール清拭
- 自治体などの職員（派遣を含む）が感染症対策に労力を割くことが難しい
- いかに実効性をもたせるか
    - ▷自治体などの職員（派遣を含む）との協力が不可欠
    - ▷避難所にある資材で　シンプル・全員が遵守できる
- 対策の継続性
    - ▷医療援助チームは短期滞在であり，次の医療援助チームへの引き継ぎをどのように行うか
- 持ち込まれる感染症に注意，また，医療スタッフ自体が感染症を持ち込まない
    - ▷支援に入る医療スタッフの感染防御のための予防接種は以下のとおり。とくに，麻疹（麻疹風疹混合ワクチンを推奨）（2回）は必須。インフルエンザ，A型肝炎，破傷風にはあらかじめの接種が推奨される
- 医療資材の制限（ライフライン〔水〕）
- 職員・避難者のストレスに配慮する

サーベイランスの実施が検討された。一部実施した避難所では数十人から場合によっては1,000人を超える規模のさまざまな年齢層の人々による集団生活が行われていた。症候群サーベイランスは，施設内での感染症を疑わせる発熱や下痢などの症候群の発生を早期に探知し，迅速に対応することを目的に，疾病名ではなく，発熱や下痢などの症候群をサーベイランスすることで異常を探知するシステムであるが，発症者数を把握する必要があり，若干手間がかかる。東日本大震災では実際には，管轄保健所が中心となり，各避難所単位の情報収集が行われた場合がほとんどであった。

災害発生時において，情報収集の中心が医療チームが対象とする各救護所・診療所となる場合もあると考えられる。今後，システムの進化や普及が進み，DMATが急性期以前の活動のなかでも症候群サーベイランスを迅速対応のツールとして用いる場合には，防疫に対してより重要な役割を担ってくる可能性がある。

4　避難所における感染防御対策全般

避難所として利用される施設にはさまざまなタイプ，規模があり，学校や公民館などの公共施設，被害が少なかった家など，その環境はさまざまであるが，感染防御の観点からは，避難所とは，①居住空間を共有している，②トイレ・水道など衛生設備を共有している，③時に人が密集した環境である，ということから感染症の集団発生のリスクをはらんでいると考え備えるべきである。避難所で発生するのは風邪・インフルエンザなどの呼吸器感染症，下痢などを引き起こす消化管感染症など一般的な感染症が多くを占め，基本的には一般の家庭や学校などで行われている手指衛生，咳エチケットを行うようにすればよい。DMATが主に活動する超急性期〜急性期は，避難所の整備が端緒についた時期にあたると考えられる。そのような場合には，アルコール手指消毒剤を利用できるようにするなど状況に応じた対策が必要になる。DMATが現場に入るときに，次の医療チームへ引き継ぎを行っていくことを考慮するが，その際のポイントは表Ⅷ-9-2のとおりで

あり，これらを踏まえた対応が必要となる。これらは，「臨機応変」「実効性・具体性・継続性」「避難者への配慮」という言葉に集約することができるかもしれない。

■ 文 献
1) 砂川富正，岡部信彦：感染症サーベイランス．國井修編，災害時の公衆衛生：私たちにできること，南山堂，東京，2012．
2) 国立感染症研究所感染症情報センター（現感染症疫学センター）．東日本大震災─被災地・避難所における感染症リスクアセスメント．
http://idsc.nih.go.jp/earthquake2011/risuku.html

〔2〕 ラピッドアセスメント（迅速評価）

1 ラピッドアセスメントとは

ラピッドアセスメント（迅速評価：rapid assessment）とは，資金，人，手段など投入できる資源が限定され，また一刻も早く情報を必要とする状況下で，可能な手法を駆使しながら，優先度を考慮して，必要な情報を効果的・効率的に収集・分析するプロセスである。

緊急事態ではさまざまな場面・時期にラピッドアセスメントを活用できるが，被災状況が不明な時期に支援ニーズを把握するために行われる発災初期の調査（初期アセスメント〔initial assessment〕）にラピッドアセスメントがとくに有用であるため，初期アセスメントをラピッドアセスメントと呼ぶこともある。

2 ラピッドアセスメントの実際

1．目 的

緊急事態においてラピッドアセスメントはさまざまな目的で使用されるが，DMATとの関連では被災者の命・健康にかかわるニーズ，リスク，現地の対応能力を把握することがラピッドアセスメントの重要な目的である。

発災後の時期により被災者のニーズは変化するため，時期・フェーズに合わせた具体的なラピッドアセスメントの目的設定が必要である。とくに，医療・介護・介助，その他特別な配慮の必要な人々の同定，水・衛生，居住環境，食事と栄養などのニーズ把握が初期アセスメントでは重要な目的となる。

2．時 期

目的にもよるが，初期アセスメントは発災後できる限り早い時期，突発型災害では12～24時間以内，それ以外では2～4日以内に実施することが望ましい。大規模災害では被災地へのアクセスが困難で，1週間以内に系統的な初期アセスメントができないことも多いが，断片的であっても情報を収集し，それをつなげる努力がすでにラピッドアセスメントとも呼べる。アクセスが可能になりしだい，すみやかにより系統的なラピッドアセスメントの準備を行う必要がある。

広域災害の場合には，すべての地域で同時期にラピッドアセスメントを実施できない場合もあり，優先性，緊急性の高い順に場所を選んで実施することもあるが，資源が少ないなかでもできるだけ早く状況とニーズ把握をするのがラピッドアセスメントの目的であることを忘れてはならない。

復旧・復興期でも，早急に状況・ニーズ把握が必要な場合にはラピッドアセスメントが用いられることもある。

3．主 体

初期アセスメントは，災害対策本部から派遣される調査チームと現場で対応している災害対策関係者が共同で実施するのが望ましい。しかし，大規模災

害では現地の災害対策本部が機能しない，または調査を実施できる状態にないこともあり，外部の調査チームが主導しなければならない場合もある。また，パブリックヘルスを含むセクター横断的な合同チームで調査を行うべきであるが，それが無理な場合，また調整に時間がかかる場合，保健医療チームが独自で調査を実施することもある。いずれの場合も，災害対策本部など現地の保健医療関係者が主体，無理な場合もできる限り現地との連携・調整を行い，情報はすべて現地に返すことが基本である。

災害時に備えて，ラピッドアセスメントと災害保健管理ができる人材を養成し，必要な際にはすぐに近隣地域から応援を派遣できる体制を作っておくことが必要である。

4. 場　所

支援ニーズを把握するためにはすべての被災者・避難者を対象とすべきであるが，資源が限られた状況下では緊急性・ニーズの高い地域・場所を選んでラピッドアセスメントを実施することが多い。大規模災害では避難所がラピッドアセスメントの調査対象となり，自宅避難者は後回しにされることも多い。しかし，情報がないことをニーズがないこととして支援が行き渡らないこともあるため，できるだけ早くラピッドアセスメントを行い，自宅避難者の支援ニーズをおおまかにでも把握することが必要である。

5. 調査項目

どのような災害で，どこで，誰が，いつ，何の目的でラピッドアセスメントを行うかによって調査内容は異なるが，保健医療セクターでは以下がとくに重要である。

①医療：患者・収容者の救出搬送が必要な医療施設・福祉施設，医療機関や診療所，医療救護所などの稼働状況と，病床確保のための患者転送の要否，医薬品・医療物資，医療要員・医療チームの派遣必要数など。

②環境衛生：飲料水・生活用水の水源，これらの供給の状況と緊急に必要な推定量，トイレ，廃棄物，居住環境，食品衛生，衛生動物，大気・土壌の汚染など。

③食事と栄養：備蓄・救援食料の充足度・不足量，おおまかな食事内容と栄養バランスなど質問票・チェックリストを用いてラピッドアセスメントを行うのが効率的である。目的に応じてさまざまなチェックリストが用意されているので参照されたい（國井修編：災害時の公衆衛生：私たちにできること．南山堂，東京，2012，pp53-71）。

6. 方　法

ラピッドアセスメントでは時間と要員と予算を鑑みて，目的に応じて最大限の情報を得られる方法を1つまたは複数選ぶ。あらかじめ用意した質問票やチェックリストを用いて，課題ごとに適切な情報提供者を探して面接する方法がよく使われるが，文書・インターネット，避難所・災害対策本部のホワイトボード・張り紙からの情報収集，被災地，避難所などの視察・目視，写真・映像を通じた情報収集・記録もある。

被災者への直接面接という方法もあるが，これは被災者の精神的負担などを十分検討したうえで必要性を考え，最大限の配慮をしながら実施しなければならない。

発災初期には正確な量的情報を得ることが困難なことが多く，その数字の正確さにこだわるよりも，おおまかでもいいのでできるだけ迅速に情報を入手し，救援につなげることを重要視する。

3 ラピッドアセスメントの情報管理

ラピッドアセスメントの目的は現状・ニーズの把握と対策である。その結果はすみやかに災害対策本部などの支援拠点に報告され，支援組織などに情報共有され，支援に直結できることが重要である。過去の災害対策の課題は，さまざまな支援組織がばらばらに情報収集をし，それが散逸し，情報の集約・共有・活用が効果的・効率的になされていなかったことである。情報管理には要員・資金・専門性が必要であることを再確認し，対策本部には災害情報センター（仮称）などを設け，すべての情報をそこに集約し，分析・統合，共有・公開する必要がある。

なお，DMATの活動においては広域災害救急医

療情報システム（EMIS）の避難所状況メニューに入力することで，情報共有が可能である。

　時間や資源に余裕ができれば，より詳細に状況やニーズ，支援の到達度などを把握するための調査・評価（thorough assessment），課題別・セクター別の調査・評価（focused assessment），ニーズ・支援の達成度などを定期的にチェックする調査・評価（periodic assessment）など，ラピッドアセスメント以外にもさまざまな方法がある。

　ラピッドアセスメントをできるだけ早期に迅速に実施するためにも，平時における準備・訓練が重要であり，そのための人材育成が望まれる。

〔3〕災害時における保健所と保健師の役割

1 保健所の変遷と現状

　保健所は地域保健法によって都道府県，指定都市，中核市その他の政令で定める市または特別区において設置が義務づけられている。この保健所は，都道府県型保健所（以下，県型）と，東京都特別区の保健所を含む保健所設置市型保健所（以下，市型）に大きく2つに分けて考えられる。

　2014（平成26）年4月現在，わが国には490の保健所があり，県型365，市型125である。また地域保健法には医療法や介護保険法に基づく圏域を斟酌して保健所の所管区域を設定しなければならないとある。県型の所管区域は2003（平成15）年には平均7.6市町村であったものが2010（平成22）年には4.6市町村と約39％減少した。しかしこの間3,190あった市町村数は合併により1,727と約46％も減っており，県型の数が576から494にと約14％も減少したことから所管区域は拡大したことが考えられる。県型は市町村が所管していない一部の保健福祉業務や，市町村に対する技術的支援が業務の主体となっている。市型の所管区域は，その設置主体の市域に限られている。多くの都道府県で保健所と福祉事務所の合体が進められており，保健福祉事務所となっているところが多い。しかし福祉業務が市町村に移行されるに従い，この保健福祉事務所から福祉の役割は年々少なくなってきている。

　一方，2014（平成26）年4月現在，市型では4つの政令指定都市を除き1市1保健所となっており，多くの市型は本庁保健福祉部局の一部として組み込まれ，保健所としての独立した組織形態を示しているところは少ないのではと思われる。1つの保健所が所管する人口も，15万人程度から横浜市の370万人までと非常に幅が広い。また保健所数も1994（平成6）年に保健所法が地域保健法に改正される以前は847あったものが，現在では490まで減っている。内訳は県型が625から365，市型は222から125となっている（図Ⅷ-9-3）。一方，1保健所当たりの職員数は1999（平成11）年当時平均47.5人（641保健所）であったものが，2008（平成20）年では53.9人（517保健所）と13％増えてはいるが，この間保健所数は19％減少している。

2 地域における災害拠点としての保健所

　地域保健法第6条に保健所の業務として，以下の14の基本事項，①地域保健に関する思想の普及および向上，②人口動態統計その他地域保健に係る統計，③栄養の改善および食品衛生，④住宅，水道，下水道，廃棄物の処理，清掃その他の環境の衛生，⑤医事および薬事，⑥保健師，⑦公共医療事業の向上および増進，⑧母性および乳幼児ならびに高齢者の保健，⑨歯科保健，⑩精神保健，⑪治療方法が確立していない疾病その他の特殊の疾病により長期に療養を必要とする者の保健，⑫エイズ，結核，性病，伝染病その他の疾病の予防，⑬衛生上の試験および検査，⑭その他地域住民の健康の保持および増進が定められている。災害対策についての特記はない。

　しかし1994年の地域保健法への改正時に，第4

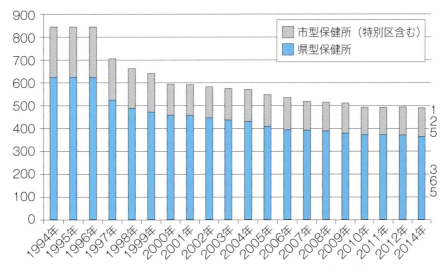

図Ⅷ-9-3　1994年の地域保健法制定以降の保健所数の推移

条で策定が義務づけられた「地域保健対策の推進に関する基本的な指針」が初めて示され，1995（平成7）年1月の阪神・淡路大震災などの経験を経て，その後の二度にわたる改正のなかで，地域における健康危機管理の拠点として，①地域医療とりわけ救急医療の量的および質的な提供状況を把握し，地域の医師会等の救急医療にかかわる関係機関と調整を行い，地域における医療提供体制の確保に努めること，②健康危機発生時において，保健所は，広域災害・救急医療情報システム等を活用し，患者の情報の収集および提供，健康被害者に対する適切な医療の確保のための支援措置等を図ること，③健康危機発生後において，保健所は，関係機関等と調整のうえ，管理体制ならびに保健医療福祉の対応等に関して科学的評価等を行い，その後の計画に反映されることなどの3点が強調された。

しかし東日本大震災において，保健所そのものが被災し，避難住民の健康状態や避難所における衛生状態などの情報把握および情報共有や保健師の配置などに関する保健調整機能の確保などが課題とされたことから，2012（平成24）年3月に「地域保健対策検討会報告書」が出され，同年7月に「地域保健対策の推進に関する基本的な指針の一部改正」が行われた。新たな項目が付け加えられた項目としては，①大災害に際して保健所の機能低下が起こることを想定し，関係団体との連携や保健活動支援の受け入れ体制の構築，地域住民との情報交換等のあり方などリスクコミュニケーションの実施，②健康危機管理に関する地域住民の意識を高めること，③大災害発生時に所管区域の市町村と有機的な連携がとれるような仕組みや人材育成，技術支援，保健活動の調整が実施できるための体制作りなどである。

3　保健師と災害時の活動

地域保健法施行令第5条により，保健所には保健所業務に必要な保健医療福祉の専門職をおくものとされており，保健所によって異なるが少なくとも10職種以上のさまざまな保健医療専門職が働いている。保健所の機能は通常，結核・感染症，母子保健，老人保健，精神保健，栄養指導など「対人保健サービス」と，食品衛生，環境衛生，動物保護，医事・薬事など「対物保健サービス」に大きく分けて考えられる。

保健師は保健所職員の平均約30％を占め，対人保健サービス業務の主体となっている。自治体の保健師数は1997（平成9）年に26,271人であったが，2013（平成25）年には32,516人と1.2倍に増加しており，とくに保健所設置市で2倍の増加となっている。この32,516人の約15％が都道府県に，約85％が市町村に勤務し，32,516人の約21％が保健所に勤務している。都道府県4,929人，特別区を含む保健所設置市8,261人（特別区1,173人）の保健師のうち，それぞれ約74％と約38％が保健所に勤

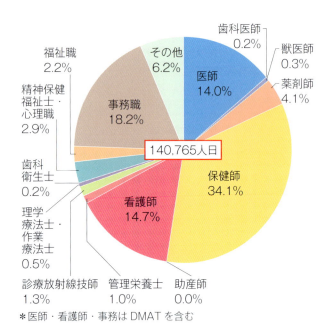

図Ⅷ-9-4 東日本大震災における自治体などによる保健医療福祉専門別派遣職員（人日）
＊医師・看護師・事務はDMATを含む

務している。市町村合併，保健と福祉の統合など自治体を取り巻く環境の変化から，保健師の活動領域が保健所のみならず従来の保健衛生から福祉などへ多様化している傾向がみられる。東日本大震災における自治体など（DMAT，医療救護，心のケアも含む）の保健医療福祉支援における保健師の支援量は34％で，看護師の14.7％，医師の14％を大きく引き離している。災害時支援において保健師はその中核的な役割をなしているといえるであろう（図Ⅷ-9-4）。通常，災害時の保健師の派遣については厚生労働省が一本化の調整を行っている。また保健師の被災地における活動については，全国保健師長会により「大規模災害時における保健師の活動マニュアル」（1996〔平成8〕年）に従っている。同マニュアルは，阪神・淡路大震災と東日本大震災の経験を踏まえて二度の改定が行われ，汎用性の高いマニュアルとなっている。

4 災害拠点としての保健所の今後

災害における保健所の機能は，受援調整も含めた被災地における地域の保健医療福祉の統括調整機関として，また被災地に人材を派遣する支援機関としての2つの役割がある。東日本大震災において被災地における保健医療福祉業務が必ずしも効率的に行われなかったという反省から，2011（平成23）年10月の「災害医療等のあり方に関する検討会報告書」を踏まえ，2012年3月に厚生労働省医政局長通知が出され，都道府県の多くが災害対策本部に「災害医療コーディネーター」の設置を行っている。今後は災害医療コーディネーターと保健所との連携が重要な課題になると思われる。

新たな動きとして，大規模な災害に対して全国保健所長会が中心となり保健所間の連携体制のあり方や保健所間連携の基本的ツールとして米国で用いられているICS（Incident Command System）の概念を取り入れた，日本版標準ICS（自然災害）の導入が現在検討されている。また公衆衛生の災害支援において多職種を基本とする，DMATの公衆衛生版である災害時健康危機管理支援チーム（Disaster Health Emergency Assistance Team；DHEAT）の設置についても，全国衛生部長会はじめ各方面で検討が開始された。

■文　献

1) 厚生労働省：我が国の保健統計．2010．
2) 厚生労働省：平成25年度 保健師活動領域調査（領域調査）の結果について．2013．
3) 厚生労働省：地域保健対策検討会報告書．2012年3月．
4) 厚生労働省：地域保健対策の推進に関する基本的な指針の一部改正について．厚生労働省健康局長通知，2012．
5) 日本公衆衛生協会，全国保健師長会：大規模災害における保健師の活動マニュアル，平成24年度地域保健総合推進事業「東日本大震災における保健師活動の実態とその課題」を踏まえた改正版．2013．
6) 厚生労働省：災害医療等のあり方に関する検討会報告書．2011．
7) 江川新一，佐々木宏之：災害医療コーディネーター設置に関わる都道府県アンケート調査結果報告．災害科学国際研究所，2013．
8) 佐々木隆一郎：大規模災害に備えた公衆衛生対策のあり方：大規模災害における保健所の役割：全国保健所長会を中心とした研究を主に．保健医療科学　2013；62：421-427．
9) 坂元昇，尾身茂，押谷仁，他：全国の自治体等による東日本大震災被災地への保健医療福祉支援実態調査報告書．日本公衆衛生協会．2012．
10) 坂元昇：大規模災害における広域（都道府県）支援体制：東日本大震災の自治体による保健医療福祉支援の実態と今後の巨大地震に備えた効率的・効果的支援のあり方について．保健医療科学　2013；62：390-404．

Column: 災害時健康危機管理支援チーム（DHEAT）

　厚生労働省は，東日本大震災でDMATと通常の医療救護班との医療連携に問題があったことから，都道府県災害対策本部レベルでの災害医療コーディネーターの設置を推進している。都道府県災害医療コーディネーターはDMAT，JMAT，日本赤十字社などとの医療連携調整を主任務としており，市町村業務である避難所や被災者の健康管理などの公衆衛生業務の調整は基本的には視野に入っていない。

　東日本大震災では，この市町村役場が被災したためにその調整機能が働かなかったことが大きな問題となった。また地域保健法第4条第1項の規定に基づく「地域保健対策の推進に関する基本的な指針」では，保健所（とくに県型保健所）が健康危機発生時における地域の医療供給体制の調整機関とされているが，避難所を含めた被災地の公衆衛生的管理は基本的には市町村業務である。従来からこの公衆衛生的管理業務は被災地の保健所や市町村の保健師が主体となり，非被災自治体から派遣されてきた保健所職員などの応援を得て実施している。ただし，DMATのように制度化されたものではなく，派遣調整は厚生労働省が行っているものの現場での活動調整は被災市町村まかせであり，都道府県災害医療コーディネーターとの連携の仕組みはない。

　こうした課題を解決するために，都道府県・政令市の保健医療行政の責任者で構成される全国衛生部長会では「災害時保健医療活動標準化検討委員会」を立ち上げ，2014（平成26）年1月20日に第1回目の会議が開催された。同委員会には全国保健所長会や全国保健師長会の代表者や災害保健医療の有識者，そして厚生労働省からのオブザーバーが参加し，研修や情報管理システムの統一化を視野に入れつつ，自治体が主体となって行っている自治体間における公衆衛生支援や被災地の公衆衛生管理の標準化・一元的管理に取り組むことが決まった。また，公衆衛生支援チームの統一的な呼称のあり方も重要な課題であるとの提案がなされ，「災害時健康危機管理支援チーム」（Disaster Health Emergency Assistance Team; DHEAT）という呼称が提案された。

　検討委員会では現時点までに次に示す方向性でおおむね合意が得られつつあり，今後厚生労働省と協議していく予定である。

① DHEATは自治体の保健所等の職員を中心とする保健医療福祉関係職員で構成し，必要に応じて公衆衛生業務に高い専門性を有する民間人の非常勤雇用も検討する。チームは基本的には研修を受けた多職種の公衆衛生専門職などから構成される。

② 全国統一的な研修を国立保健医療科学院で実施し，DMATに厚生労働省医政局長の認証が行われているのと同様に，研修修了者には国立保健医療科学院長あるいは厚生労働省健康局長の資格認証を付与する。

③ 統一的な危機情報管理システムを用い，センターを国立保健医療科学院に設置する。

④ DHEAT本部は国立保健医療科学院もしくは厚生労働省健康局に設置し，災害時には都道府県災害対策本部の中に災害医療コーディネーターとともに統括DHEAT（仮称）として設置される。この統括DHEATは県型保健所や市町村を支援する地域DHEAT（仮称）の派遣調整を行う。地域DHEATは県型保健所や市町村災害対策本部の指揮下に入りこれを支援する。

Ⅷ ― DMAT が知っておくべき災害時の知識

10 寒冷地災害

1 寒冷地災害とは

　寒冷地災害といえば，青森連隊210人中199人が低体温症で死亡した八甲田山雪中行軍が有名である。このような山岳遭難や雪崩，豪雪などは寒冷地の山間部に特有の災害である。一方偶発性低体温症は，天候しだいではどこでも起こりうる。また偶然に他の災害が寒冷な環境下で起こることもある。豪雪によるライフラインの途絶，冬期の震災・交通事故，津波・洪水・船舶事故などの水難事故などでは，内科疾患や外傷を伴う多数の偶発性低体温症の患者が発生する。東日本大震災では発災から数日間は雪が降るほど寒かった。津波による死傷者のなかには，外傷や溺水以外に低体温症が原因で亡くなった方が多数いたといわれている。

2 偶発性低体温症

　低体温症への院内対応は成書に譲り，ここでは主に病院前診療について述べる。

1．発症の機序

　偶発性低体温症とは，事故や不慮の事態に起因して深部体温が35℃以下に低下した状態である。さまざまな環境的要因で熱放出が増大すれば低体温症に陥る。それに対して人間は，全身の筋肉で不随意収縮の細かい戦慄（shivering）により熱産生を増やし，深部体温を一定に保とうとする。そのエネルギー源は糖質であるため，十分に食料を補給できなければ数時間で震えることができなくなる。熱放出を熱産生で代償できなくなると，急激に低体温症が進行する。外傷を伴うと，歩行できないこと，低酸素状態やショックで臓器の機能も低下していることから，さらに熱産生が低下し体温を維持するのが困難となる。

2．低体温発症の要因

1）温　度

　断熱性には衣類の空気層の厚さが重要である。濡れたり，風でしぼめば，もともと薄ければもちろん，断熱性能が落ちる。

2）水　分

　水は空気の20倍熱を伝導しやすいので，遮断することが重要である。たとえば気温18℃の部屋は平気でも，同じ水温のサウナの水風呂は堪え難いほど冷たく感じることから実感できる。雨など外部からの水だけではなく，汗で内部から濡れることもある。したがって断水性かつ透湿性もある衣服が重要である。

3）風

　風があると蒸発や対流が促進され寒さが増す。プールから出ると水の中よりも寒く感じるが，これは蒸発するときに身体から熱が奪われるためである。風速が1m増すごとに体感温度は1℃低下する。

4）放　射

　室温を高くしても周囲の物体の温度が低いと輻射熱で体温を奪われ，寒く感じる。テントの中を温めても雪の上に横たわっていると熱が奪われる。

5）熱産生の減少

　エネルギー不足，酸素不足，外傷により運動制限，内臓機能の低下などから熱産生が減少する。

　以上から，吹雪はもちろん，風雨が強ければ夏でも2009年7月のトムラウシ山遭難事故のように数時間で致命的な低体温症になることが容易に推測で

きる。

3. 病院前での診断の特徴

病院での日常診療では深部体温を測定して低体温症と診断するが、病院前の現場では体温の測定自体が困難である。赤外線鼓膜体温計は脳の深部温度を反映するが、外耳道の温度や付着した雪の影響を受ける。口腔での赤外線体温計測定は低体温患者には不正確である。直腸温測定は深さ15cmまで挿入する必要があるので脱衣できる環境でなければ測定は困難で、時間もかかり、多数患者事案での迅速なトリアージには不向きである。また、低体温に対する抵抗力は個人ごとに差がある。したがって病院前では全員に深部体温を測定することよりも、症状から深部体温を推測することが現実的である。重症低体温症では震えは消失しているので、低体温症の指標とはならない。

4. 症　状

①軽度低体温（35～32℃）

意識があり、戦慄もある。最初は疲れた様子にみえるだけであるが、無関心、眠気、と体温が低下するにつれて意識が朦朧としてくる。細かな動作ができず、歩行困難となる。他の原因でもこのような状態に陥るが、低体温症の初期症状かもしれないので注意する必要がある。

②中等度低体温（32～28℃）

意識障害が進行し、錯乱状態になる。30℃以下では戦慄は完全に消失する。30℃以下では、心筋の被刺激性が著しく高まり致死的な不整脈を発生しやすい。

③高度低体温（28℃以下）

心室細動の危険性が高まる。徐脈、徐呼吸、瞳孔散大、感情鈍麻となる。筋は硬直、26℃未満では心停止、呼吸停止、昏睡状態となる。

5. 対　応

1) 軽症例

受動的復温で改善が期待できる。さらなる熱損失を防ぐため、濡れていれば乾燥した衣服に着替えさせ保温に努める。無気力なために衣類を持っているのに着替えていないことがある。頭部、頸部や手は脂肪が薄くて血流が多いことから熱放散で失う熱量が大きいので、覆うことが重要である。患者数が多い場合に備えて多数の毛布を用意しておく。風は防風性のあるシートやテント、車両で防ぐ。輻射熱の損失はアルミの断熱シートで防ぐ。温かい飲み物は内部加温と脱水に有効である。活発な震えは熱産生のためにもっとも重要な手段であることから、糖質を含む飲食物を摂取させ、震えを促進する。適度な運動も熱産生に有効である。

2) 中等症

四肢を動かしたり歩かせたりすると、冷えた血液が体幹部に流れ込み深部体温の急激な低下をもたらし致命的な不整脈を引き起こす可能性があることから、注意深く扱うことが重要である。意識障害のために誤嚥の可能性があるようならば、飲水は禁止とする。嚥下可能ならば糖質を含んだ温かい飲み物を摂取させる。摂取不可能な場合は、38～42℃に加温した輸液を投与する。寒冷地では輸液の温度は急激に低下するので注意を要する。寒冷地でドクターヘリを運航する基地病院では、格納庫内では多数の補液を加温器で温めておき、移動中はヒーター付きの保温バッグで保存し、点滴中も冷えないように点滴用ヒーター付き加温バッグで覆っている。寒冷により体表の血管が収縮して中心静脈へ血液が移動すること、抗利尿ホルモンへの反応性が低下することなどから、寒冷利尿による脱水となっているため、補液は塩分を含んだ組成とする。熱産生のエネルギー源として糖分も投与する。寒冷やショックで末梢路を確保できない場合は骨髄路から投与する。すでに熱産生が低下し保温のみでは復温は困難な状態なので、体表から加温する。ただし、深部体温が上昇する前に四肢などの末梢を温めることは、冷えた血液が中心静脈に流れ込み急激な深部体温の低下（after drop）を引き起こすため禁忌である。これを予防するためには体幹部を先に復温する。温めたペットボトルや点滴など熱源となるものを湯たんぽ代わりにして、頸、腋窩、鼠径、胸壁に置いて加温する。

3）重　症

不整脈を誘発しないように，移動の際は仰臥位のまま愛護的に動かす。熱産生による復温は期待できないので能動的中心部加温が必要となるが，機材が限られる現場では胸腔・腹腔・胃・膀胱を温水で灌流することは困難である。現場での治療で時間を費やすよりも積極的な治療ができる病院への搬送を急ぐほうが現実的である。昇圧薬を使用する際には，不整脈を誘発したり，末梢循環が悪化し凍瘡に影響する可能性があるので注意する。生理的な徐呼吸および徐脈をきたしているため，初期評価で臨床的に死亡しているようにみえることがあるので，呼吸と脈の確認は60秒かけて慎重に行う。心エコーも有用である。外傷など明らかに他の原因で死亡していると判断できる場合を除き，治療を開始する。CPRは通常どおり行ってもよいが，いったん開始したら搬送し終えるまで中断せずに継続する。VF/VTに対する除細動は1回行う。除細動の回数やアドレナリンの使用方法についてはさまざまな意見があるが，30℃未満ではあまり効果が期待できない。

4）死亡の確認

生命徴候のない重症低体温症患者では死亡の判断が難しいため，死亡診断した後に生命徴候が確認されたとの記事が散見される。CPRを継続しながら積極的に加温体外循環や腹膜灌流などで復温するにより，数時間後に自己心拍再開できた例もある。したがって，基本的には復温がなされるまでは死亡判定は慎重に行わなければならない。

CPRの中止を考慮する明確な基準はないが，目安として過去の報告を参考にすると，体温14℃未満，血清カリウム12mEq以上，他の原因で低体温症になる前に心停止した受傷機転，などがあげられる。

3 その他の寒冷地災害

1. 雪　崩

雪崩からの救命率は，外傷や窒息がない場合は埋没時間と相関する。15分までは90％が救命されるため，ゴールデンタイムといわれる。35分までに救命率は30％まで急激に低下するが，その後は90分まではほぼ横ばいである。雪に埋もれた場合の最大冷却率は9℃/hrのため，雪崩に埋まってから35分以内には致命的低体温は起こりにくい。これより短時間で心停止している場合は，低体温症以外の他の原因がないか鑑別する。窒息や外傷などでの心停止が原因ならば救命は困難である。救出まで35分以上の場合，ほかにはっきりした原因がなければ，重症低体温症による心停止の可能性があると考え蘇生を試みる。

2007年の八甲田の雪崩災害では，多数の患者が高エネルギー外傷を伴っていた。木々がなぎ倒されてくることからわかるように，雪崩は数千トンの雪の塊が時速200km以上で衝突する高エネルギー外傷である。低体温症が改善されなければ，外傷の予後が悪化する。

2. 溺　水

心停止する前には呼吸できる状態で冷水に浸かっていた場合，低酸素状態や心停止が起こる前に低体温症に陥った可能性があるため，蘇生を試みる。温水であったり，低体温が重症でなかったり，沈水していて呼吸できなかった時間が長い場合，心停止の原因は低体温症ではないと考えられる。

3. 複合型災害

地震や豪雪など他の災害によるライフラインの途絶では，入院患者・入所者，高齢者，糖尿病など基礎疾患のある患者など，不特定多数の災害弱者も巻き込まれるため，多くの低体温症患者が発生する可能性がある。

4 CSCAの特殊性

寒冷地災害は山岳遭難や水難など悪天候が引き金となった過酷な状況で発生することが多いため，発災現場から救護所までの搬送は消防機関ではなく，山岳レスキューや機動隊，自衛隊，海上保安庁など，普段は医療機関となじみが薄い機関が担っている場合がある。また，それぞれの組織間の情報が共有されていないことが多い。したがって通常よりも

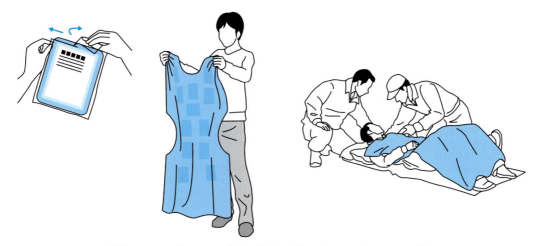

図Ⅷ-10-1　ウォームパッド入りのブランケット（EasyWarm®）

　CSCAの確立には困難を伴うことを認識し，連携に努めることが重要である。

　派遣中はDMAT隊員自身が長時間寒冷の強風下に置かれるため，防寒具は重要である。しかしDMAT標準のユニフォームは寒冷地仕様ではない。冬山用の防寒具の装備が必要である。注意点としては，服装はその職種を周囲に知らせる役割も担うが，寒冷地では寒さゆえに制服の上に個人が保有する防寒着を重ね着している組織も多いことである。所属組織や職種を識別することが困難となり，相互の確認に時間を要し，結局は情報の伝達が遅れたり途絶える原因となる。

　携帯電話が通じない，無線も不感地帯ということがあるので，携行資機材としては衛星携帯電話を持参することが重要である。寒冷環境下では電池や電子機器が正常に作動しないこともあるので保温に努める。熱源を作るために発電機が必要である。医療資機材としては高エネルギー外傷と低体温症に対処できるものを携行する。

5　TTTの特殊性

　災害現場から救護所まで遠く，時間がかかることがある。山岳遭難では数kmの距離をソリでの搬送が必要なため，搬送中に外傷患者の低体温症がさらに悪化しないように患者を包み保温に努める。保湿パッケージの手順として，患者をシュラフに入れて，体幹部に温かい熱源を置き，アルミシートで包み，下面には温かいクッションを敷き，さらに全体をブルーシートですっぽり包み込み風が入り込まないようにしてからソリに載せて固定する。効果的な保温のためには現場で熱源を用意する必要があるが，最近わが国でも入手可能となったEasyWarm®は，真空パックに入った自己発熱するウォームパッド入りのブランケットである（図Ⅷ-10-1）。開封するとすぐに発熱を始め，最高温度44℃で10時間持続する。軽くて小さいため携行が容易であり，小さなスペースに保管しやすいため多数の患者にも対応可能であり，電気が不要であることから現場での保温に適する。不用意に患者の体を動かすと致死性不整脈を誘発するので注意する。

　低体温症が発生するような悪天候ではヘリコプターが飛行できなかったり，山間部から病院まで遠いために救急車でのピストン搬送では多数の患者を搬送し終えるのに長時間かかるかもしれない。したがって，トリアージや搬送先の適切な選定がいつもに増して重要である。病院選定においては，重症患者は経皮的心肺補助法（PCPS）や持続緩徐式血液濾過療法（CRRT）を用いた積極的な加温ができる集中治療室のある病院に搬送する。

　患者が多数いる場合，軽症者は優先順位が低く搬送まで時間がかかるため，待っている間に低体温が悪化する可能性がある。低体温症は発症しはじめると短時間で致命的な状態に進行するため，無気力や無関心，動作が緩慢といった前兆症状の発見と早めの対応が必要である。搬送を待つ間も放置せず，大型バスや建物などを利用して風雨を防ぐように努める。

6 隊員管理

われわれ救助者が患者よりも肉体的に強いわけではない。発生場所や気象の特殊性により，患者のみならず救助者も低体温症など危険な状況に陥る可能性があるため，個人の安全にはとくに注意を要する。そのためにも防寒具，通信の確立，食料，交通手段の確保などはきわめて重要である。寒冷環境下における活動は，隊員の身体・精神に及ぼす影響がきわめて大きい。活動時間によっては隊員に休憩を与えたり，第二陣を送り交代するなど，過労・ストレスを軽減させる配慮が必要である。

VIII — DMATが知っておくべき災害時の知識

11 津波肺

2011（平成23）年3月11日，東日本大震災が発災し，観測史上国内最大規模の地震と想定をはるかに超えた大津波により，東北地方太平洋沿岸の街はなすすべもなく破壊され，数多くの尊い命が奪われた。警察庁の発表によると，東日本大震災における15,000人を超える死者のうち90％以上が溺死であったとされている。津波に巻き込まれたものの命を取り留めた生存者のなかには，さまざまな異物を含んだ"黒い波"と表現される津波を吸引誤嚥した患者も多数おり，いわゆる「津波肺」が発生した。

わが国は四方を海に囲まれ，地震津波災害が非常に多い地域であるため，「津波肺」は災害医療に従事する者として理解しておかなければならない病態の1つと考えられる。本項では，津波肺の病態，治療について述べる。

1 定 義

これまで疾患としての「津波肺」は明確に定義されていない。

"Tsunami lung"という用語が初めて用いられたのは，2004年12月26日に発生したスマトラ島沖地震による津波災害後である。Allworthは"Tsunami lung"を「津波に巻き込まれ溺れた後，亜急性に不規則な発熱や慢性の乾性咳嗽が出現し，空洞を有する壊死性肺炎や膿胸を呈する抗菌薬不応性の難治性疾患」として報告し[1]，Poteraは「津波による医療機関の被災により十分な抗菌薬治療が施されず肺炎から肺化膿症を呈し，血流感染により脳膿瘍をきたす疾患」として報告した[2]。両者とも原因菌として東南アジアの熱帯および亜熱帯地域の土壌に広く存在する類鼻疽菌（*Burkholderia pseudomallei*）感染の可能性をあげ，津波災害後の難治性肺感染症として報告している。

東日本大震災後に"津波肺"として報告された症例は，津波により溺れ，細菌や真菌などの病原体による感染性肺病変[3-5]や，液体燃料などによる化学性肺炎[3]，泥や植物などの異物による肺障害[6]を呈し，重症化あるいは難治化した患者であった。また，さまざまな文献や書物，マスコミなどで，"津波肺"という用語が頻繁に使用されるようになり，"津波溺水後の肺病変"として，より広義の用語として使用された。

本項では，東日本大震災後の実状を踏まえ，「津波肺」を「津波により溺れた患者に発生する肺病変および呼吸器症状を伴う病態の総称」と定義し，"Tsunami lung"や"津波肺"として報告されていない例も含め述べることとする。

2 原因・病態

津波には，巻き上げられた海底堆積物や陸上の土や砂，破壊された建造物などの破片や植物，工場や車両・船舶などの燃料，環境中に存在するさまざまな病原体などが含まれている。津波により溺れた者は死を免れたとしても，これらを含んだ海水を吸引誤嚥し何らかの呼吸器症状や肺病変をきたす可能性がある。スマトラ島沖地震後に現地で診療した医療チームからの報告によると，津波溺水により土壌を含んだ海水を誤嚥した37人のうち17人が肺炎となり，8人が急性呼吸促迫症候群（acute respiratory distress syndrome；ARDS）となった[7]。

津波肺の病態は，海水溺水による肺水腫，燃料などの化学物質や異物による化学的・機械的肺障害，細菌や真菌による肺感染症が複合的に組み合わさったものと考えられる[3]。

吸引された海水が肺胞に到達するとサーファクタントの失活および喪失をきたし，さらに肺胞-毛細血管バリアが破綻することにより肺水腫の状態となり，呼吸不全を呈する[8]。灯油やガソリンなどの液

体燃料は，揮発性が高く粘性が低いため末梢気道へ吸引されやすく，表面張力が小さいため粘膜に沿って広がり，気道および肺実質に障害を引き起こす[9]。異物による呼吸器症状は慢性化しやすく，誤嚥した砂が痰とともに1～2週間にわたり排出され，呼吸不全をきたした症例[10]，経気管支的に胸腔内に突出した植物により難治性膿胸を呈した症例[6]などが報告されている。このように，障害を受けた肺は感染の合併によりいっそう病態が悪化しやすい。

津波溺水後の肺感染症は，誤嚥した津波に含まれる病原体や口腔内嫌気性菌が起炎菌となり[11,12]，好気性菌と嫌気性菌の混合感染の頻度が高いとされる[13]。溺水後の肺感染症の原因となる病原体を表Ⅷ-11-1に示す。東日本大震災による津波肺からの分離菌として，*Stenotrophomonas maltphilia*, *Legionella pneumophila*, *Buekholderia cepasia*, *Pseudomonas aeruginosa*, *Escherichia coli* などの細菌[3,14]や，通常診療ではあまり分離されない *Aspergillus* 属[4]や *Scedosporium* 属[5]などの真菌が報告された。四類感染症の届出疾患であるレジオネラ症は，東日本大震災の溺水に関連したものとして4例報告されている[15]。一方，スマトラ島沖地震後では，上記細菌や真菌に加えて，わが国の環境中には存在せず，東南アジアの土壌に広く生息する類鼻疽菌（*Burkholderia pseudomallei*）による津波肺が複数例報告されており[1,2,16]，地域に生息する病原体を考慮する必要がある。

Aspergillus 属の感染では侵襲性アスペルギルス症への進展例[4]，*Scedosporium* 属によるスケドスポリウム症や *Burkholderia pseudomallei* による類鼻疽では血流感染から脳膿瘍などの合併例[2,5]が報告されており，病変が肺にとどまらず全身性に移行することがあるため注意が必要である。

3 検査・診断

津波に溺れたエピソード，バイタルサイン，身体所見，血液検査，放射線検査などから，本項で定義する津波肺の診断は比較的容易である。可能であれば，病態の詳細な把握と治療法決定のために喀痰培養検査を行う。治療開始後，広域抗菌薬不応性で真菌感染を疑う場合には，真菌培養（通常の培地では発育が遅れる場合がある）やβ-Dグルカン，アスペルギルスガラクトマンナン抗原検査を考慮する。しかし，大災害後には病院被災や多数患者対応のため，血液検査や細菌検査，画像診断などが制限され，病歴や臨床症状などに基づく臨床的診断が優先される[17]。

4 治療

呼吸状態に応じて酸素投与や人工呼吸管理を行う。可能であれば，体位ドレナージや気管支鏡により積極的に排痰や異物除去を行うとよい。

日本感染症学会では，津波による汚染水の誤嚥による肺炎の初期治療として，嫌気性菌や腸内細菌，緑膿菌，*Vibrio* 属などをターゲットに「ペニシリン，セフェムあるいはフルオロキノロン系薬で治療開始。嫌気性菌関与が強い場合にはクリンダマイシン併用，カルバペネム系薬の使用も考慮」とし，「βラクタム薬耐性重症肺炎の場合にはレジオネラ肺炎を考え，マクロライド系薬やフルオロキノロン薬追加投与が必要」としている[13]。被災地域の土壌や海水からの分離菌に活性を有する抗菌薬の選択も考慮されるべきであり[12]，東南アジアなど熱帯地方の津波災害では類鼻疽の可能性を考え，エンピリック投与ではカルバペネム系薬の使用が推奨された[1,16]。いずれにおいても，細菌検査が可能であれば結果に従

表Ⅷ-11-1 溺水後の肺感染症の起炎菌

好気性グラム陰性菌
- *Aeromonas* species
- *Burkholderia pseudomallei*
- *Chromobacterium violaceum*
- *Francisella philomiragia*
- *Klebsiella pneumoniae*
- *Legionella* species
- *Neisseria mucosa*
- *Pseudomonas aeruginosa*
- *Shewanella putrefaciens*
- *Vibrio* species

好気性グラム陽性菌
- *Streptococcus pneumoniae*
- *Straphylococcus aureus*

真菌
- *Aspergillus* species
- *Pseudallescheria boydii**

* Scedosporium apriospermum の有性世代の菌名

〔文献11）より引用・改変〕

表Ⅷ-11-2　東日本大震災において石巻赤十字病院で診察した津波肺患者の概要

No.	年齢	性別	受診日	主訴	来院時合併症	来院時データ 体温(℃)	SpO2(%)	WBC(/μl)	CRP(mg/dl)	外来転帰	入院日数	入院転帰	抗菌薬	人工呼吸器	最終転帰
1	60歳代	女	3月12日	不明		-	-	-	-	帰宅	-	-	ABPC/SBT	なし	生存
2	60歳代	男	3月12日	胸が苦しい	低体温	33.6	78	20,000	0.6	入院	2	退院	ABPC/SBT, LVFX	なし	生存
3	60歳代	男	3月12日	意識障害,下肢の痛み	両側鎖骨骨折,右恥坐骨骨折	36.5	96 (O2:9L)	9,000	3.2	入院	3	死亡	ABPC/SBT, CPFX	なし	死亡*
4	40歳代	女	3月12日	ガソリンを誤飲,嘔吐		37.7	100 (O2:5L)	29,100	10.0	入院	2	退院	CPFX	なし	生存
5	40歳代	女	3月12日	胸部痛,呼吸困難		37.9	93 (O2:2L)	14,000	22.1	入院	2	退院	LVFX	なし	生存
6	0歳代	男	3月13日	多呼吸・哺乳不良		37.7	97	6,600	9.1	入院	4	退院	MEPM	なし	生存
7	60歳代	男	3月13日	胸痛,腹痛	腸炎	37.5	88	9,800	20.9	入院	5	転院	CTRX, LVFX	なし	生存
8	60歳代	男	3月13日	意識障害	低体温,ショック	32.3	93 (O2:9L)	27,900	11.0	入院	11	転院	CTRX	あり(NPPV)	生存
9	50歳代	女	3月14日	赤色痰,発熱,右胸痛(他院より紹介)	下肢創部感染	38.3	98 (O2:3L)	7,000	25.1	入院	5	転院	CPFX	なし	生存
10	70歳代	男	3月19日	発熱,頻呼吸,脱力		38.3	97 (O2:2L)	12,200	42.1	入院	3	転院	ABPC/SBT	なし	生存
11	60歳代	男	3月20日	発熱,頻呼吸		39.3	90 (O2:12L)	7,500	46.0	転院	-	-		あり	死亡**

*敗血症性ショック,肺炎にて死亡　**転院先でレジオネラ肺炎にて死亡

い抗菌薬を再検討（de-escalation）する。

広域抗菌薬による治療に反応がない場合には，積極的に真菌感染を考慮すべきである[12]。侵襲性アスペルギルス症やスケドスポリウム症（ミカファンギンやフルコナゾール，イトリコナゾールに対して低感受性である）の可能性を考慮しつつ，エンピリックに治療を開始する必要があり，ボリコナゾールなどを選択する[4]。

大規模な津波災害では，被災地内の医療機関では多数患者対応が長期にわたる可能性があること，病院被災などにより検査を含む診療が制限される可能性があることから，重症化し集中治療管理の必要性が予測される場合には，被災地外の医療機関へ積極的に転送することが望ましい[17, 18]。

5　東日本大震災における宮城県石巻医療圏の津波肺症例

東日本大震災の最大の被災地となった宮城県石巻医療圏唯一の救命救急センターである石巻赤十字病院は，災害急性期である発災72時間以内にトリアージ・カテゴリー「赤」と判定された150人の患者のうち，本項で定義した津波肺患者は9人（6％）であった。発災72時間以降トリアージ「赤」と判定され，カルテ記載より溺水のエピソードが確実にあり津波肺と定義された患者は2人のみであったが，溺水のエピソードが曖昧である患者が複数例おり過小評価されている可能性がある。津波肺全患者11人の詳細を表Ⅷ-11-2に，主な患者の画像所見を図Ⅷ-11-1〜4に示す。喀痰培養は救急患者数増加のため

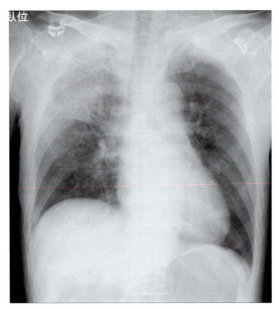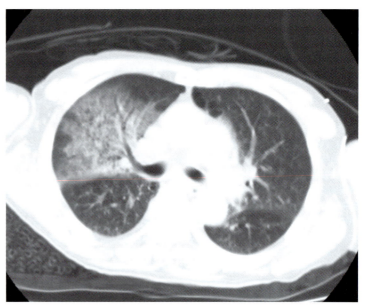

右上葉を中心に浸潤影を認める

図Ⅷ-11-1 症例3,来院時(3月12日)胸部X線写真およびCT

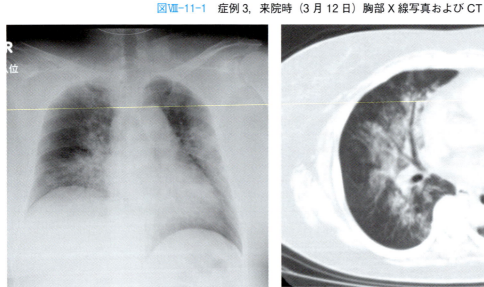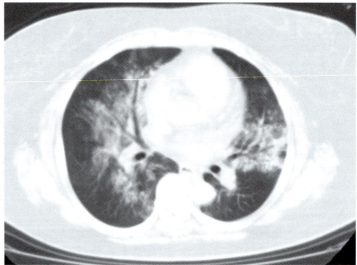

両肺野に気管支を中心とした浸潤影を認める

図Ⅷ-11-2 症例5,来院時(3月12日)胸部X線写真およびCT

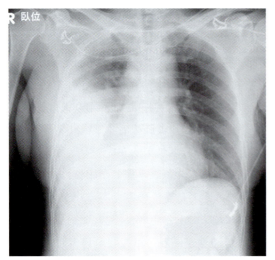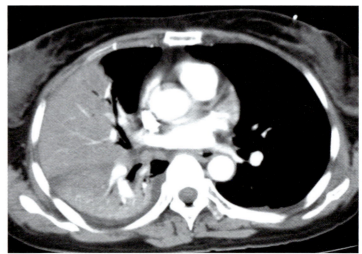

右肺上葉末梢,中下葉に広範囲の浸潤影,無気肺を認める

図Ⅷ-11-3 症例9,来院時(3月14日)胸部X線写真およびCT

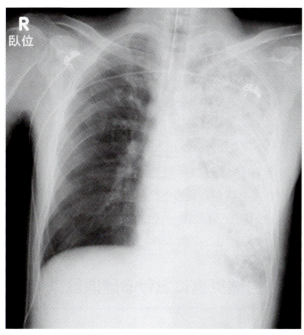

図Ⅷ-11-4　症例11，来院時（3月20日）胸部X線写真

発災12日目まで施行できず[18]，全例で行われなかった．人工呼吸器装着2人（18％），転院搬送5人（45％），死亡2人（18％：1人は転院先で死亡）であった．

＊

本項では「津波肺」を「津波により溺れた患者に発生する肺病変および呼吸器症状を伴う病態の総称」と定義し，診断・治療について述べた．津波肺は重症化および難治化する可能性があり，適切な呼吸管理と感染症治療を行うことが重要で，被災地の状況によっては積極的に被災地外への転院搬送を考慮する必要がある．

■文　献

1) Allworth AM：Tsunami ling：A necrotizing pneumonia in survivors of the Asian tsunami. Med J Aust 2005；182：364.
2) Potera C：In disaster's wake：Tsunami lung. Environ Health perspect 2005；113：A734.
3) Inoue Y, Fujino Y, Onodera M, et al：Tsunami lung. J Anesth 2012；26：246-249.
4) Kawakami Y, Tagami T, Kusakabe T, et al：Disseminated aspergillosis associated with tsunami lung. Respir Care 2012；57：1674-1678.
5) 中村豊：津波肺患者にみられたスケドスポリウム症．呼吸器内科　2014；25：43-48.
6) 北原栄：津波肺．救急医学　2012；36：576-578.
7) Kongsaengdao S, Bunnag S, Siriwiwattnakul N：Treatment of survivors after the tsunami. N Engl J Med 2005；352：2654-2655.
8) Szpilman D, Bierens JJ, Handley AJ, et al：Drowning. N Engl J Med 2012；366：2102-2110.
9) Seymour FK, Henry JA：Asseessment and management of acute poisoning by petroleum products. Hum Exp Toxicol 2001；20：551-562.
10) 吉川修身，桐田亜紀則，萩原隆，他：津波による溺水患者の4症例．ICUとCCU　1994；18：1187-1192.
11) Ender PT, Dolan MJ：Pneumonia associated with near-drowing. Clin Infect Dis 25：1997；896-907.
12) Robinson B, Alatas MF, Robertson A, et al：Natural disasters and the lung. Respirology 2011；16：386-395.
13) 日本感染症学会ホームページ：東日本大震災―地震―津波後に問題となる感染症-Version2.
http://www.kansensho.or.jp/disaster/disaster_infection_v2.html
14) Ebisawa K, Yamada N, Okada S, et al：Combined Legionella and *Escherichia coli* lung infection after a tsunami disaster. Intern Med 2011；50：2233-2236.
15) 国立感染症研究所：病原微生物検出情報：東日本大震災に関連して感染症発生動向調査に報告されたレジオネラ症．
http://www.nih.go.jp/niid/ja/iasr-sp/2252-related-articles/related-articles-400/3598-dj4003.html
16) Chierakul W, Winothai W, Wattanawaitunechai C, et al：Melioidosis in 6 tsunami survivors in southern Thailand. Clin Infect Dis 2005；41：982-990.
17) 矢内勝，小林誠一，花釜正和，他：津波災害に関連した呼吸器疾患．日本内科学雑誌　2012；101：1727-1735.
18) 小林道生，浅沼敬一郎，遠山昌平，他：東日本大震災と感染症；被災地内の救急・集中治療の立場からの報告．化学療法の領域　2013；29：35-42.

Ⅷ ― DMATが知っておくべき災害時の知識

12 破傷風

破傷風は，土壌中に存在する破傷風菌（Clostridium Tetani）が産生する破傷風毒素により筋強直や全身性痙攣などを引き起こし，時に致死的となる感染症である。地震や津波災害後に破傷風患者は増加すると報告されており[1]，わが国でも東日本大震災後に患者数が増加した[2,3]。地震や津波はわが国では免れることのできない災害であり，災害医療に従事する者にとって破傷風の病態，治療，予防の知識は被災地での診療に必須となる。

本項では，東日本大震災におけるわが国の破傷風発生状況を含めて解説する。

1 疫 学

世界における破傷風による死亡者数は年間300,000人に迫ると報告されており[4]，とくにワクチン接種が整備されていない開発途上国に多い。開発途上国の致命率（患者数における死亡者数の割合）は30〜50％に及ぶ[5,6]。

わが国では戦後間もない1950（昭和25）年の破傷風による死亡者数は1,558人，死亡率は人口10万対1.85であった。1952（昭和27）年に破傷風トキソイドが導入，1968（昭和43）年にジフテリア・破傷風・百日咳三種混合ワクチン（DTP）定期予防接種が開始され，社会経済状態の好転とともに破傷風患者数および死亡者数は劇的に減少した。2000年以降の破傷風届出患者数は年間100人前後，厚生労働省人口動態統計における破傷風による年間死亡者数は5〜14人で推移し，死亡率は人口10万対0.01以下となった。一方，米国の統計（2003〜2009年）[7]では，患者数，死亡者数ともにわが国を下回っており，成人に対し10年ごとの追加免疫を推奨している予防効果の可能性がある。上記期間の致命率は，日本8.2％，米国14.4％であった。患者年齢はDPT接種歴のない40歳以上が93.8％を占める[2]。

新生児破傷風は，開発途上国ではいまだ年間50,000人を超える死者が発生している。日本国内では，1995年を最後にしばらく報告されていなかったが，2006年に11年ぶりに患者が報告された[8]。

2 自然災害における破傷風

東日本大震災以前，開発途上国において地震や津波による自然災害後に破傷風患者数が増加することが報告されていた[1]。

2004年12月スマトラ島沖地震で発生した大津波により最大の被災地となったインドネシアのアチェ州の8つの病院では，発災5日目に最初の破傷風患者が入院，発災18日目に新入院患者数はピークとなり，発災後約1カ月で計106人となった。死亡者数は20人，致命率は18.9％であり，50歳以上の患者，発症までの期間が短い患者に死亡率が高い傾向があった[9]。2006年5月に発生した直下型のジャワ島中部地震では，ジョグジャカルタ州において26人の破傷風患者が発生し8人が死亡，致命率は30.8％であった。死亡には病院までの距離と収容病院の医療水準が関連していた[10]。2005年10月のパキスタン地震では139人が発症し41人が死亡，致命率29.5％，2010年1月のハイチ地震では，破傷風患者数の正確な人数は把握されていないものの，通常と比べ著しく増加したと報告されている。

3 病原体，発症機序

破傷風菌は偏性嫌気性グラム陽性桿菌であり端在性芽胞をもち，世界中の土壌に広く分布し，家畜の糞や腸内にも生息している。破傷風の芽胞は熱や酸素，乾燥に高い抵抗性を示し，アルコールやポビドンヨードなどの消毒薬を含む化学物質にも耐性であり，15分間の煮沸消毒でも生き残ることができる

ため，滅菌にはオートクレーブが必要である[11, 12]。

　破傷風菌の芽胞は，創傷部位から体内に侵入し嫌気的状態におかれると発芽増殖し，神経毒である破傷風毒素（別名：テタノスパスミン）を産生する。破傷風毒素は血流にのって全身に散布され，運動神経終板から取り込まれ，運動神経を逆行性に軸索輸送によって脊髄前角細胞，脳幹などの中枢神経に運ばれる。中枢神経では抑制性神経伝達物質であるGABA（γ-aminobutyric acid）やグリシンの放出が阻害され神経の過剰な興奮が起こり，筋硬直や全身性痙攣，自律神経障害などを引き起こす[13]。

　破傷風菌は，一般的に刺創や挫滅創，壊死創，熱傷創など，汚染により嫌気性環境下におかれやすい創傷から感染する。しかし，軽度の擦過傷のような微小な創傷や感染経路が不明なものが20〜30％存在すると報告されており[12, 14-16]，小さな浅い傷だからといって破傷風に感染しないとはいえない。また，汚染された医療器具や薬物使用者の注射針における感染の報告もあり[15]，災害時であっても医療器具の取り扱いには注意が必要である。

4 臨床的特徴，症状[11-13, 17]

　破傷風の潜伏期間は通常3〜21日であるが，2日以内や1ヵ月を超えてから発症した例の報告もある。

　臨床症状から，①全身性破傷風（generalized tetanus），②局所破傷風（local tetanus），③頭部破傷風（cephalic tetanus）に分類され，全身性破傷風が80％を占める。新生児破傷風は新生児に起こる全身性破傷風である。

1. 全身性破傷風

　初期症状は開口障害，嚥下困難，発語障害，項部硬直などで頭頸部の筋硬直に由来する。顔面の筋硬直による痙笑を呈し，門歯間は1cm未満となり，顎は胸壁につかなくなる（写真Ⅷ-12-1）。次いで，腹部や背部，四肢の筋硬直をきたし，さらには後弓反張（背部の筋収縮により弓なりとなる状態）や全身性痙攣，自律神経障害を引き起こす。全身性痙攣は自発的または軽度の刺激で容易に起こり，喉頭痙攣や呼吸障害による呼吸不全に注意が必要となる。自律神経障害は著しい高血圧や頻脈と低血圧や徐脈

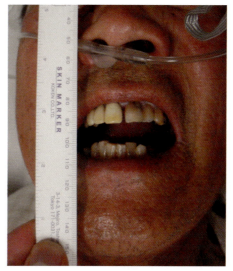

門歯間は約10mm，痙笑様顔貌を呈している
写真Ⅷ-12-1　破傷風患者の顔貌

表Ⅷ-12-1　破傷風重症度分類（Ablett分類）

Grade		臨床的特徴
Ⅰ	Mild	軽度〜中等度の開口障害，筋硬直，呼吸障害なし，痙攣なし，嚥下障害軽度〜なし
Ⅱ	Moderate	中等度の開口障害，明らかな固縮，痙攣：軽度〜中等度で短時間，中等度の呼吸障害，呼吸数＞30/分，中等度の嚥下障害
Ⅲ	Severe	重度の開口障害，全身性筋硬直，長期におよぶ痙攣，呼吸数＞40/分，無呼吸発作，重度の嚥下障害，頻脈＞120/分
Ⅳ	Very severe	GradeⅢ＋激しい自律神経障害（激しい血圧上昇＋頻脈と相対的な血圧低下＋徐脈を繰り返す）

〔文献13）より引用・改変〕

を繰り返し，高体温，多汗などをきたす。

　臨床病期は，第1期（前駆期），第2期（onset time：初期症状が出現してから全身性痙攣が出現するまで），第3期（痙攣持続期：重症例では自律神経障害を認める），第4期（回復期）に分類される。時に第3期を欠く場合もある。潜伏期間が短い場合，第2期（onset time）が48時間以内の場合は重症化するといわれている。重症度分類は，Ablett分類がもっとも広く用いられている（表Ⅷ-12-1）。重症例では全身性痙攣が出現した数日後に自律神経障害が出現し1〜2週間継続する。全身性痙攣は消失に2〜3週間かかり，筋硬直や全身の回復はそれ

以上かかる。合併症として，喉頭痙攣，各種医療関連感染，誤嚥性肺炎，肺塞栓症，筋硬直による脊椎や四肢の骨折があげられる。

新生児破傷風は，免疫が不十分な母親から生まれた新生児の臍帯処置が不十分な場合に発症する。生後1～2週間程度で，摂食障害，嘔吐，痙攣などを呈する。

2. 局所破傷風

創傷部近くのみの筋肉が痙縮するもの。通常，数週間続き徐々に弱まる。全身性破傷風に移行する場合もある。

3. 頭部破傷風

非常にまれ。中耳炎などの耳感染や頭部外傷後に起こる。顔面神経麻痺などの脳神経の弛緩性あるいは痙性麻痺を呈する。

5 診 断

特異的な検査法はなく臨床症状により診断されるため，診察医が破傷風を疑うかどうかにかかっている。破傷風菌は患者の30％ほどしか検出されず[17]，菌体の証明は診断の必須項目ではない。

鑑別診断としては，開口障害を生じる歯牙感染や顎関節炎，ジストニアをきたす薬物中毒などがあげられる。

破傷風は五類感染症全数把握疾患に定められており，診断した医師は7日以内に最寄りの保健所に届け出なければならない。

6 治 療[11-13, 17]

破傷風の治療は，体内の破傷風菌を減少させ，産生された破傷風毒素を中和し，破傷風毒素によるさまざまな症状を管理することである。

1. 創傷処置と抗菌薬治療

創傷があれば徹底的にデブリードマンを行い，菌量を減らすことが重要となる。

抗菌薬治療は免疫療法に比べ効果は低いとされるが一般的に行われる。第一選択薬はペニシリンG（例：200～400万単位を4時間ごと）であるが，ペニシリン類はGABA受容体拮抗作用があり，破傷風毒素と相乗的に作用し痙攣を誘発する可能性が指摘されている。海外ではメトロニダゾール（例：500mgを6時間ごと）の有効性が報告されている。抗菌薬投与期間は7～10日間が推奨される。アレルギーなどによる代替薬として，エリスロマイシン，クリンダマイシンなどがあげられる。

2. 免疫療法

抗破傷風ヒト免疫グロブリン（TIG）は，組織に結合していない血中の遊離毒素を中和する。すでに組織に結合した毒素に対しては無効であり，診断後直ちに投与すべきである。わが国では静注用と筋注用製剤があり，投与量はそれぞれ3,000～4,500単位，5,000単位である。半減期が長いため通常は単回投与でよい。筋注用製剤は，投与液量が多くなり（250単位当たり2.5mlの注射用水に溶解），血清抗毒素濃度の上昇が静注用に比して緩やかである点が不利とされるが，有効期間が5年（静注用は2年）と長く保存がきく。

破傷風に罹患しても十分な免疫が獲得できないため，次項に述べる破傷風トキソイドによる能動免疫も同時に行うべきである。

3. 全身症状の管理

1) 筋硬直，全身性痙攣の管理

易刺激性であり，光や音などの外的刺激は極力避ける。症状の緩和にはGABA受容体作動薬である各種鎮静薬が有効であり，ミダゾラムやジアゼパム，プロポフォールなどを持続投与する。マグネシウム製剤は神経筋遮断作用があり，筋硬直や全身性痙攣を軽減させるといわれているが，予後の改善が得られるかどうかは結論が出ておらず[18]，過量投与への注意も必要である。痙攣のコントロールが不良の場合には筋弛緩薬を使用する。

2) 呼吸管理

嚥下障害による誤嚥，喉頭痙攣や過鎮静による呼吸不全が予測される場合には，気管挿管が必要となる。重症破傷風では数週間以上の呼吸管理が必要と

表Ⅷ-12-2 外傷後の破傷風予防

破傷風ワクチン (DTP, DT, TT) 投与歴	汚染のない小さな創傷		その他すべての創傷	
	TT	TIG	TT	TIG
3回未満 または不明	必要 全3回接種 (受傷時，4週間後， 6～12カ月後)	不要	必要 全3回接種 (受傷時，4週間後， 6～12カ月後)	必要 250単位
3回以上	原則不要 (最終投与歴≧10年 前の患者は 1回投与)	不要	原則不要 (最終投与歴≧5年前 患者は 1回投与)	不要

〔文献17〕より引用・改変〕

なり，口腔内刺激による痙攣誘発を防ぐためにも早期の気管切開がよいとされる。

3) 循環管理

著しい高血圧や頻脈などの自律神経障害の治療で確立されたものはない。モルヒネなどの麻薬性鎮痛薬，αβ遮断薬であるラベタロール（わが国に注射用製剤なし），$α_2$アドレナリン作動薬のクロニジン，神経筋遮断によりカテコールアミン分泌を減少させるマグネシウム製剤などが使用されている。中枢性$α_2$アドレナリン作動薬であるデクスメデトミジンの使用も報告されている。

4) その他

経管栄養などの栄養管理，リハビリテーション，深部静脈血栓症予防，心理的サポートなどが必要となる。

7 予防

破傷風予防には定期予防接種や破傷風トキソイド（TT）による能動免疫と抗破傷風人免疫グロブリン（TIG）による受動免疫がある。

わが国における定期予防接種は，三種混合ワクチンDPT（2012年11月から四種混合ワクチンDPT-IPV）を生後3～90カ月（標準は生後12カ月まで）に3回接種し，さらに3回目の約1年後に1回接種するⅠ期と，11～12歳に二種混合ワクチンDTを1回接種するⅡ期に分けられる。基礎免疫が獲得されれば10年ごとの追加免疫によるブースター効果により抗体価を維持できるとされ，米国では成人の定期追加免疫が推奨されているが，わが国では行われていない。

外傷後の破傷風予防には，ACIP（米国予防接種諮問委員会）による勧告が広く用いられており，破傷風ワクチン接種歴と創傷程度によりTTまたはTIGの使用を推奨している（表Ⅷ-12-2）[17]。CDC（米国疾病管理予防センター）では上記勧告に基づき，災害時の破傷風予防についてホームページに掲載している[19]。しかし，TTによるブースター効果発現までに少なくとも数日間かかるため，トキソイド接種から10年以上経っている場合にはTIGによる受動免疫を積極的に行うべきとの指摘[20]や，自然災害発災後の混乱した状況でTTやTIGを確保・保存（要冷所保存）し迅速に負傷者へ投与できるのかなど課題が残る。

わが国の破傷風抗毒素保有割合は，DPTが開始される1968年以前の世代（45歳以上）を境に低くなるが，定期予防接種終了後約30年経過した40～45歳でも比較的保たれていることが報告されている（図Ⅷ-12-1）[21]。今後，自然災害の多いわが国において，確実なデータに基づいた破傷風予防法の検討が必要と考える。

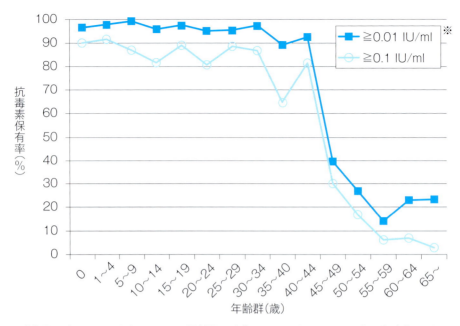

※破傷風予防レベル：0.01IU/ml＝最低限の防御レベル，0.1IU/ml＝十分な防御レベル

図Ⅷ-12-1　破傷風抗毒素保有状況

〔文献21〕より引用・改変〕

8　東日本大震災に関連した破傷風[2,3]

　東日本大震災に関連した破傷風は宮城県，岩手県から計10例報告され，通常時に比べ患者数の増加がみられた．全例55歳以上であり，定期予防接種を受けていない年齢であった．開口障害は全例，筋肉のこわばりが9例，嚥下障害，発語障害は6例，強直性痙攣は4例で認めた．感染から発病までは平均13.0±3.9日であり，発病から診断まで時間のかかった症例もあった．詳細な追跡が可能であった7例すべてで集中治療室に入室し，人工呼吸器装着が6例，気管切開が5例で施行され，死亡したものはいなかった．

　東日本大震災最大の被災地となった石巻医療圏（人口約22万人）唯一の災害拠点病院である石巻赤十字病院では，発災1週間から1ヵ月以内のトリアージ「赤」患者627例中3例0.4％が破傷風であった．1例はトリアージ「黄」と判定された後に呼吸状態が悪化し赤エリアに搬送された．3例の受傷機転は，挫傷が1例，擦過傷程度の軽微な外傷が1例，外傷がなくひび割れた足趾で泥の中を歩行したことが原因と推定されたものが1例であった．3例中2例は被災地外に転院となり気管挿管，気管切開，人工呼吸器管理を要した．

　破傷風治療には多くの人的・物的医療資源を要し，また長期入院が必要となることが予測される．通常時には対応可能であっても，災害後の被災地内の医療状況によって被災地外への転院を考慮する必要があると考えられる．

＊

　破傷風は，適切な予防により防ぐことが可能で，発症したとしても適切な治療により確実に救命しうる感染症である．災害に従事する医療者として，自然災害後の増加を念頭におき，予防，患者の抽出，治療について，正しく理解し対応していくことが重要と考える．

■文　献
1) Afshar M, Raju M, Ansell D, et al：Narrative review：Tetanus—A health threat after natural disasters in developing countries. Ann Intern Med 2011；154：329-335.
2) 国立感染症研究所：東日本大震災に関連した破傷風―1：2006～2011年における全国および被災三県の発生状況．感染症週報 IDWR 2012；44：12-16.
http://www.nih.go.jp/niid/ja/tetanis-m/tetanis-idwrs

/2937-idwrs-1244.html
3) 国立感染症研究所：東日本大震災に関連した破傷風―2；東日本大震災関連の破傷風症例についての報告. 感染症週報 IDWR 2012；45：10-17.
http://www.nih.go.jp/niid/ja/tetanis-m/tetanis-idwrs/2949-idwrs-1245.html
4) World Health Organization：The world health report 2003 – shaping the future. WHO, 2003.
5) Ojini FI, Danesi MA：Mortality of tetanus at the Lagos University Teaching Hospital, Nigeria. Trop Doct 2005；35：178-181.
6) Patel JC, Mehta BC：Tetanus：Study of 8,697 cases. Indian J Med Sci 1999；53：393-401.
7) Centers for Disease Control and Prevention：Summary of Notifiable diseases- United States, 2011. Morbidity and mortality weekly report 2013. CDC 2013；60：1-117.
8) 小川智美，柴田貴之，下村英毅，他：新生児破傷風の一例. 国立感染症研究所感染症週報 IASR 29（2），2008.
http://www.nih.go.jp/iasr/29/336/kj3363.html
9) Aceh Epidemiology Group：Outbreak of tetanus cases following the tsunami in Aceh province, Indonesia. Glob Public Health 2006；1：173-177.
10) Sutiono AB, Qiantori A, Suwa H, et al：Characteristic tetanus infection in disaster-affected areas：Case study of the Yogyakarta earthquakes in Indonesia. BMC Res Notes 2009；2：34.
11) 海老沢功：破傷風，第2版，日本医事新報社，東京，2005.
12) Farrar JJ, Yen LM, Cook T, et al：Tetanus. J Neurol Neurosurg Psychiatry 2000；69：292-301.
13) Cook TM, Protheroe RT, Handel JM：Tetanus：A review of the literature. Br J Anaesthesia 2001；87：477-487.
14) Bunch TJ, Thalji MK, Pellikka PA, et al：Respiratory failure in tetanus：case report and review of a 25-year experience. Chest 2002；122：1488-1492.
15) Pascual FB, McGinley EL, Zanardi LR, et al：Tetanus surveillance – United States, 1998-2000. MMER Surveill Summ 2003；52：1-8.
16) 武内有城，園真廉，井口光孝，他：外傷患者の破傷風対策に関する検討. 日本外傷学会雑誌 2007；21：367-374.
17) Centers for Disease Control and Prevention：Tetanus. In：Epidemiology and Prevention of Vaccine-Preventable Diseases, 12th ed, CDC, Atlanta, 2012, pp291–300.
18) Thwaites CL, Yen LM, Loan HT et al：Magnesium sulphate for treatment of severe tetanus：A randomised controlled trial. Lancet 2006；368：1436-1443.
19) Centers for Disease Control and Prevention：Tetanus prevention after a disaster.
http://www.bt.cdc.gov/disasters/disease/tetanus.asp
20) Rhee P, Nunley MK, Demetriades D, et al：Tetanus and trauma：A review and recommendations. J Trauma 2005；58：1082-1088.
21) 国立感染症研究所：年齢／年齢群別の破傷風抗毒素保有状況，2013年；2013年度感染症流行予測調査より.
http://www.nih.go.jp/niid/ja/y-graphs/4513-tetanus-yosoku-serum2013.html

IX

DMATに関連する特殊な環境や活動

IX — DMATに関連する特殊な環境や活動

1 USARとCSM

1 USARとは

USAR（urban search and rescue，都市型捜索救助）は，通常の救助活動では対応困難な事故災害に対する医療を含む高度な捜索・救助活動と定義されている。USARにおける医療活動のゴールは，救助活動中に行いうる必要かつ最低限の医療を提供することで，救命のみならず社会復帰の可能性を最大限に獲得することである。USARで行われる医療活動の1つが倒壊建造物などの下に閉じ込められた患者（要救助者）に対するいわゆる「瓦礫の下の医療」（confined space medicine；CSM）であり，なかでも圧挫（クラッシュ）症候群はUSARとCSMにおいて対応すべきもっとも重要かつ重篤な病態である。

通常USARは専属の医療部門が含まれる常設部隊により行われ，平時の訓練から救助と医療が一体になって活動するスタイルであるが，わが国ではまだそのような方式では行われていない*。DMATの派遣形態として緊急消防援助隊に帯同して活動するDMATが示されたが，現時点ではあくまでもUSAR的運用という段階であり，安全確実に実施するために必要な体制を消防側・DMAT側双方とも早急に確立することが求められている。

本項では，USARにおける医療活動の概要について述べる。

2 USARにおける医療活動の原則

国際的にはUSARにおける医療部門の活動優先順位は，第一に長期間災害現場で活動するUSAR隊員の健康管理と部隊全体の保健衛生管理を行うことであり，第二に閉鎖空間内の患者に対する医療支援を行うことである。通常の被災者に対する支援は原則的に行わない。DMATが緊急消防援助隊などの救助部隊に帯同する場合は，第一の役割であるチーム支援として隊員が負傷した際の応急処置などを行い，派遣された災害現場で連携する場合は救助活動が円滑に実施され，かつ患者が安全に救出されるよう救助隊と患者の両者をサポートする。

閉鎖空間内の患者に医療処置を実施する際は，その必要性を十分検討したうえで行う。DMATは現場の状況（ハザード，救助活動の進捗状況など）と患者の容態を総合的に判断し，医療処置を行うメリットが活動全体に対するデメリットを上回る場合にのみ現場に進入**し，必要最低限の処置を実施しすみやかに退避する。デメリットは以下のようなことである。医療処置を行うことはその間，救助活動が中断されることを意味する。また静脈路確保やモニター類の装着は救助活動への負荷にもなりうる。さらに緊急性，必要性が認められない状況で無計画に閉鎖空間内に入ることは，二次災害のリスクを増すことにもなる。

3 Confined spaceと活動の特異性

「confined space（制限された空間，閉鎖空間）」は，その出入りや内部での活動が物理的に厳しく制限された空間である。坑道・洞窟，トンネル，各種タンク，マンホールや下水溝，排気ダクト内など元来狭隘な空間と，ビル倒壊や列車衝突などの結果として生じた狭隘な空間があり，後者のいわゆる「瓦礫災

---

*海外の災害救援に派遣される国際緊急援助隊救助チームが現時点では国内唯一のUSAR部隊である。
**ここでいう進入とは，活動のために閉鎖空間に入ることをとくにさす。

害」はとくに活動の難易度も安全確保の困難性も高い。瓦礫災害が通常の現場活動と異なる最大の要因は，種々の危険物（ハザード）が存在すること，および活動が長時間にわたることである（表IX-1-1）。

4 安全確保

活動の大原則は通常のDMAT活動同様「安全第一」であるが，危険度の高さからよりいっそうの安全への意識と安全確保の努力と徹底が必要である。

危険物に対しては，それを認知・理解・回避する能力の習得，危険から身を守る個人防護具の装着が必須である。活動は短くて数時間，長ければ一昼夜を超える活動になることから，DMAT側も交代チームの確保や現場での活動拠点の確立などそれを見越した活動体制を構築することが必要である。このように極限的な環境下で的確に活動するには，十分な知識と技術，高い身体能力と精神力，そして総合的な判断力が要求される。

1. 個人防護具（personal protective equipment；PPE）

ヘルメット，ライト，ゴーグル，耳栓，防塵マスク，手袋，安全靴の基本装備に加え，閉鎖空間内に進入する際は肘・膝プロテクター，緊急用のホイッスルを装着する。ライトはヘルメット装着用と手持ち用の2種類を携行する。とくにゴーグルとマスクは防塵に必須である。2001年9月11日の米国同時多発テロ事件において，世界貿易センタービル倒壊現場で活動した関係者の7割近くに呼吸器系の後遺障害が発生しているとの報告もあり，アスベストなどの有害粉塵を除去できる機能が必要である。手袋はラテックス製のものを下につけ，その上から革もしくはケブラー製のものを着用する。

また閉鎖空間内の患者に対してもヘルメット，ゴーグル，耳栓，マスクの着用など，可能な限りの防護策を講じる。

2. 酸素濃度と有毒ガス・有毒物質への対応

閉鎖空間では酸素濃度の低下と，一酸化炭素，二酸化炭素，天然ガス（メタン）などの各種有毒ガスや有害物質の発生にとくに注意する。救助部隊は進

表IX-1-1　USAR/CSM活動上の特徴

環境因子
1. 暗い，狭い，多数の障害物など移動そのものが困難な空間である
2. 空間自体が不安定な状況にあり，常に安全性の確認と補強処置を必要とする
3. さまざまな危険物が充満している空間であり，各ハザードへの対応を要する
4. 気温・湿度・騒音・粉塵などが救助者と患者の双方に影響を与える

活動因子
1. 長時間にわたる活動：肉体的にも精神的にも疲労が蓄積していく
2. 強い精神的ストレス：二次災害の危険や遺体に囲まれた状況での活動など強いストレスを受ける

入に先立ち必ず検知・測定を行い，活動中も常にモニタリングしながら，閉鎖空間の換気を確保する。隊員や患者の消費による酸素濃度の低下と二酸化炭素濃度の上昇，火災や救助車両，発電機などから発生した一酸化炭素の閉鎖空間への進入，ガス管や下水管の破断による各種ガスの発生に注意する。また崩壊物内では火災・漏電・爆発のほか，その施設特有の危険物や有毒物質を有している場合もあるので，DMATも救助部隊から確認する必要がある。

3. 血液・体液に対する標準予防策

患者および遺体に接する際は標準予防策，すなわちすべての血液・体液は感染性を有するとした前提で対処する。とくに曝露の可能性が高い場合はタイベック®製の防護衣などを着用する。活動中の搬出困難な遺体に対してはシートなどでカバーし，接触のリスクを回避する。

4. 進入の判断と退路の確保

閉鎖空間内部に進入する前に，自分は本当に進入し活動ができるかどうかを冷静に判断する。無理に進入して内部で動けなくなるような事態は絶対に起こしてはならない。閉鎖空間の外で助言や医療的判断が達成できないか知恵を絞ることが必須である。医師，看護師の進入以外に方策がないことはきわめてまれである。

緊急時の対処法を救助側と確認しておき，進入する際は必ず退路の確保を念頭におきながら進む。

5 USARで必要な医療活動

USARが対応すべき医療課題を表IX-1-2に示す。

USARでの医療活動の基本はバイタルサインの安定化であり，気道確保，呼吸管理，循環維持，圧挫（クラッシュ）症候群への対応，脱水および低体温への対応が重要である。

各手技は，PPEを装着しかつ難易度の高い閉鎖空間でも迅速かつ確実にできるトレーニングをつんだ者のみが行うべきである。

6 CSM活動のポイント

1. 進入前の徹底した計画と準備，緊密な連携

活動成功の鍵は進入前の閉鎖空間外での準備と計画にある。閉鎖空間内外の行き来は二次災害のリスクを増すため，DMAT隊員の進入は原則1回，内部に進入する人数も原則1人を前提とする。閉鎖空間内に進入する前に，救助隊より到達経路，その距離，高さ・深さ，障害物，患者周囲の状況，患者の位置や体位，容態を救助側より可能な限り詳細に聴取して正確に把握する。状況の図示や内部を撮影したデジタルカメラ画像，救助隊のもつファイバースコープなどで視覚的にイメージを共有することも役立つ。次いで救助隊と実施の可否を協議し，内部での位置取り，行う処置と手順などを詳細に計画し，実施するという結論に至った場合はそれに沿って閉鎖空間外で実際にシミュレーションを行う。必要な物品をすべて準備し，救出後の対応や急変時の対応まで準備万端整えて，初めて閉鎖空間内に進入する。救助隊員，DMAT，そして患者の三者が閉鎖空間の内外で緊密に連携し活動することが重要である。表IX-1-3にDMAT進入時のチェックリストを示す。

2. 資機材・薬剤準備

閉鎖空間内部に持ち込む資機材は，十分な検討を行ったうえで必要最低限とする。内部で使用する資

表IX-1-2　USARが対応すべき医療課題

1. 圧挫（クラッシュ）症候群
2. 低体温
3. 飢餓／脱水
4. 粉塵吸入による呼吸器障害
5. 疼痛緩和・鎮静
6. 感染制御
7. 整形外科的外傷
8. 危険物質曝露
9. ストレス管理
10. 閉鎖空間での医療技術（気道管理，輸液路確保，固定）

機材や薬剤はあらかじめ閉鎖空間外でセットしておき，内部で「店をひろげる」ことのないようにする。閉鎖空間内では高低差による輸液滴下ができないため，動脈ライン用の加圧バッグなどを用いて行う。

3. 救援者のストレス

救助現場では苛酷な活動環境に加え，多数の遺体の存在などにより救援者にも強い肉体的・精神的ストレスが加わるため，組織として適切なストレス対策が必要となる。チームリーダーは隊員に対し，事前にストレスが高い活動になる旨の十分なブリーフィングをすることがストレスの予防・軽減につながる。遺体から受けるストレスに関しては日本トラウマティック・ストレス学会が「遺体が救援者に引き起こす気持ちの変化：救援者向けパンフレット」を学会ウェブサイト上に公開しているので参考にされたい（http://www.jstss.org/topic/02/209.php）。

7 看護師の役割

CSMでは，基本的に看護師の閉鎖空間内への進入は想定されていない。看護師は閉鎖空間の外から内部での活動を支える重要な役割を担う。

1. 資機材準備

患者のおかれている状況，容態，推定される病態から予想される処置を推測し，必要な資機材を準備する。長時間の活動が予想されれば，輸液や薬剤，酸素の補充調達の要否・可否について早い段階から検討・計画しておく。

表Ⅸ-1-3　CSM実施時の活動指針

基本原則

1. 救助活動の主導権，DMATの現場内進入の可否の決定は救助側（隊長）にあることを認識すること
2. DMATの進入が最善かを常に検討し，助言や判断がまず優先されることを認識すること
3. 救助側に，DMATが捜索救助活動の専門家ではないことを認識させ，救助隊員間では「あたりまえ」の事項を含めて，DMATに対しては確認の意味も含めて十分に説明するように依頼すること
4. 進入前の評価とプランニングを十分に行い活動プランを共有すること
5. 救急救命士を十分に活用すること
6. 到達経路を含む詳細な見取り図を作成し，デジタルカメラの画像，ボーカメ（画像探索機）などを十分に活用し，視覚的に共通認識をもつこと
7. 必要な限り実際の状況に即したシミュレーションを行ったのちに，現場内に進入すること
8. 進入した医師は必要な処置終了後，可及的早期に閉鎖空間外に脱出すること。以後の継続観察・処置管理は救助隊員・救急救命士を中心に行うこと

●閉鎖空間外より目視可能

	隊長判断で進入し処置可	

●閉鎖空間外より目視不可能

	以下の要件が満たされ，隊長が許可した場合は進入可とする	
	＜救助側の要件＞	＜DMAT側の要件＞
①経路把握	進入口から要救助者にアクセスするまでの内部の状態を完全に把握しているか？	
②ハザードと安全確認	DMATを進入させるにあたり，内部の安全は確保されているか？ ショアリング（二次倒壊の防止策）などは十分に実施されているか？	ハザードの有無，種類，切迫度を確実に把握しているか？
③要救助者状況・容態	要救助者の人数・年齢・性別，要救助者の置かれている状況・体位・バイタルサイン・緊急度・重症度を正確に…… （DMATに）提示できるか？	把握しているか？
④救出所要時間	救助方法，予想される救出所要時間を…… （DMATに）提示できるか？	把握しているか？
⑤進入手順	DMAT進入のタイミング，医療処置に至るまでの，医師を含めた人員の入れ替わりの方法，その場所などは決定されているか？	自身の進入手順，内部での位置取り，脱出手順を理解しているか？
⑥医療処置手順	医療処置の準備および内部での配置，手順確認が細部にわたるまで完全に詰められているか？	
⑦資機材準備	DMATの使用する資機材を把握しているか？ 搬入手順は決められているか？	使用する資機材は補充・交換分も含めすべての準備は完了しているか？
⑧閉鎖空間内外の連絡	閉鎖空間内部と外部のリアルタイムの通信手段は確保されているか？	
⑨緊急脱出	緊急時の退避方法を確実に理解させているか？	緊急時の合図，安全確保，退避手順を確認しているか？
⑩その他		・医師進入後の閉鎖空間外の準備・対応ができているか？ 医師1名が進入しても閉鎖空間外の活動に大きな支障はきたさない体制がとられているか？ ・上記の項目についてDMAT全員で協議のうえ，進入可否を判断すること ・必要であれば，支援スタッフと協議し決定すること

2. 活動支援

閉鎖空間内の医師の活動を閉鎖空間外からサポートする。無線などで情報交換しながら行われている活動を推測し，常に「先読み」して必要な資機材などを準備しておく。また閉鎖空間外の災害現場全体の活動状況・安全情報などを適宜内部に送る。活動が長時間に及ぶようであれば，内部で活動する人員の休息スペースの確保，水分・軽食やリフレッシュメント（飴，チョコレートなど）の調達，保温，冷却，トイレ・手洗い・洗面・うがいなどについての手配も行う。

3. 記録

記録は，情報を共有して残す意味，活動を客観的に評価する意味，そして事後の検証の意味から重要である。経時的な活動記録とともに，患者と接触したあとには看護記録も作成する。

4. 救出後の対応調整

患者が救出されたあとの現場での処置，搬送手段，搬送先医療機関の選定について，活動の初期から消防側と連携して調整する。

*

2005（平成17）年のJR福知山線脱線事故により，震災のみならず通常の都市災害においても，USARやCSMを必要とする状況が発生することが明らかとなった。しかしCSMは通常のDMAT活動よりもはるかに危険かつ困難な活動であり，十分な準備と訓練が不可欠である。米国FEMA（Federal Emergency Management Agency，緊急連邦管理庁）では，4泊5日の厳しい研修に合格した者だけがUSARチームの正式隊員となり，その後も月1回の割合で何らかの訓練の実施が義務づけられている。また国際的には閉鎖空間内の活動の多くは消防救急活動として救急救命士が行っている。わが国でも消防などと連携し，正しい形でUSARとCSMが発展することが望まれる。

IX — DMATに関連する特殊な環境や活動

2 洋上災害

1 わが国と洋上災害

わが国は沿岸線の長さが地球一周の88％に及び，排他的経済水域の面積は国土面積の約12倍で，ともに世界第6位であり，資源を含め貿易量の99％以上が船舶による海洋国家である。このような広域な海域で発生する災害はさまざまであるが，海難の4割が港内で発生し，9割以上が12海里未満で発生している。また臨海部には都市が集中しているほか，大規模工場，石油・石油ガス備蓄基地，原子力発電所，高速交通機関などが集中している。船舶の衝突や乗揚げなどによる油や有害液体物質の排出のほか，火災や爆発などの事故災害，台風や津波による自然災害など人的な被害はもとより，周辺の自然環境の破壊からライフラインや物流機能の断絶による生活基盤の破綻など，ひとたび発生すれば甚大な被害をもたらす災害が起こりうる。

2 海上事故の分類

海上事故は，船舶が関与する海難事故と危険物などの大量流出事故に分類される。そして海難事故は船舶自体に起因するものと船舶以外に起因するものに分類される（図IX-2-1）。

引き起こされる結果としては，怪我や死亡などの人的損害，船体や荷物，港湾施設の破壊などの物的損害，燃料・輸送物の漏洩による海洋汚染などの自然損害に分けられ，これらが複合的に生じる。

海上事故に起因する患者が発生した場合，あるいは船舶内において患者が発生した場合，洋上救急体制で医師などが派遣されるケースもあるが，多くは海上保安庁の救急救命士が対応することになる。海上保安庁の救急救命士は，特殊救難隊，機動救難士，PLH（Patrol Vessel Large with Helicopter）型巡視船に配置されている。洋上での救急救命士の活動は，海上保安庁のメディカルコントロールを受けることになる。

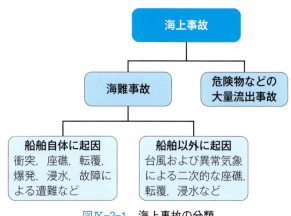

図IX-2-1 海上事故の分類

海上保安庁では，海上における事件・事故の緊急通報用電話番号として，局番なし3桁電話番号「118番」の運用が2000（平成12）年から開始されており，2007（平成19）年より，携帯電話などからの118番緊急通報の発信位置を迅速に把握することができる「位置情報通知システム」が導入され，迅速な海難救助に寄与している。

3 洋上救急体制

洋上で発生した救急患者に対しては，洋上救急体制が整備されている。洋上救急体制は洋上の船舶内において患者が発生し緊急に医師の加療を要する場合に，海上保安庁の巡視船・航空機により協力医療機関の医師・看護師などを現場に急送し，救急処置を施しつつ最寄りの病院へ搬送するものである。

洋上救急体制は，1985（昭和60）年から公益社団法人日本水難救済会の洋上救急事業として開始された。日本周辺海域において24時間体制で運用され，往診を希望する場合は最寄りの海上保安庁に連

絡する。日本水難救済会の洋上救急センターは東京にあり，10カ所の地方支部がある。協力医療機関は全国で143機関となっている。洋上救急事業は基本的には一般救急患者に対する体制であるが，過去には船舶火災のような海難事故でも出動実績を残している。このような洋上での多数患者発生においては，病院船とDMATの乗り込みが期待される。

　海上保安庁のメディカルコントロールは，消防組織単位である各自治体ごとに設置し運営されている（たとえば県メディカルコントロール，地域メディカルコントロールなど）通常のメディカルコントロールと異なっている。海上保安庁の救急救命士が全国に配置されていること，および海上での救急搬送は陸に比べて長時間に及ぶこと，発生件数の少なさなどの特殊性から，全国に対応する統括的なメディカルコントロールの中央組織を設けることが最良と考えられ，2005（平成17）年に，救急医学および法律の専門家，各地域で直接指示を実施する医療機関ならびに海上保安庁により組織する「海上保安庁メディカルコントロール協議会」（以下，海保MC協議会）が設置された。事務局は海上保安庁警備救難部救難課におかれている。

4　DMATの活動が期待される対象災害

　沿岸部における船舶の衝突，乗揚げ，転覆，火災，爆発，浸水，有毒ガスなどによって多数患者の発生する事態が考えられる。

1．心構え，装備など

　海上もしくは沿岸部での活動では，波浪など気象そのものが大きな障害となる。船上での活動時にはライフジャケットは必須であり，個人防護具の防水性とともに，医療資機材や通信装置などの防水にも配慮が必要である（防水バッグ入り携帯電話など）。海上であれば通信手段が限られる。投錨しても，常に船舶の向きが変わるために一般的な携帯用衛星通信では安定しない。このことは広域災害救急医療情報システム（EMIS）利用に致命的となる。この問題解決には船舶に搭載された衛星追尾システムを備えたものにつなぐか，移動衛星通信アンテナを持ち込まなければならない。

　また船舶内での活動は，狭隘なスペースや揺れなどで制限され，現場アクセスの困難な際には携行資機材や人員も制限される。

　甲板仕様によるヘリコプター運用との連携も重要である。

2．洋上災害の特殊性

　現場が海上であれば発災の認知までに時間がかかり，現場到達までに長時間の移動を強いられる。移動手段が航空機もしくは船舶となること，活動環境が制限され医療機関までの距離が遠いことが特徴である。また，距離的問題のみならず，波浪を含めた天候もさまざまな活動に影響する。

3．発生する可能性のある災害の種類

　船舶が関与する海難事故では，衝突や乗揚げによる通常の鈍的外傷（とくに高速船の衝突）や積載物崩落や挟まれからのコンパートメント症候群，火災や爆発からの熱傷，気道熱傷，爆傷，危険物積載船による有毒ガスによるベンゼン中毒[*]や一酸化炭素中毒[**]などが起こりうる。また浸水や転覆からの溺水，低体温，電撃傷，慢性疾患の急性増悪，不審船やテロによる銃創などが想定され，多様な患者が発生しうる。

5　洋上災害の事例

　2004（平成16）年の台風23号は全国で被害を及ぼし，死者・行方不明者が98人にのぼり激甚災害に指定されたが，その陰にかくれて沿岸線で最悪の大被害が回避されたことはあまり認識されていな

---

[*] 2006（平成18）年5月，東京湾において，ケミカルタンカーでのタンク洗浄作業中にベンゼン中毒が発生し，船長，機関長および機関員の3人が死亡した事例
[**] 2007（平成19）年4月，関門海峡において，貨物船の船首部デッキストアー内で酸欠により，船長および機関長の2人が死亡した事例

2 洋上災害

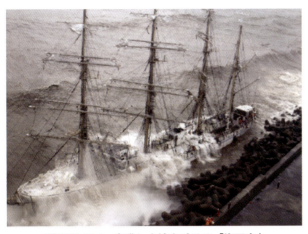

写真Ⅸ-2-1　座礁し大波を受ける「海王丸」

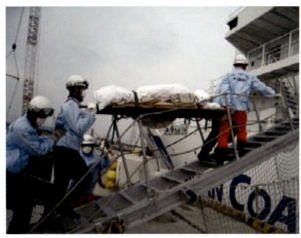

写真Ⅸ-2-2　巡視船での引き継ぎ
(海上保安庁：東日本大震災への対応の記録．2012, p7. より)

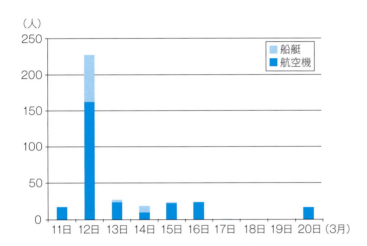

	11日	12日	13日	14日	15日	16日	17日	18日	19日	20日	合計
航空機	18	163	24	10	23	24	0	0	0	17	279
船艇	0	66	4	9	1	0	1	0	0	0	81
計	18	229	28	19	24	24	1	0	0	17	360

図Ⅸ-2-2　対応勢力による救助者数の推移
〔海上保安庁：東日本大震災への対応の記録．2012, p4. より引用〕

い。富山港沖で錨泊していた練習船「海王丸」が，強風により錨を引きずって流され，防波堤付近に座礁した。座礁現場は沿岸に隣接しているにもかかわらず，接近すらできずに悪天候のなかで窮地に陥っていた（写真Ⅸ-2-1）。海上保安庁より巡視船艇，航空機，特殊救難隊，機動救難士および機動防除隊が出動し，激しく揺れ甲板を超える高波を浴びている座礁船のマストにヘリコプターからピンポイントで降下した。早急な処置を要する2人をヘリコプターへ吊り上げ，沿岸へ救助ロープを張り，消防と連携して約7時間の死闘ののちに乗組員・実習生167人が無事救助された。

台風でもこのような海難事故が発生し，海上災害が起りかねないことを常に認識しておく必要がある。また平常時から沿岸危険地域の把握と消防や海上保安庁など関連機関と連絡や実践的な合同訓練を通じ，互いの活動内容を確認整理しておくことが重要である。

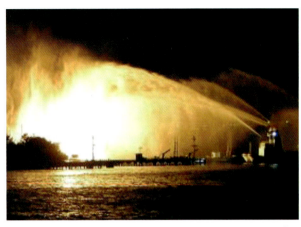
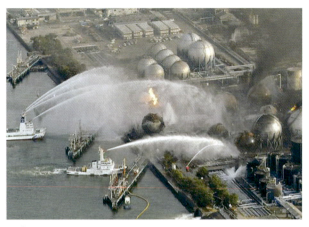

写真Ⅸ-2-3　消防船「ひりゅう」による冷却放水作業
左：夜を徹しての冷却放水作業（千葉県市原市），右：一夜明けた状況

〔海上保安庁：東日本大震災への対応の記録．2012．p13．より〕

6 東日本大震災における海上保安庁の活動概要

　海上保安庁では，2011（平成23）年3月11日，14時46分の地震発生直後，本庁および各管区海上保安本部（11カ所）等に災害対策本部などを設置するとともに，東北地方において大規模な被害の発生が予想されたことから，15時14分，「海上保安庁防災業務計画」に基づく「日本海溝型地震に係る動員計画」を発動し，全国から第二管区海上保安本部（塩釜市）管内に向けて，巡視船艇・航空機・特殊救難隊など（第一次動員勢力）を急行させている。

　その後，津波による被害が甚大かつ東北地方太平洋沿岸の全域に及んでいることが判明したため，16時40分，追加勢力である第二次動員勢力の発動を命じるとともに，本庁配備の測量船全5隻（計画数3隻）についても，同海域への派遣を指示している。

　これらの動員によって海上部および陸上部の孤立者の救助，行方不明者の捜索，緊急輸送路の確保，被災港湾の測量，航路標識の復旧，漂流船舶の曳航救助，航路障害物の除去，被災者支援などの震災対応業務を行った。

　動員勢力は，最大で1日当たり巡視船艇等54隻，航空機19機（5月30日まで）であり，3月20日までにヘリコプターによる吊り上げ救助は279人（78％），巡視艇等による救助が81人（22％），発災から7日間での救助者は343人（95％）であった（図Ⅸ-2-2）。

1. 入院患者の移送，DMATとの連携

　3月19日，福島第一原子力発電所の事故を受けて設定された屋内待避区域に所在する南相馬市立病院において，DMATから入院患者の搬送要請があり，20日，陸上自衛隊の車両で相馬港に搬送された入院患者を引き継いで，相馬港に着岸中の巡視船「いず」の飛行甲板からヘリコプターMH560（巡視船「やしま」搭載機），MH806（羽田航空基地所属），MH909（新潟航空基地所属）によって，患者8人とDMAT職員3人を新潟市民病院へ搬送した（写真Ⅸ-2-2）。

2. 臨海コンビナート火災への対応

　3月11日15時47分頃，余震に伴い発生した千葉コスモ石油製油所（千葉県市原市）のLPGタンクからの火災に対して，消防船による海上からの消火活動（冷却放水）を行っている（写真Ⅸ-2-3）。

＊

　周到に準備された防災計画であっても，完全はあり得ないのが現実である。限界を認識し，旧来からの原則である自助，共助を根本とした連携による地域防災力の強化が望まれる。しかし，東日本大震災で経験したごとく，また南海トラフ巨大地震でも想定される沿岸部の孤立に対して一時的安定化が図れ，患者や資機材などの航空搬送が可能な大型船とDMATの早期参画の計画も必要と考えられる。

IX — DMATに関連する特殊な環境や活動

3　CBRNEテロ

　CBRNEとは化学（chemical），生物（biological），放射性物質（radiological），核（nuclear），爆発物（explosive）の頭文字を使ってこれらを総称した表現である．これらは，テロリズムで使用されることが念頭におかれた特殊災害であることから，CBRNEテロ／災害と称する．

1　CBRNEテロに対する医療対策の現状

　国際的緊張の高まりのなか，わが国においてCBRNEテロ発生の蓋然性は決して低くない．「武力攻撃事態等における国民の保護のための措置に関する法律」（国民保護法）に関連した厚生労働省国民保護計画においては，CBRNEテロ／災害への対応体制を確立することが喫緊の課題となっている．
　現状のCBRNEテロ／災害への医療対応体制は事故をベースに考えられているため，原因物質ごとに異なる医療体制がとられている（図IX-3-1）．すなわち，N（核・放射能）には被ばく医療機関が，B（生物，感染症）には感染症指定病床が，C（化学災害）には救命救急センター／災害拠点病院が対応することとなっており，それぞれは図IX-3-1に示すように，独立して全国に3段階レベルの施設を設置し対応体制が整備確立している．発生した災害がN・B・Cのどれであるか明確に判明していることを前提とすれば，ある程度機能する体制となっている．しかし実際のCBRNEテロ／災害が発生した場合，その初動期においては原因物質が不明でN・B・Cのどれであるか判断が困難で，原因物質判明までタイムラグがあり，またNBC混合物質の使用，NBC汚染患者の重症外傷の合併など，現状のシステムでは初動時の医療現場での混乱，対応困難が懸念される．
　このような状況のなか，2006（平成18）年度より厚生労働科学研究「テロに対する医療体制の充実及び評価に関する研究」班（以下，研究班）が発足し，研究を行っている．研究班では，今後のあるべき方向性として，N・B・Cと原因物質ごとに異なる対応を行うことを廃止し，CBRNEテロ発生時に，真っ先に矢面に立って対応しなければならない救急医療機関においてすべての原因物質への対処が可能となるような体制整備を求めている（図IX-3-2）．

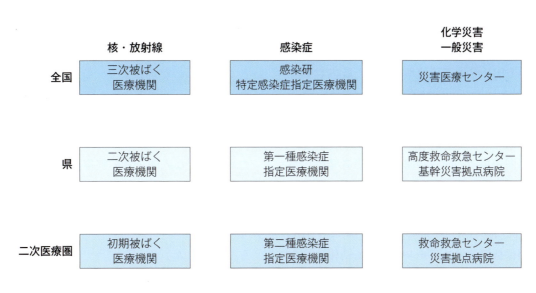

図IX-3-1　NBCテロ／災害対応医療体制の現状

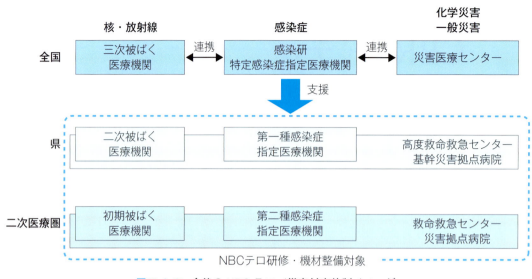

図IX-3-2　今後のNBCテロ／災害対応体制イメージ

研究班の目的は，最前線医療機関での原因不明物質への対応に関して具体的／現実的解決策を導き出し，国内外のNBCテロ／災害対応に寄与することである。具体的には，CBRNEテロ／災害全般に共通した対応のための標準的な初動マニュアル・診療手順，NBCテロ被害患者受け入れのために医療機関において必要な資源（物的・人的）を提示した[1]。また，そのマニュアルに基づき国として標準的な研修カリキュラムに則った研修（NBC災害・テロ対策研修会）を実施している。

2　NBCテロ対応院内体制・診療手順の確立[1]

救急医療機関の近隣でテロが発生し，被害者を受け入れなければならない状況となった際，原因物質によらないCBRNE共通の標準化された院内対応計画を，NBCそれぞれの分野の専門家の意見を取り入れつつ策定した。図IX-3-3に全体の流れを示す。①事象評価（sense and size-up）：消防機関からの連絡内容（同一場所，同一時期の多数患者発生）からNBCテロの可能性を考慮する（判断能力が重要），②院内災害対策本部設置（Incident Command System；ICS）：院内災害対策本部を設置し，また「NBCテロ現地関係機関連携モデル」に則って情報連絡を実施する，③準備（prepare）：院内のすべての入口を閉鎖し（gate control），院内汚染を回避するためのゾーニングおよび除染設備を立ち上げる，④除染の要否判断（Pre Decon triage）：患者ごとに除染の要否判断と除染方法を決定（図IX-3-4a, b），⑤除染（decontamination）：除染の実施と除染中の拮抗薬投与および蘇生治療，⑥トリアージ（Post Decon triage）：除染後の治療優先順位決定，⑦評価と診療（evaluation and care）：緊急治療の要否判断と実施，原因物質の特定と治療（特異的治療および対症的治療）の実施（表IX-3-1）。

以上は一連の流れを整理し手順としてまとめたもので，Nテロ・Bテロ・Cテロおよびその混合使用や爆弾テロなどの外傷合併例の場合までを包括した内容となっている。これら一連の院内対応から実診療までを，誰が・どの段階で・どこで・どのように活動しなければならないか，個別かつ具体的に整理した。

この手順の整理により，従来NBCテロ対応体制整備が遅々として進まなかった各救急医療機関（救命救急センターおよび災害拠点病院など）における具体的で実効性を伴った院内体制計画，およびそのために必要な人的・物的整備計画の策定に資することが可能となった。

3 CBRNEテロ

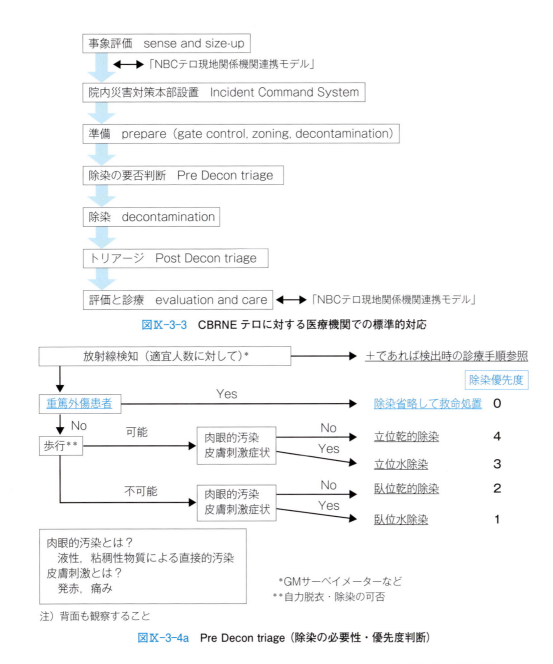

図Ⅸ-3-3 CBRNEテロに対する医療機関での標準的対応

図Ⅸ-3-4a Pre Decon triage（除染の必要性・優先度判断）

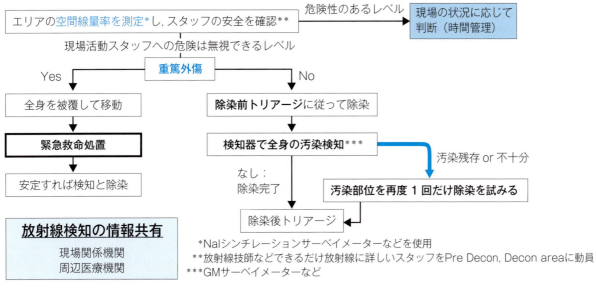

図Ⅸ-3-4b トリアージでN（放射線）が検出された場合の手順

表Ⅸ-3-1 NBC診療 secondary survey チェックリスト

		診療結果	神経剤	シアン	窒息剤	びらん剤	催涙剤	N	ボツリヌス
瞳孔（P）	縮瞳		○			(○)			
	散瞳			○					
	結膜炎，充血		○		○	○	○		
分泌（S）	亢進		○			(○)			
	流涙				○		○		
呼吸（P）肺	頻呼吸		(○)	○	○	○	○		
	呼吸回数減少		○	○					○
	SpO₂低下		○	×	○				
皮膚（S）筋	多汗		○			(○)	○		
	びらん・水疱					○			
	発赤，紅斑					○		○	
	鮮紅色			○					
	露出部灼熱感						○		
	線維束攣縮		○						

3 CBRNEテロ現場出動医療チーム（CBRNE-DMAT）について[2]

　1995（平成7）年の地下鉄サリン事件後，東京消防庁は「HAZMATチーム」，警視庁は「対NBCテロ捜査隊」とNBC対策チームを編成し，NBCテロ対応体制の強化を進めている。同様に政令指定都市をはじめ全国の消防本部では，災害に対して現場での除染計画を進めている。これら除染計画に基づいた机上シミュレーションでは，テロ現場においてゾーニング・除染を実施すると，医療機関への搬送開始は発生後1時間以上となることが判明した。テロ対応で活動する人員の二次被害を回避するうえで必要不可欠の手順ではあるものの，現状の計画のまま対応した場合，地下鉄サリン事件と同じテロ事案が発生した場合，当時は社会復帰となった患者の救命すら困難な現状にあるといわざるを得ない。地下鉄サリン事件・米国同時多発テロ（2001年）以後，テロ対応の体制整備を進めてきたにもかかわらず，この現状では国民の理解を得ることはできないと考える。この課題に対する解決法はテロ現場から医療を開始し，治療開始の遅延を可能な限り短縮することである。

　そういった現状認識のもと，テロ現場で活動する消防・警察隊員や国民保護法に基づく対応体制整備を管轄している内閣官房内閣安全保障・危機管理室からは，DMATの現場出動による救命治療や現場での医学的アドバイス提供が強く要望されている。しかしながら，現状ではテロ現場に出動する体制を整えたDMATは存在せず，二次被害などの危険性が高いこともあり，性急な出動判断は控えるべきであり，「DMATはテロの現場に出動しない」ということを，肝に銘じておかなければならない。

　CBRNEテロの発生現場へ医師を派遣し，現場で医療を展開することに関しては，これまでほとんど研究されていないことから，研究班では，この課題に関して，本格的に検討を開始している。2010（平成22）年度は，CBRNE-DMATの現場活動マニュアル（案）（図Ⅸ-3-5）を完成させ，2010年のAPECにおける災害医療担当として待機したDMATの現場活動基準とした。

　しかし今後，CBRNE-DMATの体制を整備し，恒常的に出動を可能とするためには，解決すべき課題が山積している。消防・警察など他機関のCBRNEテロ現場活動要領が，地域ごとに異なっていて統一されておらず，現場での除染に関しても非

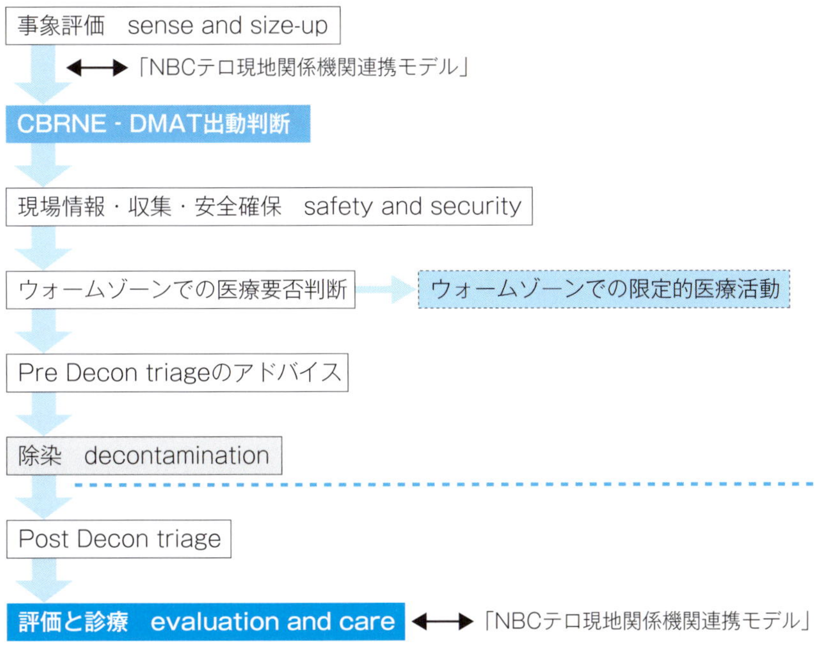

```
事象評価  sense and size-up
         ↕ 「NBCテロ現地関係機関連携モデル」
CBRNE・DMAT出動判断
         ↓
現場情報・収集・安全確保  safety and security
         ↓
ウォームゾーンでの医療要否判断 → ウォームゾーンでの限定的医療活動
         ↓
Pre Decon triageのアドバイス
         ↓
除染  decontamination
         ↓
Post Decon triage
         ↓
評価と診療  evaluation and care ↔ 「NBCテロ現地関係機関連携モデル」
```

図IX-3-5　CBRNE（NBC）災害現場の医療対応

テロ現場へDMATが出動するための課題
特殊訓練を修了したADVANCED DMATという位置づけ（制度整備）が必要
- 出動根拠・出動要請基準
- 研修
- 装備
- 費用支弁
- 補償

省庁横断的検討課題！
- 各機関が共通の指針のなかで活動
- DMATが実施すべき医療内容の確定
- DMATが安全に現場医療活動を実施するための取り決め

図IX-3-6　CBRNE-DMAT実現へ向けて

効率的・非現実的計画である。テロ現場での具体的医療対応手順を確立させ，活動するDMATの安全を確保するには，内閣官房，消防，警察，自衛隊，地方公共団体，医療機関などの各機関が共通の指針のもとで活動すること，DMATが実施すべき医療内容の確定，およびDMATが安全に現場医療活動を実施するための取り決めを省庁横断的に整備することが求められる。

テロ現場へDMATが出動するための要件を整理すると，①CBRNE-DMATの現場出動の根拠および要請基準の明確化，②CBRNE-DMATの現場活動マニュアルに基づいた研修の開発・実施，③必要な装備・資機材配備，④派遣に伴う費用支弁・補償などを整備していくこと，などが必要である（図IX-3-6）。

■文　献
1) 大友康裕（主任研究者）：平成18年度厚生労働科学研究「テロに対する医療体制の充実及び評価に関する研究」報告書．
2) 大友康裕（主任研究者）：平成19-21年度厚生労働科学研究「健康危機管理における効果的な医療体制のあり方に関する研究」報告書．

Ⅸ ― DMATに関連する特殊な環境や活動

4 クライムシーンでの対応

1 クライムシーンとDMAT

　犯罪が関与する災害現場（クライムシーン：crime scene）においてもDMATが活動する可能性がある。これまでにも秋葉原無差別殺傷事件（2008〔平成20〕年）や愛知長久手町立てこもり発砲事件（2007〔平成19〕年）で，実際にDMATが出動している。秋葉原の事件では救護にあたった一般市民も被害にあったとの報道もあり，愛知の事件では警備中の警察特殊部隊隊員が犯人の放った弾丸に当たり殉職している。危険と隣り合わせの状況であり，DMATがこのような危険な状況下で活動すべきでないという声も少なくないであろう。しかし，地下鉄サリン事件（1995〔平成7〕年）では第1報が「地下鉄での爆発事故」であり，クライムシーンという情報がないままの出動であった。また，危険な現場でも警察や消防，海上保安庁，自衛隊などの隊員が活動している。万が一のことを想定してDMATが待機してほしいとの要請も今後あると思われる。DMAT隊員が知っておくべきクライムシーンの知識について述べる。

2 クライムシーンの特殊性

1. consequence managementとcrisis management

　米国においては，クライムシーンでの災害対応をconsequence management（コンシークエンス・マネージメント：被害管理）とcrisis management（クライシス・マネージメント：危機管理）の2つの側面から考えることが通例である。前者は被害を最小限にするために災害が発生したあとに行う活動であり，救出救助，トリアージと処置，搬送など消防や医療の活動が含まれる。後者は第二の犯罪・被害を防止するための管理であり，犯人の特定，逮捕，証拠保全，警備など主に警察が行う業務である。

　災害の種類により優先度が異なる。自然災害であればほとんどconsequence managementが優先される。一方，テロ災害ではcrisis managementがconsequence managementに優先することが少なくない。犯人を検挙して第二のテロを防止することが被害を最小限にすることになるからである。クライムシーンにおいては医療の提供よりも犯罪捜査が優先されることがありうるということは重要な点である。

2. クライムシーンでの活動

　テロリズムの定義として米国連邦捜査局（FBI）は，「政治的または社会的な目的を達成するために，人やその財産に対して非合法的な力や暴力を用いて政府・市民・あるいは構成組織を威嚇・強制すること」としている。

　秋葉原無差別殺傷事件や地下鉄サリン事件をみても，特定の人をねらったわけではなく不特定多数の殺傷を目的としている。犯罪の目的は，恐怖をもたらす暴力・武力により，住民の不安を介して政府当局などを威圧することであり，犠牲者は誰でもよい。

　また，メディアの関与も重要である。混乱した災害現場はメディアを通して視聴者の注目の的となり，まさに災害現場が舞台化されて，テレビの映像などを通して視聴者である一般市民が刻一刻の状況を注視することができる。さらには対応の不手際がメディアを通して政府や災害対応部署への非難となり，社会問題に発展することもある。DMAT隊員もその例外ではない。活動する本部，トリアージエリア，現場救護所を設営する場所には爆発物（二次爆発物）がないだろうか？　患者のなかに犯人あるいは仲間が紛れ込んでいないだろうか？　このよう

な配慮が必要なことがクライムシーンでの特殊な点である。

災害現場で活動する前には，以下を自問することが重要である。

①ここはクライムシーンなのか，クライムシーンの可能性はあるのか？
②状況は収束に向かっているのか，拡大しているのか？
③われわれはどこで活動するのか？　活動する場所は安全か？　誰がどのように安全を確認したのか？
④われわれの防護具で十分対応可能か？

3. 活動でとくに配慮すべきこと

クライムシーンでは crisis management への配慮が重要となる。

1) 活動情報の秘匿

活動に伴う情報をむやみに他人に話してはならない。また，不用意なトランシーバーの使用も厳禁である。マスコミや犯人に盗聴されているかもしれないからである。たとえば，立てこもり現場での突入の時刻や活動方針などの情報が事前に漏れることは，突入する隊員の生命にもかかわる。

2) 証拠保全

クライムシーンでの活動では証拠保全に努める必要がある。災害現場でむやみに物品を移動させたり触れたりしてはならない。患者の持ち物や衣服もすべて証拠物品となる可能性があるので，注意が必要である。

3) 犯人

犯人が逮捕されたかどうかの情報は重要である。犯人が複数いることもある。犯人が第二の犯罪を起こそうと画策していることもあるし，患者に紛れて逃走を図ろうとしている場合もある。犯人も負傷して患者のなかに紛れていることもありうる。また，負傷者による目撃情報が犯人確保のための有力な情報となることもある。早期より医療と警察が情報交換して活動することが重要である。

*

クライムシーンでの活動は特殊な状況である。DMAT 隊員は，最前線の危険な場所で活動する警察，消防，海上保安庁，自衛隊などの隊員がいることも知っておく必要がある。犯人が立てこもった現場に突入する機動隊員，ハイジャックされた航空機に突入する特殊部隊隊員の立場からすれば，現場において万全の医療体制を有することは彼らが安全にかつ職務を全うするうえで必要な条件に違いない。クライムシーンにおいても，万が一の事態に迅速にできる限りの救命医療が提供できる体制が求められる。米国においては，法的執行機関と連携する医療システムは Tactical Emergency Medical Support（戦術的緊急医療支援：TEMS）と呼称されている。わが国においても検討が望まれる[1]。

■ 文　献

1) 布施明，五十嵐豊，渡邊顕弘，他：本邦における Tactical Emergency Medical Support（戦術的緊急医療支援）の必要性と導入における課題．日本臨床救急医学会雑誌　2013；16：7-12.

Ⅸ ── DMATに関連する特殊な環境や活動

5 爆傷

　爆発（液体または固体から気体への急速な熱膨張）により生じる外傷の総称を爆傷といい，blast pressure wave（爆風，爆圧波，衝撃波）により特徴的な損傷を生じる。わが国で発生する爆傷のほとんどは事故災害によるものであるが，世界的には戦闘やテロリズムによるものが多く，2013年4月のボストンマラソン爆弾テロは記憶に新しいところである。現場では爆傷の病態をよく理解し対処するとともに，二次災害にも十分注意しながら活動することが必要である。

1 損傷形態

　爆風は空気と組織が接するところに損傷をきたしやすい。すなわち肺，消化管，聴覚器官にもっとも損傷を与える。損傷の機序により一次爆傷から四次爆傷に分類される。
　①一次爆傷：爆風そのものによる損傷。鼓膜破裂，爆傷肺（blast lung injury；BLI），消化管穿孔，空気塞栓（脳，心，腸間膜），外傷性脳損傷（traumatic brain injury；TBI），外傷性四肢切断（traumatic amputation；TA）などをきたす。
　②二次爆傷：飛来物による損傷。爆発物自体の破片，殺傷力を高めるために仕込まれたベアリングや釘，爆風で吹き飛ばされた物体などにより穿通性損傷や軟部組織損傷をきたす。
　③三次爆傷：吹き飛ばされて，地面に落下もしくは壁等に叩きつけられることで生じる損傷。
　④四次爆傷：一次〜三次爆傷以外の損傷。爆発時の熱や建物の火災による熱傷，下敷きによる圧挫（クラッシュ）症候群，外傷性窒息，粉塵や有毒ガスの吸引，有害物質（化学，生物，放射性物質，核）の曝露などによる。

　爆発地点から近いほど爆風のエネルギーは強く，また屋内や車両内などの閉鎖空間での爆発は屋外での爆発に比べ衝撃波が反射増幅されるため破壊力が増強する。水中での爆発は地上の3倍の威力を有する。患者が発生時どこにいたのかを把握することは，受けたエネルギーを推測するうえで参考になる。

＜参考：爆発による組織破壊＞
　爆発による強大な力は，以下の3つの作用により組織を破壊する。
　①破砕（spallation）：圧波は密度の高いものから低いものへ通過するときに，密度の高いものを破砕する。水中で爆発したときに水面からしぶきが飛び散るが，この飛び散る水が損傷された組織にあたる。
　②内破（implosion）：圧波により過剰に圧縮された組織内の気体が再膨張するときに発する強大な作用により組織が破壊される。肺胞内のガスはこの作用により，肺胞上皮を傷害するとともに空気塞栓の原因となる。
　③剪断（inertial/shearing）：圧波が密度の異なる組織内を通過する際，生じる速度の違いが組織の損傷をきたす。

　爆発物との距離が2倍になれば，爆風自体の威力は8分の1になる。したがって一般に爆圧による一次損傷自体は半径数十m程度である。しかし爆発物に仕込まれた金属製のベアリングや釘などは爆発によりさらに遠くまで飛散するため，被害が拡大する。

2 主な病態と治療法

1．爆傷肺（BLI）

　爆風により肺胞壁が損傷されることにより生じる。ガス交換の障害による低酸素血症，損傷肺胞から毛細血管系へのガス侵入による空気塞栓，肺組織

の損傷による気胸や血胸をきたす。閉所や爆発物の直近にいた場合に生じやすく，体表面上に明らかな損傷なく発生する。

初発症状は低酸素血症と呼吸困難，血痰，咳嗽であり，臨床所見として頻脈，SpO_2低下，チアノーゼ，無呼吸，wheeze，呼吸音低下などを呈する。

診断上胸部 X 線写真は必須であり，典型例では butterfly pattern を示す。胸部 X 線写真が正常でも呼吸器症状や所見があれば 6〜8 時間は経過観察とする。

多くの場合，受傷直後から症状が出現するが，遅発性（12〜24 時間後）に現れることがある。BLI が疑われる場合は，低酸素血症を防ぐために高流量酸素を投与する。

呼吸状態や低酸素血症が改善しない場合は人工呼吸が必要となるが，陽圧換気や呼気終末陽圧（positive end-expiratory pressure；PEEP）は肺胞損傷，気胸，空気塞栓をきたす危険があることに注意する。予防的胸腔ドレナージも考慮する。

航空搬送の場合も気圧の低下により気胸が進行する可能性があるため，予防的ドレナージを行う。

低血圧に対し輸液を入れすぎると，損傷を受けた肺は肺水腫になる場合があるため注意する。

空気塞栓では，脳動脈，網膜動脈，冠動脈，腸間膜動脈などへの塞栓から，意識障害，視野視力障害，胸痛，腹痛などの症状きたす。空気塞栓が疑われれば，高流量酸素を投与し，左側臥位か左半側臥位とし，可能であれば高気圧酸素療法を行う。

2. 腹 部

空気を内包する腸管は，爆圧にもっとも脆弱な腹部臓器であり，大腸と回盲部がもっとも損傷されやすい。遅発性の腸管損傷や空気塞栓による腸間膜虚血にも注意する。

二次爆傷としての飛散物による穿通性損傷や，三次爆傷による鈍的受傷機転での実質臓器も発生する。

小児は解剖学的特性（薄い腹壁，肝臓や脾臓の腹腔に占める割合が大きい）により損傷を受けやすい。

3. 耳

耳は爆傷で障害されやすい臓器であり，耳孔からの出血や聴力の低下が疑われる場合は，耳鏡による外耳道と鼓膜の検索を行う。鼓膜損傷が疑われる場合は耳鼻科医の診察を受ける。

耳介や鼓膜の損傷を認めた場合は相当の爆圧を受けている可能性があるため，肺損傷や消化管損傷の有無を必ず確認する。

4. 四 肢

一次爆傷として外傷性四肢切断が，二次爆傷として飛散物による軟部組織損傷が生じる。

四肢の断端や穿通性損傷部から圧迫止血困難な活動性出血が続く場合は，止血帯やターニケットにより緊縛止血を行う。

緊縛を行う場合は，出血点よりも近位でかつ関節を挟まない位置で，動脈性の出血が止まるまで確実に行う。止血開始時間をターニケット自体に書き込み，装着時間が 1 時間を超えないよう注意する。

たとえ小さい創であっても適切なデブリードマンと洗浄を行う。汚染がひどければ開放創とし，洗浄とデブリードマンを徹底し二次縫合とする。破傷風トキソイドは必ず投与する。

筋や神経の圧挫損傷（crush injury），コンパートメント症候群の合併に注意する。

＜参考：ターニケット（止血帯）＞

米国ではアフガニスタンやイラクでの IED（improvised explosive device：即席爆発装置，手製爆弾）による外傷性四肢切断に対し軍用型ターニケット（military tourniquet または combat application tourniquet：CAT）を使用し救命に大きな効果を上げた。近年市中外傷でも CAT が使用されるようになり，ボストンマラソン爆弾テロでも救急隊に配備された CAT が大きな役割を果たした。従来の止血帯と異なり装着も容易で高い止血効果がある。わが国の救急・災害現場へも早期に導入すべきである。

5. 圧挫（クラッシュ）症候群

爆傷では三次損傷として倒壊した物体の下敷きとなり発生する。詳細は p.126 参照。

6. 眼

爆傷患者では二次爆傷としての飛散物による損傷

を中心に高率に眼損傷が生じる（負傷者の約3割に発生という報告がある）。正常と思われる視力や軽い症状でも重大な損傷をきたしている場合があるため，目に関する何らかの症状があれば眼科専門医の診察を受ける。

7. 外傷性脳損傷（TBI）

一次爆傷として発生する。表面上目立った外傷がないにもかかわらず脳幹に損傷を受け，記憶障害やめまい，頭痛，集中力低下，感情障害などの症状を呈する。

IEDによる爆傷を受けた米軍兵士に多発し社会問題となっている。

現時点では対症療法しかなく，心理的ケアとともにフォローする体制が必要である。

8. 診療上のポイント

一次～四次までの爆傷形態を念頭におきながら，JATEC™に則り診療にあたる。四肢切断などみた目の損傷の激しさに目を奪われて他部位の損傷を見逃さないよう，またBLIや腸管損傷など表面的には一見異常がなかったり遅発性に症状が出現するものにも注意しながら，全身を詳細に観察する。陽圧換気を行う場合は，気胸の増悪や空気塞栓の発生も念頭におく。

収容する前に除染の要否を判断することも忘れてはならない。軟部組織損傷に対する洗浄処置やダメージコントロールの再手術がしばらく続くため，数日～2週間にわたり一般予定手術の制限や調整が必要になる。

3 爆発災害への対応

爆発災害の現場活動は，二次爆発や二次倒壊の危険性，無数のhazard，多数の負傷者や死者，場合によっては吹き飛ばされた身体の一部が散在するなど，状況的にも心理的にもきわめて困難なものとなる。さらにテロによるものであれば直後の現場は多数の死傷者や逃げ惑う人々などにより，欧米でいうところの"chaos"（混沌）と称されるような大混乱を生じる。DMATはその混乱に巻き込まれないよう，冷静に活動しなければならない。

活動にあたっては安全確保に最大限の注意を払う。適切な個人防護具（personal protective equipment；PPE）を必ず装着する。粉塵対策としてゴーグルや防塵マスクも忘れてはならない。状況把握（CBERNテロの可能性，二次爆発・二次倒壊の危険性など）を徹底し，不用意に現場に進入しない。消防や警察と緊密な連携をとりながら活動する。

発生する基本病態は外傷であり，可能な限り現場滞在時間を短縮し，早期搬送，分散搬送を心がける。負傷者，救助者ともに適切な除染を行う。

出動前には通常の準備体制に加え，以下のことを重点的に行う。

①爆傷を念頭においた資機材を準備する（止血帯，胸腔ドレーン，輸液セット，SpO_2モニター，酸素マスク）
②PPEの確実な装着を行う
③隊員間の連絡体制を徹底する

1. 現場トリアージ

DMATは原則として傷病者集積場所（一時救出場所）または救護所でのトリアージを行う。二次爆発などの危険があるため，不用意に爆発地点周囲に近づいてはならない。現場を移動しながらトリアージ／タグ付けを行う場合は，消防警察と連携し安全面に十分注意する。

爆傷では，鼓膜損傷による聴力低下があるため，声かけに反応しない場合がありうる。氏名が特定できない負傷者が多数発生するため，その対応をあらかじめ決めておく。顔からの出血など外見上からはオーバートリアージになりやすいので注意する。遺体や部分遺体が発生するため，その対応をあらかじめ決めておく。

2. 現場救護所での活動

爆傷の病態（一次損傷～四次損傷）を念頭におきながら，JPTEC™の手法にエコーやSpO_2モニターを組み合わせ，外見上の所見の有無に惑わされず，肺，腸管，脳といった内部の臓器損傷も念頭において診療を進める。

圧迫止血が困難な四肢損傷からの活動性出血に対しては，前述したターニケットでの緊縛止血が有効である。

陽圧換気はBLIに対し圧外傷（ballotrauma）や空気塞栓が生じさせる可能性があることに留意する．陽圧換気を行う場合は，予防的胸腔ドレナージも考慮する．

3. 搬　送

搬送調整担当のDMATを指定し，救急隊とともに適切な分散搬送を行う．

救急車が不足するため，警察車両やバスなどの代替搬送車両を確保する．

過去の事例では，直近の医療機関に自分で受診する負傷者や民間車両で運び込まれる負傷者が多数来院する傾向がある．直近の医療機関と定期的に受け入れ状況について連絡をとっておく必要がある．

ヘリコプター搬送は広域分散に有用であり，ドクターヘリ，消防防災ヘリコプターなどを活用する．ただし爆傷では肺損傷をきたしている可能性があるため，気圧の変化に伴う低酸素血症の進行や気胸の増悪といった病態の悪化に注意する．

4. 医療機関での対応

外傷患者が短時間のうちに多数来院する状況（surge：押し寄せ）となるため，初動3部門（ER救急室，ICU，手術室）の4S（system：体制，staff：人員，space：場所／空床，supply物品）を直ちに確立する．診療にあたっては，前述した爆傷の病態を念頭においてトリアージと治療を行う．対応能力を超える患者数が来院した場合は，四肢損傷や熱傷など治療に時間的猶予がある患者を中心に転院搬送を行う．

*

爆発物テロに対しては平時からの計画と準備がとくに重要であり，多数の爆傷患者に対しては個人や病院のみならず地域としての対応力を高めることが必要である．DMATに対応についてもあらかじめ地域で計画しておく．またマスギャザリング・イベントでは爆発物テロを想定したシミュレーションを事前に必ず行っておく．

■文　献

1) Elsayed NM, Atkins JL：Explosion and Blast-Related Injuries：Effects of Explosion and Blast from Military Operations and Acts of Terrorism. Academic Press, New York, 2008.
2) Shapira SC, Hammond JS, Leonard AC：Essential of Terro Medicine. Springer, New York, 2009.
3) Martin M, Beekley A：Front Line Surgery：A Practical Approach. Springer, New York, 2011.
4) CDC：Blast Injuries：Fact Sheets for Professionals. http://www.bt.cdc.gov/masscasualties/pdf/blast_fact_sheet_professionals-a.pdf
5) 井上潤一：爆発物によるテロ（Eテロ）に対する医療のあり方；活動マニュアル試案の策定．大友康裕（主任研究者），厚生労働科学研究費補助金（健康安全・危機管理対策総合研究事業）テロ対策等の自然災害以外の健康危機管理時の医療体制に関する研究平成23年度総括研究報告書，2012, pp51-65.
6) 井上潤一：爆発物によるテロ（Eテロ）に対する医療ガイドライン．大友康裕（主任研究者），厚生労働科学研究費補助金（健康安全・危機管理対策総合研究事業）テロ対策等の自然災害以外の健康危機管理時の医療体制に関する研究平成24年度総括研究報告書，2013, pp51-65.
7) 井上潤一：救急医療機関における爆弾テロ対応体制のあり方．大友康裕（主任研究者），厚生労働科学研究費補助金（健康安全・危機管理対策総合研究事業）CBRNE事態における公衆衛生対応に関する研究平成25年度総括・分担研究報告書，2014, pp37-50.

ボストンマラソン爆弾テロへの対応

2013年に発生したボストンマラソン爆弾テロでは，現場死亡の3例を除き25医療機関に搬送された281例は全例救命された。重症患者は発生から1時間以内に全例搬送された。対応が成功した主な理由として，①平時からの計画・準備と頻回の多機関連携訓練，②これを可能にする連邦の予算措置，③医療情報センター（Medical Intelligence Center；MIC）の存在，④マラソン関連患者に対する事前から準備された救急医療体制，⑤医療テント近くでの発生と居合わせた人々（by-stander）による迅速な対応，⑥ターニケットによる四肢外傷性切断に対する現場止血，⑦通常の搬送プロトコールを変更し1台の救急車で複数の負傷者を搬送するなどの柔軟な対応，⑧6つの外傷センターの存在とそれらにおける救急外来と手術室の迅速な空床（空室）確保，⑨シフト交代時間前後での発生による豊富なマンパワー，⑩戦傷外傷経験者の存在などがあげられる。いくつかの幸運はあったにせよ，平時からの確固とした外傷診療システムと周到な準備計画がこれを可能にした。

爆弾テロでのsurge

2013年4月15日14時50分に発生したボストンマラソン爆弾テロでは，近隣の8病院に144人が搬送された。もっとも早い病院には発生18分後の15時8分に7人の重症者が搬送されている。ムンバイの列車爆破テロでも発生15分後には病院に最初の負傷者が搬入されている。このように市中で発生した爆弾テロでは，予想より大幅に早くsurge（押し寄せ）が生じる。先のボストンの病院では最初の7人のうちの最重症者の1人は，発生35分後の15時25分には手術室に入室していた。このような外傷システムこそが死者を最小限に食い止めた大きな理由であり，わが国も平時の外傷診療体制をいっそう整備向上させることが必要である。

ロンドン同時多発テロにおける災害現場での医師派遣

2005年のロンドン同時多発テロでは，プレホスピタルケア活動の経験豊富な複数の医師を2つの目的で現場に投入し，効果を上げた。1つは重症患者の現場治療であり，もう1つは多数の患者の周辺医療機関への搬送調整である。陸路が爆発の影響で封鎖され著しい渋滞をきたしていたことから，救急ヘリコプターを使い空路で医師や資機材を現場に投入し大きな効果を上げた。救急ヘリコプターの飛行回数は実に25回に及んだ。わが国でも災害現場に迅速に医師を投入するシステムが必要である。

イスラエルの現場トリアージ

　イスラエルでは，爆傷に対する一次トリアージのカテゴリーを死亡，緊急（urgent），非緊急（non-urgent）の3つに区分し，判断の難しいいわゆる黄色（待機）カテゴリーは設定せず，より迅速にトリアージすることを目指している。さらに早期搬送を念頭に，現場で行う処置は気管挿管，胸腔ドレナージ，大量出血に対する止血の救命処置のみとし，現場滞在時間を最小限にとどめ，それ以外の処置は搬送途上に行うとしている（Save and Run）。処置ができる救命士がいない場合は一次トリアージで重症とされしだい，直ちに搬送する（Scoop and Run）。48人の負傷者が発生した爆弾テロでは，発生からわずか27分で全員を現場から病院へと搬送完了している。現場での処置や正確なトリアージにこだわりすぎることなく，より早く病院に搬送することも考慮する。

テロ外傷症例の特徴

　イスラエルにある10病院3年間の外傷登録データ7万例からみたテロによる症例（1,789例）の特徴は，以下のとおりであった。

1）テロ外傷は

	テロ	非テロ
ISS > 15 の症例	27.4%	10%
重症のISS（> 25）	16.7%	4.0%
収縮期血圧90mmHg以下	6.3%	2.6%
手術施行率	49.8%	39.4%

非テロ外傷に比べ重症度が高い症例の割合が多い

2）入院率

	テロ	非テロ
ICU入院率	24.8%	7.0%
入院日数2週間以上	19.0%	8.4%
平均在院日数	5日（2～11日）	3日（1～7日）

入院率が高い。テロではER3人当たり1人，非テロではER10人当たり1人

3）入院死亡率

	テロ	非テロ
入院死亡率	6.4%	1.9%
ISS > 15	22.7%	13.4%

ISS：Injury Severity Score（外傷重症度スコア）

　テロ外傷では非テロ外傷に比べ，重症度，手術率，ICU入院率，死亡率のいずれも高く，初動3部門（ER，ICU，手術室）に対する負荷が非常に大きいことがわかる。

■ 文　献

1) Kluger Y, Peleg K, Israeli Trauma Group, et al：The special injury pattern in terrorist bombings. J Am Coll Surge 2004；199：875-879.

IX — DMATに関連する特殊な環境や活動

6 マスギャザリング・イベント対応

1 マスギャザリングとは

マスギャザリング（mass gathering：群衆）は，「一定期間，限定された地域において，同一目的で集合した多人数の集団」と定義されている（表IX-6-1）。イベントや各種スポーツ競技会，コンサート，花火大会などの大規模なものがこれにあたる。1,000人以上の人員が集合するものと定義している場合もあれば，25,000人以上とする報告者もあり，群衆サイズによる定義は一定ではない。2004年にArbon[1]は，群衆に対する救急医療支援の機能の視点から，「環境や場所の特徴やアクセス制限のために，救急医療支援が遅延する可能性がある場所での群衆形成」と定義している。これによれば，従来のイベントに，巨大都市での地下鉄や列車，大規模のショッピングモール，空港，大型客船などが加わることになる。

表IX-6-1 マスギャザリングの医療支援に関する提言

1. マスギャザリング（群衆）を，「一定期間，限定された地域において，同一目的で集合した多人数の集団」と定義する
2. マスギャザリングへの医療支援は救急医学・災害医学において重要な位置にあり，その目的は患者への適切な早期診療の提供である
3. マスギャザリングへの医療支援により周辺救急医療機関業務の軽減を図る
4. イベントごとのリスクファクターを検討するために，重症度・疾患分類・転帰の類型化と搬送先医療機関情報の集積が必要であり，リスクに応じた医療支援体制を構築する必要がある
5. マスギャザリング・イベントの開催者に対して，リスクに応じて準備すべき医療支援体制を提示し，イベント開催の必須条件にすべきである
6. マスギャザリングへの医療支援にあたり，支援医療機関，消防，警備組織など関連組織と十分に調整し連携を図る必要がある
7. 保険診療にかかわる法的問題を解決する必要がある

（2007年1月 第12回日本集団災害医学会総会・学術集会シンポジウム（2）マスギャザリング〔2007年1月，名古屋〕より）

2 マスギャザリング・イベント対応の必要性

限局した地域に多くの人が集合した結果，いくつかの要因によって患者発生の危険性が高まることが従来から報告されている。マスギャザリングを構成する参加者・スタッフ，さらには多数の観客を含めた包括的な救急医療・災害医療体制を考慮する必要がある。患者発生のリスクファクターとして，気象条件，集合している場所の環境（窮屈なスペース，アクセスの悪さ，群衆の移動の可否，衛生環境など），アルコールやドラッグ許可の有無などが検討されている。

マスギャザリング医療支援体制を考慮するには，災害対応を常に念頭におく必要がある。群衆が形成されている地域に局地災害が起これば被害は大きくなり，人の集合自体が多数患者発生のリスクになるためである。また，たとえばスタジアムやアクセス経路上で，とくにボトルネックとなる場所があれば，多数患者発生の危険性が内在しており留意しなければならない。これらは過去の報告や記録，さらにはリスクファクターの検討などによってある程度の予測が可能であるが，症例の集積が不可欠である。マスギャザリングへの医療支援の目的は患者への適切な早期診療の提供である。

3 推奨されるマスギャザリングの医療支援体制

マスギャザリング・イベントに対する救急医療体制のプラン作成に必要な項目として，メディカルコントロール体制，診療範囲，人員や資機材，搬送手段など15項目が提唱されている（表IX-6-2）。現場に配置する医療チームの適正人員数や装備につい

6 マスギャザリング・イベント対応

(類型定義)

類型	定義	対応
赤	イベントに関連する傷病者総数あるいは重症傷病者数がある一定以上の頻度で発生し，かつ医療資源の需給不均衡を認める	現場医療チームの事前配置が必要
黄	赤類型と同様の事象が起こりうる，あるいは環境であるが，その頻度が低い	時に現場医療チームの事前配置が必要
緑	傷病者数は少なく重症度が低い	応急救護所などが必要
白	イベントの有無が傷病発生率に影響していない	通常救急医療体制

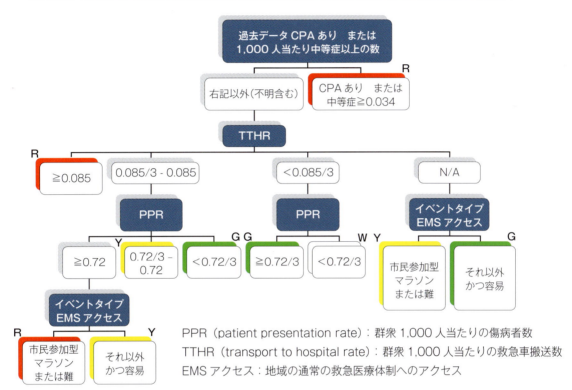

図Ⅸ-6-1 マスギャザリングに対する現場救急医療体制の策定基準（栄スタンダード）

表Ⅸ-6-2 マスギャザリング・イベントに対する救急医療体制のプラン作成に必要な15項目

① メディカルコントロール
② 事前調査
③ イベント医療班との連携
④ 診療レベル
⑤ 人員確保
⑥ 医療資機材
⑦ 診療設備
⑧ 搬送手段
⑨ 公衆衛生
⑩ アクセス
⑪ 緊急手術対応
⑫ 通信体制
⑬ 指揮・統制
⑭ 記録
⑮ 資質向上努力の継続

(National Association of EMS physicians Standards and Clinical Practice Committee, 2000, USA より)

ては，たとえば米国では"参加人数5,000人～50,000人当たり最低医師1人"を基礎とした現場医療チーム体制を推奨しているが，イベントの種類やリスクファクターによってその数は大きく異なり一概にはいえない。また配置人数に加えて，スタッフが満たすべき基準の設定も重要である。マスギャザリングの医療支援体制には，救急医療に加えて災害医療の訓練を受けた経験ある医療チームが必要であり，DMATなどがその任に適している。

*

マスギャザリングは救急症例の増加と集団災害発生の危険性を併せもっている。DMATによる医療支援の意義は，軽症患者の応急処置と重症患者の早期診療開始（医師の救急車同乗またはドクターカー・

ドクターヘリの使用），心停止症例に対する早期除細動の実施のほか，諸機関連携下での円滑な集団災害対応である。現場での救急診療の展開には保険診療にかかわる問題や人員確保など解決すべきことはいまだ多い。日本集団災害医学会 Mass Gathering イベント医療検討委員会は，イベント開催者さらには行政の視点からの医療支援体制の整備のために，医療支援の必要性と程度を吟味した指標作りを進めており，2014（平成 26）年 2 月に基準（マスギャザリングに対する現場救急医療体制の策定基準〔栄スタンダード〕）を提示している（図Ⅸ-6-1）

■ 文　献

1) Arbon P：The development of conceptual models for mass-gathering health. Prehosp Disaster Med 2004；19：208-212.
2) 日本集団災害医学会 Mass Gathering 検討委員会：マスギャザリング関連論文のテンプレートの策定．日本集団災害医学会誌　2010；15：271-273.

IX — DMATに関連する特殊な環境や活動

7 空港災害

2009（平成21）年3月に成田国際空港で発生した貨物機の着陸失敗は，パイロット2名の死亡という同空港開港以来の航空機事故となった。テレビで報道された機体が大きく傾き炎上する様は，これが貨物専用機でなく旅客機であった場合の惨事を容易に想像させるものであった。

今や多くのメディアを通して航空機事故の瞬間を知ることができ，空港災害対応の適否に社会の目が容易に注がれる時代であるといってよい。しかしながら，地震災害と比べ空港災害に多くの関心が払われる一方で，DMATやドクターヘリにより発災直後からの医療提供が可能になってきている現状は注目されていない。このような背景から，わが国の空港内における航空機事故災害（以下，空港災害）対策の見直しと，訓練のあり方を再検討すべき時期に来ていると思われる。

1 空港災害に対する緊急活動計画の現状

第1種空港である成田，羽田，関西，中部における各空港緊急活動計画（それぞれ2004〔平成16〕年，2003〔平成15〕年，2005〔平成17〕年，2004年策定）において，トリアージポイント（傷病者集積場所）や搬送エリアに救急・災害医療に精通した医療関係者の配置を義務づけているのは関西空港のみである。また，指揮命令系統においては，現地調整所の組織図からもわかるように（図IX-7-1），空港・警察・消防・医療などの関係機関が「縦割り横並び」であるため各機関間の"調整"能力しかもたないことが予想される。したがって，MIMMSに示されているようなCommand & Control，すなわち指揮や統制を期待することはできない。現地調整所で何をどのように"調整"するのかなど，現在の緊急活動計画には明確かつ具体的な目標がなく，指揮命令系統や責任の所在も不明確なのである。

オーストラリア・シドニー空港のAirport Emergency Plan（1999年）では，医療指揮官（Medical Commander）が死傷者対応区域における指揮・調整に責任をもつことが明記されている。また，イギリス・ヒースロー空港のCatastrophic/Major Incident Manual（2001年）でも，Medical Incident Officerとして経験を有し訓練を受けた専任医療者の設置が定められている。これらの計画では，いずれも医療責任者の設置とその責任，権限が明確にされている。また，関係機関間の"調整"が必要な場合であっても，それに要する時間を最小限にとどめることと，調整にかかわる各機関の代表者にはその機関が提供できるサービスおよび保証について十分な権限が与えられることが明記されている。

空港災害に対応するにあたって重要なことは，救命のためのresourceを迅速に投入し，治療を必要とする被災者を速やかに搬送することであり，そのための人的物的資源と対応能力を把握し，医療責任

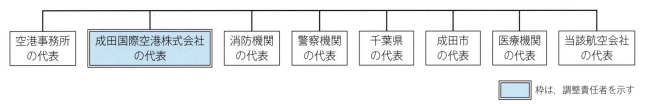

図IX-7-1　成田国際空港緊急活動計画における組織図

表Ⅸ-7-1　成田国際空港航空機事故緊急活動計画改定案　改訂項目

①緊急活動の目標と優先度の設定
　・関係機関が共通に目指すべき緊急活動の優先度，目的，行動を明確にする
　・緊急活動開始のトリガーを明確にする
　・緊急活動の時間目標を設定する
②現場統制所における指揮系統の具体化
③消火・救出体制の再考
　・傷病者の流れを見直し，国際標準にする
④車両・要員の現場アクセスの確保
⑤医療と搬送の再考
　・医療責任者の設置とDMATの活用を進める
　・搬送コントロールポイントの統制を明確化する
　・トリアージ・IDタグの創成と情報管理を徹底する
　・搬送先病院のロングリストをあらかじめ用意し，事態発生後ショートリスト化する
⑥遺体・遺族対応
⑦軽症者・無傷者・家族等への対応
　・近親者レセプション，PTSD対策を行う
⑧航空会社の対応
⑨マスコミ対応
⑩空港運用の再開

者の権限を明確にしておくことが求められる。

2　空港災害とDMATのかかわり

　空港災害対策においてもDMATの経験が生かされるべきであるが，わが国の空港緊急活動計画にDMATの文言が記載される動きは遅い。

　前項で示した問題を解決するために，「成田国際空港緊急活動研究会」が2008（平成20）年8月に同空港の緊急活動計画の10項目（表Ⅸ-7-1）からなる改定案を提示している。

　この項目のうち，DMATが関係するのは①，②，④，⑤である。まず，事故発生後にはすみやかな医療活動への"alert"がかけられるべきである。空港周辺の救命救急センターへの専用回線の設置とDMATの出動要請が必要であり，現場への医師の早期出動のために発災情報は管制から直接，空港直近の救命救急センター（DMAT指定医療機関）に伝えられなければならない。これによって緊急活動開始のトリガーが引かれることになる。

　現場では空港・警察・消防・医療などの各機関が参集するが，医療の提供にあっては医師がその責任を負うべきである。DMATをはじめとする医療組織を編成し，トリアージポイント（傷病者集積場所），現場救護所，搬送エリアにおいて医療活動を展開することが望まれる。

　空港内に参集する医療従事者の組織はDMATのみならず，地域医師会，日本赤十字社など多彩であるが，重要なのは，各所において災害時の医療展開に経験のあるDMATが中心的，支柱的存在になることが求められているということである。DMATはとくに重症者の治療に主眼をおいた診療を実施し，搬送の優先順位と搬送方法，搬送先を決定し，これらのための権限と責任を有する存在でなければならない。

　さらに，空港災害対策では，緊急活動計画に基づく訓練を企画，実施し，その結果から計画自体を見直すという過程を繰り返さなければ，計画はやがて形骸化してしまうことになる。空港直近のDMATは，日常から「災害医療の質の管理」という観点に立って，空港災害における緊急活動計画と訓練に指導的に関与する役割をもたなければならない。

*

　空港災害は，局所災害のなかでももっとも甚大な被害をもたらす可能性があり，その対応の如何によって被害を受けた人々の生死や後遺症の程度を大きく左右することになる。DMATの出現によってわが国の災害医療が大きく変革しようとしているなかで，日頃からの周到な準備と訓練が何よりも必要である。

Ⅸ ── DMAT に関連する特殊な環境や活動

8 DMORT

1 DMORTとは

DMORT（ディモート）は Disaster Mortuary Operational Response Team の略語であり，災害死亡者家族支援チームと訳されている。米国では National Disaster Medical System（NDMS）において Disaster Medical Assistance Team（DMAT）などと同時に活動するチームとして位置づけられている。DMAT はわが国でも災害時の救命医療を目指すチームとして広く認識され，その組織化は進んでいる。米国のDMORT は災害現場から家族支援を開始しているが，わが国では災害時に多数発生する死亡者やその家族（遺族）への医療面からの支援は組織的な対応策がまだ確立されていない。災害急性期から災害死亡者の家族支援を行うことの必要性は災害医療関係者の間で認識されてきており，それを目指すものがDMORT である。

2 DMORTの必要性

1. JR福知山線脱線事故

わが国において DMORT の必要性が考えられるようになったのは JR 福知山線脱線事故からである。この事故はわが国における災害医療の進展を考えるうえでは重要な意味をもっている。この事故が発生した 2005（平成 17）年は阪神・淡路大震災からちょうど 10 年目にあたっており，震災の被災地と同じ地域内で死者 107 名，負傷者 500 名以上という大災害が発生した。阪神・淡路大震災で災害医療上の問題点が数多く指摘されており，その改善を図るべく教育・研修とともにシステムの整備も行われた。その成果はこの事故に対する災害対応のなかに生かされた。のちの DMAT 活動につながる医療チームの自発的集結，ヘリコプター搬送，confined space medicine（CSM）の実施などであるが，トリアージタグを用いて災害トリアージが広く行われたことも特記すべきことの 1 つである。医療チームが到着するまでは現場へ先着した救急救命士がトリアージを行い，医療チーム到着後も初期の段階では看護師もトリアージを実施した。

2. トリアージ黒タグ

注目すべきもう 1 つの点は，黒タグが多数現場で使用されたことである。後日の調査で黒タグが少なくとも 74 枚使用されたことが判明している[2]。これほど多数の黒タグがまとまって使用されたのはわが国で初めての経験であったが，このことは，のちに日本集団災害医学会による特別調査委員会報告のなかで「黒タグが付けられた犠牲者は 1 名も医療機関に搬送されず，病院の混乱を防ぐのに役立った」と述べられている[1]。黒タグを使用することで最優先である赤トリアージ患者の搬送を妨げることなく，効果的なトリアージが実施されたと後日，災害医療関係者からは評価された。

3. 遺族の視点

災害医療担当者の多くはこの報告書を妥当なものと考えていたが，これに一石を投じる出来事が起こった。2006（平成 18）年 2 月の第 11 回日本集団災害医学会総会・学術集会（仙台）で JR 福知山線脱線事故（2005〔平成 17〕年）の遺族ケアを行っている心療内科医（村上典子医師）から黒タグを付けられた犠牲者の家族がそのことを受け入れておらず，診療の経過にも影響を与えているというものであった。この報告に多くの救急・災害医療関係者が大きな衝撃を受けた。黒タグの使用により災害現場の混乱が回避でき，災害医療として成功であったと考える災害医療関係者にはまったくなかった視点で

ある。遺族の間には「本当に黒だったのか？」「本当に救命できなかったのか？」「どんな状況で誰が判断したのか？」などの疑問が長く残っていたのである。

黒タグの使用自体は災害医療としては妥当な判断であるが，その後の対応を遺族という視点から検討されなかったことが問題を残した原因である。家族にとってはそこから多くの問題点が発生していることが判明したのである。災害医療が救命に焦点を当て，死亡者・遺族への医療という視点が抜けていたためである。

3 研究活動の開始

米国にはDMORTという組織があるという災害医療関係者の発言を受けて，関係者の間で研究活動への機運が高まった。このような状況を受けて，救急医，心療内科医，法医学者，看護師，救急救命士など多彩な職種が集まって2006年10月に日本DMORT研究会（代表：吉永和正，事務局長：村上典子）が発足して，研究活動を開始した。これと同時に厚生労働科学研究「健康危機・大規模災害に対する初動医療体制のあり方に関する研究」（主任研究者：辺見弘）でも分担研究（担当：吉永和正）として取り上げられることとなった[2〜4]。

4 米国DMORT

米国に災害死亡者に対応するDMORTというチームがあることは，一部の災害医療関係者の間では知られていた。そこで米国DMORTの組織を調べることとなった。

全米を10区画に分け，それぞれが独立したDMORTをもっているが，登録制であり，災害時にメンバーが招集される。全米の3カ所（San Jose, Fort Worth, Frederick）にはDisaster Portable Morgue Unit（DPMU）がおかれており，必要に応じて災害現場へ搬送されて検視・検案場所を展開することになっている[5]。

米国DMORTのロゴはその役割を端的に表している（図IX-8-1）。NDMSのチームであることが上縁に示されており，シンボル画像の最上段の鳩は犠

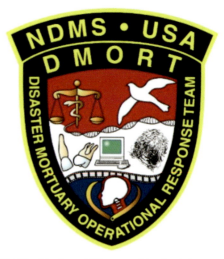

NDMS : National Disaster Medical System
図IX-8-1 米国DMORTのロゴ

表IX-8-1 米国DMORT登録の専門家

・法医学者	・葬祭ディレクター
・検死官	・エンバーマー
・法医人類学者	・一般事務職員
・法医歯学者	・広報担当
・病理学者	・サポートスタッフ
・指紋採取技師	・心理カウンセラー
・放射線技師	・精神科医
・法医写真家	・調査官
・DNA検査技師	・警備員

牲者とその家族，葬儀関係者を表しており，その左の医療の杖と司法の天秤は科学捜査の象徴である。その下には歯法医学，指紋採取，法人類学，放射線診断，DNA，写真記録，コンピューターなどのシンボルが表されている。

米国のDMORTは航空機事故の遺体対応という必要性から始まっており，その役割の重要な部分は個人識別，身元確認である。チームに参加する専門家の一覧を表IX-8-1に示す。左欄は個人識別の専門家であり，右欄は主に家族支援に関連する専門家であり，このことからも大きく2つの役割をもっていることがわかる[5]。

わが国では個人識別，身元確認は警察の役割であり，外部からの支援が必要とは考えられない。事件性のある場合は，外部から入ることは困難である。このような状況を踏まえて，わが国で求められるDMORTは家族支援の部分であろうと考えられる。災害死亡者の家族支援を災害直後から開始できる組

織が日本型DMORTと考えられる。

5 日本型DMORTの模索

1. 災害現場の家族支援

日本型DMORTの役割は厚生労働科学研究のなかで研究成果として報告されているが，以下のような背景でまとめられたものである。

第11回日本集団災害医学会総会・学術集会において村上は，遺族の言葉として「初期対応によって，少しでも遺族は救われる」「現場に遺族の心のケアに配慮してくれる人もいてほしい」と報告している[6]。災害現場に出向いて家族（遺族）の心の支援を行える体制の整備が必要と考えられた。

2. 救援者支援

多数の死者が存在する災害現場において，遺体に接する業務は多大なストレスを伴う。死の告知や家族への至急の対応も仕事が過剰となり，精神的負担は日常業務とは比べものにならないほど大きくなる。こうした環境下では遺体への接触や家族への対応が救援者の心に与える影響を考慮しつつ，その負担軽減を図ることが必要であり，救援者の心的支援も同時に考えていかなければならない。

3. 長期の家族支援

JR福知山線脱線事故遺族との話し合いから，長期にわたって災害医療に関連した問題点を抱えていることが判明した。挫滅症候群と記された死体検案書をみた家族が，「体表に損傷がみられないことから，この診断名は誤りではないか」と長く疑問を抱きつづけていた。挫滅症候群は長時間の圧迫によって生じる病態であり，現在は圧挫（クラッシュ）症候群と呼ばれている。一般市民が挫滅創がないのに挫滅症候群とされていることに疑問を抱くこと自体は当然であろう。このときは一言の説明で納得が得られた。死体検案書を受け取った直後，あるいは後日に，家族に質問の機会さえあれば簡単に解決できた問題である。実際には現場で十分な説明を受けることなく終わった事例もあることから，長期にわたる家族支援も考えていかなければならない。

4. 黒タグの問題点

JR福知山線脱線事故で使用された黒タグの調査から，黒タグ自体に多くの問題点が存在することが判明した。遺族の間には，本当に黒タグでよかったのか，赤タグではなかったのかという疑問が残っている。医療者の間でも黒タグに対する認識の乖離がみられる。黒タグは看護師，救急救命士も使用し，医療の優先順位を決めるものであるが，黒タグ＝死亡という認識もある。黒タグの記載が乏しいことも問題であった。黒タグの判断をしたときの状況は医療者のみならず，家族にも大切な情報である。このように，黒タグの運用には多くの問題が残されており，啓発活動が必要である。

5. 人材育成

DMORTメンバーとして活動できる人材育成もDMORTとして考えていかなければならない。講演会，研修会などを通じて，DMORTを理解し実践可能な災害医療関係者の育成が必要である。

6 DMORTの役割

DMORTの役割は以下の3点であると考えられる。
① 災害現場からの家族（遺族）の支援活動（救援者の心的支援活動を含む）
② 長期にわたる遺族支援（専門家・組織のネットワーク作り）
③ 啓発・研修活動（黒タグの扱い，メンバー養成研修会）

これら3つの役割を災害サイクルのなかにあてはめると，現場DMORTはresponseに，遺族の長期支援はrecoveryからmitigationに，啓発活動はpreparednessに相当すると考えられる。

このような役割を果たすことで，災害医療のなかでのDMORTの位置づけは，図IX-8-2のように考えることができる。DMATに代表される災害急性期医療はその整備が進みつつあり，徐々に充実してきている。長期にわたるグリーフケアも阪神・淡路大震災以後，「こころのケア」として活動が定着している。しかし，この二者の間には連続性がなかった。その架け橋となるのがDMORTといえる。

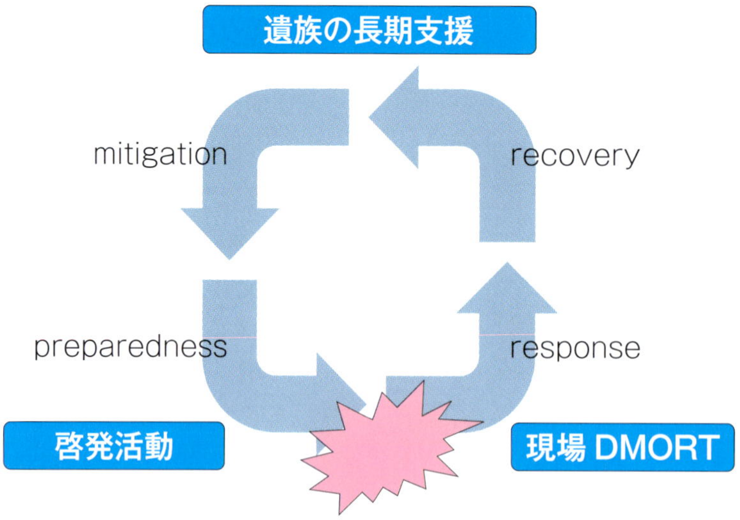

図Ⅸ-8-2　災害サイクルと日本DMORT

7 DMORTの活動展開

1. 研究活動

2006年10月に日本DMORT研究会が発足して以降，2009（平成21）年6月まで11回の講演会を中心とした勉強会を開催した。過去の大災害（日航機墜落事故，阪神・淡路大震災，JR福知山線列車事故）で死亡者と関連のあったさまざまな職種の演者を招き，それぞれの立場から災害経験についての講演と意見交換を行った結果，問題点の抽出と関係者の間での情報共有ができるようになった。厚生労働科学研究を通じてDMORTの役割も明らかとなった。

2. 研修会

2010（平成22）年からDMORTメンバーとなりうる人材の育成を開始した。1日コースで2010年9月に第1回DMORT養成研修会を行い，以後第15回（2014〔平成26〕年3月）までで，約450名の受講者があった。

3. 大規模災害訓練

大規模災害訓練でトリアージの黒判定が実施されることは多いが，ほとんどの場合，人形を遺体収容場所へ搬送して終了していた。実際の黒タグ患者では搬送，収容，連絡など多くの問題が発生する。さらに遺族が抱える問題へ対応するためには，遺体安置所などで家族と直接接触する場面を想定する必要があった。こうした状況を設定し，日本DMORT研究会が関与して実施した大規模災害訓練を表Ⅸ-8-2に示す。

2009年11月30日に実施された兵庫県国民保護共同実動訓練では，遺体安置所での対応を初めて兵庫県警と連携して実施した。県知事をはじめとする見学者からもその対応は高い評価を得た。国民保護共同実動訓練は内閣府が県単位で実施しているが，兵庫県での実施以降は何らかの形で遺族対応が訓練に取り入れられるようになり，日本DMORT研究会に事前の打診があるとともに，研究会メンバーを中心に訓練内容が検討されるようになっている。

8 東日本大震災とDMORT

東日本大震災直前の2011（平成23）年2月22日，ニュージーランドのクライストチャーチで大地震があり，日本人留学生が多数犠牲になった。救出，身元確認に長時間を要したため，日本人家族の支援のために，日本からDMORT養成研修会受講者を含む救援者が派遣された。日本DMORT研究会ではニュージーランド地震直後から，独自に作成した「家族（遺族）支援マニュアル」および「災害支援者メンタルヘルス・マニュアル」を関係者に提供してき

表Ⅸ-8-2 日本DMORT研究会が参加した大規模災害訓練

開催日	名　称	内　容
2008年8月30日	平成20年度兵庫県・西宮市合同防災訓練	
2009年1月16日	兵庫医科大学防災訓練	
2009年2月13日	第14回日本集団災害医学会	市民参加型実技体験セミナー
2009年10月8日	中部国際空港消火救難・救急医療活動総合訓練	台風で中止
2009年11月30日	兵庫県国民保護共同実動訓練	
2010年10月7日	中部国際空港消火救難・救急医療活動総合訓練	夜間訓練
2011年10月6日	中部国際空港消火救難・救急医療活動総合訓練	検視・検案との連携
2012年10月4日	中部国際空港消火救難・救急医療活動総合訓練	
2012年10月20日	滋賀県国民保護共同実動訓練	
2012年11月22日	平成24年度大阪国際空港航空機事故対策総合訓練	
2013年10月3日	中部国際空港消火救難・救急医療活動総合訓練	夜間訓練
2013年10月31日	関西国際空港航空機事故消火救難総合訓練	

た。この活動はわが国におけるDMORT活動の嚆矢といえるが，十分な検証を行う前に東日本大震災に遭遇した。

東日本大震災（2011年3月11日発生）では，日本DMORT研究会メンバーをはじめ，養成研修会受講者が多数現地で活動した。災害医療関係者の間ではDMORTについて徐々に知られるようになっており，DMORTに関する情報提供のニーズが高まっていた。日本DMORT研究会では，これまでに「家族（遺族）支援マニュアル」「災害支援者メンタルヘルス・マニュアル」を研修会受講者には配付していたが，現場からもマニュアルをほしいという要請が上がってきた。「家族（遺族）支援マニュアル」は研修会向けのものであり，現場で多くの職種が使用するには内容が多すぎることから簡易版を作成し，さらにこれらのマニュアルをホームページ上で公表し，現在は誰でもアクセスできる状況となっている（http://www.hyogo.jrc.or.jp/dmort/）。

9 DMORTの課題

1. チーム活動

DMORTもDMAT同様，災害直後からチームとして被災地へ入ることを最終的な目標としているが，現状では課題が多く残されている。問題点としては，まずチームメンバーをどのように確保するかである。DMATでは各医療機関にメンバーがおり，通常，チームメンバーは医療機関ごとに確保されている。一方，DMORTメンバーは1つの医療機関に多数いることは望めず，複数の医療機関から集まってチームを構成することになる。そのときの事前登録をどうするか，さらに，派遣主体はどこなのか，派遣中の身分保障，保険をどうするか，など多くの課題が残されている。

現状では，養成研修会を重ねることによって「DMORTマインド」を有したメンバーが災害現場へ派遣される医療チームに少しでも多く存在するようになることを目指している。

2. 警察との連携

遺体安置所を管轄するのは警察であり，警察との連携なしにはDMORTの初期活動は困難である。警察との連携を図るうえで問題となるのは，対応窓口が災害の種類によって異なることである。また，県ごとに組織も異なっているため，地元の警察とは災害訓練などを通じて，事前の打ち合わせを行っておかなければならない。

10 DMORTの今後

DMORT活動は災害関係者の間では徐々に認知

されてきており，2014年5月には日本集団災害医学会のなかに「DMORT検討委員会」が設置された。今後は同委員会で災害医療におけるDMORTの位置づけ，活動のあり方，関係機関との調整，人材育成の方法などを検討していく予定である。

■ 文　献

1) 日本集団災害医学会尼崎JR脱線事故特別調査委員会：JR福知山線脱線事故に対する医療救護活動について．2006．
2) 吉永和正：災害時における精神支援．多数死体事案対応．辺見弘（主任研究者），平成19年度厚生労働科学研究費補助金（健康危機管理・テロリズム対策システム研究事業）健康危機・大規模災害に対する初動医療体制のあり方に関する研究総括研究報告書，2008, pp237-260.
3) 吉永和正：災害時多数死者への対応体制構築．辺見弘（主任研究者），平成20年度厚生労働科学研究費補助金（健康安全・危機管理対策総合研究事業）健康危機・大規模災害に対する初動医療体制のあり方に関する研究総括研究報告書，2009, pp153-186.
4) 吉永和正：災害時多数死者への対応体制構築．辺見弘（主任研究者），平成21年度厚生労働科学研究費補助金（健康安全・危機管理対策総合研究事業）健康危機・大規模災害に対する初動医療体制のあり方に関する研究総括研究報告書，2010, pp121-155.
5) Tang N, Dey C：Management of Mass Fatalities. In：Ciottone GR ed. Disaster Medicine. Mosby, St. Louis, 2006, pp260-263.
6) 村上典子，中山伸一，本間正人，他：多数死体発生事象に対する遺族・遺体対応派遣チーム（DMORT）についての提言；JR福知山線脱線事故の教訓を生かして．日本集団災害医学会誌，2006；11：265.

X

わが国の災害対応体制

X — わが国の災害対応体制

1 わが国の災害対応の枠組み

〔1〕災害対策に関する法体系

わが国の災害対策に関する法体系は、災害対策全般のことを定めた一般法である災害対策基本法と、災害救助法、被災者生活再建支援法といった個別的な事項の対応を定めた特別法であるいくつかの災害関連法令とによって成り立っている。これにより、災害対策の法令は、災害関連法令によって個別的な事項が定められている場合には、災害の実態に即してまずこの災害関連法令が適用され、特別の定めがない場合には災害対策基本法が適用されることになる。たとえば、災害対策としての応急救助についてみると、災害救助法に定めがある救助活動や救助費国庫負担等については災害救助法に従い、特別な定めのない救助組織等については災害対策基本法に従うことになる。

本項においては、わが国の災害対策の基本となる災害対策基本法と、DMAT活動に密接なかかわりがある災害救助法について、その概要を述べる。

1 災害対策基本法

災害対策基本法は、わが国の国土ならびに国民の生命、身体および財産を災害から保護し、もって、社会の秩序の維持と公共の福祉の確保に資することを目的として、災害対策の基本となる事項を定めたものである。①防災に関する責務の明確化、②防災に関する組織、③防災計画、④災害予防→災害発生時の応急対策→復旧・復興対策のそれぞれの段階における国や地方自治体等の役割や権限、⑤災害予防等に要する費用負担などについて規定している。

1. 法の制定経緯および趣旨

1959（昭和34）年の伊勢湾台風（死者・行方不明者5,098人）を契機とし、1961（昭和36）年に制定された。それまでわが国では、大きな災害が発生するごとに関連法律が制定され、他法律との整合性について十分考慮されておらず、防災行政は十分な効果を上げることができなかった。災害対策基本法は、このような防災体制の不備を改め、わが国の災害対策全体を体系化し、総合的で計画的な防災体制の整備を推進することを目的として制定された。

2. 法の内容

1）防災に関する責務の明確化

国、都道府県、市町村および指定公共機関は、それぞれが、防災に関する計画を作成しそれを実施するとともに、相互に協力するなどの責務があると規定している。住民についても、自発的に防災活動へ参加するよう努力するなどの責務について定めている（表X-1-1）。

2）防災に関する組織

防災活動の組織化、計画化を図るための総合調整機関として、国に中央防災会議を、都道府県に都道府県防災会議を、市町村に市町村防災会議をそれぞれ設置することを定めている（第11・14・16条）。

災害の発生やそのおそれのある場合には、総合的、有効的に災害応急対策等を実施するため、地域防災計画に定めるところにより都道府県または市町村に災害対策本部を設置する。災害の規模によっては、

表X-1-1　災害対策基本法が定める各組織の防災に関する責務

○国の責務（第3条）
- 国土，国民の生命・身体・財産を災害から保護する使命を有する
- 組織および機能のすべてをあげて防災に関し万全の措置を講ずる
- 災害予防，災害応急対策，災害復旧の基本となる計画（防災基本計画）を作成し，実施する
- 地方公共団体，指定公共機関，指定地方公共機関等が処理する防災に関する事務または業務の推進とその総合調整を行う
- 指定行政機関（内閣府，厚生労働省など）の長は，その所掌事務について都道府県に対し，勧告，指導，助言するなど適切な措置をとる

○都道府県の責務（第4条）
- 都道府県の地域，住民の生命，身体，財産を災害から保護する
- 都道府県の防災計画（都道府県地域防災計画）を作成し実施する
- 都道府県内の市町村，指定地方公共機関の防災に関する事務・業務を助け，総合調整を行う

○市町村の責務（第5条）
- 市町村の地域，住民の生命，身体，財産を災害から保護する
- 市町村の防災計画（市町村地域防災計画）を作成し実施する
- 消防機関，水防団等の組織の整備，住民の自発的な防災組織の充実を図るよう努める

○指定公共機関・地方指定公共機関の責務（第6条）
（指定公共機関：日本赤十字社，独立行政法人，電気ガス等の公益的事業を営む法人など）
- その業務にかかわる防災に関する計画を作成し実施する
- 国・都道府県・市町村の防災計画の作成と実施に協力する
- それぞれの業務を通じて防災に寄与する

○住民等の責務（第7条）
- 防災に関する責務を有する者は誠実にその責務を果たす
- 自ら災害に備えるための手段を講ずる
- 自発的な防災活動に参加するなど，防災に寄与するよう努める

表X-1-2　防災に関する組織

	平常時	災害時（災害対策本部／本部長）
国	中央防災会議	緊急災害対策本部／内閣総理大臣 非常災害対策本部／防災担当大臣 など
地方公共団体	都道府県防災会議 市町村防災会議	都道府県災害対策本部／都道府県知事 市町村災害対策本部／市町村長

表X-1-3　防災計画と策定機関

防災計画	防災計画の策定機関
防災基本計画	中央防災会議
防災業務計画	指定行政機関，指定公共機関
都道府県地域防災計画	都道府県防災会議
市町村地域防災計画	市町村防災会議

　国においても，非常（もしくは緊急）災害対策本部を設置し，的確かつ迅速な災害応急対策の実施のための調整等を行う（第24～28条）（**表X-1-2**）。

　非常（緊急）対策本部の長（国務大臣または内閣総理大臣）は，とくに必要があると認めるときは，関係指定行政機関の長，地方公共団体の長および指定公共機関等に対し必要な指示をすることができる。

3）計画的防災行政の整備

　中央防災会議は，防災基本計画を作成し，防災に関する総合的かつ長期的な計画を定めるとともに，指定公共機関等が策定する防災業務計画や都道府県防災会議等が作成する地域防災計画において重点をおくべき事項等を明らかにしている（第34～45条）（**表X-1-3**）。

4）災害対策の推進

　災害対策を災害予防，災害応急対策および災害復旧という各段階に分け，それぞれの段階ごとに，各実施責任主体の果たすべき役割や権限を規定している。具体的には，防災訓練義務，市町村長の警戒区域設定権，応急効用負担，災害時における交通の規制等についての規定を設けている（第46～90条）（**表**

表X-1-4　災害対策の推進

（1）災害予防
　①防災組織の整備
　②防災訓練の実施
　③防災施設の整備
　④物資・資材の備蓄　など
（2）災害応急対策
　①消防，水防団，警察等の出動命令
　②被害状況の報告
　③避難指示・勧告
　④警戒区域の設定，立ち入りの制限・禁止，退去命令
　⑤応急公用負担（土地，建物等の一時使用，住民・現場にある者への従事命令）
　⑥医療，土木建築工事，輸送関係者への従事命令
　⑦交通規制　など
（3）災害復旧
　①補助金等の早期交付　など

表X-1-5　緊急政令で定めることができる内容

- 生活必需物資の配給，譲渡，引き渡しの制限・禁止
- 国民生活の安定のため必要な物の価格または役務等の給付の対価の最高額の決定
- 金銭債務の支払い延期および権利の保存期間の延長
- 海外からの支援の受け入れについて必要な措置

X-1-4）。

5）防災予防等に要する費用負担

　災害予防および災害応急対策に関する費用の負担については，原則として，その実施責任者が負担するものと規定している。そのうえで，著しく激甚である災害（激甚災害）については，地方公共団体に対する国の特別の助成援助，被災者に対する助成等を行うこととしている。また，国の経済や社会の秩序の維持に重大な影響を及ぼす程度の災害が発生した場合には，内閣総理大臣は災害緊急事態の布告を発することができるものとし，国会が閉会中等であっても，緊急の必要がある場合には，内閣は金銭債務の支払いの延期等について政令（「緊急政令」）をもって必要な措置をとることができるものとしている（第91～109条の2）（表X-1-5）。

2　災害救助法

　災害救助法は，災害に際して，国が地方公共団体，日本赤十字社などの団体と国民の協力のもとに，応急的に必要な救助を行い，被災者の保護と社会の秩序の保全を図ることを目的とした法律である。

1．制定経緯

　わが国は古来より多くの大災害に見舞われており，そのために古くから自然災害に対処するための救済制度が存在した。近代においては，1899（明治32）年に罹災救助基金法が制定され，以後，この法律が明治，大正，昭和初期にわたって非常災害時における唯一の救済制度として幾多の被災者を救助してきた。

　戦後は，1946（昭和21）年の南海大地震（死者・行方不明者1,443人）の経験を踏まえ，1947（昭和22）年，被災者救助体制のいっそうの整備のため災害救助法が制定された。

2．法の内容

1）災害救助法における「救助」

　本法における救助は，災害に際して，食料品その他生活必需品の欠乏，住居の喪失，傷病等により助けを必要とする被災者に対する応急的，一時的な救助である。また本法における救助は，災害の規模が個人の基本的生活権と全体的な社会秩序とに影響を与える程度以上のものであるときに実施される。そのため救助は国が行うべきものとされている。したがって，都道府県知事は，法定受託事務（地方公共団体が行う事務のうち，国や他の地方公共団体から委託され，代行して行うもの）として救助の実施にあたるものである（第17条）。市町村長がこれを補助する。

　救助に必要な人員の確保，物資の調達などは，地方公共団体，日本赤十字社等の関係団体や一般国民の協力を得なければ万全を期することができないものであり，本法における救助は，これらの協力のもとに行われる。

2）救助に関する都道府県の義務

　都道府県知事は，救助の万全を期するため，常に，必要な計画の樹立，強力な救助組織の確立，施設，設備，物資，資金の整備に努めなければならないと

表X-1-6　災害救助法における救助の種類

- 避難所，応急仮設住宅等の収容施設の設置
- 食品，飲料水の供給
- 被服，寝具やその他の生活必需品の給与
- 医療，助産
- 被災者の救出
- 住宅の応急修理
- 生業に必要な資金，器具等の給与
- 学用品の給与
- 埋葬

表X-1-7　災害救助法に定められた国庫負担の割合

救助に要した費用の普通税収見込み額に占める割合	国庫の負担割合
普通税収入見込額の2/100以下の部分	50/100
普通税収入見込額の2/100を超え4/100以下の部分	80/100
普通税収入見込額の4/100を超える部分	90/100

している。そのため，都道府県知事は，都道府県地域防災計画のなかに救助に関する具体的な計画を盛り込むようにすべきであるとともに，この計画のための組織を整備しなければならない（第3条）。

3）救助の種類

本法における救助の具体的種類は表X-1-6のとおりである（第4条）。

4）物資の保管命令，収容，立ち入り検査

指定行政機関（内閣府，厚生労働省等）の長および指定地方行政機関の長は，防災業務計画の定めるところにより，必要があると認めるときは，救助に必要な物資の生産，販売，輸送等を行うものに対して物資の保管を命じ，または物資を収容することができる。また物資を保管する場所に立ち入り検査ができるとしている（第5・6条）。

5）救助業務従事の指示

都道府県知事は，救助を行うために必要があると認めるときは，医療，土木建築工事，輸送関係者等を救助に関する業務に従事させることができる。その場合，実費を弁償しなければならない（第7条）。また，これによって救助に関する業務に従事する者が，負傷するなどの場合には，扶助金を支給することが定められている（第12条）。

6）応援指示

内閣総理大臣は，都道府県知事が行う救助について，他の都道府県知事に対して応援をするよう指示することができる（第14条）。

7）日本赤十字社の救助への協力義務等

日本赤十字社は，その使命に鑑み救助に協力しなければならず，また都道府県知事は，救助またはその応援の実施に関して必要な事項を日本赤十字社に委託することができる（第15条第1項，第16条）。

8）費用の支弁区分等

救助に要する費用は，救助の行われた地の都道府県がこれを支弁（負担）するとしている。また他の都道府県において行われた救助への応援のための費用については，都道府県が，救助の行われた都道府県に対して，求償することができると定めている（第18・20条）。

9）国庫負担

国（国庫）は，都道府県が救助に要した費用を，その額の都道府県の普通税見込み額との割合に応じて負担することとしている（第21条）（表X-1-7）。

10）災害救助基金の積み立て

都道府県は救助に必要とする費用の財源に充てるため，災害救助基金を積み立てることやその運用の方法について規定している（第22条）。

〔2〕東日本大震災後の法制度の見直し

　甚大な被害をもたらした東日本大震災での教訓を踏まえ，災害対策に関する法令の見直しが行われた。災害対策基本法については，阪神・淡路大震災を契機とした1995（平成7）年の大幅改正以来の大きな見直しとなった。また，災害対策基本法の改正とともに災害救助法も改正され，併せて，新たに「大規模災害からの復興に関する法律」が制定された。本項では，これらの災害対策に関する法令の見直しなどについて，これまでの経緯と併せてその概要を述べる。

1 災害対策基本法の見直しの経緯

1. 東日本大震災までの災害対策基本法

　災害対策基本法は，1959（昭和34）年の伊勢湾台風を契機として制定された法律である。国民の生命，身体および財産を災害から保護し，もって社会の秩序の維持と公共の福祉の確保に資することを目的としており，防災に関する国，地方自治体および住民の責務の明確化，防災に関する組織，防災計画，災害対策の推進などについて定めている（p.238，災害対策基本法を参照）。

　東日本大震災の発災前までにも幾度かの改正がなされているが，もっとも大幅な改正は，1995年に発生した阪神・淡路大震災を踏まえて実施されたものである。この震災では，死者・行方不明者が6,000人余りを数え，およそ25万戸の住宅の全・半壊が生じ，情報網の寸断，行政機能の麻痺に加え，道路・鉄道・港湾機能，電気・ガス・水道などのライフラインが途絶え，都市機能が長期にわたり麻痺する事態となった。この教訓を踏まえ，災害対策基本法が，次のとおり改正された。

〈政府の災害対策本部の充実・強化〉
- 内閣総理大臣が本部長となる「緊急災害対策本部」の設置要件の緩和
- 現地災害対策本部の法定化

〈地方公共団体の防災対策の強化〉
- 市町村長による都道府県知事に対する自衛隊の災害派遣要請の法定化

〈その他〉
- 一定区域全域の道路に対し，包括的に一般車両の通行を禁止することができるようにする交通規制の強化
- 自主防災組織やボランティアによる防災活動の環境整備
- 高齢者，障害者等への配慮事項の追加など

　また，災害対策基本法の改正と併せて，災害発生時の初動の遅れがあったという教訓を踏まえ，大規模地震等が発生した場合，関係省庁の局長等の幹部は緊急に総理大臣官邸に参集し，緊急参集チーム会議を開催して，情報の集約を行う体制が強化された。さらには，1996（平成8）年に内閣情報集約センターが整備され，災害情報を24時間体制で集約できる体制が整えられ，2002（平成14）年の総理大臣新官邸の完成に合わせ，官邸の危機管理機能の強化のため，危機管理センターの整備がなされた。

2. 東日本大震災後の防災対策の見直し

　2011（平成23）年3月に発生した東日本大震災は，死者・行方不明者18,000人余り，建物の全壊・半壊は合わせて40万戸余りにのぼる深刻な被害をもたらした。また，東京電力福島第一原子力発電所事故が重なるなど，未曾有の広域・複合型災害となった。

　この震災においては，東日本の太平洋沿岸の多くの自治体庁舎や職員が被災し，災害復旧，被災者支援等の最前線に立つべき地方公共団体の行政機能が著しく低下し，災害応急対策，被災者支援に支障をきたした。また，地方公共団体の枠を越えた広域避難に関する問題なども生じた。これら事態は，それまで十分に想定されたものではなく，東日本大震災は，甚大な被害とともに，新たな課題と教訓を残した。

　このような状況を踏まえて，政府は，東日本大震

災における対応を検証し，その教訓を総括するとともに，首都直下地震，南海トラフ巨大地震，火山噴火等の大規模災害や頻発する豪雨災害に備え，防災対策の充実・強化を図るため，2011年10月，中央防災会議に防災対策推進検討会議を設置し，今後のあるべき防災体制について検討を重ねた。

3. 災害対策基本法の改正

防災対策推進検討会議での検討を受け，①大規模広域災害に対する即応力の強化，②大規模広域災害時における被災者対応の改善，③教訓伝承，防災教育の強化等による防災意識の向上等を内容として，災害対策基本法が二度にわたり改正された（災害対策基本法の一部を改正する法律〔第一弾改正：平成24年法律第41号，第二弾改正：平成25年法律第54号〕，表X-1-8）。

2 災害対策基本法の改正の概要

1. 大規模広域災害に対する即応力の強化等

1）発災時における情報の収集・伝達・共有の強化

東日本大震災では，市町村の行政機能が著しく低下し，被災状況の報告，情報収集等が必ずしも十分ではなかった。国・地方公共団体等の災害応急対策責任者が情報を共有し，連携して災害応急対策を実施すること，市町村が災害対策基本法に基づく被害状況の報告ができなくなった場合，都道府県が自ら情報収集のための必要な措置等を行うこととした。

2）地方公共団体間の応援業務等に関する県・国による調整規定の拡充・新設と対象業務の拡大

東日本大震災では，地方公共団体間の応援に関して，一部を除き国が調整を行う法制度がなかったことから，臨時に構築した体制に基づき，地方公共団体間の応援の調整等が行われた。

これを踏まえ，災害応急対策業務にかかわる地方公共団体間の応援規定について，都道府県による調整規定を拡充し，国による調整規定を新設した。

また，消防，救助等の人命にかかわるような緊急性のきわめて高い応急措置（応諾義務あり）に限定されている応援の対象業務を，避難所運営支援，巡回健康相談，施設の修繕のような災害応急対策一般に拡大した。また，市町村から都道府県への応援の要求等について，応急措置以外のものについても都道府県知事等に応諾義務を課すこととした。

3）地方公共団体間の相互応援等の強化

災害が発生した際に他の地方公共団体等との相互応援が円滑に行われるよう，国および地方公共団体は，地方公共団体のこれまでの相互応援に加えて，広域一時滞在に関する協定の締結に関する事項の実施に努めなければならないとした。

4）災害緊急事態への対処の拡充

災害緊急事態の布告があったときは，災害応急対策，国民生活や経済活動の維持・安定を図るための措置等の政府の方針を閣議決定し，これに基づき，内閣総理大臣の指揮監督のもと，政府が一体となって対処することとした。

2. 大規模広域災害に対する被災者対応の改善

1）救援物資等を被災地に確実に供給する仕組みの創設

災害時に必要となる物資等については，備蓄以外に災害対策基本法の規定がなかった。備蓄物資等が不足し，災害応急対策を的確かつ迅速に実施することが困難であると認めるときは，市町村は都道府県に対し，都道府県は国等に対し，物資等の供給を要請等できることとした。

また，東日本大震災では，国が自ら支援物資の調達・運送を行ったことを踏まえ，都道府県・国が要請等を待たず自らの判断で物資等を供給できること，また，都道府県・国は運送事業者である指定公共機関等に対し，物資等の運送の要請や指示を行うことができるとした。

X わが国の災害対応体制

表X-1-8 災害対策基本法改正等の全体像

平成25年6月

	第一弾改正前の災害対策基本法	第一弾改正	第二弾改正
1 総論的部分			
(1) 基本理念	なし	―	・「減災の考え方」「自助・共助・公助」「ハード・ソフトの組み合わせ」等の基本理念を明確化
(2) 災害の定義	・災害を生ずる異常な自然現象の例示として，暴風，豪雨，豪雪，洪水，高潮，地震，津波および噴火を列挙	・異常な自然現象の例示に「竜巻」を追加	・異常な自然現象の例示に「崖崩れ」「土石流」および「地滑り」を追加
(3) 各主体の責務	・国，都道府県，市町村，指定公共機関，住民等の責務	・住民の責務として災害教訓の伝承を追加	・事業者の責務を追加 ・行政とボランティアとの連携を追加 ・住民の責務として「備蓄」「防災訓練」を追加
(4) 防災の重点事項	・国土保全に関する事項，災害の予報・警報に関する事項，応急措置に関する施設・組織の整備に関する事項，防災思想の普及に関する事項などを列記	・広域避難に関する協定締結および災害教訓の伝承活動の支援を追加	・民間の団体による協力の確保，被災者の心身の健康の確保等，被災者からの相談を追加
(5) 組織	・平時：中央防災会議，地方防災会議 ・発災時：非常（緊急）災害対策本部，都道府県・市町村災害対策本部	・防災会議と災害対策本部の役割を明確化 ・地方防災会議の委員に学識経験者を追加	※復興対策本部の設置を制度化 【大規模災害からの復興に関する法律】
(6) 計画	・国：防災基本計画，防災業務計画 ・都道府県・市町村：地域防災計画 ・指定公共機関等：防災業務計画	―	・コミュニティレベルの計画として地区防災計画を位置づけ ※復興について，復興基本方針・復興計画等を制度化 【大規模災害からの復興に関する法律】
(7) 職員派遣	・国の職員の派遣（災害応急対策・災害復旧）・国・自治体の職員派遣のあっせん（災害応急対策・災害復旧）	―	※復興段階の国の職員の派遣制度を創設 【大規模災害からの復興に関する法律】
2 各論的部分			
(1) 災害予防			
① 災害予防責任者の任務	・組織の整備，訓練，物資・資材の備蓄等の実施	・防災教育および円滑な相互支援のための措置を追加	・物資供給事業者の協力を得るための措置（協定等）を追加
② 指定緊急避難場所	なし	―	・一定期間滞在する避難所とを区別して，安全性等の一定の基準を満たす施設・場所を指定する仕組みを創設
③ 指定避難所	なし	―	・生活環境等を確保するための一定の基準を満たす施設を指定する仕組みを創設
④ 避難行動要支援者名簿	なし	―	・災害時の避難にとくに支援を要する者についての名簿の作成・利用制度を創設 ・個人情報保護の特例を措置

表 X-1-8 続き

	第一弾改正前の災害対策基本法	第一弾改正	第二弾改正
(2) 災害応急対策			
① 災害応急対策責任者の任務	・避難の勧告または指示，消防，被災者の救難，救助等の実施	—	—
② 情報の収集・伝達	・ボトムアップ型の情報収集（被害規模の把握に留意） ・市町村長による警報伝達	・都道府県による積極的な情報収集を措置 ・地理空間情報の活用を措置	・国による積極的な情報収集を措置 ・非常災害時の避難に関する国からの周知の仕組み（呼びかけ）を措置 ・情報伝達に関するインターネットの利用を措置
③ 避難勧告・避難指示等	・避難のための立退きのみ規定	—	・安全確保措置（屋内待避等）の仕組みを創設 ・国・都道府県による市町村長への助言の仕組みを措置
④ 応援・代行	・応急措置（救難・救助等）に限り，自治体間で応援 ・市町村の指揮命令系統が失われた場合に，応急措置（救難・救助等）を都道府県が代行	・自治体間応援の対象業務を拡大（応急措置→災害応急対策全般） ・都道府県・国による調整の拡充等 ・他の自治体との応援協定の地域防災計画への位置づけ	・国による応援（災害応急対策全般）・代行（応急措置）制度を創設 ※災害救助の応援に要した費用を国が応援都道府県に一時的に立て替えて支払う制度を創設【災害救助法の改正】
⑤ 規制の適用除外措置	なし	—	・避難所に関する特例，臨時の医療施設に関する特例，埋葬および火葬の特例，廃棄物処理の特例を措置
⑥ 被災者の保護			
ⅰ）生活環境の整備	なし		・避難所の環境整備を努力義務化 ・避難所以外の場所に滞在する被災者への配慮を努力義務化
ⅱ）広域一時滞在	なし	・広域避難制度を創設（受け入れ手続，都道府県・国による調整）	・国による広域避難手続きの代行制度を創設
ⅲ）被災者の運送	なし	—	・指定公共機関等（運送事業者）に対し，被災者の運送を要請する仕組みを創設
ⅳ）安否情報の提供	なし	—	・安否情報の提供制度を創設
⑦ 物資等の供給・運送	なし	・（国による）物資の供給 ・指定公共機関等（運送事業者）に対し，物資等の運送を要請する仕組みを創設	—
(3) 被災者援護のための措置			
① 罹災証明書	なし	—	・罹災証明書の交付を制度化（市町村が遅滞なく交付）
② 被災者台帳	なし	—	・被災者台帳制度の作成制度を創設（市町村長が作成） ・個人情報保護の特例を措置

表Ⅹ-1-8 続き

	第一弾改正前の災害対策基本法	第一弾改正	第二弾改正
(4) 災害復旧	・本来実施責任者による災害復旧の実施	ー	※国等による災害復旧事業の代行制度を創設 【大規模災害からの復興に関する法律】
(5) 災害緊急事態	・災害緊急事態の布告 ・緊急政令の制定（経済統制および海外からの支援） ※布告の効果は緊急政令のみ	ー	・布告の効果に「対処基本方針」の作成を追加 →災害応急対策，国民生活や経済活動の維持・安定を図るための措置等の対処基本方針を閣議決定し，これに基づき内閣総理大臣が各大臣を指揮監督 ・規制の適用除外措置や被災者の権利保護のための特別措置の自動適用の仕組みを創設 ・総理による情報の公表・国民への協力要請を制度化

〔内閣府資料より〕

2）市町村・県の区域を越える被災住民の受け入れ（広域避難）に関する調整規定の創設

東日本大震災では，市町村の区域を越える被災住民の移動およびその受け入れが必要となったが，そのような事態を想定した備えが十分ではなかった。そのため，被災住民の受け入れ支援の実施までに時間を要した。また，必ずしも市町村単位での広域避難が計画的に実施されず，被災市町村が被災者の行き先を十分把握できない面があった。これを踏まえ，市町村・都道府県の区域を越える広域での被災住民の受け入れが円滑に行われるよう，地方公共団体間の被災住民の受け入れ手続き，都道府県・国による調整手続きに関する規定等を新設した。

3）指定緊急避難場所の指定

東日本大震災では，切迫した災害の危険から逃れるための避難場所と，避難生活を送るための避難所が必ずしも明確に区別されておらず，被害拡大の一因ともなった。そのため，市町村長は，学校などの一定期間滞在するための避難所と区別して，安全性などの一定の基準を満たす施設や場所を緊急時の避難場所としてあらかじめ指定することとした。

4）避難行動要支援者名簿の作成

市町村長は，高齢者，障害者等の災害時の避難にとくに配慮を要する者について名簿を作成し，本人からの同意を得て消防，民生委員等の関係者にあらかじめ情報提供するものとされ，名簿の作成に際しては必要な個人情報を利用できるとした。

5）被災者の広域避難のための運送の支援

広域的な避難を行う必要がある場合に備え，都道府県知事は，被災者の保護の実施のため緊急の必要があると認めるときは，運送事業者である指定公共機関等に対して，被災者の運送を要請することができ，正当な理由なしに要請に応じないときは指示することができるとした。

3. 教訓伝承，防災教育の強化，多様な主体の参画による地域の防災力の向上

1）教訓伝承の新設・防災教育強化等による防災意識の向上

いわゆる「釜石の奇跡」が示すように，災害に際しては，住民自らが主体的に判断し，行動できることが必要である。防災意識の向上を図るため，住民の責務として，災害教訓を伝承することを明記する

とともに，国・地方公共団体のほか，防災上重要な施設の管理者も含めた災害予防責任者が防災教育を行うことを努力義務化した。

2) 地域防災計画の策定等への多様な主体の参画

東日本大震災において，避難所の運営にあたり女性，高齢者等の視点が必ずしも十分ではなかったとの指摘があった。これを踏まえ，「地域における生活者の多様な視点を反映した防災対策の充実により地域の防災力向上を図る」こととした。また，地域防災計画の策定等にあたり多様な主体の意見を反映できるよう，地方防災会議の委員として，現在充て職となっている防災機関の職員のほか，自主防災組織を構成する者または学識経験のある者を追加することとした。

4. 基本理念の明確化等

1) 基本理念の明確化

災害対策基本法に，「減災」の考え方や，「自助」「共助」「公助」等の基本理念を明記することで，災害対策に関する基本的な考え方を広く共有し，関係者が一体となって災害対策に取り組む体制を整えた。

2) 各主体の役割の明確化

（1）市町村の責務

基本理念に盛り込んだ「共助」の観点から，住民にもっとも近い基礎自治体である市町村が市町村の地区内の住民や自主防災組織等が行う自発的な防災活動をいっそう促進する責務を有する旨を明らかにした。

（2）民間事業者の責務等

東日本大震災では，災害応急対策等に関し多くの民間事業者の協力があったが，指定公共機関等以外の民間事業者は，これまで法律上，住民としての責務を有するにすぎなかった。このため，災害応急対策等に関する事業者の責務として，災害時における事業活動の継続的実施と，国および地方公共団体が実施する防災に関する施策への協力に努めることを規定し，官民が一体となって災害対策に取り組むことを明らかにした。

（3）住民の責務

基本理念に盛り込んだ「自助」の観点から，住民の責務の例示として，食品，飲料水その他の生活必需品の備蓄や防災訓練への参加を明記することとした。

3) 災害の定義の見直し

本法の災害の定義において，異常な自然現象の例示として「竜巻」「崖崩れ」「土石流」「地滑り」が追加された。

3 その他の災害対策法令の改正

1. 災害救助法の改正

災害救助法について，救助の応援に要した費用を国が一時的に立て替える仕組みが創設された。また，災害発生直後の救助からその後の生活再建の支援に至るまでの被災者支援を総合的に強化・一元化する観点から，災害救助法の所管を厚生労働省から災害対策基本法や被災者生活再建支援法を所管する内閣府に移管した。

2. 大規模災害からの復興に関する法律の制定

「大規模災害からの復興に関する法律」は，大規模な災害を受けた地域の円滑かつ迅速な復興を図るため，その基本理念，政府による復興対策本部の設置および復興基本方針の策定ならびに復興のための特別の措置について定めたものである。大規模な災害からの復興に向けた取り組みを推進することを目的とし，東日本大震災を契機として制定された。

X ― わが国の災害対応体制

2 内閣府の対応

1 災害発生時の対応およびそれへの備え

　災害発生時においては、発災直後の情報の収集・連絡、活動体制の確立と並行して、人命の救助・救急、医療、消火等の初動の応急対策活動を迅速かつ的確に講ずることが求められる。災害応急対策は、「災害対策基本法」上も、一次的には基礎的な地方公共団体である市町村において災害対策本部を設置して対応することとなる。風水害、津波、火山の噴火のような場合であって発生が予測できるときは、市町村長が避難勧告や避難指示を発令して災害に備えることとなる。

　また、地震のように突発的に災害が発生した場合には、直ちに被害の把握、人命救助等の初動の応急対策活動を実施するとともに、災害の状況に応じて、避難所の開設、水・食料等の確保、応急仮設住宅の建設等の応急対策活動を実施することとなる。

　これらの活動に対して、災害の状況に応じて、地方公共団体間の相互応援協定等に基づく応援がなされるだけでなく、国、地方公共団体、公共機関等がそれぞれ相互に密接な連携のもとに協力して実施することとなる。

　災害応急対策活動を実施するにあたっては、以下のような体制を国または地方公共団体で整備している。

1. 緊急事態における初動対応

　応急対策を講ずるうえでもっとも重要となる情報収集・連絡体制の確立に関しては、官邸の内閣情報集約センターが窓口となり、24時間体制で情報の収集・伝達等の対応にあたることとし、関係省庁における情報の共有化を図っている。大規模災害や社会的影響の大きい災害が発生した場合、緊急参集チームが官邸危機管理センターに緊急参集し、政府としての初動措置に関する情報の集約等を行うこととしている。また、内閣府においては、被害規模の早期把握に関して、地震規模により異なるものの地震発生後おおむね10分で被害を推計する「地震防災情報システム」（Disaster Information Systems；DIS）を整備し稼働させている。一方、被害規模の早期把握のため、各省庁はそれぞれの立場において現地の関係者からの情報を集約するほか、警察庁、消防庁、国土交通省、海上保安庁、防衛省においては、航空機（ヘリコプター等）、船舶や各種通信手段の活用等により情報収集を行うこととしている。

　発生した災害の規模に応じて、関係省庁間での情報共有、対策の調整を行うために、災害対策関係省庁連絡会議を開催するほか、大規模な被害が生じている場合には、内閣府特命担当大臣（防災）を本部長とする非常災害対策本部を、著しく異常かつ激甚な被害が発生していると認められる場合には、内閣総理大臣を本部長とする緊急災害対策本部を設置することができる。なお、東日本大震災を踏まえて、効率的な応急対策を実施するため、政府は情報の収集・分析や被災者の生活環境の改善に係る総合調整等の機能を充実させるとともに、併せて人員も増加し、緊急災害対策本部の体制を強化した。

　さらに、被災地のより詳しい状況把握と的確な災害応急対策を講ずるため、状況により、内閣府特命担当大臣（防災）または内閣府副大臣を団長とし、関係省庁の要員で構成する政府調査団を派遣することとしている。

2. 災害応急対策の広域活動体制

　地方公共団体においては、あらかじめ関係地方公共団体により締結された広域応援協定等に基づき速やかに応援体制を整えることとしている。また、必要に応じて、被災市町村は他の市町村に対して、被

災都道府県は他の都道府県に対して応援を求めることができる。さらに，2012（平成24）年の「災害対策基本法」の改正により，甚大な災害が生じた場合等において，地方公共団体間の応援では，円滑な災害応急対策が実施されないような状況においては，国に対して他の都道府県が被災都道府県を応援するよう要求できることとなった。

国土交通省においては，TEC-FORCE（緊急災害対策派遣隊，約5,300人規模）や土砂災害専門家の活動計画を確立し，大規模自然災害が発生し，または発生するおそれがある場合において，被災地方公共団体等が行う，被災状況の迅速な把握，被害の発生および拡大の防止，被災地の早期復旧等，災害応急対策に対する技術的な支援を行うこととしている。

2012年は九州北部豪雨等，被災地域へ延べ1,075人・日の隊員を派遣し，的確な被災地支援活動を行った。

また，TEC-FORCE隊員の養成および増員ならびに災害対策用の資機材の充実を図った。

2 大規模地震発生時の対応計画等

大規模地震が発生した場合の災害応急対策については，災害対策基本法（昭和36年，法律第223号）に基づく「防災基本計画」に示すとともに，「大規模地震・津波災害応急対策対処方針」において，政府が実施する災害応急対策活動や関係機関の役割について詳細に記載している。

首都直下地震や南海トラフ巨大地震等により著しく異常かつ激甚な非常災害が発生した場合において，災害応急対策を推進するため特別の必要があると認めるときは，災害対策基本法に基づき緊急災害対策本部の設置を行うこととなっている。必要に応じ，現地における被害情報の収集・とりまとめや，地方公共団体の状況や要請を緊急災害対策本部に繋ぐなど，災害応急対策に係る連絡調整を迅速かつ的確に実施するため，緊急災害現地対策本部を設置することになる。

緊急災害対策本部は，原則として官邸内に設置され，現地対策本部は都道府県庁または当該都道府県庁周辺の国の合同庁舎等に設置する。

なお，発生が懸念される大規模地震（首都直下地震，南海トラフ巨大地震等）については，個々の地震ごとに，発災後直ちに活動できるよう，被害想定に基づき緊急時の医療活動に関する計画等を具体的な活動計画として定めることとされている。

3 地震発生時の対応例

次に，2011（平成23）年に発生した東日本大震災の初期段階における実際の対応について紹介する。

1. 災害の状況

2011年3月11日14時46分，三陸沖の深さ24kmでM9.0の地震が発生し，宮城県栗原市で震度7，宮城県南部・中部，福島県中通り・浜通り，茨城県北部・南部，栃木県北部・南部で震度6強，岩手県沿岸南部・内陸北部・内陸南部，福島県会津，群馬県南部，埼玉県南部，千葉県北西部で震度6弱を観測した。

この地震により広範囲で揺れが観測され，日本各地で大きな津波が発生し，加えて原子力発電施設の事故が重なるという未曾有の複合的な大災害となった。

東日本大震災では，死者15,887人，行方不明者2,612人，負傷者6,150人，住家全壊127,390戸，住家半壊273,034戸等の被害が発生した（2014〔平成26〕年7月10日警察庁発表）。

2. 国の対応状況

発災直後の2011年3月11日14時50分に，官邸対策室を設置するとともに，緊急参集チームを招集した。その後，15時14分に東日本大震災の応急対策を強力に推進するため，「災害対策基本法」に基づき，同法制定以来初めて内閣総理大臣を本部長とする緊急災害対策本部が閣議決定（「平成23年〔2011年〕東北地方太平洋沖地震緊急災害対策本部の設置について」）により設置された。

また，3月12日に宮城県に緊急災害現地対策本部（本部長：内閣府副大臣），岩手県および福島県には，それぞれ現地連絡対策室が設置された。

今回の地震では広い範囲で大津波が発生し，沿岸部を中心に多数の行方不明者および孤立集落が発生

したことから，消防，警察，海上保安庁および自衛隊が連携し，大規模な救出・救助活動が行われた。

また，緊急災害対策本部に設置された事案対処班において，被災者に対する物資調達・輸送，広域医療搬送および海外支援受け入れにかかわる調整事務が行われた。

さらに，3月17日の第12回緊急災害対策本部会議において，被災者の生活支援が喫緊の課題であることに鑑み，緊急災害対策本部のもとに被災者生活支援特別対策本部を置くことが決定された（5月9日に被災者生活支援チームに名称変更）。

5月2日には，応急復旧等を迅速に進めるための地方公共団体に対する財政援助や，被災者のための社会保険料の減免，中小企業者に対する金融上の支援等の特別の助成措置について定める「東日本大震災に対処するための特別の財政援助および助成に関する法律」が制定された。

また同日，東日本大震災からの早期復旧に向け，年度内に必要と見込まれる経費（応急仮設住宅の供与，津波等により発生した災害廃棄物の処理，公共土木施設や学校施設等の災害復旧等に要する経費）として，4兆153億円の平成23年度第一次補正予算が成立した。

5月20日の第17回緊急災害対策本部会議においては，本格的な復興の取り組み段階に至るまでの，当面3カ月程度の間に国が取り組んでいく施策を取りまとめた「東日本大震災に係る被災地における生活の平常化に向けた当面の取組方針」を決定した。

X — わが国の災害対応体制

3 DMATの位置づけ

1 厚生労働省防災業務計画

災害対策基本法等に基づき，厚生労働省の所掌事務について，防災に関し講ずるべき措置および地域防災計画の作成の基準となるべき事項等を定め，もって防災行政事務の総合的かつ計画的な遂行に資することを目的として防災業務計画が作成されている。

災害派遣医療チーム（DMAT）については，厚生労働省防災業務計画において，

第1編　災害予防対策
　第3章　医療・保健に係る災害予防対策
　　第2節　災害時医療体制の整備
　　　第4　災害派遣医療チーム（DMAT）等の体制整備
　　　1　厚生労働省医政局は，災害派遣医療チーム（DMAT）等の運用にかかる体制を整備するために，日本DMAT活動要領を策定する。
　　　2　都道府県は，日本DMAT活動要領に基づき，DMAT運用計画を策定し，災害派遣医療チーム（DMAT）等の運用にかかる体制を整備する。
　　　3　都道府県は，救護班による災害時における医療の確保のため，常時，日本赤十字社各支部との協定内容の確認等を行うなど連携の強化に努める。
　　　4　厚生労働省社会・援護局は，都道府県に対し日本赤十字社関係の情報提供等を行うなど，都道府県との連携の強化を図る。
　　　5　日本赤十字社は，日赤救護班の運用及び災害派遣医療チーム（DMAT）との協働に係る体制を整備する。

としており，DMATの派遣等については，

第2編　災害応急対策
　第3章　医療・保健に係る対策
　　第2節　保健医療活動従事者の確保
　　　第1　救護班・災害派遣医療チーム（DMAT）等の派遣
　　　1　被災都道府県は，医師，歯科医師，薬剤師，保健師，看護師等の保健医療活動従事者の数及び不足数について迅速な把握に努める。
　　　2　都道府県及び厚生労働省医政局は，自然災害又は人為災害で，被災地外からの医療の支援が必要な可能性がある場合，救護班・災害派遣医療チーム（DMAT）等の待機を要請する。
　　　3　被災都道府県は，当該都道府県外からの医療の支援が必要な規模の災害が発生した場合には，非被災都道府県に対し，救護班・災害派遣医療チーム（DMAT）等の派遣を要請する。また，都道府県間での調整が整わないときは，厚生労働省医政局等に対して要請を行う。
　　　4　厚生労働省医政局又は厚生労働省現地対策本部等は，当該都道府県外からの医療の支援が必要な規模の災害により被災都道府県自らが当該調整を行い得ない場合，必要な支援を行う。
　　　5　厚生労働省医政局等は，被災した地域の被災者の医療対策のために必要があると認めるとき及び被災都道府県より要請があったときは，災害拠点病院等に対し，救護班・災害派遣医療チーム（DMAT）等の派遣を要請するものとする。
　　　6　厚生労働省労働基準局は，被災者の医療対策のために必要があると認めるときは，独立

行政法人労働者健康福祉機構に対し，労災病院等の医師その他の職員の派遣，医薬品の提供等必要な措置を講ずるよう要請するものとする。

また，初期災害医療においては，医療活動に従事する者による自律的な活動が必要であることから，労災病院等は状況等を勘案し，自らの判断に基づき，医師その他の職員の派遣等必要な措置を講ずるものとする。
7　厚生労働省医政局は，被災者の医療対策のために必要があると認めるときは，独立行政法人国立病院機構に対し，所管病院の医師その他の職員の派遣等必要な措置を講じるよう要請するものとする。

としている。

2 日本DMAT活動要領

厚生労働省医政局は，厚生労働省防災業務計画により「日本DMAT活動要領」を作成し，厚生労働省医政局指導課長通知により都道府県に対して通知している。

日本DMAT活動要領は，日本DMATとしての基本的な活動要領であり，各都道府県で策定されるDMAT運用計画はこの要領を基本とし，各都道府県の事情に合わせた計画として策定されることになる。

日本DMAT活動要領は，過去の実災害や訓練等を踏まえ数度にわたり改正されている。とくに，東日本大震災における対応を踏まえ，2012（平成24）年3月20日には活動方針に係る改正が行われている。

この改正の内容としては，

① DMAT 1隊当たりの活動期間を，基本的に，移動時間を除いた概ね48時間以内にすることにしつつ，DMATの活動が長期間に及ぶ場合には，二次隊，三次隊等の追加派遣で対応することが明確化された。

② 大規模災害時等におけるDMAT活動の終了の目安を，医療関係団体から派遣される医療チームや地域の医療資源が確保されて，組織的な支援が行われていることとした。また，医療チームの参集状況に応じて，必要な場合には，初期の避難所救護所での活動のサポート等についても，DMATの活動対象として考慮されることが追加された。

③ DMATの主な活動対象に，本部業務のサポート，病院支援や情報収集等を担うロジスティクスが追加されたほか，DMATロジスティックチームに係る規定が追加された。

さらに2013（平成25）年9月4日には，DMAT隊員資格の更新に係る規定などについても，改正が行われている。

3 DMATの法的位置づけについて

災害救助法（以下「法」）が適用される災害での救助の種類は，法第4条により規定されている。「災害救助法第4条第1項第4号　医療及び助産」では，「医療」は，「救護班」によって行われるのを原則としており，救護班とは，

1. 医療機関等でチームを編成する等都道府県知事が派遣するもの
2. 法第16条の規定により都道府県知事から委託を受け，医療業務に従事する日本赤十字社の救護班
3. 十分な要員の確保が困難な場合，医師，看護師等を都道府県知事が賃金職員として医療機関から雇い上げ，編成するもの
4. 法第7条の規定により従事命令を受けた医師，看護師等で構成するもの

とされており，DMATは，「1．都道府県知事が派遣する救護班」である。

DMATは，平時に都道府県とDMAT隊員が所属しているDMAT指定医療機関が，都道府県のDMAT運用計画等に基づき「DMATの出動に関する協定」を締結して活動することとし，DMAT活動はその協定の範囲内での活動となる。

DMATの出動は，協定に基づき都道府県知事が行うため，そのDMAT活動にかかわる費用や，DMAT隊員が負傷，疾病にかかったり，死亡した場合は都道府県がその損害を賠償することとしている。

X — わが国の災害対応体制

4 災害拠点病院，広域災害救急医療情報システム，救急医療用ヘリコプター（ドクターヘリ）

　災害拠点病院および広域災害救急医療情報システム（EMIS）については，阪神・淡路大震災を契機とした災害医療体制のあり方に関する研究会の「震災時における医療対策に関する緊急提言」（1995〔平成7〕年5月）において，緊急に整備する必要性のある事項としたものである。

　厚生労働省は，平成8年度より災害拠点病院整備事業および，救急医療対策事業の救急医療情報センターに広域災害・救急医療情報システムを追加し，都道府県に対する補助事業として実施している。

　ドクターヘリについては，厚生労働省において平成11年度および12年度に「ドクターヘリ試行的事業」を実施し，また，内閣（内政審議室）に設けられた「ドクターヘリ調査検討委員会」において，ドクターヘリ事業の実施を強く期待する報告書（2000〔平成12〕年6月）が取りまとめられた。救急医療体制のさらなる充実を図るため，平成13年度からドクターヘリ導入促進事業が実施され，2014（平成26）年3月末現在，36道府県に43機が導入されるまでに普及している。

1 災害拠点病院

　平成8年度以降，災害拠点病院（基幹災害拠点病院および地域災害拠点病院）の整備が図られ，2014（平成26）年4月現在，全国で672病院が都道府県により指定されている。

　災害拠点病院は，災害による重篤患者の救命医療等の高度の診療機能を有し，被災地からの患者の受け入れ，広域医療搬送にかかわる対応等を行う。

　東日本大震災を踏まえ，「災害発生時における医療体制の充実強化について」（平成24年3月21日医政発0321第2号厚生労働省医政局長通知）が発出され，災害拠点病院の指定要件が改定されており，それぞれの災害拠点病院について機能強化が求められている。また，災害拠点病院の整備開始から15年以上が経過するなかで，災害拠点病院間において，その機能の充実度に格差が生じていると指摘されている。

　今後は，災害拠点病院の要件を充足しているか随時確認することが重要である。

　なお，地震等の災害時には，外傷，広範囲熱傷，圧挫（クラッシュ）症候群等が多く発生するが，平時においてこれらの診療の多くは救命救急センターが担っていることから，原則として災害拠点病院は，救命救急センターもしくは第二次救急病院の機能を有する必要があり，また，DMATを保有しておくべきである。

災害拠点病院としての機能等については，
①目標
- 多発外傷，圧挫（クラッシュ）症候群，広範囲熱傷等の災害時に多発する重篤救急患者の救命医療を行うための高度の診療機能を有すること
- 患者等の受け入れおよび搬出を行う広域搬送に対応すること
- 自己完結型の医療チーム（DMAT含む）の派遣機能を有すること
- 地域の医療機関への応急用資機材の貸出し機能を有すること

②医療機関に求められる事項
　基幹災害拠点病院は，都道府県において災害医療を提供するうえでの中心的な役割を担う。地域災害拠点病院は，地域において中心的な役割を担う。
- 災害時に多発する重篤救急患者の救命医療を行うために必要な施設・設備，医療従事者を確保していること
- 多数の患者に対応可能な居室や簡易ベッド等を有していること
- 基幹災害拠点病院は病院の機能を維持するために必要なすべての施設，地域災害拠点病院は診

X わが国の災害対応体制

表X-4-1 日本DMAT活動要領抜粋（ドクターヘリ等の活用について）

ドクターヘリ及び災害医療調査ヘリの活用
- ドクターヘリは，必要に応じて広域医療搬送，域内活動にかかわるDMATの派遣・移動や患者の搬送を行うことができる
- ドクターヘリは，必要に応じて不足する医療・資器材の輸送など後方支援（ロジスティック）のためにも活用することができる
- DMAT本部は，ドクターヘリを持つ医療機関からのDMATと連携し，被災地域内に参集した複数のドクターヘリの活用を調整する
- ドクターヘリを運航する航空会社は，DMATの活動や後方支援（ロジスティック）のために可能な限り支援する
- 都道府県は，ドクターヘリによるDMATの派遣に関して必要な支援を行う
- 災害医療調査ヘリはDMAT活動にかかわる情報収集，要員派遣，患者搬送などの業務を行う

療に必要な施設が耐震構造であること
- 被災時においても電気，水，ガス等の生活必需基盤が維持可能であること
- 災害時において必要な医療機能を発揮できるよう，自家発電機を保有していること
- 災害時においても診療が継続できるよう，適切な容量の受水槽や井戸設備の整備，優先的な給水協定の締結等により，必要な水の確保に努めること
- 飲料水・食料，医薬品，医療機材等を備蓄していること
- 飲料水・食料，医薬品，医療機材等について，関係団体と協定を締結し，災害時に優先的に供給を受けられるようにしておくこと
- 災害対策マニュアルの整備，研修・訓練等による人材育成を行うこと
- 基幹災害拠点病院においては，災害医療に精通した医療従事者の育成の役割を担うこと
- 病院敷地内または病院近接地にヘリポートを有していること
- EMISに加入しており，災害時にデータを入力する複数の担当者を事前に決めておき，訓練を行うことでその使用方法に精通していること

③対象医療機関の例
- 救命救急センター
- 入院を要する救急医療を担う医療機関

としている。

2 広域災害救急医療情報システム（EMIS）について

災害時の迅速な対応が可能となるよう，患者の医療機関受診状況，ライフラインの稼動状況等の情報を，災害時において相互に収集・提供する「広域災害救急医療情報システム」（Emergency Medical Information System；EMIS）が整備され，全都道府県で導入されている。

2010（平成22）年には，広域医療搬送を支援するために，EMISでの広域医療搬送に関する入力項目の追加が行われている。

災害時において機能する情報システムを構築し，活用するためには，平時から医療関係者，行政関係者等の災害医療関係者が，この情報システムについて理解し，日頃から入力訓練等を行う必要がある。

また，実際に災害が起きた際には，被災した病院に代わって県や保健所等が，情報システムへの代行入力を行うことが可能であり，地域全体として情報の提供と収集を行う体制を整備しておくことが重要である。

3 救急医療用ヘリコプター（ドクターヘリ）について

救急医療用ヘリコプター（ドクターヘリ）を用いた救急医療が患者の救命，後遺症の軽減等に果たす役割の重要性を鑑み，救急医療用ヘリコプターを用いた救急医療の全国的な確保を図ることを目的に，「救急医療用ヘリコプターを用いた救急医療の確保に関する特別措置法」が，2007（平成19）年6月27日に施行された。

都道府県が医療計画を策定するにあたって，救急医療用ヘリコプターを用いた救急医療の確保について定めるとき，または変更するときには，以下について記載することが求められている。

- 都道府県において達成すべき救急医療用ヘリコプターを用いた救急医療の確保にかかわる目標に関する事項
- 救急医療用ヘリコプターを用いた救急医療を提供する病院に関する事項
- 関係者の連携に関する事項

大規模災害が発生した場合は，被災地域内では患者の救急医療が十分行えないことが予想される。このような場合には迅速に被災地域外へ患者を搬送し救急医療を行い救命することが必要であり，その搬送手段としてドクターヘリの活用が期待されている。

日本DMAT活動要領においては，災害時の患者搬送などにドクターヘリを活用することを想定し，その運用について記載している（表X-4-1）。

■ 文　献

1) 疾病・事業及び在宅医療に係る医療体制について（平成24年3月30日医政指発0330第9号厚生労働省医政局指導課長通知).

X ─ わが国の災害対応体制

5 総務省消防庁の対応

1 広域消防応援における国，都道府県および市町村の関係

1. 市町村の消防に関する責任（図X-5-1）

消防組織法上，市町村は，当該市町村の区域における消防を十分に果たすべき責任を有する（第6条）。

また，必要に応じて消防に関し相互に応援するように努めなければならないとされ，消防の相互応援協定を結ぶことができる（第39条）。

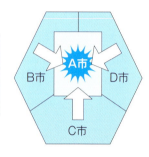

図X-5-1　市町村の対応

2. 非常事態における都道府県知事の指示（図X-5-2）

都道府県知事は，地震，台風，水火災等の非常事態の場合において，緊急の必要があるときは，市町村長，市町村の消防長などに対して，災害の防御の措置に関し，必要な指示をすることができる（第43条）。

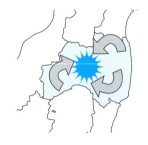

図X-5-2　都道府県の対応

3. 非常事態における消防庁長官の措置要求（図X-5-3）

消防庁長官は，大規模災害または特殊災害等が発生した場合において，被災地以外の都道府県知事または市町村長に対し，緊急消防援助隊の出動等のため必要な措置をとることを求めまたは指示することができる。（第44条）

2 緊急消防援助隊

1. 緊急消防援助隊の概要

緊急消防援助隊は，阪神・淡路大震災を教訓に全国の消防機関による応援をすみやかに実施するた

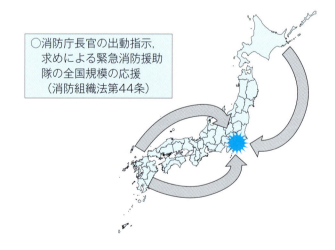

図X-5-3　国の対応＝緊急消防援助隊

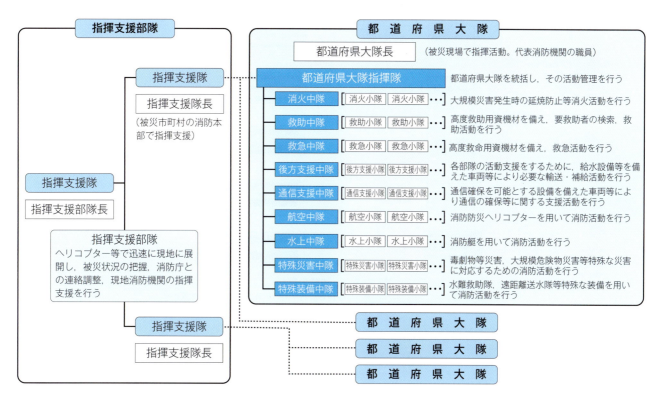

図X-5-4　緊急消防援助隊の部隊編成

め，1995（平成7）年度に創設された。

2004（平成16）年4月には，改正消防組織法が施行され，法律上明確に位置づけられるとともに，大規模特殊災害発生時における消防庁長官の指示権が創設された。2014（平成26）年4月現在，全国752消防本部から4,694部隊が登録されている。

緊急消防援助隊は，図X-5-4に示すとおり，多岐にわたる部隊から構成されている。

2. 緊急消防援助隊整備計画

今後，東日本大震災を上回る被害が予想される南海トラフ巨大地震等に備え，大規模かつ迅速な部隊投入のための体制整備が不可欠なことから，平成30年度末までの登録目標数をおおむね6,000隊規模に大幅増隊する計画となっている。

その内容については，大規模かつ迅速な消火・救助・救急体制を確立するため消火小隊800隊，救助小隊50隊，救急小隊250隊の主要3小隊を計1,100隊増隊，また，大規模地震時等の石油コンビナート災害等への対応力を充実強化することを目的に特殊災害対策に特化した精鋭部隊として「ドラゴンハイパー・コマンドユニット」（エネルギー・産業基盤災害即応部隊）を新設し，全国に12部隊を配備する。さらに，被災元へ先遣的に出動し，緊急度の高い活動，後続隊への情報収集・提供を行う「統合機動部隊」および被災地での通信確保のための支援活動を行う「通信支援小隊」を新設し，それぞれ50隊を配備するとともに，長期活動をバックアップする後方支援隊を160隊増隊するものである。

3 消防の指揮の基本概念
（図X-5-5〜7）

1. 市町村および都道府県における消防の指揮

前述したとおり，消防組織法では，市町村において消防を十分に果たすべき責任を有するとされており，ある市町村において災害が発生した場合は，当該市町村長の委任を受けた消防長が当該市町村全体の消防の指揮を行う。したがって，「消防の相互応援協定」「都道府県知事による災害防御の指示」または「消防庁長官による緊急消防援助隊の求めもしくは指示」等に基づき災害発生市町村に駆けつけた

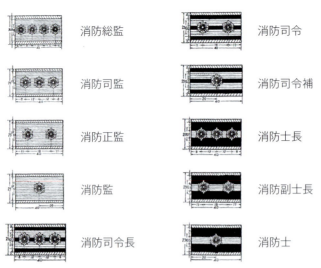

図Ⅹ-5-5　消防の階級
〔総務省消防庁消防吏員服制基準より作成〕

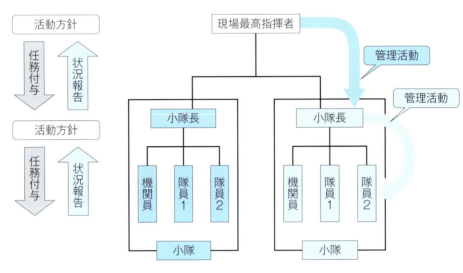

図Ⅹ-5-6　指揮の概念

応援部隊についても，当該市町村を管轄する消防長の指揮下に入る。緊急消防援助隊の応援が行われる場合，指揮支援隊は，災害発生市町村を管轄する消防本部に入り，当該消防本部の長を補佐し，その指揮下で，当該市町村で活動する緊急消防援助隊各隊の管理を行う。

また，緊急消防援助隊による応援が行われ，かつ，災害発生市町村が2以上ある場合または被災地の都道府県の知事が必要と認める場合は，当該都道府県災害対策本部の近接した場所に消防応援活動調整本部が設置され，当該都道府県内の部隊移動の総合調整，関係機関の活動の連絡調整等が行われる。緊急消防援助隊の指揮支援部隊長は，消防応援活動調整本部の要員として，都道府県庁に入り，消防活動調整本部長（知事）を補佐し，その指揮のもとで緊急消防援助隊の活動管理を行う。

2. 災害現場における消防の指揮

消防活動は組織活動であり，その最小の単位は，小隊（分隊という場合もある）である。その責任者（チームリーダー）は小隊長であり，3〜5人で編成される。

小隊長は，上位の指揮者の活動方針に基づき，自らが指揮する小隊の活動方針を決定し，隊員に任務の指定，活動資機材の選定，安全管理等隊員に対しての指揮権（命令権）とその責任を有する。

小隊が複数で現場活動を行う場合には，そのなかの最上位者が指揮者となる。この現場最高指揮者は，

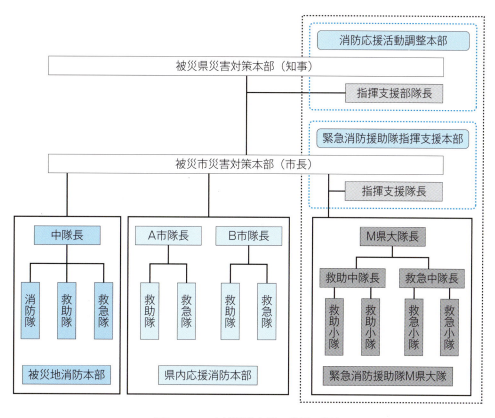

図X-5-7 広域消防応援の指揮の概念

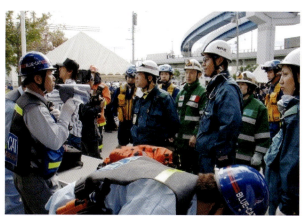

写真X-5-1 参集したDMATに活動場所の指示

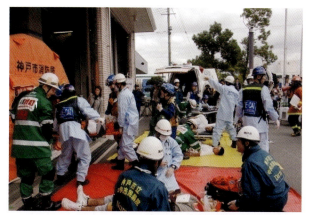

写真X-5-3 応急救護所の状況

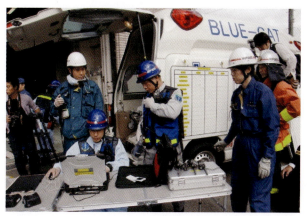

写真X-5-2 指揮所の状況

現場活動方針を決定し，隊に対して任務を付与している。したがって，各隊員に直接指揮を行うのではなく各小隊長をつかさどり現場全体の管理を行う。

4 消防と医療の連携（写真X-5-1〜3）

地震等の大規模災害発生時の傷病者の救護については，消防機関と医療機関が連携して活動を行うということが非常に重要であり，とくに新潟県中越地震，岩手・宮城内陸地震やJR福知山線脱線事故等

の経験から，災害発生現場から医療機関への搬送にいたる一連の対応のなかで，消防機関と医療機関の連携のあり方が強く認識された。

大規模な災害時において，消防とDMAT等医療チームが連携を行う活動場所や内容として，事故現場における医療（いわゆる「瓦礫の下の医療」），応急救護所での治療や救急車やヘリコプターでの搬送順位を決定するためのトリアージなどがある。

また，それぞれの活動場所での連携も平常時とは異なり，救急隊以外の救助隊（レスキュー）や特殊化学災害隊（ハズマット）などとの連携も想定される。とくに災害現場での活動では，事故防止の観点からともに活動する救助隊員等消防職員の指示に従う必要がある。

また，消防職員，医療チームとも，各々が普段使用している専門用語や略語は避け，誰もがわかる用語を使用するとともに，お互いの意思の疎通については確実に行うことも連携を行ううえで重要なことである。

X ── わが国の災害対応体制

6 警察の対応

1 警察の任務および災害警備活動の法的根拠

1. 警察の任務

警察は，警察法第2条第1項において，個人の生命，身体および財産の保護に任じ，公共の安全と秩序の維持にあたることをもってその責務としており，災害が発生し，または発生するおそれがある場合においては，その責務を全うするため被害情報の収集，救出救助，避難誘導，身元確認，緊急交通路の確保等さまざまな警察活動（災害警備活動）を実施している。

また，災害の発生に備え，防災に関する訓練，装備資機材および施設の整備，物資の備蓄等を行っている。

2. 災害警備活動の法的根拠

災害警備活動の法的根拠は，一般原則として，前述の警察法第2条第1項の定めがあるが，具体的には，警察官職務執行法第4条（避難等の措置）および第6条（立入）のほか，災害対策基本法，大規模地震対策特別措置法等の関係法令に個別に定められている。

2 警察の体制

1. 平時の体制

国の警察行政機関である警察庁は，その所掌事務について都道府県警察を指揮監督しており，都道府県警察は，当該都道府県の区域につき，警察法第2条第1項に定める責務に任ずることとされている。

都道府県警察には，警察本部（東京都は警視庁）および警察署が置かれ，警察署の下部機構として，交番および駐在所が設置されている。

都道府県警察の警察職員の定員は，約286,000人（2014〔平成26〕年度）であり，そのうち有事における第一次的な部隊活動を行うため，全国で機動隊員（管区機動隊員を含む）約12,000人が配置されている。

2. 災害発生時の体制

災害発生時には，第一次的に被災地の都道府県警察において災害警備活動を行うが，被災地警察のみで災害の発生を防御し，または災害の拡大を防止することが困難であると認められる場合は，警察法第60条第1項の援助の要求により，被災地警察以外の都道府県警察から，人員，装備を派遣している。

そこで，大規模災害発生時における広域的な部隊運用の拡充を図り，所要の警備体制を確保することを目的として，2012（平成24）年5月，新たに警察災害派遣隊を編成した。

警察災害派遣隊は，大規模災害発生時に直ちに被災地等に派遣され，かつ，原則として，派遣先の都道府県警察から宿泊所の手配，物資の調達等の支援を受けることなく活動する即応部隊（約10,000人）と，大規模災害発生時から一定期間が経過したあとに長時間にわたり派遣される一般部隊により構成されている（図X-6-1）。

即応部隊の中核となるのが，広域緊急援助隊および同隊中の特別救助班であり，その概要は以下のとおりである。

1）広域緊急援助隊

広域緊急援助隊は，阪神・淡路大震災への対応を教訓に，1995（平成7）年6月，大規模災害発生時に都道府県警察の枠を越えて広域的に即応でき，かつ，高度な救出救助能力と自活能力を有する専門部

X わが国の災害対応体制

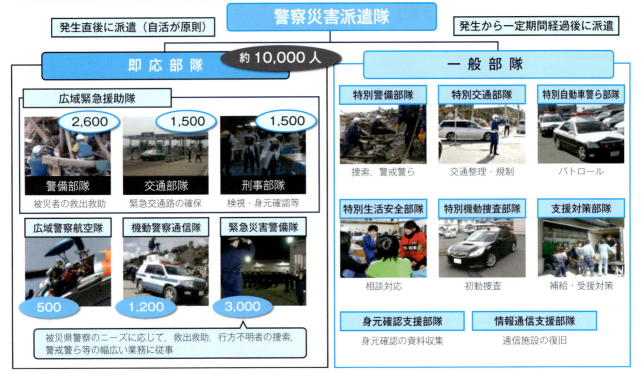

図X-6-1　警察災害派遣隊の概要

隊として，各都道府県警察に設置された。

広域緊急援助隊は，救出救助や避難誘導等を行う警備部隊，交通情報の収集や緊急交通路の確保等を行う交通部隊，検視や身元確認等を行う刑事部隊で構成されており，全国で約5,600人が隊員に指定されている（写真X-6-1）。

2）特別救助班

特別救助班（Police Team of Rescue Experts；P-REX）は，新潟県中越地震への対応を教訓に，2005（平成17）年4月，きわめて高度な救出救助能力を有する専門部隊として，全国12都道府県警察（北海道，宮城，警視庁，埼玉，神奈川，静岡，愛知，大阪，兵庫，広島，香川，福岡）の広域緊急援助隊に設置された。

現在，全国で約200人が隊員に指定されており，高度な技能と装備資機材を駆使し，新潟県中越沖地震，東北地方太平洋沖地震のほか，土砂災害，列車事故等さまざまな災害現場に派遣されるなど，その能力を遺憾なく発揮している。

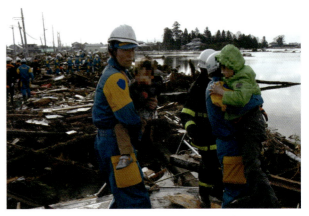

写真X-6-1　広域緊急援助隊の活動状況

3　災害警備活動にかかる平素の措置

災害警備活動にかかる平素の措置のうち，主なものは以下のとおりである。

1．災害警備計画の策定

災害の規模等に応じた災害警備本部等の体制およ

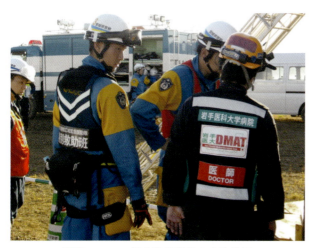

写真X-6-2　災害警備訓練の実施状況

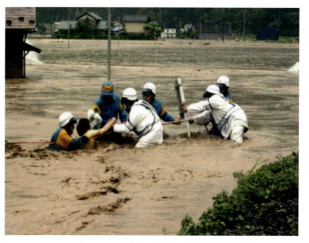

写真X-6-3　救出救助活動等の状況

び指揮命令系統の確立，被害情報の収集，救出救助，避難誘導，交通規制等の措置を的確に実施することができるよう，都道府県警察本部および警察署において，災害警備計画を策定し，随時，必要な見直しを行っている。

2. 教養訓練の実施

災害についての知識，装備資機材の取扱要領，現場活動要領等についてマニュアル等を作成し，職員に周知徹底を図っている。

また，広域緊急援助隊をはじめとする警備部隊の災害対処能力の向上を図るため，実際の災害現場を想定するなどした実践的訓練を，計画的かつ効果的に実施している（写真X-6-2）。

3. 装備資機材の整備充実

地震，津波，土石流等さまざまな災害に対応した高機能で操作性の高い装備資機材の導入を図っており，とくに東日本大震災の教訓を踏まえ，津波，瓦礫対策用の装備資機材の整備充実に努めている。

また，「国家公安委員会・警察庁防災業務計画」に基づき，警察本部，警察署，交番・駐在所ごとに必要となる基本的装備資機材の整備を図るとともに，重機等の大型装備資機材について，建設業協会，レンタル会社等との間で借上げ協定を締結している。

4　災害発生時の措置

警察では災害が発生し，または発生するおそれがある場合において，迅速に警備体制を確立し，被害情報の収集を徹底するとともに，関係機関と緊密に連携して主に以下の措置をとっている。

1. 救出救助活動等

発生当初72時間は，救出救助活動においてきわめて重要な時間帯であるため，当該活動に人員，装備資機材等を重点的に配分することを基本方針としている。

実際に災害が発生した場合には，被害情報等に基づき，被災地警察の警察署，機動隊のほか，被災地警察以外の都道府県警察から高度な救出救助能力を有する広域緊急援助隊等を迅速に派遣し，消防，自衛隊，海上保安庁，DMAT等の関係機関との緊密な連携を図りつつ，迅速かつ的確な救出救助活動を実施している（写真X-6-3）。

2. 避難誘導等

地域住民等の避難誘導にあたっては，被災地域，災害危険箇所等現場の状況等を把握したうえで，安全な避難経路を選定するとともに，高齢者および障害者について可能な限り車両，警察用航空機（ヘリコプター）等を活用して搬送している。

また，市町村から避難行動要支援者名簿の提供を受けた場合は，当該名簿を避難誘導に効果的に活用することとしている（写真X-6-4）。

3. 行方不明者の捜索

行方不明者の捜索にあたっては，消防，自衛隊，

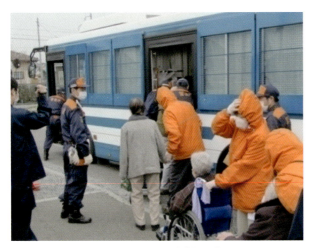

写真X-6-4　避難誘導等の状況

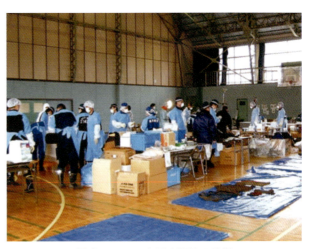

写真X-6-5　身元確認等の状況

海上保安庁等関係機関と捜索区割り等の調整を行い，円滑な現場活動が行われるよう配意している。

また，東日本大震災への対応を教訓とし，津波災害により冠水した地域や大量の瓦礫の中で効果的に捜索を行うため，排水ポンプ，水中ソナー，ゴムボート，受傷事故防止資機材等の装備資機材の整備充実に努めている。

4．身元確認等

行方不明者の捜索等により遺体を収容した場合は，検視または死体検分を行い，死因の特定，身元確認等を行っている。

身元確認にあたっては，所持品，指紋，掌紋，DNA型鑑定，歯牙形状等の確認・照合を行っているほか，身元不明遺体の身体特徴および所持品の警察ホームページへの掲載，似顔絵の公表等を行っている（写真X-6-5）。

5．緊急交通路の確保等

現場の警察官や関係機関からの情報のほか，交通監視カメラ，車両感知器等を活用し，通行可能な道路や交通状況を迅速に把握している。

また，災害応急対策が的確かつ円滑に行われるようにするため，緊急の必要があると認めるときは，すみやかに区域または道路の区間を指定して緊急通行車両以外の車両の道路における通行を禁止または制限して緊急交通路を確保している。

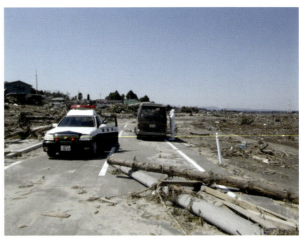

写真X-6-6　被災地のパトロール状況

6．犯罪の予防・取り締り

被災後の無人化した住宅街，商店街等における窃盗や救援物資の搬送路および集積地における混乱，避難所内でのトラブル等を防止するため，被災地およびその周辺地域（海上を含む）におけるパトロールを強化するとともに，避難所等の巡回活動等を行っている。

また，被災地において発生することが予想される悪質商法等の生活経済事犯，知能犯，窃盗犯，粗暴犯，暴力団による民事介入暴力等の取り締りを重点的に行っている（写真X-6-6）。

7．被災者等への情報伝達活動

被災者等のニーズを十分把握したうえで，交番，駐在所，パトカー等の勤務員を活用し，災害関連情

報、避難の措置に関する情報、交通規制に関する情報等の適切な伝達に努めている。

また、被災者の安否を気遣う肉親等の相談に応じるため、行方不明者相談ダイヤル等を設置するほか、避難所等に避難している被災者の不安を和らげるため、移動交番車の派遣や避難所への警察官の立ち寄り等による相談活動を実施している。

5 関係機関との連携

「国家公安委員会・警察庁防災業務計画」において、関係機関と相互に連携協力して災害対策にあたる旨明記しており、主に以下のとおり関係機関と連携した活動を展開している。

1. 実動部隊等との連携

災害が発生した場合、被災地において消防、自衛隊、海上保安庁、DMAT等と連携協力し、救出救助、行方不明者の捜索等にあたっているほか、平素からこれらの部隊との間で計画的に実動訓練、図上訓練、検討会等を行っている。

また、部隊員および災害対策担当者の災害対処能力の向上を図ることを目的として行っている研修等において、関係機関の担当者を招聘し、これらの機関における災害対策の取り組みや、当該機関との連携協力のあり方等について聴講している。

2. 自治体、民間事業者等との連携

平素から関係省庁、都道府県、市町村の防災担当部門との連携強化に努めており、計画的に各種訓練、意見交換、検討会等を行っているほか、災害発生時においては、災害対策本部の機能が十分に発揮されるよう、情報の共有、被災者の支援等を行っている。

X — わが国の災害対応体制

7 海上保安庁の対応

1 海上保安庁の任務・体制

1. 任務

海上保安庁は，「海上の安全および治安の確保を図ること」を任務としている。この任務を果たすため，広大な「海」を舞台に，国内外の関係機関等とも連携・協力体制の強化を図りつつ，海難救助，治安の確保，海洋環境の保全，災害への対応，船舶交通の安全の確保，海洋調査，海洋情報の収集・管理・提供等の多種多様な業務を行っている。

2. 体制

海上保安庁は，国土交通省の外局として設置されており，本庁（東京都）のもと，日本全国に管区海上保安本部，海上保安部等を配置し，一元的な組織運用を行っている。

2 海難救助

1. 死者・行方不明者の発生状況

2013（平成25）年の事故船舶2,306隻のうち，要救助船舶は1,811隻であった。要救助船舶のなかで，自力入港した234隻を除いた1,577隻のうち1,363隻が救助された。海上保安庁は，これらの事故に対し，巡視船艇延べ2,155隻，航空機延べ589機等を出動させ，1,540隻に対して救助活動を行った。

また，2013年の船舶事故以外の乗船中の事故者は960人で，海浜事故の事故者は1,917人であった。事故者のなかで，自殺や自力救助した1,159人を除いた1,718人のうち，948人が救助された。海上保安庁では，これらの事故に対し，巡視船艇延べ1,584隻，航空機延べ677機等を出動させ，1,357人に対して救助活動を行った。

2. 救助体制

海上保安庁では，海難等による死者・行方不明者をできる限り減少させるため，安全意識の高揚等を目的とした海難防止思想の普及・啓発に努めるとともに，海難等の発生に備えた救助体制の充実強化，民間救助組織等との連携・協力等に努めている。

実際に海難等が発生した場合には，早期に巡視船艇・航空機等の救助勢力を投入して迅速かつ的確な救助活動を行っている。

わが国周辺で発生した海難等の約9割が，沿岸から20海里（約37km）未満の海域で発生している。

このため，主に沿岸海域で活動する小型漁船やプレジャーボート等の事故対策やマリンレジャー中の海浜事故対策等，沿岸域における安全推進が重要な課題となっている。

このため，海上保安庁では，沿岸域での事故を防止し，死者・行方不明者数を減少させるため，関係機関とも連携・協力しつつ，自己救命策の周知・啓発等に取り組んでいる。

海難救助には，海上という特殊な環境のなかで，常に冷静な判断力と「絶対に助ける」という熱い想いが必要とされる。

海上保安庁では，巡視船艇・航空機を全国に配備するとともに，救助・救急体制の充実のため，潜水士や機動救難士，特殊救難隊といった海難救助のプロフェッショナルを拠点に配置している。

機動救難士は洋上の船舶で発生した傷病者や，海上で漂流する遭難者等をヘリコプターとの連携により迅速に救助することを主な任務としている。高度なヘリコプターからの降下技術を有するほか，隊員の約半数が救急救命士の資格を有しており，全国8カ所の航空基地等に配置され，特殊救難隊とともに，日本沿岸の大部分をカバーしている。

特殊救難隊は火災を起こした危険物積載船に取り残された人を荒天下において救出する等，全国で発生した高度な知識・技術を必要とする特殊海難に対応する海難救助のスペシャリストである。

海上保安庁では，海難等により生じた傷病者に対し，容態に応じた適切な処置を行えるよう，専門の資格を有する救急救命士を配置するとともに，救急救命士が実施する救急救命処置の質を医学的観点から保障するメディカルコントロール体制を整備し，さらなる対応能力の向上を図っている。また，巡視船艇・航空機の高機能化とともに，救助資機材の整備等を行うことにより，救助・救急体制の充実強化を図っている。

3. 洋上救急制度

洋上救急制度とは，洋上の船舶で傷病者が発生し，医師による緊急の加療が必要な場合に，医師等を海上保安庁の巡視船・ヘリコプター等により急送するとともに，患者を巡視船やヘリコプター等に揚収し，医師による加療を行いつつ，陸上の病院にできるだけ早く搬送するシステムである。

なお，本制度は，公益社団法人日本水難救済会が事業主体となり，1985（昭和60）年10月1日から開始した事業であり，海上保安庁をはじめ社会保険庁および関係官庁，医療機関，関係公益法人ならびに関係民間団体が協力して整備されたものである。

3 災害対策

海上保安庁では，災害対策基本法（昭和36年法律第223号）等の法令に基づき，防災に関し執るべき措置等を規定した「海上保安庁防災業務計画」を策定し，防災業務の総合的かつ計画的な実施を図っている。

災害への対策として，船艇・航空機の整備，災害時における職員の参集体制の整備，関係機関等との情報伝達体制の確保等による平素からの備えのほか，災害が発生したときには，船艇・航空機を活用した被害状況等の情報収集，警報等の伝達，人命の救助・救急活動，消火活動，緊急輸送，流出油等の防除，海上交通の安全確保等の災害応急活動を実施するとともに，関係機関および地方公共団体の災害応急対策が円滑に実施されるよう，要請に基づき，海上における災害応急対策の実施に支障をきたさない範囲において，陸上における救助・救急活動についても支援している。

1. 事故災害対策

船舶の火災，衝突，乗揚げ，沈没等の事故が発生すると，人命・財産が脅かされるだけでなく，油や有害液体物質が海上に排出され，自然環境や付近住民の生活に甚大な影響を及ぼすことになる。このため，海上保安庁では，防災資機材等の整備，研修・訓練等により対処能力を強化するとともに，関係機関との連携強化を通じて，事故災害の予防や事故災害発生時の迅速かつ的確な対処に努めている。

海上での油等の排出事故では，原因者が適切な排出油等の防除を行うための指導・助言を行うとともに，関係機関とも協力のうえ，海上保安庁自らも防除活動を実施している。

2. 自然災害対策

海上保安庁では，地震，台風，豪雨，火山等による自然災害が発生した場合には，人命・財産を保護するため災害応急活動を実施するほか，被災地の復旧・復興のため，灯台等の航路標識の復旧や海上交通路の速やかな啓開，海図の改定等に努めている。

今後起こりうる自然災害に備え，体制の整備や関係機関との連携強化，防災に関する情報の整備・提供，航路標識の防災対策等を引き続き推進している。

X — わが国の災害対応体制

8 自衛隊の対応

　自衛隊は，災害発生時に，被災者や遭難した船舶・航空機の捜索・救助，水防，医療，防疫，給水，人員や物資の輸送など，さまざまな災害派遣活動を行っている．とくに，2011（平成 23）年 3 月の東日本大震災では，大規模震災災害派遣および原子力災害派遣において，最大時 10 万人を超す隊員が対応した[1]．

1 災害派遣の種類

1. 要請派遣

　災害派遣は，都道府県知事からの要請により部隊などを派遣[2,3]することを原則としている（図 X-8-1）．これは，都道府県知事が区域内の災害の状況，消防や警察地域の災害救助能力を掌握しうる立場にあるとの考えによるものである．市町村長は，都道府県知事に対し，災害派遣の要請をするよう求めることができる．災害派遣の要請は，現実に災害が発生し被害が出ている場合および災害による被害はいまだ発生していないが，まさに発生しようとしている場合の両面で行うことができ，後者を予防派遣と呼ぶ[4]．

2. 自主派遣

　防衛大臣またはその指定する者は，とくに緊急な

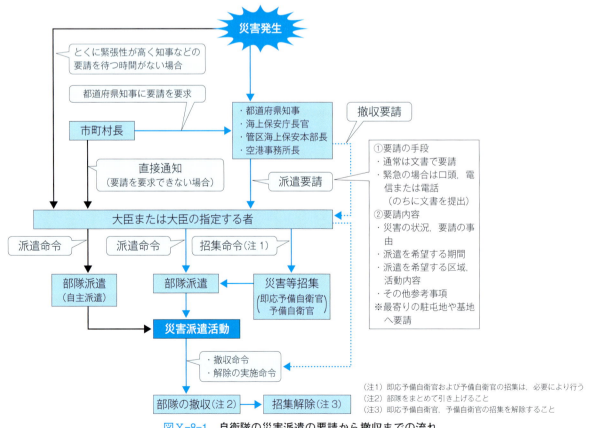

図 X-8-1　自衛隊の災害派遣の要請から撤収までの流れ

〔文献 1) より引用〕

表X-8-1　自主派遣の基準

- 災害に際し，関係機関に対して当該災害にかかわる情報を提供するため，自衛隊が情報収集を行う必要があると認められること
- 災害に際し，都道府県知事等が自衛隊の災害派遣にかかわる要請を行うことができないと認められる場合に，直ちに救援の措置をとる必要があると認められること
- 災害に際し，自衛隊が実施すべき救援活動が明確な場合に，当該救援活動が人命救助に関するものであると認められること
- その他災害に際し，上記に準じ，とくに緊急を要し，都道府県知事等からの要請を待ついとまがないと認められること

〔文献5)より引用・改変〕

事態で，要請を待ついとまがないと認められるときは，要請がなくても例外的に部隊などを派遣することができる。市町村長は，都道府県知事への要求ができない場合には，その旨および災害の状況を防衛大臣またはその指定する者に通知することができる。通知を受けた防衛大臣またはその指定する者は，状況を判断して，自主派遣として部隊などを派遣することができる。これら自主派遣をより実効性のあるものとするため，1995（平成7）年に防衛省防災業務計画[5]を改正し，部隊などの長が自主派遣する基準を定めた（表X-8-1）。

3. 近傍派遣

部隊などの長は，防衛省の施設やその近傍に火災などの災害が発生した場合は，部隊などを派遣することができる。

4. 地震防災派遣

「大規模地震対策特別措置法」[6]に基づく警戒宣言が出されたときには，防衛大臣は，地震災害警戒本部長（内閣総理大臣）の要請に基づき，地震発生前でも部隊などに地震防災派遣を命じることができる。

5. 原子力災害派遣

「原子力災害対策特別措置法」[7]に基づく原子力緊急事態宣言が出されたときには，防衛大臣は，原子力災害対策本部長（内閣総理大臣）の要請に基づき，部隊などに原子力災害派遣を命じることができる。

2　災害派遣などの初動態勢

阪神・淡路大震災の教訓から，自衛隊では災害派遣を迅速に行うため，初動に対処できる態勢を整えている。陸上自衛隊は，災害派遣の初動対応部隊として，全国に人員，車両，ヘリコプターをおおむね2時間以内に派遣できる態勢を整えている。海上自衛隊は，応急的に出動できる艦艇を基地ごとに指定しているほか，航空機の待機態勢を整えている。航空自衛隊は，救難機・輸送機の待機態勢などを整えている。また，震度5弱以上の地震発生の情報を受けた場合，自主派遣として，すみやかに航空機などを使用して現地情報を収集し，関係地方公共団体などへ連絡要員を派遣して情報収集を行う態勢を整えている。その結果，東日本大震災（14時46分発災）では地震発生直後の14時50分に防衛省災害対策本部を設置するとともに，航空機などによる情報収集を行った。また，15時30分には第1回防衛省災害対策本部会議を開催，18時00分には大規模震災災害派遣を，19時30分には原子力災害派遣をそれぞれ防衛大臣から自衛隊の部隊に命じた[8]。

3　災害対処への平素からの取り組みなど

自衛隊は自然災害などに迅速かつ的確に対応するために，東日本大震災から得られた災害対応に関する多くの課題などを防災訓練に積極的に取り入れ，大規模地震などの事態に際し，迅速かつ的確に災害派遣などを行うための能力を維持・向上することを目的として，災害派遣計画などの策定のほか，統合防災演習をはじめとする各種防災訓練を行うとともに，地方公共団体などの行う防災訓練への積極的な参加を推進している。こうした平素からの地方公共団体などとの連携の強化は，災害派遣活動を円滑に行うためには重要である。

地方公共団体の防災などの業務に対し，自衛隊員としての経験，知識などを活用した人的協力を行うことは，地方公共団体との連携を強化するうえできわめて効果的である。そのため，自衛隊は，東京都に自衛官を出向させているほか，地方公共団体から

の要請に応じ，その分野に知見を有する退職自衛官の推薦などを行っている。

さらに，防衛省・自衛隊が災害派遣活動をより効果的に行うために，地方公共団体やNEXCO東日本やNEXCO西日本などの企業と協議しながら，集結地およびヘリポートの確保，建物を識別するための表示，連絡調整のための施設の確保，資機材等の整備などに取り組んでいる。

さまざまな形で起こりうる災害に，より迅速かつ的確に対応するため，あらかじめ対応の基本を明確にして，関係者の認識を統一しておくことが有効である。このため，2000（平成12）年11月，防衛庁（当時）・自衛隊は，災害の類型ごとの対応において留意すべき事項を取りまとめた各種災害への対応マニュアル「都市部，山間部及び島嶼部の地域で発生した災害並びに特殊災害への対応について」[9]を策定し，関係機関，地方公共団体などに配布した。さらに，東日本大震災および福島第一原子力発電所事故を受けた防災基本計画の改訂，原子力災害対策マニュアルの改訂等の政府対応を踏まえ，防衛省防災業務計画[10]等の改正を実施した。

4 特殊災害への取り組み

特殊災害は，テロリズムや大量破壊兵器などによる攻撃によっても生じる可能性がある。わが国で核・生物・化学（nuclear, biological and chemical；NBC）兵器が使用され，これが武力攻撃に該当する場合，防衛出動により武力攻撃の排除や被災者の救援などを行う。また，これが武力攻撃に該当しないが一般の警察力で治安を維持することができない場合，治安出動により関係機関と連携して武装勢力などの鎮圧や被災者の救援を行う。さらに，防衛出動や治安出動に該当しない場合であっても，災害派遣や国民保護等派遣などにより，陸上自衛隊の化学科部隊および各自衛隊の衛生部隊を中心に被害状況などに関する情報収集，除染活動，傷病者などの搬送，医療活動などについて関係機関を支援する。

5 原子力災害などへの対処

1999（平成11）年，茨城県東海村のウラン加工工場で発生した臨界事故の教訓を踏まえ，「原子力災害対策特別措置法」[7]が制定され，これに伴い，自衛隊法が一部改正された。さらに，東日本大震災および福島第一原子力発電所事故を受けた防災基本計画の改訂，原子力災害対策マニュアルの改訂等の政府対応を踏まえ，防衛省防災業務計画[10]等の改正を実施した。

また，福島第一原子力発電所事故対応の教訓を踏まえ，原子力規制委員会設置法が制定され，原子力規制庁が設置されるとともに，原子力災害特別措置法などが改正され，政府として原子力災害対処体制が変更となった。原子力規制庁に2人の陸上自衛官を出向させているほか，関連計画の見直しや各自治体が主体となって行う原子力防災訓練に参加し，陸・海・空自による輸送支援，住民避難支援，空中と海上での放射線観測（モニタリング）支援などを行い，原子力災害に際しての各省庁や地方公共団体との連携要領を検討するなどの実効性の向上を図っている。

また，原子力災害のみならず，その他の特殊災害に対処するため，中期防衛整備計画においてNBC対処能力を強化することとしている。

6 災害派遣の実施状況

1. 救急患者の輸送

自衛隊は，医療施設が不足する離島などの救急患者を航空機で緊急輸送している。また，他機関の航空機では航続距離不足などで対応できない本土から遠距離にある海域で航行している船舶からの急患輸送も行っている。

2. 消火支援

消火支援件数は急患輸送に次ぐ件数となっている。近傍火災に対する派遣がもっとも多く，ほかに都道府県知事からの災害派遣要請を受け山林などの消火が難しい場所での空中消火活動も行っている。

3. 自然災害への対応

自然災害においてもさまざまな災害派遣活動を行っている。東日本大震災では被災者の生活支援，

行方不明者の捜索，福島第一原子力発電所事故への対応など，延べ約1,066万人の隊員が従事し，未曾有の事態に防衛省・自衛隊が一体となって取り組んだ．最近では2012（平成24）年の常総市からつくば市にかけての竜巻災害，九州北部や京都府南部地域を中心とした水害，2013（平成25）年に発生した台風26号にかかわる被害，2014（平成26）年の関東甲信越地方の大雪災害など各種災害に対応している．

4. 新型インフルエンザへの対応

政府の新型インフルエンザ対策行動計画の改定をふまえて，2009（平成21）年3月，防衛省・自衛隊は新型インフルエンザ対策を的確かつ迅速に行うため，「防衛省新型インフルエンザ対策計画」を策定した．

防衛省・自衛隊は，メキシコなどで発生したインフルエンザ（A/H1N1）に関して，世界保健機関（World Health Organization；WHO）がフェーズ4に引き上げたこと，厚生労働省が新型インフルエンザの発生を宣言したこと，および政府に設置された新型インフルエンザ対策本部の基本的対処方針において「検疫・入国審査」の強化が打ち出されたことを踏まえ，厚生労働省からの要請に基づき，同年4月30日から6月1日まで，防衛医科大学校および自衛隊に所属する医官，看護官など，延べ約1,260人を成田，関西および中部の各空港検疫所に派遣して，検疫支援を行った．

7 DMATとの連携

立川駐屯地では，国立病院機構災害医療センターで実施されるDMAT養成のための研修に対し実機を用いた訓練等で支援している．また，政府の「総合防災訓練」の一環として行われる「広域医療搬送訓練」において，DMAT隊員の搬送や傷病者の搬送等を実施している．さらに，地域の自治体が主催する訓練等にも積極的に参加し，そこでDMATと活動する場面も多い．東日本大震災では派遣された376チームのDMATのうち自衛隊航空機で82チーム，護衛艦で4チームを搬送したほか，宮城県霞目では航空搬送拠点臨時医療施設（SCU）の運営を支援した．また，多くの広域医療搬送や病院避難での連携や，DMATへの燃料補給支援等も実施した．

■ 文 献

1) 防衛省・自衛隊：平成25年度版防衛白書.
   http://www.mod.go.jp/j/publication/wp/wp2013/pc/w2013_00.html
2) 災害対策基本法.
   http://law.e-gov.go.jp/htmldata/S36/S36HO223.html
3) 自衛隊法.
   http://law.e-gov.go.jp/htmldata/S29/S29HO165.html
4) 防衛省・自衛隊：自衛隊の災害派遣に関する訓令.
   http://www.clearing.mod.go.jp/kunrei_data/a_fd/1980/ax19800630_00028_000.pdf
5) 防衛省・自衛隊：防衛省防災業務計画.
   http://www.mod.go.jp/j/approach/defense/saigai/bousai.html
6) 大規模地震対策特別措置法.
   http://law.e-gov.go.jp/htmldata/S53/S53HO073.html
7) 原子力災害対策特別措置法.
   http://law.e-gov.go.jp/htmldata/H11/H11HO156.html
8) 防衛省・自衛隊：平成23年度版防衛白書.
   http://www.clearing.mod.go.jp/hakusho_data/2011/w2011_00.html
9) 防衛省・自衛隊：都市部，山間部及び島嶼部の地域で発生した災害並びに特殊災害への対応について（対応マニュアル）.
   http://www.mod.go.jp/j/approach/defense/saigai/pdf/hyoushi02.pdf
10) 防衛省・自衛隊：防衛省業務継続計画.
    http://www.mod.go.jp/j/approach/defense/saigai/keizoku.html

X ── わが国の災害対応体制

9 自治体の対応

　災害時における地方自治体の対応は，災害対策基本法に基づく地域防災計画，国民保護法に基づく国民保護計画ならびに災害救助法および厚生労働省防災業務計画等の関係法令などの規定に基づいて実施される。

　本項では，都道府県における災害医療対策を中心に，法令上の位置づけと，現実に想定される自治体としての活動に焦点を当て，高知県の例をあげながら記すこととする。

1 災害医療体制の整備

　各都道府県では災害対策基本法第14条の規定に基づき都道府県防災会議を設置し，同法第40条の規定に基づく都道府県地域防災計画を策定することとされている。また，医療法第30条の4の規定に基づき都道府県が定める医療計画において「災害時における医療」に関する事項を定めるものとの規定を根拠として，厚生労働省医政局通知「災害時における医療体制の充実強化について」の内容に沿って災害医療救護に関する計画を定めている。これに加え，中央防災会議が策定した「大規模地震防災・減災対策大綱」(2014〔平成26〕年3月)や「南海トラフ地震に係る地震防災対策の推進に関する特別措置法」「首都直下地震対策特別措置法」等の個別の災害に関する法令に基づく基本計画のうち，医療対策に係る都道府県の役割に留意して災害医療体制の整備を図っている。

　高知県は約100～150年に一度の頻度で発生している南海地震への対応に備え，2005(平成17)年に高知県地域防災計画に基づく「高知県災害医療救護計画」および「災害救急医療活動マニュアル」を策定し，県庁本庁に災害医療対策本部会議(議長：高知県医師会長)，高知市を含む県内6カ所の保健所の所管区域ごとに災害医療対策支部会議を設置(災害拠点病院，消防・警察関係者等で構成)して年2回程度定期的に開催し，災害発生時における災害医療対策本部の運営方針について協議するほか，災害医療に関する研修や訓練を計画・実施し，県下の医療救護活動体制の強化を図り，支部会議は現場レベルでの災害医療従事者の研修・訓練等を実施して実践的な体制強化を図ってきた。その後，東日本大震災の教訓を踏まえて2012(平成24)年に両者を統合して全面改正し，広域医療搬送やDMAT活動の本部体制を明記するとともに，局地災害における関係機関の連携体制を構築した[1](図X-9-1)。さらに，2012年の国による南海トラフ巨大地震による被害想定の見直しを踏まえ，膨大な医療ニーズに対し医療提供が絶対的に不足する現状において，外部支援が期待できない間の医療救護のあり方を最大課題として，災害医療救護計画の再改正に着手している。

2 災害時の対応

1. 初動対応

　災害発生時には，まず職員の安否確認と並行して危機管理部局と連携して災害医療対策本部の設置判断，職員の参集指示，広域災害救急医療情報システム(EMIS)運用モードの切り替え，災害拠点病院その他の医療機関への入力要請，DMATの出動要請の判断，国または他都道府県に対するDMAT派遣を含めた応援要請の検討，航空搬送拠点臨時医療施設(SCU)の設置を含めた広域搬送の準備等を順次実施することになる(図X-9-2)。災害医療対策本部を設置するうえでの最大の課題はHeLP-SCREAMにおけるLocationとCommunication，すなわちDMAT都道府県調整本部を含めた十分な本部スペースや複数の通信手段の確保であるが，都

9 自治体の対応

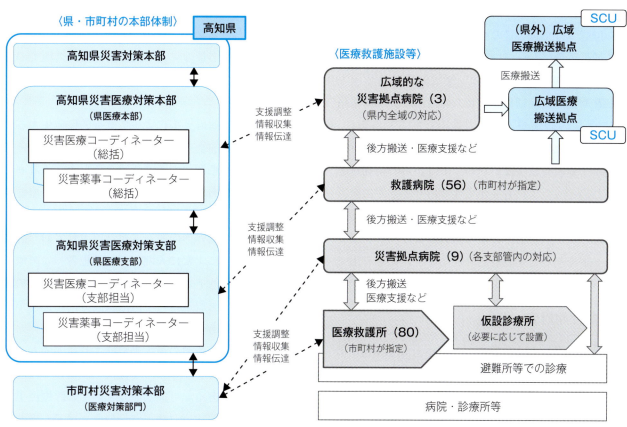

図X-9-1 高知県災害時医療救護体制の概要

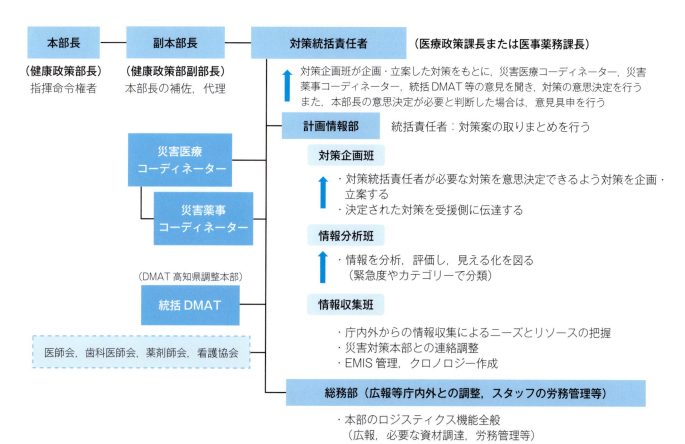

図X-9-2 高知県災害医療対策本部の指揮系統

道府県庁における全庁的な災害対策における医療救護の位置づけや重要性の認識がポイントとなる。とくに通信手段においては地上系の通信インフラの復旧に時間を要することから、地域衛星通信ネットワークや民間衛星通信サービスの活用による衛星系のIP通信の確保がきわめて重要である。さらに、都道府県では災害医療のみならず継続的に医療行政に従事する職員は少ないため、平時からの初動対応をはじめとした人材育成が重要であり、とくに発災時に参集した職員がその担当業務や職位にかかわらず迅速に災害医療対応に取り組めるよう、アクションカードを用いた初動対応のマニュアル化も有用である（図Ⅹ-9-3）。

2. 急性期対応

広域災害時に都道府県庁に設置されるDMAT都道府県調整本部に、あらかじめ指名した自県内の統括DMAT登録者が参集してDMAT活動拠点本部やDMAT・SCU本部等を指揮する場合が多いが、DMAT活動期以降の医療救護に関する調整を行う派遣調整本部やその長を担う災害医療コーディネーターの位置づけや役割について、災害医療救護計画において明確にしておく必要がある。これらのDMATや医療救護班の被災地内での派遣調整には各地の被災状況の把握が重要となるが、先に述べた複数の通信インフラの確保が実現できなければEMISの存在意義が問われる。とりわけ現地からの画像情報を得ることにより間接的に医療ニーズの推定が可能となるため、衛星系IP通信の確保が重要である。

今後の発生の可能性が高い南海トラフ巨大地震では、東日本大震災を上回る被害が予想され、DMAT派遣や広域医療搬送のキャパシティが需要をはるかに下回ることが危惧される。このため、南海トラフ巨大地震の被災地においては医療支援が十分でない、または届かないことを前提として応急期初期の数日間における医療救護の具体的な流れをシミュレーションしておく必要がある。すなわち、発災からおおむね72時間までを時間的に細かく分割して行政・医療機関・医師会・その他の応急救助機関ごとの医療救護に関する活動のタイムラインを図上演習的に作成し、地域で情報共有しておくことである。作成されたタイムラインはあくまで一定の状況設定における雛型でありマニュアルではないが、被害状況と対応策の見える化と関係機関の間での意識の共通化が図られ、想定外の事象への応用が可能になる。

また、応急期は災害によって直接的に発生する外傷等の患者に加え、在宅酸素療法や透析等を行っている在宅療養患者への医療継続をあらかじめ計画しておく必要がある。これらの患者に対する医療継続は医療機器・医療材料の不足により需給ギャップが生じるため、域外への搬送も視野に入れておく必要がある。同様にすでに入院している患者への医療の質を相対的に低下させ、軽症者の退院と重症者の域外への搬送（医療避難）を医療救護計画に位置づけておく必要がある。

さらに、医療資源の最大動員により対応できる限界点を明らかにし、これらを国民へ説明して理解を求める必要がある。可能な限りすべての医療従事者に災害時の初期診療（病態評価のみだけでも構わない）のスキルを習得してもらい、保健所圏域・市町村単位などの地域単位で上述のタイムラインを作成する作業のなかで限界点を地域住民に開示して、一般市民が可能な医療救護手技の啓発を行うべきである。

3. 亜急性期～復興期対応

DMAT活動から医療救護班へ移行する発災後おおむね1週間以降は、都道府県の保健医療福祉行政の対応は狭義の災害医療だけでなく、児童、高齢者、障害者、透析等を必要とする慢性疾患患者等の要援護者に対する支援や、避難生活によって生じる生活機能低下（生活不活発病）や深部静脈血栓症等の予防への介入、感染症対策、飲料水の供給、廃棄物処理や遺体埋葬等の衛生対策、ひいては生活再建への支援など多岐にわたるとともに、保健・医療・福祉のニーズが複合化していく。このため、主として地域の医療ニーズへの調整を担う災害医療コーディネーターや医薬品・医療材料の供給の調整を担う災害薬事コーディネーターの役割に加え、メンタルケアを担う災害派遣精神医療チーム（DPAT）の調整、保健指導を支援する保健師チームの調整など、あらゆる保健・医療・福祉ニーズの把握と支援資源の調

県医療支部長の役割・青

医療支部アクションカード【医療支部長の役割】

あなたは，医療支部の支部長になりました．
1　医療支部アクションカード【医療支部の役割】を熟読し，医療支部の役割を理解します．
2　このカードに従って，医療支部の運営をしていきます．
3　関係機関からの要請に対して，班長およびコーディネータが立案した支援策を決定していきます．

☐1　災害対応組織の確立および役割分担
　◇1　支部長は，参集した人員を考慮して班長を決め3班を編成します．
　◇2　新たに職員が参集してきた場合は，すぐに役割分担を決めます．
　◇3　状況の変化に応じて職員の役割分担を代えます．
　◇4　順位が上位の者または適任者が参集してきた場合は，支部長を交代するとともに，引き継ぎを行います．新支部長の指示に従って新たな役割を担います．

☐2　職員への指揮命令
　◇1　支部長は，各班長に班のアクションカードを渡し活動を指示します．
　◇2　アクションカードにない活動が必要なときは，各班長に具体的に指示します．
　◇3　収集した情報が整理分析されていることを確認し，必要に応じて対策の立案を副支部長，災害医療コーディネーター，災害薬事コーディネーターおよび各班長に指示します．

☐3　医療支部管内の関係機関からの要請に対する支援策等の決定
　◇1　医療従事者等の派遣要請に対して，副支部長が立案した支援策を実施するか決定します．
　◇2　医薬品等の供給要請に対して，副支部長等が作成した支援策（案）を実施するか決定します．

☐4　県医療本部からの要請に対する支援策等の決定
　◇　県医療本部からの医療従事者等の派遣および医薬品等の供給要請についての応諾の可否等は，副支部長，災害医療コーディネーター，災害薬事コーディネーターおよび各班長と協議して応諾するか決定します．
　◇　支部長は，高知大学医学部に高知県SCU本部の設置が決まったら，各班長と協議してSCUの立ち上げおよび運営にあたる責任者および職員を定め派遣します．

☐5　市町村災害対策本部からの避難所の医療ニーズ調査支援要請
　◇　支部長は，各班長と協議して医療ニーズ調査責任者および職員を定め派遣します．

☐6　広報，マスコミ等の窓口対応
　◇　副支部長および各班長からの報告および意見をもとに方法および情報提供等の実施を決定していきます．

☐7　災害医療対策支部会議の開催
　◇　高知県災害医療対策本部会議が開催されるか，または関係機関から支部会議開催要請があれば調整を行い開催していきます．

図X-9-3　災害医療対策支部におけるアクションカードの例

整を担う縦のラインが林立することになる．これらのラインを総括的に調整し，被災県の災害対策本部の保健医療福祉対応部門（平時の健康・福祉担当部局の業務に相当）の参謀役としての支援チームの必要性が重視されつつある．現在，関連学会や国の研究班ベースにおいて災害時健康危機管理支援チーム（DHEAT〔仮称〕）の概念整理や制度設計が検討されており[2]，今後統括DMAT登録者や災害医療コー

> **「中国・四国地方の災害等発生時の広域支援に関する協定」**
> （平成24年3月1日 中四国9県知事により締結）
>
> ・災害対策基本法，国民保護法が適用される事態が発生し，被災県が独自では十分な応急措置等が実施できない場合に，
> ・あらかじめ定めたカウンターパート制により発災当初から支援
> ・中国地方知事会の会長県，四国知事会の常任世話人県に「広域支援本部」を設置し，被災県の支援状況や各県の支援状況等の情報集約を行い，被災県に対する支援に係る包括的な調整を行う
> ・支援の内容：食料・飲料水等の提供，医療等に必要な資機材等の提供，車両・船艇・航空機の派遣・斡旋，医療職等の職員の派遣
>
> | グループ1：鳥取県・徳島県 | グループ2：岡山県・香川県 |
> | グループ3：広島県・愛媛県 | グループ4：島根県・山口県・高知県 |

図X-9-4　都道府県間の広域連携の例

ディネーターとDHEATとの関係性についても整理が必要になろう。

3　自治体間の広域連携のあり方

DMATの広域連携は2007（平成19）年の東北地方，四国地方における連絡協議会の設置以降，全国8ブロックの連携体制が確立した[3]。これらの地域ではDMAT実動訓練や技能維持研修が年2～3回開催され，行政を含めた連携が進展してきている。また，四国では県域を越えた広域的な医療体制として，「危機事象発生時の四国4県広域応援に関する基本協定」（2006〔平成18〕年）に基づき，2008（平成20）年度から四国4県での災害医療に係る連携事業を実施し，DMAT運用計画の共通化への取り組みや中国地方とも連携したロジスティクス研修の実施[4]など具体的な施策を進めている。このほか，2012年3月には「中国・四国地方の災害等発生時の広域支援に関する協定」が中四国9県知事により締結され，食料・飲料水等の提供，医療等に必要な資機材等の提供，車両・船艇・航空機の派遣・斡旋，医療職等の職員の派遣などについて，4グループのカウンターパート制による相互支援を実施することとなっている（図X-9-4）。

DMAT活動は形式的には被災県からの派遣要請に基づく都道府県の相互支援であるが，広域災害においては厚生労働省（DMAT事務局）による国家的オペレーションが展開される。このため，指揮命令系統が全国的に共通化され，支援・受援の手続きや接合部分が明確化されている。一方，先に述べた中国四国9県のカウンターパート制による相互支援など，保健・医療・福祉の総合的な支援・受援スキームはその接合部分の標準化が未整備であり，前段のDHEAT（仮称）の体制構築のなかで標準化を図っていく必要がある。

4　今後の課題

災害時の医療体制に関する準備および発災後における自治体とりわけ都道府県の対応について述べた。今後発生が予想される南海トラフ巨大地震ではその被害は広域かつ甚大で，これまで想定されてきた地震とはまったく様相が異なるといわれているが，最大級の被害のみを想定して対策を進めた場合，医療救護に関しては「為す術もなく」計画自体が空疎化または戦略を欠くものになりかねない。このようなapathyともいえる思考停止を克服し，より現実的な対応が可能な想定から解を考え，段階的に応用問題へと移行していく解法をとるべきであろう。そのためにもまず，既存の医療資源による対応限界を明らかにし，地域単位で災害時の医療救護のタイムラインを作成して地道に連携を強化していくことが最終的には近道であろうと考える。

また，災害時の応急対策では医療救護とともに交

通インフラの啓開が最重要となり，これは医療支援のアクセス確保においても重要な点である．各都道府県の災害医療担当部局においては防災および土木部門との平時からの連携が必要であり，医療救護の観点から国土交通省通知に基づく緊急輸送道路ネットワーク計画の策定等に積極的に参加する必要がある．このことは自衛隊との連携においても支援部隊の進出ルートの確保に際して災害拠点病院等の医療機関の位置やアクセス方法等の情報共有が欠かせない．

最後に，DMATは基本的には「小隊」構成であり，その組織的な運用は参集拠点に参集して初めてチームビルディングが行われるなど，平時から組織的運用を前提としたチーム編成や訓練がなされていない．DMATの小隊としての機動性を生かしつつ，特定の複数チームを中隊的に組織して業務の多機能化ないしは高度化を図り，被災地への包括的・組織的支援が可能な体制を構築することにより，被災県におけるDMAT都道府県調整本部におけるマネジメント負荷を軽減できる可能性があると考える．また，自治体間の災害医療連携を図る際，官民連携（public-private partnership；PPP）を強力に進め，域外の民間支援資源をと被災県の災害医療本部を効率的につなぐ役割が災害医療コーディネーターやDHEAT（仮称）に期待されることから，国および都道府県においては災害医療本部，ひいては保健・医療・福祉全般にわたる本部機能のマネジメントを支援する体制の構築について検討していく必要があると考える．

■ 文　献

1) 高知県健康政策部：高知県災害時医療救護計画. 2012.
2) 高野健人：災害における公衆衛生的な活動を行う支援組織の創設に関する研究. 平成24年度厚生労働科学研究費補助金（地球規模保健課題推進研究事業）総括研究報告書，2013，pp10-13.
3) 川内敦文：DMATに係る都道府県及び地方ブロックの役割. 自治体危機管理研究　2010；6：145-153.
4) 涌嶋伴之助，中田正明，中田敬司，他：日本DMATにおけるロジスティックス機能強化のための地方組織の在り方. 日本集団災害医学会誌　2013；18：160-166.

X — わが国の災害対応体制

10 各組織の対応

[1] 日本医師会

　日本医師会は，自発的に参画する約17万人の医師によって構成される日本最大の医師組織であり，わが国の医師を代表して世界医師会に加盟している。

　全国の都道府県医師会および郡市区医師会等と三層構造の有機的な連携をとって，地域医療における行政的に必要な政策医療としての予防接種や検診などに加えて産業医・学校医・スポーツ医活動などを実践し，わが国の医の倫理綱領等を策定して医師の生涯教育も推進している。世界医師会活動に参画してヒポクラテスの誓いの現代版であるジュネーブ宣言やヘルシンキ宣言の作成・改定も行っている。会員医師の診療領域や専門性はさまざまであり，その属性も公務員，診療所や病院の経営者，勤務医，研修医と多岐に及んでいる。

　日本医師会の災害対策は，災害対策基本法に基づく指定地方公共機関としての都道府県医師会を基本単位とし，日本医師会災害医療チーム（Japan Medical Association Team；JMAT）による災害医療チーム活動を核として，医師としてのプロフェッショナル・オートノミーに立脚してその多様性および広範性を活用して発災した瞬間から中長期までの各段階に及ぶ支援活動をコーディネートすることとなる。

　その遂行のためには，医師会組織，事前準備（Disaster Preparedness），JMAT活動の3点がポイントとなる。

1 医師会の組織構造および活動

　「医師会」という組織は，国によって法的な位置づけや組織方法に多少違いがあるが，個人資格で加入していること，政府から独立して運営されていることが世界医師会加盟の要件とされている。わが国の場合，強制加入制である弁護士会などと異なり任意加入組織であり，民間最大のNGOである。会員構成は，日本医師会では開業医等と勤務医・研修医ほかがほぼ拮抗している。

　都道府県医師会の会員は郡市区医師会（大学医師会等を含む）の会員であり，日本医師会の会員は都道府県医師会の会員であるという「三層構造」である（図X-10-1）。この三層構造による平常時の密接な連携（さまざまな協議会，委員会，文書の往来等）は，災害時においても，被災地の情報収集，医療チームの編成，被災地への継続的な支援などに大きく寄与している。

　医師会の活動は多岐にわたるが，医療提供体制や公衆衛生・感染症対策に関する行政との折衝，同じく医療保険・介護保険に関する行政との折衝，生涯教育制度の運用，医師会間や関係団体との連携構築などがあげられる。

　国際的には，日本医師会は，世界医師会（World Medical Association；WMA）に唯一認められた日本の医師団体であり[1]，プロフェッショナル・オートノミーに関して筆者は，WMAジュネーブ宣言の修正（2006年5月），「プロフェッショナル・オートノミーと臨床上の独立性に関するWMAソウル宣言」（2008年10月）および「医師主導の職業規範に関するWMAマドリッド宣言」（2009年10月）の策定に直接かかわる機会を得た。東日本大震災の対応について総会報告を行い，「災害対策と医療に関するWMAモンテビデオ宣言」にも関与した。さらに，東日本大震災では，「武見国際保健プログ

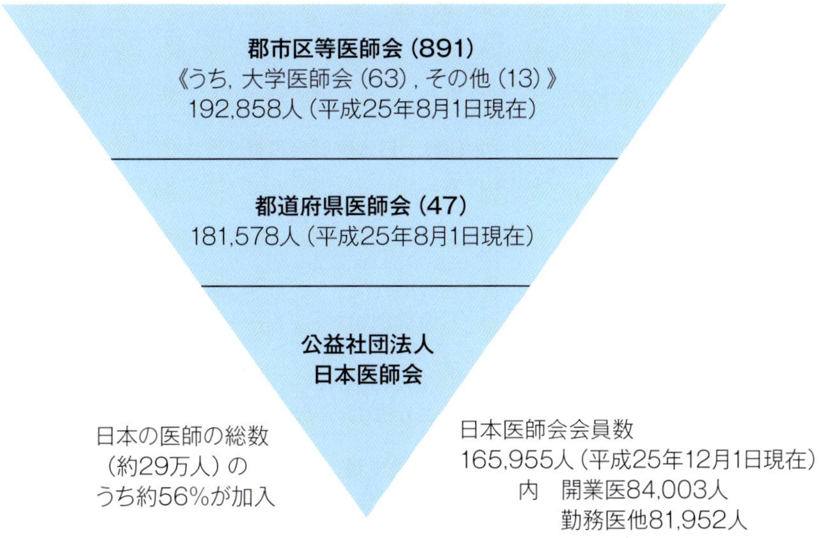

郡市区等医師会（891）
《うち，大学医師会（63），その他（13）》
192,858人（平成25年8月1日現在）

都道府県医師会（47）
181,578人（平成25年8月1日現在）

公益社団法人
日本医師会

日本の医師の総数
（約29万人）の
うち約56％が加入

日本医師会会員数
165,955人（平成25年12月1日現在）
　内　開業医84,003人
　　　勤務医他81,952人

図X-10-1　医師会の構造

ラム」[2]に由来するハーバード公衆衛生大学院，ハーバード人道支援イニシアチブとの連携により，要員の派遣を受け，アメリカ軍の「トモダチ作戦」の嚆矢となる8.5tの医薬品の被災地（岩手県，宮城県）への搬送を実現し，震災1年後に生涯教育の一環となる「JMATに関する災害医療研修会」[3]そして「災害医療と医師会」をテーマとした平成23年度医療政策シンポジウム[4,5]等を開催した。

2　事前の準備（Disaster Preparedness）

災害時に有効な活動を行うためには，事前の準備を万端にすることが不可欠である。日本医師会は，日本医師会災害医療チーム（JMAT）を中心に次の大規模災害に備えた準備活動を行っている。

2006（平成18）年9月，日本医師会は，世界医師会（WMA）アジア大洋州地域会議を開催し，感染症パンデミックとともに，Disaster Preparednessをメインテーマとして識者によるシンポジウムを実施した。JMATは，そうした経緯も踏まえ，東日本大震災の1年前（2010〔平成22〕年3月）に行われた日本医師会「救急災害医療対策委員会」の提言[6]に基づき，創設に向けた準備を進めていたものである。震災の発生を受け急遽編成・派遣を決定し，都道府県医師会に要請した結果，多数のチームを現地に派遣することができた。

2014（平成26）年4月には，東日本大震災の教訓も踏まえて防災業務計画および防災業務計画「JMAT要綱」を施行した。本計画では，日本医師会は，都道府県医師会との緊密な連絡調整のもと，国等の災害対応にかかわる関係諸機関と相互に連携を図りながら，災害対策を遂行する旨の基本方針を定めた。具体的な災害医療支援業務には，JMATの派遣，死体の検案に関する医師の派遣またはその協力，救援物資の搬送および配分，被災地の保健衛生の確保，義援金の受付および配賦および広報活動，被災地の地域医療の復興などを掲げた。また，大規模災害時に設置する災害対策本部では，日本医師会長を本部長とし，救急災害医療主担当常任理事を現場指揮，実行，企画，包括支援，財務総務等の調整を担う「現場指揮者」（インシデントコマンダー）に選任することとした[7]（図X-10-2）。

また，次の大規模災害に備えたJMATの環境整備を推進する必要がある。具体的には，災害時医療救護協定の締結（医師会・行政等間，医師会間），防災行政への医師会の参画，医療計画へのJMATの位置づけ，平時からの関係機関・団体との連携，地域の災害リスクの評価などを推進し，災害医療研修を継続的に実施している。JMAT携行医薬品リスト[8]を作成したが，これは全国の医師等の意見・提言を受けて随時バージョンアップしていく方針である。とくに原子力災害対策としては，安定ヨウ素剤服用ガイドライン[9]およびガイドブック[10]を作

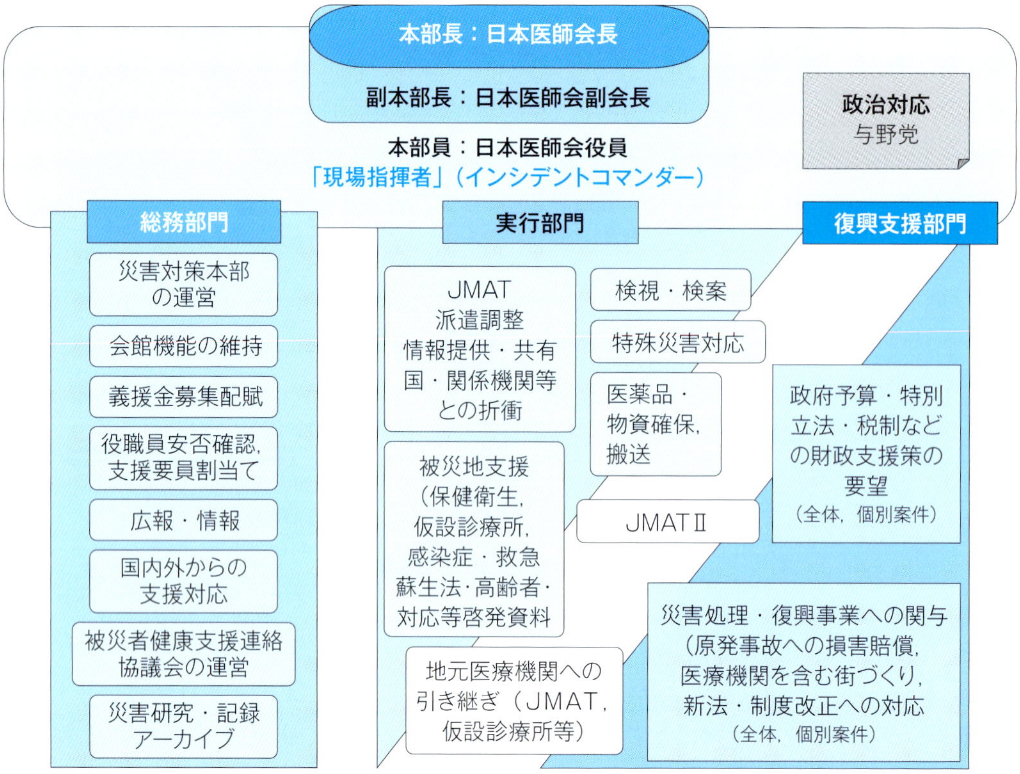

図X-10-2 日本医師会災害対策本部イメージ

成し，全都道府県医師会に送付した。

東日本大震災でも有効であったインターネットによる情報共有策として，2013（平成25）年1月に独立行政法人宇宙航空研究開発機構（JAXA）との間で「超高速インターネット衛星『きずな』を用いた災害医療支援活動における利用実証実験に関する協定」を締結した[11]。前年のデモンストレーションに続き，2013年11月に同協定に基づく「南海トラフ大震災を想定した衛星利用実証実験（防災訓練）」を実施し，全都道府県医師会と結んだテレビ会議システムと接続して日本医師会・都道府県医師会間の情報共有，JMAT派遣要請等の訓練を行い，今後も継続予定である[12]。

医療・保健・介護における幅広い連携のために，東日本大震災時におよそ40の関係機関・団体で立ち上げた，関係省庁も参画する「被災者健康支援連絡協議会」がある。次の大規模災害においても，本協議会の枠組みは有効に機能しうる。

なお，災害時には必ず想定を超えた事態が発生する。そのような事態に対しては，あらかじめ定めた規則や前例にとらわれない All Hazard Approach による迅速な判断と実行が求められる。十分な Disaster Preparedness は，そのような柔軟で臨機応変な対応の基礎となるものである。

3 JMAT 活動

JMAT[13] は，災害発生時，被災地の都道府県医師会の要請に基づく日本医師会からの依頼により，全国の都道府県医師会が，郡市区医師会や医療機関などを単位として編成するもので，数度にわたりそのプロトタイプを試行していたが，正式には東日本大震災が最初の出動事例となった[14-22]。

JMATへの参加は日本医師会員の資格の有無を問わず，医師としてのプロフェッショナル・オートノミーに基づく使命感を拠り所とする。他の関係職種についても同様である。災害対策は，超急性期だけではなく，事前の準備に始まり，急性期以降，地域医療が復興するまでの各段階がそれぞれ重要性をもつものである。JMATの活動内容は，主に災害急性期以降における避難所・救護所などでの医療や健康管理，および災害前からの医療の継続としての被災地の病院・診療所への支援，さらに，避難所の公衆衛生，被災者の栄養状態や派遣先地域の医療ニー

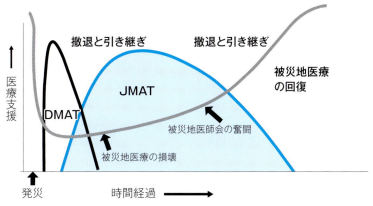

図X-10-3 DMATとJMATの役割分担（概念図）
〔文献23）より引用〕

ズの把握と対処から，被災地の医療機関への円滑な引き継ぎまで，多様かつ広範囲に及ぶ．DMATが急性期の外科的傷病者を対象とし，発災後48〜72時間（1週間）の急性期の救命医療等を担うのに対し，JMATは，被災地の地域医療復活まで，避難所等での医療や健康管理などの支援活動を中長期までにわたって担うものである（図X-10-3）[23]．

JMATは，都道府県に立ち上がった災害対策本部に参画する都道府県医師会を中心にして，郡市区医師会を含めた被災地のコーディネート機能のもとで活動することを原則とする．撤収の判断も，被災医療機関の再開さらに被災都道府県医師会による支援開始などを目途に，現地コーディネート機能に従う．

さらに，災害の甚大さや広域性等により，医師不足や医療へのアクセス悪化が起きた場合には，仮設住宅での孤独死や心のケア等に十分な配慮を行い，災害関連死等を未然に防ぐことを最大の目標とするJMAT Ⅱを派遣する．

＊

日本医師会として，南海トラフ巨大地震や首都直下地震等の次の大規模災害に対しても，プロフェッショナル・オートノミーを基本理念として，この国のあらゆる医療関係者と一緒に，最大限の災害医療支援活動を行いたいと考えている．

また，日本医師会は，東日本大震災時におけるJMAT活動が高く評価され，2014年8月1日付で災害対策基本法上の「指定公共機関」の指定を受けた．今後，国の防災行政へ積極的に参画して医療の位置づけの強化を目指していきたい．

■ 文 献

1) 日本医師会：国際的な活動（世界医師会）．
http://www.med.or.jp/jma/jma_infoactivity/jma_activity/000503.html
2) 武見国際保健プログラム．
http://www.med.or.jp/english/activities/takemi_j.pdf
3) 日本医師会：平成23年度JMATに関する災害医療研修会（平成24年3月10日）．
http://dl.med.or.jp/dl-med/eq201103/jmat/jmat_20120310.pdf
4) 日本医師会：平成23年度医師政策シンポジウム「災害医療と医師会」．
http://www.med.or.jp/jma/policy/symposium/000880.html
5) Akashi M, do AMARAL JLG, Hanyuda T, et al：Summary of the Panel Discussion Disaster Medicine and the Role of Medical Associations. JMAJ 2012；55：406-411.
6) 日本医師会：救急災害医療対策委員会報告書．2014.
http://www.med.or.jp/shirokuma/no1258.html
7) 日本医師会，他監訳：緊急時総合調整システム基本ガイドブック：あらゆる緊急事態（All hazard）に対応するために，東京法規出版，東京，2014.
8) 日本医師会：JMAT携行医薬品リスト．
http://www.med.or.jp/doctor/report/002049.html
9) 日本医師会：原子力災害における安定ヨウ素剤服用ガイドライン．2014.
http://dl.med.or.jp/dl-med/teireikaiken/20140312_2.pdf
10) 日本医師会：2014年版原子力災害における安定ヨウ素剤服用ガイドブック．2014.
http://www.med.or.jp/doctor/report/saigai/yguidebook20140520.pdf
11) 日本医師会ホームページ．
http://www.med.or.jp/shirokuma/no1637.html

12) 日本医師会：日医ニュース第1255号（平成25年12月20日）．2013.
　　http://www.med.or.jp/nichinews/n251220j.html
13) 日本医師会防災業務計画：別紙「JMAT要綱」．
14) 石井正三：「東日本大震災」で初動したJapan Medical Association Team（JMAT）活動．日本医師会雑誌　2011；140：1259-1267.
15) 石井正三：日本医師会の対応とJMATの役割．日本医師会雑誌　2012；141：32-36.
16) Ishii M, Nagata T, Aoki K：Japan Medical Association's Actions in the Great Eastern Japan Earthquake. World Medical & Health Policy 12/2011；3（4）. DOI：10.2202/1948-4682.1210.
　　http://www.researchgate.net/publication/264206771_Japan_Medical_Association's_Actions_in_the_Great_Eastern_Japan_Earthquake
17) Ishii M: Japan Medical Association Team's（JMAT）First Call to Action in the Great Eastern Japan Earthquake. JMAJ 2011；54：144-154.
18) Ishii M：Japan Medical Association Teams'（JMATs）First Operation：Responding to the Great Eastern Japan Earthquake. WMJ 2011；57：131-140.
19) Ishii M：Activities of the Japan Medical Association Team in Response to the Great East Japan Earthquake. JMAJ 2012；55：362-367.
20) Ishii M：Overview of Japan Medical Association Team（JMAT）for Disaster Relief. JMAJ 2013；56：1-9.
21) Ishii M：Japan Medical Association Team's（JMAT）Activities and Nuclear Accident in Fukushima after the Great East Japan Earthquake JMAJ 2012；55：19-20.
22) Ishii M, Nagata T：The Japan Medical Association's Disaster Preparedness：Lessons from the Great East Japan Earthquake and Tsunami. Disaster Med Public Health Prep 2013；7：507-512.
23) 小林國男：DMATとJMATの連携．JMATに関する災害医療研修会平成24年3月10日資料．日本医師会．

〔2〕日本赤十字社

　赤十字は，戦場の傷病兵を敵味方の区別なく救護した体験をもとに，スイス人のアンリー・デュナンの提案により設立された，人道的活動を行うことを使命とした民間救護団体である。現在では，世界189社に広がり，紛争や災害時に傷病者の救護活動を行うこと，平時の災害対策，医療・保健，社会福祉等の業務を行うことを共通の任務としている。

　日本赤十字社（以下，日赤）は，国際赤十字の一員として，日本赤十字社法という法律に基づいて設置された認可法人である。東京にある本社は主に総合的な事業の企画，指導，調整の機能を担い，各都道府県の支部（47）が事務局として事業を行うとともに，医療施設（105），看護師等養成施設（26），血液事業施設（215），社会福祉施設（29）を運営し，約6万人の職員が事業の推進にあたっている。

　本社や都道府県支部の活動を支える財源は，社員（会員）が納める社費（会費）や寄付金によって賄われている。また，活動面においては，赤十字の使命に賛同する全国各地の多くの人々が担っているボランティア活動によって支えられている。

1 日本赤十字社における災害救護活動の位置づけ

　日赤の災害救護活動は，国際的にはジュネーブ諸条約，赤十字国際会議の決議，国内では日本赤十字社法および同定款に基づいて行われており，社業のなかでも重要な活動として位置づけられている。

　また，災害救助法において，国および都道府県に対する救助への協力義務が規定され，その具体的内容については，「災害救助に関する厚生大臣と日本赤十字社長との協定」により取り決めがなされている。さらに，災害対策基本法においては，「指定公共機関」として位置づけられており，日赤の立場が明らかにされている。これらを踏まえ，日赤は救護規則，防災業務計画等を定め，救護規則のなかで災害救護業務を次のとおり定めている。

①医療救護
②救援物資の備蓄および配分
③災害時の血液製剤の供給
④義援金の受付および配分（ただし，現在日赤が

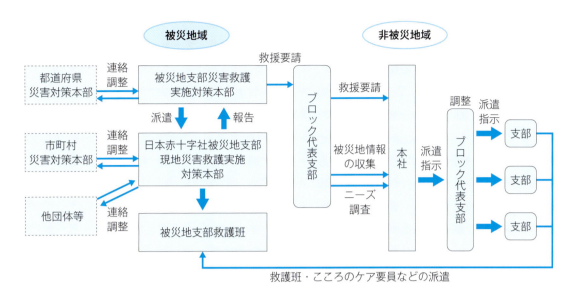

図Ⅹ-10-4　日本赤十字社の救護活動における派遣要領・調整系統（広域災害）

ただし，発災直後は活動のタイミングを失することのないよう，この調整系統とは別に，非被災地域の各支部・施設の独自判断で行動する場合がある

受け付けた義援金は，被災地の都道府県等に設置される義援金（募集）配分委員会を通じて被災された方々へ配分される）

⑤その他災害救護に必要な業務（赤十字ボランティアによる被災者支援，炊出し，被災者への「こころのケア活動」等）

これら規則に定められている事項のほか，原子力発電所の事故対応等，近年の災害を踏まえて生じるさまざまなニーズに対応することが求められている。

2 日本赤十字社の災害救護体制

日赤の救護活動は，被災地の支部が主体となって実施する。しかし，災害が大規模・広域に及ぶ場合には，近接支部，ブロック内支部，さらにはブロックを越えた全国規模での相互救援体制により，救護にあたる要員派遣や救援物資の輸送等を行うこととしており，この際本社は，被災状況，救護活動の情報収集，活動の全国的調整等にあたることとしている。

医療救護については，全国の赤十字病院をはじめ，委託協定を結んでいる公的病院等に常備する赤十字救護班（499班6,773人）が中心となって活動する。救護班は，班長である医師1人，看護師長1人，看護師2人，主事（事務）2人の計6人を基準として編成され，必要に応じて助産師，薬剤師等が加わる。

これら救護班の派遣の仕組みを，図Ⅹ-10-4に示した。災害の状況により医療救護が必要だと判断される場合，または，被災地都道府県の知事から要請があった場合には，原則的に被災地の支部長が救護班を派遣させる。また，これで対応しきれない場合は，ブロックあるいは本社を通じて，他支部への救援を要請することとなるが，近接支部については，被災地支部からの要請を待たずして独自の判断で救護班を派遣することができることとなっている。なお，同様に救護班の属する赤十字病院においても，支部長の指示を待って出動すると救護の時機を失うと認められる場合には，支部長の指示があったものとして独自の判断で出動する場合がある。

3 日本赤十字社の災害救護資機材

日赤の各支部では，災害救護活動を展開するため多種の資機材を有している。主な資機材は以下のとおりである。（　）内は総数を示す。

①救護所設営装備：テント・エアテント（5,685），発電機（1,485），投光器（1,582）等
②救護班診療装備：救護所用の医療機材としておおむね1日50人の患者を2日間取り扱うことができる，診療・薬品セット（255）

③通信装備：赤十字専用周波数2波を有する業務用無線機（3,572），衛星携帯電話（428）等
④輸送装備：緊急自動車を含む救援車両（727）

さらに，国際救援での緊急対応ユニット（Emergency Response Unit；ERU）を参考に開発した，国内型緊急対応ユニット（domestic Emergency Response Unit；dERU）を全国で20機配備している。dERUは，大型エアテントや医療資機材，通信機器等で構成される仮設診療所資機材，資機材を格納するコンテナ，コンテナを輸送する車両から構成される。

日赤では，これらハード面と救護班等のマンパワーを融合させ，より効率的な救護活動が実施できるよう努めている。

4 日本赤十字社救護班とDMATとの協働

2005（平成17）年に国が主導し日本DMATが創設され，同時に隊員養成研修がスタートした。日赤は，同年7月に災害拠点病院である赤十字病院の救護班を中心に，日本DMAT隊員養成研修会を積極的に受講することを表明し，以降多くの救護班が研修を受講し，DMATチームとして登録されることとなった。しかしながら，日赤内においては，DMATチームの位置づけや派遣形態等が明確ではない状況があったことも事実である。

日赤の災害救護活動は，災害発生直後から被災地における医療ニーズが終息するまで長期に及ぶが，従来の日赤救護班の活動は，避難所での医療活動や巡回診療に比重がおかれており，災害の超急性期における救護活動の強化が課題であった。この課題解決には，DMATのもつ知識と技術を学ぶことが必要であり，また，阪神・淡路大震災で明らかになった「避けられた災害死」を防ぎ，より多くの命を救うためには，DMATとの協働は不可欠であるとの判断から，ようやく2009（平成21）年に赤十字の独自性を保ちながら，日本DMATとの協働を決定するに至った。これにより日赤のDMATチームは，「日赤DMAT」と呼称されることとなった。

日赤DMATは，被災都道府県が設置するDMAT現地調整本部の指揮・調整下において，他のDMATチームと協働活動を行うが，あくまでも日赤救護班としての位置づけであることから，救護員作業衣（救護服）の上に「日赤DMAT」を表示し活動を行うものとしている。

また，同年から日赤救護班の初動活動強化と技術のレベルアップを図るための全国赤十字救護班研修（通称：日赤DMAT研修）を重点的に実施している。この研修会は，前述したとおり，日赤救護班の災害超急性期における救護活動の強化を目的に，日本DMATの教育手法を取り入れたものである。これまでに約1,000人が受講し，東日本大震災における医療救護活動にも大きな効果が表れている。

＊

日赤が目指す災害医療救護活動は，発災とともに被災地に駆けつけ，被災地の医療ベースが回復するまでの間，数週間から数カ月にわたり，継続的に被災者の自立を支援する活動を行う息の長い活動である。しかしながら，医療救護活動は日赤だけが行っているものではない。今後も，DMATをはじめとする多様な医療チームや指定行政機関等との連携を深め，「すべては被災者のために」効果的・効率的な救護を実施できる，体制作りに努めていく。

■ 文　献
1) 日本赤十字社編：平成26年度版赤十字のしくみと活動，日本赤十字社，東京，2014.
2) 日本赤十字社編：救護班要員マニュアル，日本赤十字社，東京，2011.
3) 災害派遣医療チーム（DMAT）との協働活動について，日本赤十字社事業局長通知（平成21年1月23日付救福救第2号）．

〔3〕 日本歯科医師会

1 災害時の基本的考え方

　大規模災害は，地震，津波，暴風雨，噴火などの自然災害や，原子力発電所，航空機，鉄道，海難事故，大規模火災，爆発など自然災害に伴う事故や人為的ミスによる災害，テロなどの災害が考えられる。自然災害に伴って起こる事故や，人為的ミスなどによる災害，またテロのような特殊事情の災害等は，歯科医療の特性から，被災内容によりかなり体制作りは異なる。通常自然災害時の歯科医療は，歯科の特性からある程度時間の経過とともに重要性が増すと考えられる。本稿では，自然災害を主に想定し災害時の歯科医療について述べることとする。

　歯科医療の分野で災害時に求められる内容としては，災害発生直後はもちろん応急救護活動であるが，その後被災者が一時的に避難された避難所における口腔衛生指導や歯科相談，歯痛・入れ歯の作成・修理といったいわゆる歯科治療などがある。またそれと同時に，残念ながら犠牲となられた方々の身元の確認対応も求められる。したがって現段階で考えられる災害時における歯科医師の役割をまとめると，以下の4項目が考えられる。

　第1には，災害直後の応急救護。第2は，災害に遭遇し残念ながら犠牲になられた方への対応としての歯科的所見からの身元確認協力。第3は，被災地域，とくに避難所における一般的な歯科医療。第4は，中長期的歯科保健活動である。

　日本歯科医師会としてはいずれの段階での対応をも可能とすべく，さまざまな状況を想定し，そのとるべき行動を規定しているところである。

2 歯科医師会の対応

　これまで日本歯科医師会は，災害発生時から収束後まで，災害歯科医療の重要性に鑑み，歯科医療の充実と体制整備を図ってきた。歯科医師会としてどう災害に向き合い行動するか，東日本大震災での経験を踏まえ，2010（平成22）年作成の「大規模災害時の歯科医師会行動計画」をさらに今後想定される大規模な災害に対応すべく2014（平成25）年に改訂版を作成し，その周知徹底を図ってきたところである。

　図Ⅹ-10-5は「大規模災害時の歯科医師会行動計画」掲載の歯科医師会の関係機関・団体との連携を記載したフローチャートである。

　災害が発生した場合もっとも重要なことは，被災した地域と被災規模，災害の特徴などの情報の収集にある。信頼性の高い正確な情報の収集がその後の救援活動の成否を分けるといっても過言でない。

　その観点から，日本歯科医師会は図Ⅹ-10-5のような各関係機関・団体と連携し，情報収集およびその共有化を図り，状況に迅速に対応する体制構築を目指している。また，そのための連携が滞りなく遂行されるよう組織内には災害対策本部を設置し，それぞれが有機的に機能することを目指している。また，被災した都道府県歯科医師会はそれぞれ図Ⅹ-10-6のような対策本部を立ち上げ，指揮命令系統を明確にする。これにより，日本歯科医師会の災害対策本部と被災都道府県歯科医師会災害対策本部は，連携を図る体制が構築される。

　また，被災都道府県歯科医師会に対する支援も組織的に行うため，地勢的観点や歯科医師会の人的規模を考慮し，中心的に支援する都道府県歯科医師会を指定，それを連携組織図に位置づける。

3 災害時の歯科医療

　災害時の歯科医療は図Ⅹ-10-7に示すように，発災直後の救護医療のほか，緊急歯科医療，被災者歯科医療，被災者健康支援医療などの歯科的医療活動が必要になると考えられる。

　このうち，被災者歯科医療，被災者健康支援医療などの歯科的医療活動は，発災後いわゆるフェーズ2以降に主な活動が展開される。

　過去の災害におけるデータから，被災地で求めら

X　わが国の災害対応体制

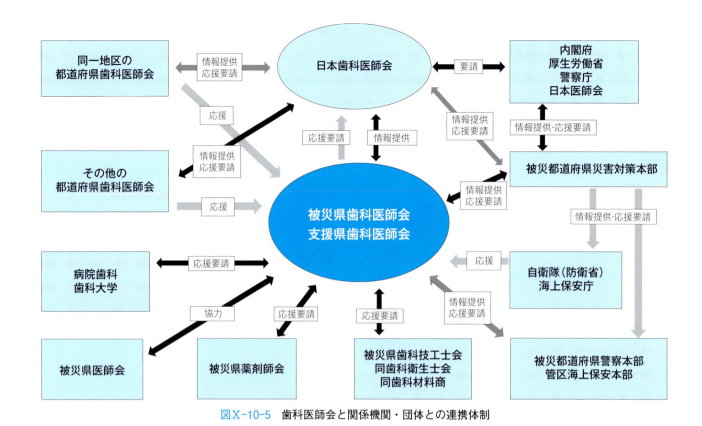

図X-10-5　歯科医師会と関係機関・団体との連携体制

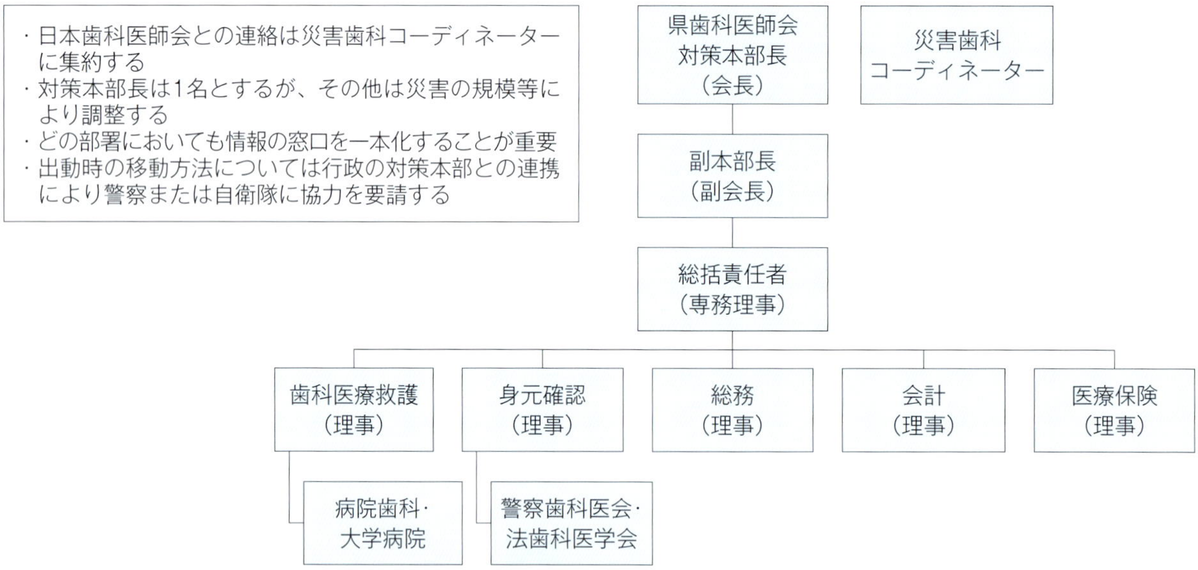

図X-10-6　都道府県歯科医師会災害対策本部の組織図（例）

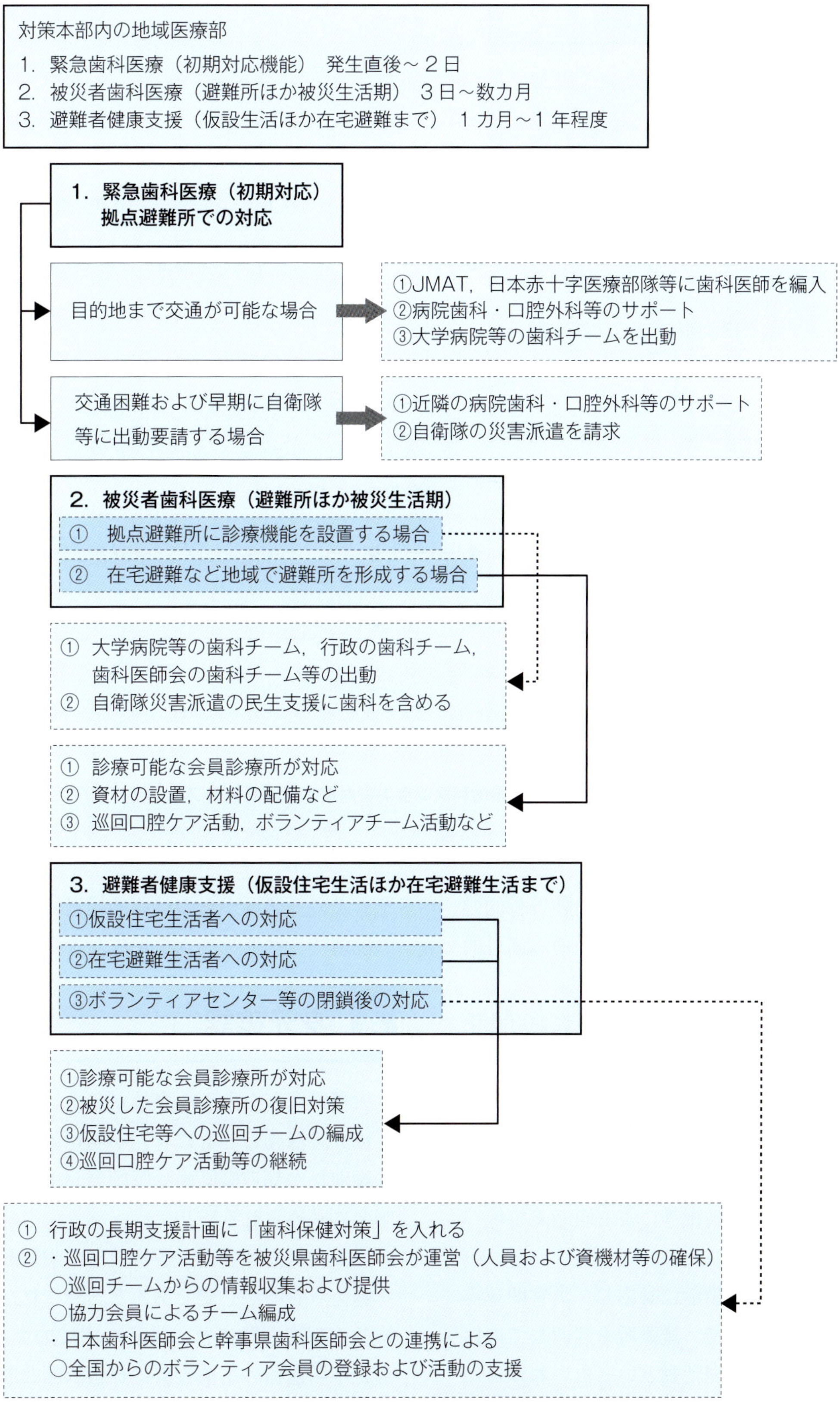

10 各組織の対応

対策本部内の地域医療部
1. 緊急歯科医療（初期対応機能） 発生直後～2日
2. 被災者歯科医療（避難所ほか被災生活期） 3日～数カ月
3. 避難者健康支援（仮設生活ほか在宅避難まで） 1カ月～1年程度

1．緊急歯科医療（初期対応）拠点避難所での対応

目的地まで交通が可能な場合
→ ①JMAT，日本赤十字医療部隊等に歯科医師を編入
　②病院歯科・口腔外科等のサポート
　③大学病院等の歯科チームを出動

交通困難および早期に自衛隊等に出動要請する場合
→ ①近隣の病院歯科・口腔外科等のサポート
　②自衛隊の災害派遣を請求

2．被災者歯科医療（避難所ほか被災生活期）
① 拠点避難所に診療機能を設置する場合
② 在宅避難など地域で避難所を形成する場合

① 大学病院等の歯科チーム，行政の歯科チーム，歯科医師会の歯科チーム等の出動
② 自衛隊災害派遣の民生支援に歯科を含める

① 診療可能な会員診療所が対応
② 資材の設置，材料の配備など
③ 巡回口腔ケア活動，ボランティアチーム活動など

3．避難者健康支援（仮設住宅生活ほか在宅避難生活まで）
①仮設住宅生活者への対応
②在宅避難生活者への対応
③ボランティアセンター等の閉鎖後の対応

①診療可能な会員診療所が対応
②被災した会員診療所の復旧対策
③仮設住宅等への巡回チームの編成
④巡回口腔ケア活動等の継続

① 行政の長期支援計画に「歯科保健対策」を入れる
② ・巡回口腔ケア活動等を被災県歯科医師会が運営（人員および資機材等の確保）
　○巡回チームからの情報収集および提供
　○協力会員によるチーム編成
　・日本歯科医師会と幹事県歯科医師会との連携による
　○全国からのボランティア会員の登録および活動の支援

図 X-10-7　災害時の歯科医療

X　わが国の災害対応体制

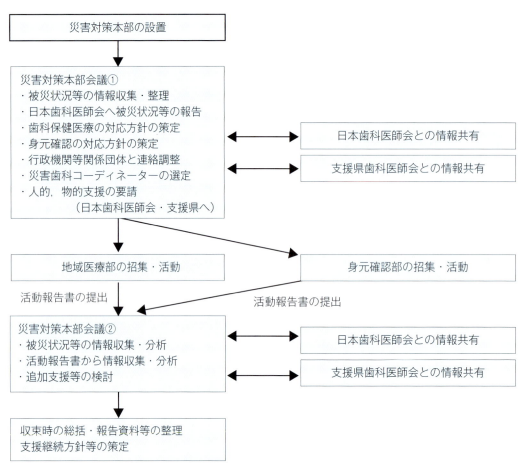

図X-10-8　被災都道府県歯科医師会災害対策本部設置後のフロー

れる歯科診療・保健は，発災後数日は口腔外科的処置や鎮痛消炎処置が多く，その後はいわゆる歯科的治療が多くなる傾向にある．

こうした蓄積データを踏まえ，救護所における歯科医療救護所設置や，避難所における巡回診療等の活動を早い時期から展開する．

その内容は，劣悪な環境におけるストレスなどを含むさまざまな要因から歯科的疾病の急性発作等の治療，また義歯の紛失・破損等による咀嚼障害等への対応といった活動となる．

また長期化する避難所生活に対応し，災害関連疾病の予防的取り組みとして，避難所を巡回しての口腔衛生指導・口腔衛生啓発活動といったいわゆる口腔ケアを行い，高齢者の肺炎等による災害関連死の予防に努める．さらに，災害で失った地域歯科医療機関が再建するまで，地域歯科保健活動を実施し訪問歯科検診・口腔ケア活動を行うことが求められる．

したがって，日本歯科医師会は都道府県歯科医師会と連携を密にし，図X-10-7に示すような考え方をもとに，発災からの時間的経過におけるそれぞれの段階で，派遣チームを形成しその任にあたる．

4　身元確認

大規模災害や大きな事故が発生した際には，歯科医療救護活動とともに身元不明死体の身元確認（個人識別）が都道府県歯科医師会および郡市区歯科医師会に求められる．

日本歯科医師会は，各都道府県歯科医師会の範囲を越える対応が必要であると判断された場合，また複数の都道府県に及ぶような広域的な災害の場合，身元不明遺体の生前資料の提供依頼と広域的対応を図る．災害が大規模の場合，災害が発生した都道府県に隣接する都道府県歯科医師会等への身元確認協力要請を行う．

また，他の関連組織（大学関係者，警察医会関連，諸外国歯科医師会等）と連携を図り，迅速な身元確認が可能となるよう最大限の努力を行う（図X-10-

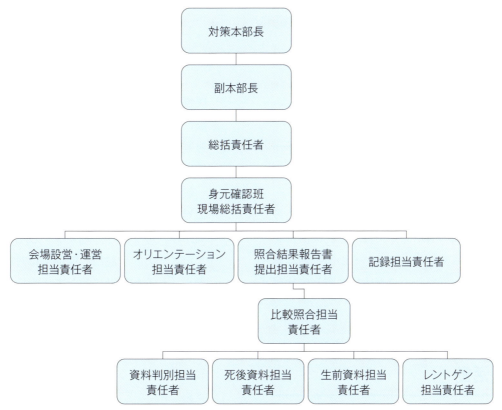
図X-10-9　都道府県歯科医師会の身元確認作業の体制

5, 図X-10-8, 9)。

　活動にあたり被害状況等の情報収集が重要となる。実際の被災状況によっては情報収集が十分に行えず，円滑に機能しない場合も想定されるが，さまざまな手段を講じて作業計画等を作成する。さらに刻々と状況が変化していくため，変化に応じた被害状況の把握に努める。

　日本歯科医師会は，前述したように大規模災害が発生した場合の対応を「大規模災害時行動計画」としてまとめ，対応を明確化し，周知を図っているところである。また，このような歯科医師会の災害対応をより円滑に進めていくうえで欠かせない情報収集や，被災現場で求められている歯科医療の状況把握など，災害現場と対策本部を結ぶ役割を果たす「災害歯科コーディネーター」の育成も数年にわたって進めている。さらに2014（平成26）年6月13日に閣議決定された「死因究明等推進計画」等をもとに，歯科情報のデータベース化に向けて，歯科情報標準化への取り組みを行っている。

＊

　以上述べてきたように歯科医師会組織として，国，地方公共団体，医師会，警察等，またその他の関連機関・団体と，円滑かつ実効性のある連携を構築しつつ，災害時に迅速な対応を図り，災害に際し十分な役割を果たせるよう対応していきたい。

〔4〕日本薬剤師会

1 日本薬剤師会の災害支援活動

これまでの日本薬剤師会の主な自然災害における支援活動は表X-10-1のとおりである。

東日本大震災において，日本薬剤師会をはじめ多くの団体・医療機関の薬剤師が災害医療支援活動を行った。現在，日本薬剤師会では，その活動内容を検証し，大規模自然災害時の救護活動に関して検討しているところである。

2 東日本大震災における薬剤師の支援活動

(1) 医薬品集積所における医薬品等の仕分け（薬効別分類），出入管理，品質管理，避難所・救護所等からの要望に応じた医薬品の供給を実施した。
(2) 医療救護所や仮設診療所などにおける調剤および服薬説明を実施した。
(3) 医薬品使用に関する医師や看護師等への情報提供を実施した。
 ・医療救護所の限られた医薬品で最良の処方・治療ができるよう，医療救護所内の医薬品の在庫を把握し，医師に対し使用できる同種同効薬の選択・提案などを行った（処方支援）。看護師等にも在庫医薬品に関する情報を提供した。
(4) 使用薬等の聞き取り，医薬品の鑑別・特定，お薬手帳の活用に取り組んだ。
 ・医療救護所での診察前に，被災者から平時に使用している慢性疾患使用薬を聞き取り，医薬品の識別・特定を行い，お薬手帳へ医薬品名等を記載した。過去の薬剤服用歴がないことから，アレルギー歴・副作用歴等についても確認し，お薬手帳に記載した。
 ・医療救護所で調剤・交付した薬剤名等をアレルギー歴・副作用歴とともにお薬手帳に記載し，他の医療救護班や医療機関で診察を受ける際には，お薬手帳を提示するよう勧めた。
(5) 医療救護所の設置されていない避難所への巡回診療に同行した。
(6) 避難所における一般用医薬品の保管・管理および被災者への供給を実施した。
 ・一般用医薬品で対応が可能と考えられる被災者に対しては，医療チームとの連携のもとで薬剤師が症状等を聞き，適切な一般用医薬品を供給した。一方，一般用医薬品では対応が難しいと考えられる被災者に対しては受診を促した。
 ・避難所生活の長期化の影響に伴う栄養バランスの悪化に対し，総合ビタミン剤等の供給を行った。
(7) 避難所における医薬品や健康に関する相談活動を実施した。
 ・被災者のセルフメディケーション支援のため，医薬品をはじめ健康や食事に関する相談を受け，アドバイスを行った。
(8) 公衆衛生活動（避難所における衛生管理および防疫対策への協力）に取り組んだ。
 ・感染症対策：梅雨シーズンおよび夏期におけるノロウイルス，サルモネラ菌，病原性大腸菌等の感染対策として，また，冬期におけるインフルエンザ対策として，仮設トイレやドアの把手等の消毒を薬剤師会として行った。また，「手洗いやうがいの励行」「手指消毒」「塩素系漂白剤での靴裏の消毒」等の呼びかけを薬剤師会として行った。
 ・害虫駆除：夏場に大量発生するハエや蚊などの害虫対策として，被害の大きい地区の避難所に殺虫剤および簡易噴霧器を配布するとともに，仮設トイレやゴミ置場等で殺虫剤の散布方法の説明を薬剤師会として行った。

3 お薬手帳の活用

東日本大震災では，医療救護所で活動した薬剤師は，避難所等へ避難している糖尿病や高血圧等の慢性疾患の被災者から被災前に使用していた薬を聞き

表X-10-1　災害時の薬剤師の支援活動の比較

	阪神・淡路大震災	新潟県中越地震	東日本大震災
災害時の薬剤師支援体制			
災害対策本部立ち上げ	1995（平成7）年1月20日	2004（平成16）年10月25日	2011（平成23）年3月11日
支援期間	1995年1月21日～3月21日（2ヵ月）	2004年10月26日～11月21日（約1ヵ月）	2011年3月11日～7月6日（約4ヵ月）
薬剤師派遣人数 延べ人数（自県内対応除く）	約3,000人（実人数758人）	565人	8,378人（実人数2,062人）（2011年7月11日現在）
派遣形態	ボランティア	ボランティア	公的要請による派遣
供給医薬品	医療用，一般用，その他	一般用医薬品中心，配置薬，一部医療用も	医療用，一般用，処方せん調剤も行われた
医療機関	被害甚大	被害小（都市部被害なし）	海岸部被害甚大（都市部被害なし）
薬剤師連携	連携なし	連携なし	薬局・病院薬剤師はじめ，オール薬剤師が参加，連携
各医療職域との連携			
各医療チームへの参加（延べ人数）	医師会　0人 自治体　0人	医師会　0人 自治体　0人	医師会（JMAT等）679人 自治体　982人
相互連携・組織	なし	なし	あり 被災者健康支援連絡協議会（三師会ほか，全34団体，関係省庁）
その他			
処方せん受け取り率（全国）	20.3%（1995年）	53.8%（2004年）	63.1%（2012年）
支援薬剤師に対する保険	ボランティア保険	ボランティア保険	傷害保険，薬剤師賠償責任保険
支援ツール	薬歴（薬局管理）	-	お薬手帳（患者本人管理）

〔日本薬剤師会編：東日本大震災における活動報告書．2012, pp13-14 より引用・改変〕

取り，医薬品鑑別事典（薬剤判別のための資料〔写真入り・病名別〕）などを参考に薬剤を特定し，「お薬手帳」に薬剤名等を記載する取り組みを積極的に行った。これにより，医療チームの医師は効率的に多くの患者を診察することが可能となった。また，医療チームの一員として派遣された薬剤師は，救護所で処方された薬剤名等を「お薬手帳」に記載して配付し，他の医療救護班や医療機関で診察を受ける際には，お薬手帳を提示するよう勧めた。これにより，被災者が処方薬を自己管理し，間違うことなく服用することができ，さらにその後別の避難先で診療を受けた場合にも，継続した薬物療法を受けることが可能となった。

東日本大震災では「お薬手帳」の活用が医薬品の安全な使用に効果を上げた。厚生労働省から日本薬剤師会に対して2011（平成23）年4月5日付で「お薬手帳の配布」に関する依頼があり，日本薬剤師会では約1万冊の「お薬手帳」を被災地の救護所等へ提供し，また，都道府県薬剤師会等からも約5万冊の「お薬手帳」が提供され，派遣薬剤師が被災地へ「お薬手帳」を持参し，被災者への配布を行った。また，日本病院薬剤師会からも約7,000冊の「お薬手帳」が提供された。

4　災害時処方せん

東日本大震災が発災した前年の2010（平成22）年の全国医薬分業率は63.1%（宮城県73.8%）であっ

た。多くの医療機関は院外処方せんを発行し，院内で備蓄する医薬品は入院患者に処方するもの中心となっている。

災害時用に3日分の医薬品を備蓄する医療機関が増えているが，大規模な災害では多くの医療機関が被災し，災害拠点病院には普段受診していない患者も含め多くの被災者が受診に訪れることとなる。一病院だけで対応することは難しい。

分業率の高い地域ほど地元の保険薬局との連携が不可欠で，災害時も院外処方せん（災害用処方せん，図X-10-10）を活用することが必要である。また，災害対応緊急薬袋も有用なアイテムで（図X-10-11）ある。

5 医薬品および衛生材料の活用

医薬品および衛生材料の活用について，表X-10-2にまとめた。

6 災害支援車両（モバイルファーマシー）

東日本大震災では，宮城県南三陸町のようにすべての医療機関・保険薬局が被災し，散薬・水剤の調剤が不可能となり，小児や嚥下困難な被災者への調剤ができなくなった。

その経験から宮城県薬剤師会では，キャンピングカーを改造した移動調剤車両（モバイルファーマシー，写真X-10-1）を開発した。

同車両の特徴を以下にまとめる。
(1) 3人の宿泊が可能で，トイレ，シャワーを完備している。
(2) 発電機，ソーラーパネルを装備しているので，停電している地域でも調剤分包機，通信機器，パソコンの電源を確保できる。
(3) 衛星放送の受信装置，液晶パネルを装備しており，テレビ放送が受信できない被災地の被災者などにテレビ放送による情報を提供することができる。
(4) トランシーバーの屋外アンテナを装備しているので，展開している地域での情報のハブになることも可能である。

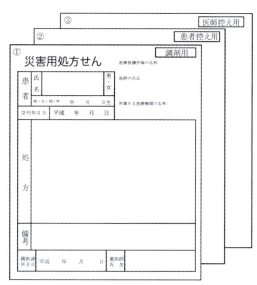

図X-10-10 災害用処方せん
処方せんは3枚綴り（複写）とし，1枚目：調剤用，2枚目：患者控え用，3枚目：医師控え用（診療録添付用）とするのが望ましい。2枚綴り，3枚綴りの場合もある

現在，宮城県薬剤師会以外にも，大分県薬剤師会，和歌山県薬剤師会で移動調剤車両を導入している。

7 日本薬剤師会の今後の対応

東日本大震災での薬剤師による災害支援活動を検証し，その課題と今後の対応策をまとめた。
(1) 担当組織の設置（役割分担）
医薬品等の供給支援に特化した組織（行政＋関連団体・製薬，卸も含む）を設置し，全体の災害医療支援体制と連携をとる。
(2)「救援物資」の考え方の整理
この震災では，救援物資は行政の所管により大きく分けて医療用医薬品と一般用医薬品が下記のように別の供給ルートになっていた。

医療用医薬品，衛生材料（医療）⇒医療用救援物資

一般用医薬品，生活関連（薬事）⇒一般用救援物資（紙おむつ，生理用品，粉ミルク等）

現在医療，薬事関連物資を一本化し，統合運用するよう行政機関に働きかけている。
(3) 災害時の各段階における需要の変化に即応した供給体制

※**超急性期（48時間）～移行期（約5日間）：災害拠点病院支援**
①約1週間分の必要医薬品の常時備蓄

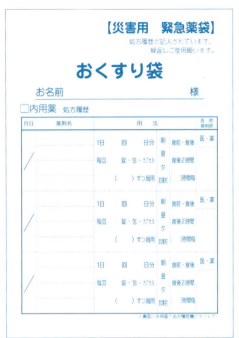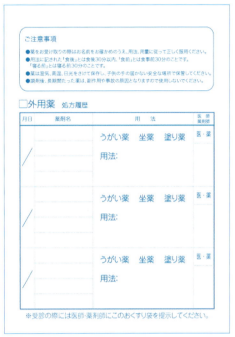

図X-10-11　災害用緊急薬袋（おくすり袋）

表X-10-2　大規模災害時に需要が見込まれる医薬品

	発生から3日間	外部からの救援が見込まれる3日目以降	避難所生活が長期化する頃
主な傷病	多発外傷，熱傷，挫滅創，切創，打撲，骨折など	PTSD，不安症，不眠症，過労，便秘症，食欲不振，腰痛，感冒，消化器疾患，外傷の二次感染などインフルエンザ，食中毒など	急性疾患のほか，高血圧，呼吸器疾患，糖尿病，心臓病など花粉症，喘息，真菌症など
必要性の高い医薬品	医療用 ・外科セットなどの医療材料 ・細胞外液補充液 ・血液製剤 ・血漿分画製剤 ・解熱鎮痛消炎剤 ・抗生物質製剤 ・滅菌消毒剤 ・止血剤 ・強心剤，昇圧剤 ・局所麻酔剤 一般用 ・シップ薬 ・殺菌消毒薬 ・ガーゼ，包帯，脱脂綿などの衛生材料	医療用 ・鎮咳剤 ・整腸剤 ・便秘薬 ・催眠鎮静剤 ・総合感冒剤 一般用 ・催眠鎮静剤，強心剤 ・便秘薬 ・ビタミンB剤 ・絆創膏 ・目薬 ・マスク ・うがい薬 ・一般用総合感冒剤	医療用 ・降圧剤 ・抗血栓用剤 ・糖尿病用剤 ・心疾患用剤 ・喘息治療剤 ・抗ヒスタミン剤 ・寄生性皮膚疾患剤 一般用 ・胃腸薬 ・整腸剤 ・鼻炎薬 ・アレルギー用薬 ・公衆衛生用薬

〔日本薬剤師会：薬局・薬剤師の災害対策マニュアル―災害時の救援活動と平時の防災対策に関する指針，2007，p27 より引用〕

②常時備蓄必要医薬品のリスト作成（都市直下型，大津波型，原発〔放射線〕）
③拠点病院への薬剤師派遣

※被災地への救援物資としての医薬品等の供給（現地到着を震災3日目～目標とする）
①震災当日より，前記指示系統により，医薬品関

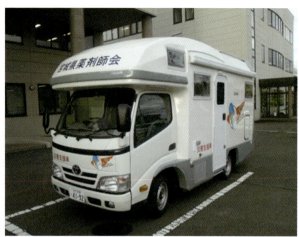
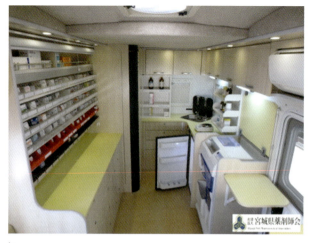
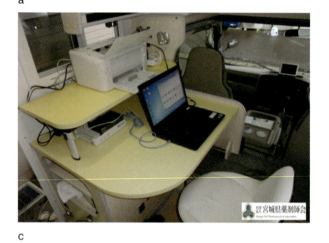

a：車両外観，屋根にソーラーパネル
b：調剤分包機，薬品棚，水剤調剤，冷蔵庫
c：車両内部，パソコン，通信機器

写真Ⅹ-10-1　移動調剤車両（モバイルファーマシー）

連物資の依頼，収集，発送体制を準備，実行
②第一次集積所（医薬品関連物資専用）の確保，想定準備（3日後には稼働）
○屋内，夏期用に冷蔵設備
○併設ヘリポートも想定，薬剤師派遣も含む
・移行期（1週間以内）には第二次集積所へ（市町村単位）
・医薬品等関連物資の段階的供給：タイミングのズレ防止のため，最低限，初期必要医薬品，中期必要医薬品に分けて，供給（事前に策定）。生活関連物資は初期分で終了
・アクセスの確保：災害形態に合わせた，想定準備。なお自衛隊との連携は不可欠
（4）医療行政（医政局）と薬事行政（医薬食品局）の連携（含む緊急車両の指定），支援物資の搬送
（5）医療系支援関係団体，連携組織の設置含む関係行政）【初期・継続期】

・東日本大震災→被災者健康支援連絡協議会（33団体）
・基本→平時からの都道府県，市町村単位，地域医療団体連携が重要
（6）災害対策マニュアルの新たな策定（日本薬剤師会レベル・都道府県薬剤師会レベル・地区薬剤師会レベル）
（7）都道府県薬剤師会が災害対策基本法に基づき，「指定地方公共機関」の指定を受ける（都道府県薬剤師会レベル・地区薬剤師会レベル）
（8）地方自治体との防災協定締結の必要性（災害救助法適用，都道府県薬剤師会レベル・地区薬剤師会レベル）
（9）災害医療担当薬剤師の育成

47都道府県薬剤師会に，最低1人以上の災害担当者を設け，災害医療の専門性のある薬剤師を養成する。

〔5〕 日本看護協会

　日本看護協会では，1995（平成7）年に発生した阪神・淡路大震災において看護ボランティアの派遣調整を行ったことをきっかけに，組織的な災害時の看護支援活動を展開している。現在では，災害時に効果的な看護支援活動を実践するため，都道府県看護協会等との連携のあり方を明確にし，災害時の支援を実施している。

　災害発生時には，被災県看護協会の要請に基づき都道府県看護協会に「災害支援ナース」として登録した看護職を日本看護協会または都道府県看護協会が派遣調整し，被災地に派遣する。これまでに日本看護協会が災害支援ナースの派遣調整を行ったものとして，新潟県中越地震（2004〔平成16〕年，延べ1,000人），能登半島地震（2007〔平成19〕年，延べ198人），新潟県中越沖地震（2007年，延べ719人），東日本大震災（2011〔平成23〕年，延べ3,770人）がある。

　災害支援ナースの派遣の仕組みは図X-10-12のとおりである。

1 災害支援ナースによる災害時の看護支援活動

1. 災害支援ナースとは

　大規模災害時には，多くの被災者が家屋の損傷などにより生活の基盤を失い，長期にわたる避難生活を余儀なくされる。とくに，災害亜急性期には厳しい避難環境のなかで災害関連死等が生じ，これらを予防するためには看護の力が非常に重要である。また，被災地の看護職のなかには，家族が負傷したり家を失ったりと，自らが被災しても職務を離れることができない者が多くいる。あるいは，被災した医療機関から多くの患者が搬送される場合，受け入れを行う医療機関では看護職のマンパワーが不足した状態となる。

　そのような状況において災害支援ナースは，看護職能団体の一員として，被災した看護職の心身の負担を軽減し支えようと努めるとともに，被災者が健康レベルを維持できるように，被災地で適切な医療・看護を提供する役割を担う。災害支援ナースによる災害時の看護支援活動は，自己完結型を基本としており，2014（平成26）年7月末現在，7,389人が都道府県看護協会に登録されている。

　なお，東日本大震災時の災害支援ナースの主な活動内容として，下記が報告されている。

- 急病人の対応，医療機関への受診支援
- 医療・介護が必要な避難者に対する重症化予防のためのケア
- 感染症アセスメントと感染拡大予防のための支援
- 避難所等の生活状況のモニタリングおよび環境改善のための支援
- 不足物資の調達と提供
- 医療機関や高齢者施設等での看護業務支援

2. 災害支援ナースの要件・条件

　災害支援ナースに登録するための要件は，以下のとおりとしている。

- 都道府県看護協会の会員であること
- 実務経験年数が5年以上であること
- 所属施設がある場合には，登録に関する所属長の承諾があること
- 災害支援ナース養成のための研修を受講していること

　ただし，都道府県看護協会会長が特別の事情があると認めた場合には，これらの要件にかかわらず登録を認めることができる。

　さらに，災害支援ナースとして登録する際に望ましい条件として，以下をあげている。

- 定期的（1年に1回程度）に日本看護協会または都道府県看護協会で開催する災害看護研修もしくは合同防災訓練への参加が可能であること
- 災害看護支援活動も補償の対象に含まれる賠償責任保険制度に加入していること
- 帰還後に都道府県看護協会が主催する報告会・交流会等への参加が可能であること

Ⅹ わが国の災害対応体制

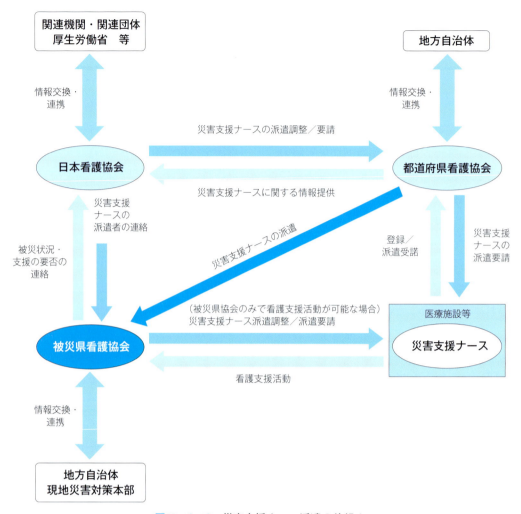

図Ⅹ-10-12 災害支援ナース派遣の仕組み

登録要件の1つにあげられている研修の受講について、日本看護協会では現在、「災害医療と看護-基礎編」をインターネット研修として配信している。また、災害支援ナース育成のための研修シラバスを作成しており、都道府県看護協会における災害支援ナースの研修の充実を図ることができるような取り組みを進めている。

3. 災害支援ナースの派遣基準

災害支援ナースの派遣は、発生した災害の規模に従い表Ⅹ-10-3のような基準で実施している。

被災県看護協会のみで災害時看護支援活動が可能な場合には、被災県内の災害支援ナースが派遣される。また、被災県看護協会のみでは活動が困難または不十分である場合には、被災県および近隣県の災害支援ナースが派遣される。さらに、被災県看護協会および近隣県看護協会のみでは活動が困難または不十分であり、活動が長期化すると見込まれる場合には全国の災害支援ナースが派遣され、災害時の看護支援活動を実施する。

4. 災害支援ナースの活動時期および派遣期間

被災地における災害支援ナースの活動時期は、災害発生後3日以降から1カ月間を目安としている。また、災害支援ナースのほとんどは所属先があることから、本職の勤務等に配慮し、個々の災害支援ナースの派遣期間は原則として移動時間を含めた3泊4日としている。

5. 災害支援ナースの活動場所

災害支援ナースが活動する場所は、原則として、被災した医療機関・社会福祉施設、避難所（福祉避難所を含む）を優先し、被災地の現状とニーズなど

表Ⅹ-10-3 災害支援ナース派遣の基準

対応区分	災害の規模	被災県に協力する看護協会	派遣調整
レベル1 単独支援対応	被災県看護協会のみで災害時の看護支援活動が可能な場合	被災県看護協会	被災県看護協会
レベル2 近隣支援対応	被災県看護協会のみでは災害時の看護支援活動が困難または不十分な場合	近隣県看護協会（被災県看護協会を含む）	日本看護協会
レベル3 広域支援対応	被災県看護協会および近隣県看護協会のみでは災害時の看護支援活動が困難または不十分な場合	全国の都道府県看護協会（被災県看護協会および近隣県看護協会を含む）	日本看護協会
	支援活動が長期化すると見込まれる場合		

から決定する。

6. 災害支援ナースの活動に必要な経費および事故補償

日本看護協会の役割として，表Ⅹ-10-3におけるレベル2（近隣支援対応）およびレベル3（広域支援対応）の場合の，災害支援ナースの活動にあたって必要な交通費・宿泊費および日当を負担する。

同様に，レベル2（近隣支援対応）およびレベル3（広域支援対応）における災害支援ナースの派遣にあたっては，看護支援活動中（出発地と活動場所との移動を含む）の事故等に対応するため，天災担保特約付き国内旅行傷害保険に加入している。

7. 災害支援ナースとDMATの連携

これまでDMATは，発災直後の活動を基本としており，災害支援ナースの活動時期とは異なるものであった。しかし，東日本大震災時には被災地の状況を考慮し，災害急性期を過ぎた時期にもDMATとしての活動を展開していた。災害支援ナースは，被災地で活動する多くの医療チームを被災者につなぐコーディネーターとしての役割も果たしており，災害支援ナースおよびDMATが同時期に活動することも踏まえると，今後は，被災者の医療・看護ニーズに効果的に対応するための双方の連携が求められる。

2 日本看護協会における災害看護支援活動のための平時からの取り組み

災害支援ナースの派遣にあたっては，都道府県看護協会や関係機関等との連携なしには成立しない。そこで，それぞれと平時より緊密に情報共有を行い，連携の強化に努めている。連携強化のための取り組みの1つとして，日本看護協会，都道府県看護協会ならびに災害支援ナースおよびその所属機関との災害支援ナースの派遣調整訓練を毎年実施し，災害支援ナース派遣調整の評価と見直しを行っている。

また，より効果的な災害看護活動を実現するため，災害支援ナースに求められる人材像や育成により必要な教育内容の検討を行うとともに，学会などを通じて災害支援ナースの活動や災害看護に対する理解の促進と普及に努めている。

〔6〕 国立病院機構

独立行政法人国立病院機構（以下，国立病院機構）は全国に143病院，52,232床（2013〔平成25〕年5月1日現在）を有する医療組織である。1995（平成7）年1月に発災した阪神・淡路大震災を踏まえ，当時

の厚生省は「国立病院等の広域災害医療活動要綱」[1]を明示し，翌1996（平成8）年から国立病院機構災害医療センター（以下，災害医療センター）において国立病院機構病院職員を対象に「災害医療従事者研修」[2]を開催，災害有事に必要な知識の習得や対処訓練を行ってきた。2007（平成19）年7月の新潟県中越沖地震でDMATが初出動し，その後，災害医療センターDMAT事務局や，各検討委員会でDMAT体制および情報管理等について検証されてきた[3,4]。2011（平成23）年3月11日発災した東日本大震災では，発災直後よりDMATによる急性期の医療活動を展開するとともに切れ目のない医療支援のために3月14日から国立病院機構医療班を派遣し，被災地において継続的な診療を行った。その後，さらに機能的な災害医療の体制構築が始まっている。

また2013（平成25）年10月には独立行政法人国立病院機構大阪医療センター（以下，大阪医療センター）にもDMAT事務局が設置された。大阪医療センターでは，平時の対応として日本DMAT隊員養成研修の企画，DMAT技能維持研修の企画および実施等，災害時の対応としては災害医療センターに設置したDMAT事務局が機能しなくなった場合，被災都道府県との連絡調整，被災都道府県内の災害拠点病院との連絡調整，全国のDMAT隊員への情報提供，活動するDMATへの支援等を行うものとしている。

1 国立病院機構における災害医療の位置づけ

1.「独立行政法人国立病院機構防災業務計画」（平成16年4月1日規程第32号）附則（平成24年規程第26号）[5]

国立病院機構は，災害対策基本法第2条に定める「指定公共機関」として内閣総理大臣が指定する2医療機関（国立病院機構，日本赤十字社）の1つであり，同法第39条による防災業務計画に基づき機構独自の判断で医療班を派遣できる。また，都道府県知事等は同法第29条に基づき国立病院機構病院に医療班・職員の派遣を要請できるとしている。

厚生労働省の指定要件により都道府県に原則1カ所の「基幹災害医療センター」，二次医療圏に原則1カ所の「地域災害医療センター」が配置され，2012（平成24）年1月現在638病院が指定されている。国立病院機構では「国立病院機構防災業務計画改正」（2012年8月29日）により，全国143病院を6ブロックに分け，各ブロックの災害拠点となる病院を「国立病院機構災害ブロック拠点12病院」と「国立病院機構災害拠点22病院」（2012年11月現在）に指定拡充した（図X-10-13）。また，災害急性期（主に発災後48時間以内）に情報収集をしつつ避難所等における医療救援活動を開始し，後発医療班の支援活動の立ち上げに寄与するとともに継続的支援に繋ぐ役割をもち，とくに災害医療に関する高度な専門知識を有する者により構成される医療班（以下，初動医療班）を創設した[6]。国立病院機構災害ブロック拠点病院に2班と国立病院機構災害拠点病院に1班が配置される。「初動医療班」の編成は同一の病院に所属する医師1人，看護師2人，事務官1人の合計4人で構成し，必要に応じ薬剤師1人を班員として加えることとしている。同時に，災害発生直後の情報の一元化の手段として，広域災害救急医療情報システム（EMIS）を使用するための整備，また急性期DMATからの情報収集のための連携強化を掲げている。

2 東日本大震災における国立病院機構の医療支援活動[7]

国立病院機構病院は，被災地内では多数の患者を受け入れるための病床数を保有し，災害急性期の対応を行うことを規定している。2004（平成16）年の新潟県中越地震（M6.8，死者68人）において，災害医療センターはDMATを災害発生後2時間以内に派遣する体制を整えた。現地に入り初期情報の収集を行い，2013（平成25）年度から体制整備を進めている「初動医療班」の基盤となっている。また，「地域災害医療センター」は被災地周辺においては被災地域外から出動してくるDMATの参集拠点病院としての備えが求められ，被災地域内では第一線で医療救護活動を行うこととなる。2011年3月11日，国立病院機構では大地震発生直後より

10 各組織の対応

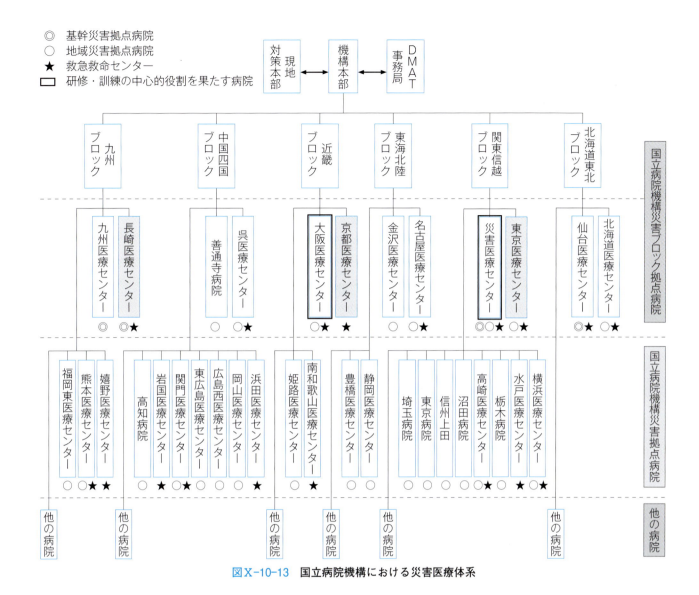

図X-10-13　国立病院機構における災害医療体系

DMATによる災害急性期の医療活動を展開するとともに，14日からは切れ目のない医療支援活動のために国立病院機構医療班を派遣し，被災地における継続的な診療を可能とした．3月27日までの間に約1,710人の職員を被災地や被災地域以外の避難所等へ派遣した（図X-10-14，表X-10-4）[7]．

1. DMAT事務局・災害医療センターの活動

災害医療センターは，DMAT事務局として全国から被災地に参集した約340のDMATの活動を統括指揮した．自衛隊機等8機の調整にかかわり，全国からDMAT78チームを空路で被災地に飛来させた．また，災害調査ヘリ4機を稼働させて被災状況の把握に努め，さらに重傷者19人を自衛隊機5機により搬送し，日本初の広域医療搬送を実現させた．また，被災した石巻市立病院の100人以上の入院患者搬送，東京電力福島第一原子力発電所30km圏内の病院に入院している患者300人以上の搬送等にかかわった．

2. 急性期国立病院機構DMATの出動

地震発生直後から35の国立病院機構DMAT（21病院，約160人の医師・看護師・事務調整員等）が出動した．3月11日被災当日から3日目までに宮城県霞目自衛隊駐屯地，いわて花巻空港に参集し，参集拠点の国立病院機構仙台医療センターおよび福島県立医科大学での重症者トリアージ，福島空港SCUで活動した．また，12日早朝には茨城県で被災により機能低下した水戸協同病院をはじめ，多数の患者搬送や病院避難を支援した．また，羽田空港，大阪空港，航空自衛隊春日基地（福岡県春日市）では国立病院機構DMATが患者受け入れのための

X　わが国の災害対応体制

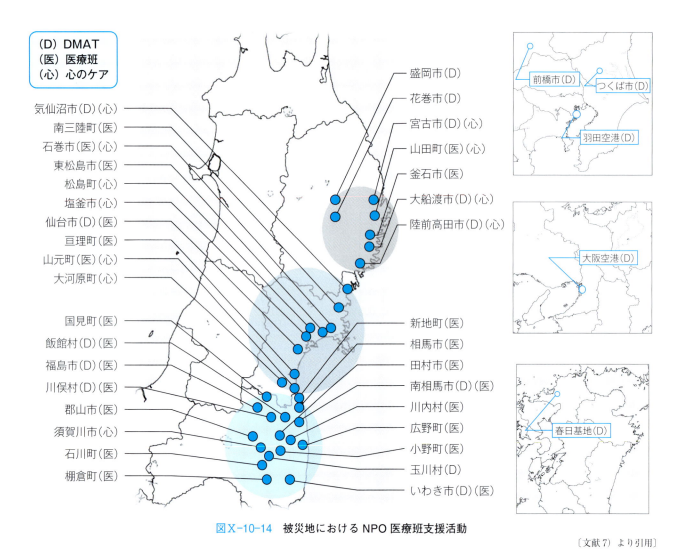

図X-10-14　被災地におけるNPO医療班支援活動

〔文献7）より引用〕

表X-10-4　国立病院機構から被災地への派遣実績

国立病院機構から被災地への派遣実績（2012年3月27日集計）			
区分	派遣実績	派遣した機構病院	派遣先
DMAT	35班，約160人	21病院	岩手県，宮城県，福島県，茨城県等
医療班（放射線スクリーニング班を含む）	156班，約710人	77病院	岩手県，宮城県，福島県
心のケアチーム	106班，約390人	10病院	岩手県，宮城県，福島県
上記以外　医師，看護師等職員	約460人	77病院　本部・ブロック事務所	岩手県，宮城県，福島県，茨城県等
総数	約1,710人	122病院　本部・ブロック事務所	

〔文献7）より引用〕

10 各組織の対応

□医療派遣チームスケジュール　■は移動日　▫は入力セル

分類	3月15日	3月16日	3月17日	3月18日	3月19日	3月20日	3月21日	3月22日	3月23日	3月24日	3月25日	3月26日	3月27日	3月28日	3月29日	3月30日	3月31日	4月1日	4月2日	4月3日	4月4日	4月5日	4月6日	4月7日	4月8日	4月9日	4月10日	4月11日	4月12日
①医療支援（宮城班）			長崎医療	長崎医療（医師2人，看護師2人，事務2人）				長崎医療																					
							鹿児島	鹿児島医療（医師2人，看護師2人，事務1人）			鹿児島																		
							福岡東	福岡東医療（医師2人，看護師2人，事務1人）			福岡東																		
										九州医療	九州医療（医師2人，看護師2人，事務1人）			九州医療														
											熊本医療	熊本医療（医師2人，看護師2人，事務1人）			熊本医療													
																		福岡東医療（医師2人，看護師2人，事務1人）											
																						別府医療（医師1人，看護師2人，薬剤1人，事務1人）							
																								嬉野医療（医師2人，看護師2人，事務1人）				

※対象：医師，看護師，事務等

分類	4月11日	4月12日	4月13日	4月14日	4月15日	4月16日	4月17日	4月18日	4月19日	4月20日	4月21日	4月22日	4月23日	4月24日	4月25日	4月26日	4月27日	4月28日	4月29日	4月30日	5月1日	5月2日	5月3日	5月4日	5月5日	5月6日	5月7日	5月8日	5月9日
①医療支援（宮城班）		福岡（医師2人，看護師2人，事務1人）																											
					長崎・指宿（長崎：医師1人，看護師1人，事務1人／指宿：医師1人，看護師1人）																							
								九州がん（医師2人，看護師2人，事務1人）																				
											熊本再春荘（医師2人，看護師2人，事務1人）																	
														小倉医療（医師2人，看護師2人，事務1人）														
																				長崎川棚医療・熊本南（川棚：医師1人，看護師1人，事務1人／熊南：医師1人，看護師1人）								

図Ⅹ-10-15　国立病院機構九州ブロック医療班派遣

表X-10-5　DMATと国立病院機構医療班

	DMAT	初動医療班	医療班
主な指示者	被災都道府県／災害対策本部（統括DMAT）	国立病院機構対策本部／現地本部（場合により自ら活動場所を探索）	国立病院機構対策本部／現地本部
派遣根拠	・災害対策基本法 ・災害救助法（派遣元の都道府県と病院の契約）	・災害対策基本法 ・国立病院機構防災業務計画	・災害対策基本法 ・国立病院機構防災業務計画
主な活動時期	災害発生後48時間以内（必要に応じ継続）	災害発生後おおむね48時間以内	初動医療班が派遣された場合は，初動医療班派遣後
主な任務	被災病院支援，被災者トリアージ，広域医療搬送等	避難所等の情報収集と救護活動	国立病院機構の支援地域（救護所，避難所等）にて継続的に診療し，地域医療の復興支援

SCU設置を行った。急性期の12・13日には福島空港から羽田空港に3人，いわて花巻空港から6人の広域医療搬送を支援した。さらに，12日午後の福島第一原子力発電所事故発生後には30km圏内の医療機関に残る患者を圏外に搬送する際のチェックポイントで被ばくスクリーニングに災害医療センター第3班，国立病院機構静岡医療センターが支援，また10km圏内からの避難住民に対し国立病院機構呉医療センターがかかわった。

3. 亜急性期以降の国立病院機構医療班の派遣

DMATの災害急性期対応を終了する状況下に，被災地ではさまざまな医療支援が求められた。国立病院機構では切れ目のない継続的な被災地医療支援を行うために，3月14日から岩手，宮城，福島の3県に国立病院機構医療班156チーム（約710人）を順次派遣し，救護所での診療や巡回診療等を行った。遠隔地の国立病院機構九州ブロックからも継続的な医療支援派遣を実施した（図X-10-15）。

1）宮城県における国立病院機構医療班の活動

3月14日宮城県知事から国立病院機構理事長宛て，災害対策基本法第29条規程に基づく医師等の応援要請が出されたことを受け，医療班第1陣3班の派遣をはじめとし，15日から継続的に主に東松原市鳴瀬地区，亘理郡山元町，仙台市宮城野区の3地域に救護活動を展開し，40病院・53班が活動支援した。

2）岩手県における国立病院機構医療班の活動

3月15日以降，岩手県庁等が避難所や医療ニーズの把握が不十分な状況下で釜石の避難所を巡回診療した。巡回途上には山田町からの医療支援要請を受け，釜石市松原，大平，唐丹地区，下閉郡山田町活動拠点とし，地域の診療所機能等が復興し引き継ぎ可能となった4月22日まで20病院・44班が活動支援した。

3）福島県における国立病院機構医療班の活動

宮城県山元町の南に隣接する相馬市や南相馬市は，原発事故とその後の住民避難などの混乱のなか，行政や援助者の支援が届かない状況となっていた。宮城病院の意向を受け，3月20日から相馬郡新地町，27日からは白河市およびその近郊の避難所での巡回診療に38病院・59班が活動支援した。放射線スクリーニング班は全国の被ばく医療拠点病院の医師を招聘するとともに，関東信越ブロック管内の診療放射線技師を中心に病院横断的なチームを編成し，被ばくスクリーニングを実施した。5月10日以降は半径20km圏内「警戒区域」内住民の一時帰宅にかかわる体調確認などに従事している。

4. 国立病院機構心のケアチームの活動

大地震に伴うPTSDや長期にわたる避難所生活

等の精神的疲労に対するケアのため，被災県の要請により国立病院機構は10病院・106班の精神科医等の心のケアチームを派遣した。被災者だけにとどまらず，被災しながらも地元で活動した保健師や行政職員など，支援者に対する心のケアが求められた。国立病院機構病院には重度心身障害児（者）施設や精神領域に多くの医療関係者が勤務しており，災害発生直後から慢性期に至るまで継続的な精神的ケアを支援している。

＊

東日本大震災では，発災後早期から各種医療関係団体の医療チームがさまざまな医療支援活動を行った。各被災地での支援活動は多種に及び，連携の不備も指摘されている。きたるべく南海トラフ巨大地震に備え，全国の国立病院機構各ブロックの連携強化と他関係機関・組織との連携が重視される。国立病院機構医療班の活動を機能的に展開するためにも「初動医療班」の整備（表X-10-5），基本的知識習得のための定期的な訓練が行われている。

■ 文　献

1) 国立病院等の広域災害医療活動要綱．1995年．
2) 小林良三：国立病院機構における災害医療研修．ERマガジン 2008；5：257-261．
3) 災害医療体制のあり方に関する検討会報告書．2001．
4) 小井土雄一：「国立病院機構との連携」に関する研究．平成24年度厚生労働科学研究費補助金（健康安全・危機管理対策総合研究事業）自然災害による広域災害時における効果的な初動期医療の確保及び改善に関する研究総括研究報告書，2013, pp249-251．
5) 「独立行政法人国立病院機構防災業務計画（平成16年4月1日規程第32号）」附則（平成24年規程第26号）．
6) 平成26年度初動医療班研修資料．2014年3月．
7) 国立病院機構：東日本大震災における国立病院機構の医療支援活動．2012．
https://www.hosp.go.jp/files/000001334.pdf

〔7〕国立大学病院

1 文部科学省が国立大学病院へ求める災害時医療対応

国立大学病院には文部科学省の管轄医療機関として救急医療，災害医療への貢献が求められている。文部科学省防災業務計画第2編第2章第8節の(2)[1]では，災害時における具体的活動について，文部科学省は国立大学病院（附属病院）に対して，迅速かつ円滑な被災地域の患者の受け入れに協力すること，迅速かつ円滑な被災地域への医療チームの派遣および医薬品等の搬入に協力することなどを求めている（表X-10-6）。

2 国立大学病院における災害拠点病院およびDMAT指定医療機関整備

1. 災害拠点病院と国立大学病院の現状

国立大学病院は救急部門を含めた複数診療科を有する急性期総合病院である。加えて医育機関として教職員や学生などの豊富な人材に恵まれていることから，災害医療救護活動に貢献することのできる十分なキャパシティーを有しているといえる。

災害拠点病院に指定された大学病院では，都道府県の災害医療救護計画において患者の受け入れ医療機関としてその役割が明記され，厚生労働省から通達される災害医療救護に関する情報や，都道府県が主催する災害医療対応整備にかかわる会議や訓練・研修についての情報を得ることができる。また，災害拠点病院としての基本情報や施設情報は広域災害

表X-10-6　災害時被災者への救護活動への連携，協力

第8節　被災者の救護活動への連携，協力
(1) 物資等の援助
・被災地域の関係機関の要請に基づき，必要に応じ，物資，食料，被災者受け入れ施設の提供等の援助の促進が図られるよう，関係大学および関係機関に対し，協力を要請する
また，必要に応じ，学校給食施設等を活用した炊き出しについて，関係都道府県および関係機関に対し，協力を要請する

(2) 大学病院の救急医療活動
・大学病院に対し，迅速かつ円滑な被災地域の患者の受け入れに協力するよう要請する
・大学病院に対し，迅速かつ円滑な被災地域への医療チームの派遣および医薬品等の搬入に協力するよう要請する
・患者の搬送，医師の派遣，医薬品等の搬入に関しては，必要に応じ，緊急輸送として関係省庁に要請するなど，被災地と周辺地域の円滑な輸送が行えるよう努める

(3) 教職員の救援活動等への配慮
・関係機関に対し，災害の状況に応じ，教職員が災害救援活動等に積極的に協力できるよう，配慮を要請する
また，公立学校の教職員が，災害救援業務に従事する場合の人的支援体制の整備について，都道府県等に対し，指導および助言を行う

(4) 学生ボランティアへの支援
・学生がボランティア活動に参加しやすいような環境づくりをするよう，大学等に対し要請する

〔文献1）より引用〕

救急医療情報システムデータに登録され，国や地方行政が実施する災害対応整備状況にかかわるサーベイランスの対象となる。

一方，災害拠点病院に指定されていない国立大学病院においては，地域の災害医療体制への参画は都道府県単位での取り組みに任せられている。たとえば，自治体独自に災害拠点支援病院として当該国立大学病院を指定し，地域災害医療救護計画においてその責務を定めている都道府県も存在する。しかしながら，こうした指定のない国立大学病院のなかには地方自治体や厚生労働省からの災害医療にかかわる情報提供を受けていない施設も存在している。

2. DMAT整備

2007（平成19）年7月に発生した新潟県中越沖地震では6つの国立大学病院のDMATが現地での救護活動を実施した。この間，国立大学病院におけるDMAT整備は進展し，日本DMAT活動要領では国立大学病院を統括する文部科学省の役割として，「通常時におけるDMAT運用に関わる計画を事前に策定すること，発災時における被災都道府県からの要請に応じてDMATを派遣すること」となっている。一方，文部科学省防災業務計画においては「国立大学病院に対し，迅速かつ円滑な被災地域への医療チームの派遣に協力するよう要請する」がこの部分に符合する[1]。DMAT指定医療機関となったことにより，災害拠点病院に指定されていない国立大学病院にも厚生労働省や地方自治体からの災害医療にかかわる情報が提供されるようになった。ただし，地域の災害医療救護計画においては，災害拠点病院に指定されていない国立大学病院の役割はDMATの派遣にとどまっており，重症患者の受け入れについては明記されていない施設も存在する。

3. 災害時医療対応における国立大学病院の役割と課題

国立大学病院のほとんどはDMAT指定医療機関として位置づけられているものの，患者を受け入れる災害拠点病院として指定されている施設は半数以下である。一方，ハード面（設備，医療資機材），ソフト面（人材）の両方で，災害拠点病院以外の国立大学病院も災害拠点病院と同等の機能を有している施設は数多い。したがって，大災害など膨大な医療資源を必要とする緊急時には国立大学病院も重症患者の受け入れ医療機関としての役割を担うべきであると考える。

2004（平成16）年に国立大学が法人化され，さらに2007（平成19）年の総務省からの「国立大学法人等に対する寄附金の支出等に関する取扱いについて」の通知（19年通知）により地方財政再建促進特別措置法の縛りを受けなくなった。これにより国立大学の独自性が確保され，財政面での地方自治体との連携も強化されることとなったが，同時に国立大学病院による災害医療救護体制への参画が当該施設の自主性に大きく依存しうることにもなった。

表X-10-7　国立大学病院による東日本大震災への医療支援活動

（平成24年9月30日現在）

期間	大学数（大学）	チーム数（チーム）	延べ人数（名）	医師	看護師等
DMAT出勤 平成23年3月11日～12日	31	52	257	105	152
各国立大学独自医療支援チームの派遣 平成23年3月～（一部継続中，被ばく医療含む）	41	868	2,453	1,154	1,299
国立大学附属病院リレー方式による医療支援 平成23年4月～7月	13	64	320	108	212
こころのケアチームの派遣 平成23年4月～（継続中）	32	283	574	355	219
国公私立大学病院共同医療支援 （国立大学病院の実績のみを記載） 平成23年9月～（継続中）	41	162	176	176	0

国立大学病院はその医療資源を最大限に生かして，災害時に重症患者を受け入れる体制を整備しておく必要がある。

一方，管轄省庁が異なることから，災害拠点病院に指定されていない国立大学病院の医療機関情報は広域災害救急医療情報システムデータの枠外にあり，国の災害医療情報ネットワークや地域の災害拠点病院連絡会等での情報共有において支障をきたす可能性がある。結果として広域搬送が必要な大災害時に重症患者の受け入れ医療機関としての医療資源が有効活用されない事態が懸念される。したがって，当該都道府県は災害医療救護計画においてしかるべく基準を満たす国立大学病院を災害拠点病院あるいはそれに準じる施設として積極的に組み入れ，災害医療システムのなかでその役割を明確にしておくべきである。また，厚生労働省，文部科学省は国立大学病院の施設基準など災害医療体制にかかわる基本情報を共有化しておく必要がある。

4 東日本大震災での対応

被災地における医療を支援するため，全国の大学病院からDMATが派遣され，最大時（2011〔平成23〕年3月13日）には，57大学から346人名（医師133人，看護師137人，業務調整員76人）が被災地で医療活動に従事した。国立大学病院からは，DMATとしての活動が終了したあとも，1,429チーム　延べ3,780人（医師1,898人，看護師1,882人）が被災地における医療支援活動に従事しており，これらの支援活動の一部は，現在も継続して行われている（表X-10-7）。

被災地内の国立大学病院としての東北大学病院の活動は，称賛に値する。電気，水道，ガス，エレベーターなどの病院機能を維持するための重要なインフラが使えなくなるなか，質・量ともきわめて適切な災害医療提供ならびに支援が展開された（図X-10-16）。病院長の強いリーダーシップのもと，「震災の最前線になる」「すべての医師は，総合医として活動してほしい」「転院要請には無条件で最大限に対応せよ」「最前線の病院を絶対に疲弊させるな」というきわめて明確な方針が打ち出され，全職員が協力的に対応した。外来診療・定時手術をはじめ，すべての通常診療を中止し，診療機能を震災で発生した医療ニーズのみに振り分け，対応した。通常診療の再開は3月28日となっている。全病院をあげて空床を確保し，宮城県沿岸の被災地域の病院から，連日50人から120人の新規入院患者を受け入れた。震災発生から4月10日までの総入院数は1,067人にのぼった。一方，被災地域の病院への医療チーム派遣も積極的に実施し，すべての診療科から延べ1,568人の医師を派遣している。東北大学病院の震災対応の総括において，「大学病院としての災害急性期における役割」として，

①医療圏を越えた災害医療拠点として機能する

X わが国の災害対応体制

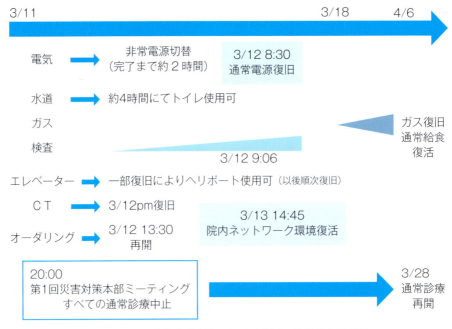

図X-10-16　東北大学病院における復旧・復興状況の推移

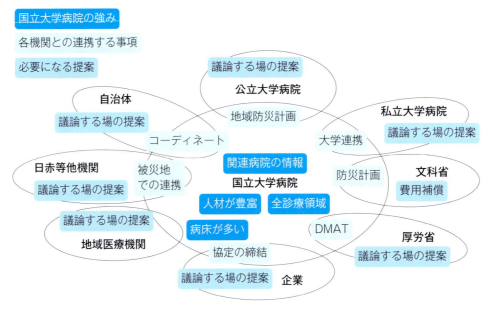

図X-10-17　国立大学病院と各機関との協力関係

②被災地広域の生きた情報をダイレクトに入手する
③被災最前線の医療施設に対する広域後方支援施設として機能する
④災害医療を支える人を派遣・提供する

とまとめられている。

5　国立大学病院の災害対応に関する新規事業

　国立大学附属病院長会議では，東日本大震災での経験を受け，災害対策常置委員会に「論点整理プロジェクトチーム」を設置し，国立大学病院の今後のあり方について検討した。その報告書では，国立大

学病院の特徴として，
①社会的要求度は，きわめて高い
②人材が豊富である
③診療科が揃っている
④病床が多く，建物の耐震補強も進んでいる
⑤協力関係（行政機関，関連病院，大学病院間など）がある（図X-10-17）

をあげ，「時系列および被災した側・支援する側という立場」「ネットワークと国立大学病院の役割」「備えるという視点」の3点から，論点整理が行われた。それらの検討の結果，国立大学附属病院長会議の枠組みのなかで，以下のような新しい事業が開始されている。

1. 国立大学附属病院災害対策相互訪問事業

以下のような効果を期待して，2013（平成25）年4月より国立大学病院間の相互訪問事業が開始されている。
①国立大学病院全体での災害対策能力の底上げを行う
②災害対策について，国立大学病院間の格差をなくし，標準化を行う
③各国立大学病院の災害対策意識の向上，情報の蓄積および共有を図る
④災害発生時の継続的な医療提供を可能にする
⑤国立大学病院＝災害に強い，という体制を構築する
⑥各ブロック特有の災害対策をブロックごとに検討し対策を行い，情報の共有を図る
⑦地方公共団体との連絡体制を構築し，地域の安全対策など社会貢献につなげる
⑧将来的には，災害対策のチェック体制を構築する

この事業は，従来から行われていた「院内感染対策」や「医療安全対策」の相互訪問事業と同様の方法で実施されており，今後，効果が期待されている。

2. 大学病院災害管理技能者（UDME）養成研修

国立大学附属病院長会議災害対策常置委員会が主催する新しい災害医療研修で，2015（平成27）年度より開催開始となる。対象は，「大学病院の災害対応に従事する，医師1名，看護師1名，薬剤師1名，事務1名の4名」を原則とするチームであり，災害発生時，大学病院がその社会的責務を果たすために，大学病院の職員を対象に，大学病院災害管理技能者（University Hospital Disaster Management Expert；UDME）を養成する。UDMEは，大学病院災害対策委員会のコアメンバーとして，大学病院において災害対応計画策定に関与し，平時から災害資機材の管理・整備に従事し，訓練を実施する際，大学病院職員を指導・教育する。また，実災害時には率先して活動する医療者として活躍することが期待される。研修修了者には，国立大学附属病院長会議が発行するUDME隊員証が付与される。この研修会の企画運営は，2014（平成26）年度に発足の国立大学附属病院長会議DMAT部会が担当する。

■ 文　献

1) 文部科学省：文部科学省防災業務計画．
2) 文部科学省：平成22年度 文部科学白書 要旨 東日本大震災への対応．2011．
3) 国立大学附属病院長会議常置委員会災害対策ワーキンググループ論点整理プロジェクトチーム報告書．2012年4月．
4) 国立大学附属病院長会議常置委員会災害対策ワーキンググループ報告書．2013年3月．

Disaster
Medical
Assistance
Team

Appendix

広域医療搬送計画と
東日本大震災における
DMAT活動事例

Appendix — 広域医療搬送計画と東日本大震災におけるDMAT活動事例

1 広域医療搬送計画の概要

本項では東日本大震災発生時における広域医療搬送計画について概説する。今後, 南海トラフ巨大地震を想定した見直しが行われる予定である。

1 広域医療搬送計画に関する検討

1995（平成7）年1月の阪神・淡路大震災においては, 被災地外の医療機関へ迅速に搬送し治療すれば救命可能であったと考えられる死者が約500人いたとの研究報告[1]がされており,

- 被災地の医療機能が低下するなか, 迅速な対応を要する患者の搬送活動が十分に行われなかったこと
- 患者搬送にあたってもっとも威力を発揮するヘリコプターが, 震災直後には活用されなかったこと（発災初日は1件）

などの反省から, 1人でも多くの患者を救うため, 広域的な緊急医療に関して各種の検討が行われてきている。1998（平成10）年8月の中央防災会議の主事会議において, 南関東地域で大規模な地震が発生した場合, 広域的な医療搬送活動をどのように行うべきかについて基本的な考え方の検討が行われていた。その後, 発生の切迫性が高いと考えられている東海地震対策に関して, 2001（平成13）年に中央防災会議に設置された「東海地震対策専門調査会」から2005（平成15）年3月に東海地震の被害想定が公表された。この被害想定に基づき, 東海地震発生時の広域医療搬送についての検討が本格的に内閣府（防災担当）などで開始された。これと同時期に, 厚生労働省医療技術評価総合研究事業の平成15年度からの分担研究[1]において, 広域医療搬送計画検討のなかで生じていた搬送患者の適応疾患と優先順位, 航空機内での患者搬送環境・搬送設備などの課題について研究が行われた。この研究結果も参考に東海地震に関する広域医療搬送計画が検討され,

2004（平成16）年6月29日の中央防災会議幹事会において初めて「『東海地震応急対策活動要領』に基づく具体的な活動内容に係る計画」[2]の申し合わせがなされ, 東海地震（予知型）発生時の広域医療搬送拠点, 派遣する救護班の規模と参集場所, 広域医療搬送目標患者数, 患者搬送先などの具体的な計画が策定された。その後も検討が続けられ, 2004年6月の予知型のみの計画も含め大幅な見直しを行い, 2006（平成18）年4月21日に東海地震の予知型・突発型両方に関する計画が決定されている。

2 広域医療搬送計画の作成状況

現在までに広域医療搬送を実施することを想定して事前に計画が作成された大規模地震は, 以下の3つである。

①東海地震（予知型・突発型）
②東南海・南海地震
③首都直下地震

長期的かつ総合的な視点から防災上必要な諸施策の基本について, 国・地方公共団体・指定公共機関等におけるおのおのの役割などは中央防災会議において「防災基本計画」の震災対策編に定められているが, 東海地震など各地震対策を推進するにあたって必要な対策の進め方を具体的に定めるために地震ごとに策定されている計画を, 東海地震を例として以下に示す。

> ①「東海地震対策大綱」[3]
> 　予防から, 応急, 復旧復興までの対策のマスタープラン
> ②「東海地震応急対策活動要領」[4]
> 　大綱のマスタープランのうち, 地震発生時の応急対策について, 国の広域的活動における各省庁の役割分担, 手続内容等を具体化した計画

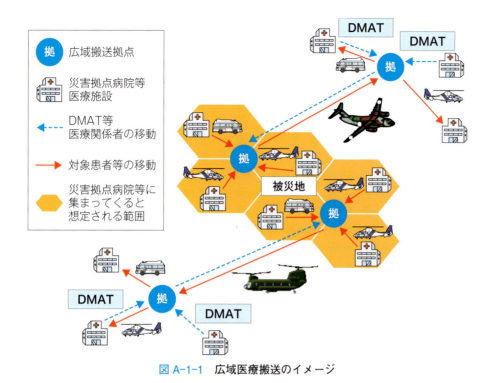

図 A-1-1　広域医療搬送のイメージ

③「東海地震応急対策活動要領」に基づく具体的な活動内容に係る計画[5]
活動要領の内容の一部（救助活動・消火活動,医療活動,物資調達,輸送活動などに係る計画）についてさらに具体的に数値等の目標値を定めた計画

この③のなかの「2. 医療活動にかかる計画」の「2.1 広域医療搬送」において,東海地震が発生した場合に,どれぐらいの対象患者を被災地内から被災地外へどのように後方搬送すべきか,あらかじめ目標を定めた計画が記載されている。東海地震の場合は地震発生を予知できる可能性があるため,警戒宣言が発せられ地震発生までに準備行動が終了していること（東海地震が予知できた場合）を前提とする「(3) 予知型における広域医療搬送計画」と,警戒宣言が発せられず突発的に地震が発生した場合の「(4) 突発型における広域医療搬送計画」の2種類がある。東南海・南海地震,首都直下地震については,突発型の計画のみ作成されている。

3　広域医療搬送の概要

広域医療搬送は,以下のような流れで行われることを想定している（図 A-1-1）。

(1) 地震発生後すみやかに広域医療搬送活動に従事するDMAT等が被災地外の拠点に参集し,航空機などにより被災地内の航空搬送拠点へ移動
(2) 被災地内の航空搬送拠点へ派遣されたDMAT等は,拠点内に患者を一時収容する航空搬送拠点臨時医療施設（SCU）の設置・運営を補助するとともに,一部のDMAT等は被災地の都道府県が調整したヘリコプターなどで被災地内の災害拠点病院等へ移動し,広域医療搬送対象患者を選出して被災地内広域搬送拠点まで搬送
(3) 搬送した患者をSCUへ収容し,広域搬送の順位決定および必要な追加医療処置を実施
(4) 搬送順位に従って,自衛隊のC-1,C-130輸送機（最大8人の患者を搬送可能）,CH-47大型回転翼機（最大4人の患者を搬送可能）などで被災地外の航空搬送拠点へ搬送
(5) 被災地外の航空搬送拠点から,救急車などにより被災地外の医療機関へ搬送して治療

4　東海地震が発生した場合の広域医療搬送計画

東海地震が予知されて,警戒宣言が発せられ地震発生までに準備行動が終了している場合（予知型）の広域医療搬送計画では,全国のDMATを被災地

に派遣し，地震発生後 72 時間以内に 629 人の広域医療搬送対象患者（頭・胸・腹部などに中等度以上の外傷，圧挫〔クラッシュ〕症候群，全身に中等度以上の熱傷がある患者）を自衛隊機などで被災地外の医療機関に搬送することを想定している．

これに対して，東海地震が突然発生した場合（突発型）の国による広域医療搬送計画では，地震発生後 72 時間以内に 516 人の広域医療搬送対象患者を被災地外の医療機関に搬送することを想定している．

この対象患者数の違いは，予知型の場合は事前の準備行動がされているため，8 時間以内に救命処置が必要な患者の搬送が可能であるという前提で計画が作成されているが，突発型の場合は事前の準備がされていないため，8 時間以内に救命処置が必要な患者の広域医療搬送ができないと考えられているためである．東南海・南海地震，首都直下地震の場合は突発型の地震となるため，東海地震の突発型と同様に 8 時間以内に救命処置が必要な患者の搬送はできないと考えられている．また，広域医療搬送対象患者数の推計は阪神・淡路大震災時の研究報告をもとに算出されており，実際に地震が発生した場合に必ずしも推計された対象患者数が発生するとは限らず，対象患者数の推計数よりも多い場合も少ない場合もありうることに注意が必要である．

広域医療搬送の検討経緯・訓練実施状況などに関しては，内閣府防災情報のウェブサイト[6]の「災害応急対策」の「広域医療搬送」に詳細が掲載されているので，そちらを参照されたい．

5 今後の課題

東海地震，東南海・南海地震，首都直下地震発生時の国レベルでの計画は作成されているが，実際に地震が発生したときに DMAT 等の医療関係者と救出救助活動を行う消防・警察関係者，自衛隊との連携をどのように行うのか，被災地内の地方公共団体等関係機関と災害拠点病院等の医療機関の情報伝達・患者の搬送方法の調整をどのように行うのかなど，実施のために解決しなくてはならない課題が残っている．

■文　献

1) 大友康裕：広域搬送患者の適応疾患と優先順位．平成 15 年度厚生労働科学研究費補助金（医療技術評価総合研究事業）災害時における広域緊急医療のあり方に関する研究平成 15 年度報告書．2004，p13．
2) 中央防災会議幹事会（申し合わせ）：「東海地震応急対策活動要領」に基づく具体的な活動内容に係る計画．平成 16 年 6 月 29 日．
3) 中央防災会議：東海地震対策大綱．平成 15 年 5 月 29 日．
4) 中央防災会議：東海地震応急対策活動要領．平成 18 年 4 月修正．
5) 中央防災会議幹事会（申し合わせ）：「東海地震応急対策活動要領」に基づく具体的な活動内容に係る計画．平成 18 年 4 月 21 日修正．
6) 内閣府防災情報ウェブサイト．
http://www.bousai.go.jp/

Appendix ── 広域医療搬送計画と東日本大震災におけるDMAT活動事例

2 東日本大震災（2011年）

1 災害の概要

2011年3月11日（金）14時46分，三陸沖を震源とするM9.0の地震が起こった。宮城県北部で震度7を計測したのを最高に，東北沿岸部全域に強い揺れを生じさせ，数十分後には大津波を引き起こした。これまでいわれてきた被害想定を大きく上回る死者（15,889人）・行方不明者（2,597人）を出す未曾有の災害となった（2014〔平成26〕年11月10日警察庁発表，表A-2-1）。

現在のわが国における急性期災害医療体制は，本書で述べているように，阪神・淡路大震災の教訓に基づき構築された。その柱を成すものは，災害拠点病院，DMAT（災害派遣医療チーム），EMIS（広域災害救急医療情報システム），広域医療搬送計画の4本柱である。東日本大震災は，16年かけて築き上げてきたこの急性期災害医療体制がくしくも試される結果ともなった。

2 活動概要

東日本大震災において，DMATは岩手県，宮城県，福島県，茨城県において活動した。活動人員は，47全都道府県から，383チーム，1,852名であった。このうち，自衛隊機により，9フライトにて82チーム，408人の隊員が空路で投入された。活動期間は，3月11日〜3月22日の12日間であった。活動内容は，調整本部等の本部運営，病院支援，域内搬送，広域医療搬送，病院入院患者避難搬送であった（図A-2-1，写真A-2-1）。

本部活動としては，災害医療センターのDMAT事務局の運営，さらに4カ所の県庁に調整本部，4カ所の参集拠点に活動拠点本部，3カ所のSCU本部，5カ所の域外拠点本部を設置し，活動した（図

表A-2-1 大震災の比較

	阪神・淡路大震災	東日本大震災
発生日	1995年1月17日	2011年3月11日
災害種別	地震	地震・津波
地震種別	直下型	海溝型
震央	淡路島北部沖 明石海峡	三陸沖
マグニチュード	7.3	9.0
被災地域	兵庫県	東日本
建物倒壊数	104,906	127,511
原子力災害	なし	あり
死者数	6,434	15,889
行方不明者数	3	2,597
負傷者数	43,792	6,152
圧死者数	3,979	667
水死者数	0	14,309

※東日本大震災の圧死者数・水死者数は2014年9月11日警察庁発表資料

A-2-2）。厚生労働省DMAT事務局は，14時50分にDMAT本部を立ち上げ，15時05分に災害調査ヘリ確保依頼，15時10分には全DMATにEMISにより待機要請，16時00分にはEMISにより全DMATへの派遣要請を行った。

発災12時間後には，EMISにより災害拠点病院の被害状況はほぼ把握された。災害拠点病院の状況は，直接入力，本部からの電話による情報確認・代行入力が行われた。沿岸部石巻から宮古にかけて空白であり，ここが主な被災地であることがわかった。その他の病院の状況は，茨城県，福島県においては拠点本部が電話により情報収集，代行入力が行われ，ほとんどの病院の情報が得られた。宮城県はEMISに加入しておらず，拠点病院以外の代行入力も不可能であった。岩手県は情報収集要員を確保できず，病院被災状況の把握ができなかった。このように，

Appendix　広域医療搬送計画と東日本大震災におけるDMAT活動事例

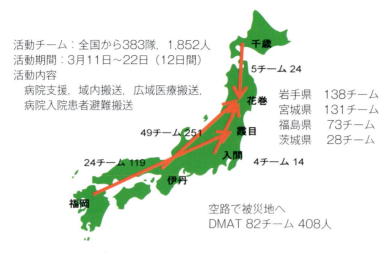

図 A-2-1　東日本大震災における DMAT 活動概要

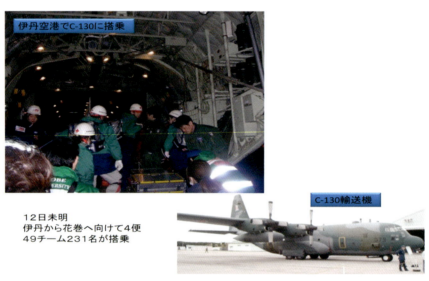

写真 A-2-1　伊丹から花巻への DMAT 派遣

1日目の時点で，EMISで災害拠点病院の状況を把握，共有はできたが，その他の病院については，県によりばらつきがあった。

　DMATの活動は，発災当日3月11日においては，岩手，宮城においては参集拠点（岩手医科大学，国立病院機構仙台医療センター）へ参集している。福島においては，参集拠点（福島県立医科大学）に参集，南相馬，いわきの病院支援を始めている。茨城においては，参集拠点（筑波メディカルセンター）への参集，倒壊のおそれのあった水戸協同病院の病院避難活動が行われた。域外については，伊丹，千歳において受け入れの準備が開始された（図A-2-3）。

　3月12日には，岩手県では，花巻空港に空路参集のDMATが到着した。沿岸部へできるだけ多くのDMATを派遣するという方針のもと，陸路，空路による沿岸部へのDMAT派遣，病院支援活動が行われた。花巻空港においては，SCUが設置され，沿岸部の病院から花巻空港への域内搬送，花巻空港からの千歳空港への広域医療搬送が行われた。宮城県では，参集拠点（国立病院機構仙台医療センター）に参集後，仙台市内の病院支援，現場活動，霞目基地におけるSCUの設置を行った。霞目基地においては，沿岸部からの搬送患者を受け入れ，仙台市内への搬送を行った。福島県においては，南相馬，いわきの病院支援活動が継続された。また，福島空港に空路参集のDMATが到着し，SCUを設置した。石巻赤十字病院から福島空港までの域内搬送，福島

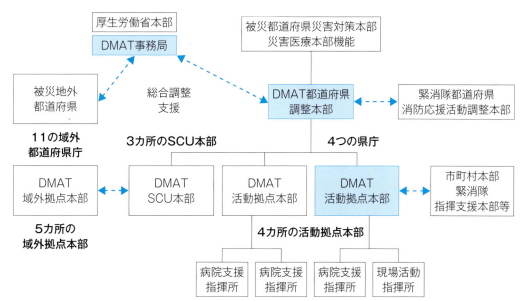

多くの統括DMAT登録者により，指揮系統を確立
DMAT事務局は，3カ所の県庁，2カ所の活動拠点本部に関与
11人の参与の補助を得て何とか対応した

図 A-2-2　DMAT の指揮系統

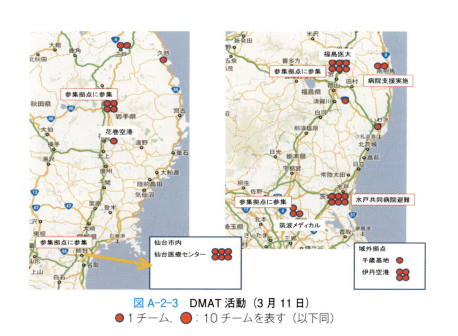

図 A-2-3　DMAT 活動（3月11日）
●1チーム，●：10チームを表す（以下同）

空港から羽田空港への広域医療搬送が行われた。茨城県においては，水戸協同病院の避難活動が午前中まで続いた。さらに北茨城の病院においても避難が必要であることがわかり，北茨城においても病院避難の活動が実施された。域外については，千歳，入間，羽田，伊丹，福岡の各空港で受け入れの準備が行われ，千歳，羽田では広域医療搬送患者の受け入れが行われた（図 A-2-4, 5）。

3月13日には，岩手県においては，沿岸部の支援を継続した。しかし，空路参集したDMATは移動手段の問題もあり，沿岸部へ多く投入することが困難であった。そこで，沿岸部の医療機関の負担軽減とDMATの有効活用を考え，沿岸部からの航空搬送患者は広域医療搬送基準の有無にかかわらず，花巻空港に搬送することとした。沿岸部の病院から花巻空港への域内搬送，花巻空港から羽田空港への広域医療搬送が行われた。宮城県においては，仙台市内での活動を継続するとともに，全災害拠点病院

Appendix 広域医療搬送計画と東日本大震災におけるDMAT活動事例

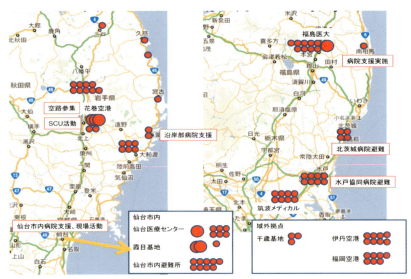

図 A-2-4　DMAT 活動（3月12日9時）

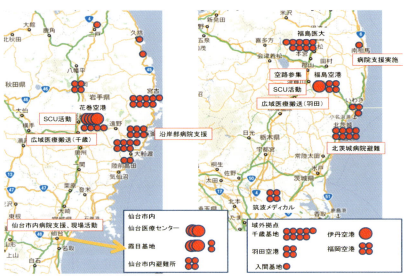

図 A-2-5　DMAT 活動（3月12日15時）

へDMATを派遣し，情報確認をするとともに，被害の大きい石巻赤十字病院に集中してDMATを派遣した．石巻地域においては，石巻市立病院の孤立が判明し，一部の患者の搬送が始まった．福島県においては，南相馬，いわきへの病院支援は終息してきたが，20km圏内から避難してきた入院患者への対応が行われた．茨城県での活動は終息に向かった．域外では，千歳，羽田，福岡の各空港で受け入れの準備が行われ，羽田では広域医療搬送患者の受け入れが行われた（図A-2-6, 7）．

3月14日には，岩手県においては，前日同様の活動が行われた．沿岸部の病院から花巻空港への域内搬送，花巻空港から秋田空港への広域医療搬送が行われた．宮城県においては，仙台市内での活動を継続するとともに，石巻市立病院からの病院避難が行われた．福島県においては，福島空港でのSCU活動が終了した（図A-2-8, 9）．

3月15日には，岩手県においては，まだまだ救護班の数が不足していたため，DMATの追加派遣が行われ，当面は沿岸部の病院支援をDMATが行うこととなった．また，沿岸部の病院から花巻空港への域内搬送，花巻空港から秋田空港への広域医療搬送が行われた．宮城県，福島県においては，DMAT活動が終息となった（図A-2-10）．

その後，宮城県においては，3月16日に全活動を終了したが，岩手県においては，19日まで活動

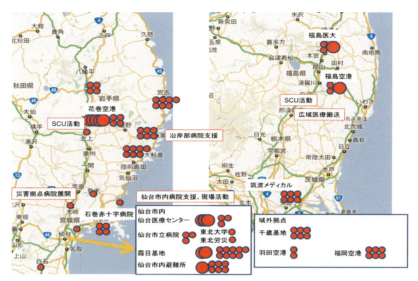

図 A-2-6　DMAT 活動（3 月 13 日 9 時）

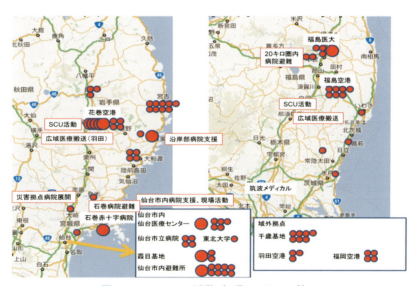

図 A-2-7　DMAT 活動（3 月 13 日 15 時）

を継続した．また福島県においては，18 日に病院避難活動のために DMAT が再度招集され，22 日まで活動した．

　本災害においては，ドクターヘリの活用も大きな特色であった．計 16 機出動し，140 人以上の患者搬送を実施した．DMAT ヘリ拠点として，南部ヘリ拠点を福島県立医科大学（統括：日本医科大学千葉北総病院）におき，ドクターヘリ 8 機を運用した．北部のヘリ拠点を花巻空港（統括：前橋赤十字病院，愛知医科大学）におき，ドクターヘリ 7 機，調査ヘリ 4 機の運用を行った．

　広域医療搬送としては，C-1 計 5 機により 3 月 12 日～15 日にかけて，19 人の搬送を実施した（図 A-2-11）．花巻空港の SCU においては，沿岸部からの航空搬送の患者 136 人を受け入れた．16 人は広域医療搬送を行ったが，120 人に関しては岩手県内陸部の病院に収容した（図 A-2-12，写真 A-2-2）．

　本災害では，急性期の重症外傷は多くはなかった．しかし，病院が孤立し，入院患者の救命のための搬送が問題となった．岩手県の山田病院，宮城県の石巻市立病院，福島県の東京電力福島第一原子力発電所から 30km 圏内の病院，茨城県の水戸協同病院や北茨城病院などからの搬送を実施した．

　石巻市立病院は，津波被害により孤立し，入院診療継続が限界となった．そこで，3 月 13 日～14 日に 160 人の患者を，石巻市立病院から石巻運動公園まではドクターヘリ等の小型のヘリで，石巻運動公園から霞目基地までは自衛隊 CH-47 で搬送し，霞

Appendix 広域医療搬送計画と東日本大震災における DMAT 活動事例

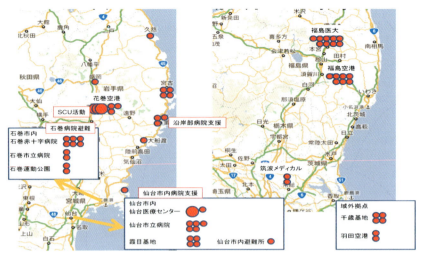

図 A-2-8　DMAT 活動（3 月 14 日 9 時）

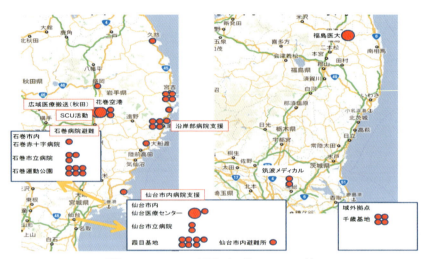

図 A-2-9　DMAT 活動（3 月 14 日 15 時）

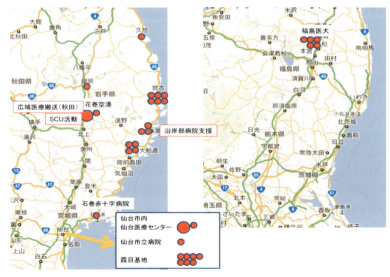

図 A-2-10　DMAT 活動（3 月 15 日 9 時）

2 東日本大震災（2011年）

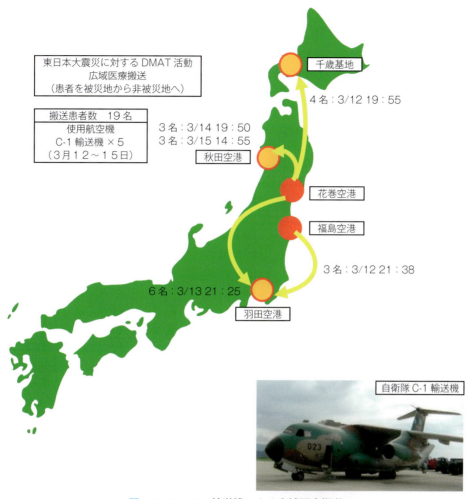

図 A-2-11　C-1 輸送機による広域医療搬送

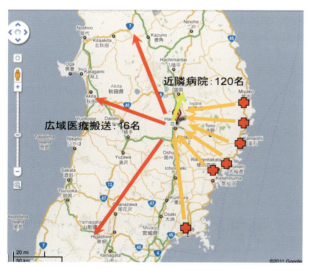

図 A-2-12　花巻 SCU 活動（1）

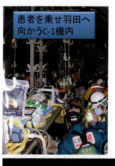
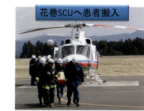
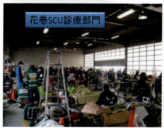
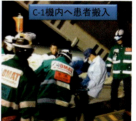

写真 A-2-2　花巻 SCU 活動（2）

目基地から仙台市内の病院へ搬送した。（図 A-2-13）

福島においては，3月15日に政府は，半径20～30km 圏内に屋内退避指示を出した。その結果，す べての物資の流通は止まり，救助者の立ち入りも少なくなり，この地域は，町としての機能を失った。それに伴い，病院も入院診療継続困難となった。そこで，3月17日に DMAT を再度要請し，翌3月

319

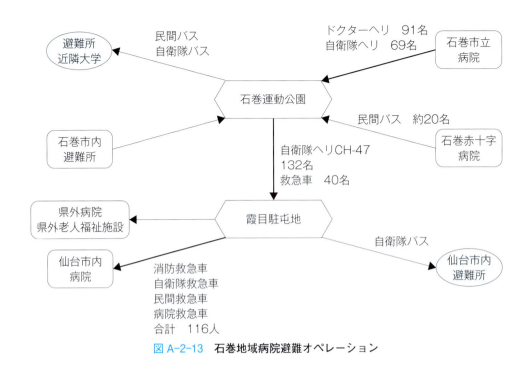

図 A-2-13　石巻地域病院避難オペレーション

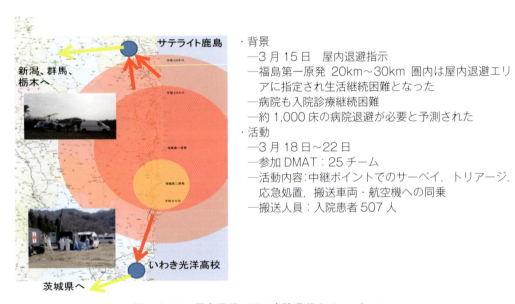

図 A-2-14　屋内退避エリア病院退避オペレーション

18日からこの入院患者移送のための医療搬送を開始した．搬送は，中継地点を設け，そこまでは自衛隊の搬送手段で搬送された．中継地点においては，放射線のサーベイチームによりサーベイが行われ，その後，DMATによりトリアージ，応急処置，搬送車両・航空機への同乗が行われた．搬送は，3月18日〜22日にかけて行われた．最終的に，入院患者507人を搬送したが，搬送中の死亡は防ぐことができた（図 A-2-14）．

3　東日本大震災後の課題と対応策

　東日本大震災では，DMATは383チーム，1,800人を超える隊員が迅速に参集し活動した．指揮命令系統においては，国，県庁，現場まで統括DMATが入り指揮をとった．急性期の情報システムも機能し，DMATの初動はほぼ計画どおり実施されたといってよい．津波災害の特徴で救命医療を要する外傷患者の医療ニーズは少なかったが，わが国で初め

表 A-2-2　DMAT の課題と対応策

- ・活動内容：慢性疾患への対応が必要であった
  - →外傷だけでなく内科疾患へ対応
- ・活動期間：医療救護班への引継ぎにギャップが生じた
  - →活動期間の延長，二次隊・三次隊の派遣を考慮
- ・通信機器：インターネット接続が不可能な隊があった
  - →全隊インターネットに接続できる衛星携帯電話を整備
- ・指揮調整機能：統括 DMAT の交代要員，サポート要員がいなかった
  - →人材の育成も含めて本部機能の強化
- ・ロジスティクス：DMAT を後方支援するロジスティクスがなかった
  - →ロジスティクス専門チームの創設，備蓄拠点の設置
- ・広域医療搬送：広域医療搬送計画がなかったため，調整に時間を要した
  - →全都道府県で SCU を設置，SCU 協力病院を指定

〔災害医療等のあり方に関する検討会報告書．より抜粋〕

ての広域医療搬送が行われたことも意義があった。また急性期の医療ニーズが少なかった一方で，発災後3〜7日に病院入院患者の避難等さまざまな医療ニーズがあったが，このような医療ニーズに対してもDMATは柔軟に対応し貢献した。その一方で，今回の活動を通してさまざまな新しい課題も明らかとなった。DMATを中心とする急性期の災害医療対応に関しては，厚生労働省，学会レベルなどさまざまなところで検証された。その中心となるものは，「災害医療等のあり方に関する検討会」（厚生労働省）において報告されたものである（表 A-2-2）。

4　DMAT に関する課題と対応

　DMATの運用，ロジスティクスに関しては，東日本大震災においては津波特有の疾病構造であったため，DMATが慢性疾患への対応が不十分であったという課題，およびDMATと一般医療救護班の引き継ぎに，時間的・空間的に医療空白（ギャップ）が生じて，そこに新たな防ぎえた災害死が発生した可能性があるという課題が指摘された。これらの課題に対して，本部機能の強化の方法，亜急性期への円滑な引き継ぎの方法が練られた。また，活動内容，活動期間の見直しを行い，DMAT 活動要領の改定を行った。活動期間に関しては，1チームは移動時間を除いて概ね48時間を基本とし，災害の規模によっては，医療救護班と十分に引き継ぎができるまで（1週間程度）とし，必要なら二次隊，三次隊を追加派遣することになった。

　ロジスティクスに関しては，東日本大震災においては陸路で入ったDMATがガソリン不足で活動を制限されたり，空路で入ったDMATが移動手段がなく活動を制限されたなどの課題があった。また，食料，医療資機材の枯渇はDMAT全体の問題であった。十分な後方支援があればもっと効果的な活動ができたという指摘があった。この課題を解決するためには，チームに属さないロジスティクス専門のチーム，および備蓄拠点が必要である。ロジスティクス隊員の養成研修のカリキュラムの開発，民間業者との提携を含む調達・運搬の体制整備を準備することが対応策としてあがった。

　通信インフラの整備も課題としてあがった。通信インフラの強化に関しては，すべてのDMATがPCにつなげられる衛星携帯電話の携帯が推奨され，すでに整備が始まっている。EMISに精通した人材育成においても今後研修会などで進めていく方針である。EMISの他組織への拡大は，セキュリティーの問題もあるが，まずは中央防災情報システムへのリンクを考えたい。そして今後，よりDMAT本部活動の支援ツールへと進化させるべく，情報共有が十分とはいえない内閣府，内閣官房，消防，自衛隊（防衛省）などとEMIS情報の共有化を推進していくこととなった。

　広域医療搬送に関しては，東日本大震災で初めて，搬送患者数は少ないが実施されたことには意義がある。しかし，最初の飛行が29時間後と遅れた理由は，そもそも広域医療搬送計画がなかったことにも起因する。わが国が災害多発国であることを考慮すれば，災害はどこの県でも起こりうることである。「災害医療等のあり方に関する検討会」報告書でも，全都道府県においてSCU（航空搬送拠点臨時医療施設）の設置空港を決め，近隣の協力病院を定めるよう推奨しており，いかなるパターンの広域医療搬送が必要となっても，それに対応できる準備をすることが重要であるとしている。

　消防と医療の連携に関しては，東日本大震災の検証の結果，二次医療圏レベルでの連携が十分でなかったことが指摘された。連携が不十分となった1つの原因として，二次医療圏レベルの指揮命令系統

の調整・連携がなされなかったことがあげられた。今後は，二次医療圏レベルでも統括DMAT登録者（DMATリーダー）を配することにより，消防との連携を強化する方針である。

とくに「災害医療等のあり方に関する検討会」報告書でも指摘しているが，今回の震災においては，DMATと医療救護班の引き継ぎで空間的・時間的に医療空白（ギャップ）が生じ，そこに新たな防ぎえた災害死が発生した可能性がある。この課題を解決するためには，さまざまな医療機関を調整する必要がある。「災害医療等のあり方に関する検討会」報告書においては，県レベルでは県の災害対策本部内に派遣調整本部を設置，二次医療圏レベルでは地域災害医療対策会議を設置し，その働きを担うということになった。しかし，これらを機能させるためには平時からの準備が必要となる。派遣調整本部および地域災害医療対策会議の設置基準，具体的な作業内容を策定することになるが，正にそこには関係機関の連携が不可欠となる。

*

東日本大震災において行われた急性期災害医療を，阪神・淡路大震災時と比較すると，被災地入りしたDMATの数だけをみても，隔世の感をもって進歩したといえ，これまでの対策の方向性が間違っていなかったことが証明された。しかしながら，東日本大震災の地震津波災害においては，阪神・淡路大震災に認められなかったさまざまな医療ニーズが出現し，そのなかにはそれまで課題としてあがっていなかった事項もあった。東海・東南海・南海地震が連動した場合は，東日本大震災と同じ医療ニーズが生じると考えられ，これまでやってきた阪神・淡路大震災タイプ（直下地震）の対応を踏襲しつつ，さらに東日本大震災の反省・教訓を生かした災害医療体制を構築する必要がある。わが国の災害医療は阪神・淡路大震災の教訓をもとに大きく変わった。本震災においてもこれらの新しい課題を十分に掘り下げ，次につながる変革を行わなければならない。

■ 文　献

1) 小井土雄一（主任研究者）：厚生労働科学研究費補助金（健康安全・危機管理対策総合研究事業）自然災害による広域災害時における効果的な初動期医療の確保及び改善に関する研究報告書．2011.
2) 小井土雄一（主任研究者）：厚生労働科学研究費補助金（厚生労働科学特別研究事業）東日本大震災急性期における医療対応と今後の災害急性期の医療提供体制に関する調査研究報告書．2011.
3) 小井土雄一，近藤久禎，他：東日本大震災におけるDMAT活動の今後の研究の方向性．保健医療科学 2011；60：495-501.
4) 近藤久禎，島田二郎，他：東京電力福島第一原子力発電事故に対するDMAT活動と課題．保健医療科学 2011；60：502-509.
5) 厚生労働省：災害医療等のあり方に関する検討会報告書．2011.
www.mhlw.go.jp/stf/shingi/2r9852000001tf5g-att/2r9852000001tf6x.pdf

Appendix — 広域医療搬送計画と東日本大震災における DMAT 活動事例

3 東日本大震災における透析療法患者の広域医療搬送

　2011（平成23）年3月11日の東日本大震災で被災した宮城県の透析患者80人が，2日間にわたり航空自衛隊松島基地より自衛隊機を使用し航空自衛隊千歳基地に搬送された．その後，筆者らが札幌市および近郊の24の医療機関に被災透析患者を搬送し収容した．航空機を使用し多数の被災透析患者を同時に遠距離避難させたケースはわが国初であり，そのために筆者らがどのように行動し北海道に避難誘導できたか，その被災搬送透析患者の背景とこのミッションの成功および今後に残された問題点について報告する．

1 日本透析医会の災害時の対応

　日本透析医会は透析関連の災害の発生に備え「災害時透析医療対策委員会」を設置し，日本透析医会災害情報ネットワーク災害時情報伝達・集計専用ページ（一般用）ならびに会員用の[joho_ml]のホームページ（以下，HP）をもっている．東日本大震災における北海道の被災透析患者に対する支援体制は，当医会の災害情報ネットワークの活用によるところが大きい．

2 地震発生後の対応

　災害発生1時間半後には日本透析医会災害情報ネットワークより一般用のHPならびに会員用の[joho_ml]への被災状況の情報依頼が発信されたが，当日は1件の情報も発信されてこなかった．当日は大地震に加えその後の大津波の発生で被災地は壊滅的な被害を被っており，情報発信できる状況になかったことが後日判明した．

　しかしながら，被害甚大の情報を受け翌日12日（震災2日目）[joho_ml] に当医会より情報提供依頼の第1報が発信され，同時に厚生労働省への連絡ルートが構築された．また当医会 HP（一般用）へも受け入れ体制の登録依頼が発信された．翌13日（震災3日目），「北海道は北海道透析医会，北海道透析療法学会，札幌市透析医会の三者が一体となって対応する」旨の情報を当医会HP（一般用）連絡事項等のコメント欄に記載した．

3 北海道への搬送体制

　震災発生翌日の12日には，厚生労働省健康局疾病対策課より当会事務局に「被災地のインフラの復旧，施設の復旧が難しく厚労省としては域外搬送を考えている」との相談があり，それを受けて当医会より被災透析患者の域外搬送が考えられる旨の情報が[joho_ml]に発信された．被災地からの情報発信は震災3日目の13日の午後3時22分になり，東北大学病院血液浄化センターの担当医師より仙台地区の状況報告として「水が足りません，スタッフの疲労，ネットワーク回復等」の一報が[joho_ml]へ発信された第1号であった．このメールからも被害の甚大さがうかがわれ，当医会による「域外への搬送の必要性あり，各地区における受け入れ体制の整備を」のメール要請に従い，北海道においても大至急調査が開始され，当日夕方までに入院透析患者70人（のちに100人），外来透析患者200人の受け入れ体制を構築した．

　震災5日目の15日の午前に厚生労働省健康局疾病対策課も[joho_ml]をみて状況を把握し，日本透析医会との情報共有化の打ち合わせを行った．

　その後，宮城県の広域医療搬送は「北」を考えている旨の発信があった．さらに同夕方になり「厚生労働省健康局疾病対策課で北海道への搬送を考え準備に入った」とのメールが発信された．震災5日目で北海道への被災透析患者の広域医療搬送が決定された．

4 被災透析患者の入院透析受け入れ

　震災6日目の16日には，「宮城県から北海道への移送について，内閣府における広域医療搬送リストに提示された」とのメールが当医会に発信され，北海道でのより具体的な支援体制の詰めの指示を受けた．

　筆者らはその情報を受けて千歳空港に被災透析患者が到着したあとの患者搬送のためのバスの手配，医療機関への患者振り分け，透析機材の確保確認，北海道庁との打ち合わせなどの対策も完了した．

　他方，宮城県でも被災搬送患者のADLは自立歩行～杖歩行までの患者とし，全員入院対応で人数は100人まで，出発は3月19日を目標に準備が始まった．しかし，震災9日目の19日に内閣府と防衛省とで調整し，被災透析患者の来道は22・23日に決定された．

5 被災透析患者の搬送

　震災12日目の22日午前10時，輸送機は医療チームとともに44人（男性28人，女性16人）の被災透析患者を乗せ東北大学病院を出発し，午後12時30分に無事に千歳基地に着陸した．スタッフが機内に入り双方の名札の確認作業を開始した．名前を確認後，輸送機に横づけされた2台のバスに自衛隊員，スタッフが介助しながら患者を分乗させ千歳市に4人，恵庭市に5人，残り35人を札幌市内の9カ所の医療機関へ午後4時までに無事搬送した（写真A-3-1）．

　翌日23日に残りの36人も千歳基地に無事到着し，札幌市内の13カ所の医療機関へ搬送した．この搬送で印象に残ったのは，1日目の2台のバスに乗った被災透析患者は故郷を急に離れたことによる不安のためか，これからの療養生活への不安のためか，あるいは急性ストレス障害（acute stress disorder；ASD）によるものなのか，ほとんど言葉を発しなかった．搬送患者のなかには糖尿病患者がいるとの情報があり，全員の搬送が終了するまでには3時間以上かかるため，低血糖に備えて飴玉とチョコ

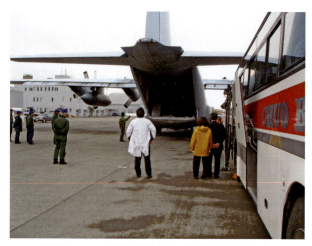

写真A-3-1　被災透析患者の搬送（千歳基地）

レートを十分に用意していた．患者にそれを勧めたところ何もいわずに食べたため空腹もあると理解した．筆者らは翌日その反省を踏まえて2日目の到着の患者分の弁当とお茶を持っていき，バス乗車後，直ちに配ったところ喜んで食べていた．しかしスタッフと会話する者はごく一部の患者だけで，その話から出発当日朝の食事はお粥だったことがわかり，被災現地の状況の厳しさを実感した．

　こうして，2日間の被災透析入院患者の搬送ミッションは無事終了した．

　透析患者搬送に際し筆者ら医療スタッフが気をつけなければならないこととして，以下のことがあげられる．①本来，透析患者（ここでは血液透析患者をさす）は週2～3回の透析を1回3～5時間は受けているが，災害時には十分な透析を受けることができない状態であり（東日本大震災でも2時間透析しか受けられなかった患者が多数いた），十分な透析を受けていても患者の状態が不良なときに出現しやすい腎不全症状の高カリウム血症，高血圧，低カルシウム血症，肺うっ血，心不全，低血圧，アシドーシスが発生しやすいために，十分な観察が必要である．また②現在では高齢かつ糖尿病由来の透析患者が多数おり，高・低血糖，転倒骨折の危険が常時あり，さらに透析患者はブラッドアクセスの観察（閉塞，感染炎症）も必要である．東日本大震災でもこうした病態に配慮した透析管理の必要があったので，来道被災透析患者は全員入院当日に短時間透析を受けた．また，受け入れ医療機関は，被災透析患者のASD状態を考慮した対処が必要である．

【質問】大災害後は生活の変化が大きく，色々な負担（ストレス）を感じることが，長く続くものです．最近1カ月間に今からお聞きするようなことはありませんでしたか？	
1. 食欲はどうですか．普段と比べて減ったり，増えたりしていますか	はい・いいえ
2. いつも疲れやすく，身体がだるいですか	はい・いいえ
3. 睡眠はどうですか．寝付けなかったり，途中で目が覚めることが多いですか	はい・いいえ
4. 災害に関する不快な夢を，見ることがありますか	はい・いいえ
5. 憂うつで気分が沈みがちですか	はい・いいえ
6. イライラしたり，怒りっぽくなっていますか	はい・いいえ
7. ささいな音や揺れに，過敏に反応してしまうことがありますか	はい・いいえ
8. 災害を思い出させるような場所や，人，話題などを避けてしまうことがありますか	はい・いいえ
9. 思い出したくないのに災害のことを思い出すことはありますか	はい・いいえ
10. 以前は楽しんでいたことが楽しめなくなっていますか	はい・いいえ
11. 何かのきっかけで，災害を思い出して気持ちが動揺することはありますか？	はい・いいえ
12. 災害についてはもう考えないようにしたり，忘れようと努力していますか	はい・いいえ

図 A-3-1　ストレススクリーニング調査表

6　被災外来透析患者受け入れ体制

東日本大震災では被災外来透析患者の来道はなかったが，外来患者の来道も十分考えられた．そのため札幌市の協力を得て「被災地からの透析患者等の受け入れ対応会議」を開催し，筆者らが要望した外来透析患者受け入れ体制について地震支援対策室（札幌市政策企画部企画課）より了承を受けた．筆者らが出した要望は以下のとおりである．

① 被災地から千歳空港に着いた患者をバスで北広島市のホテルに収容．
② ホテルで休養をとりながら筆者らの用意した循環バスで札幌市内の医療施設へ外来透析通院．
③ 非透析日に札幌市役所の各係りの職員がホテルに行き，住居について独居か家族と一緒か，仕事は希望するか，生活収入はどうなっているかなど今後の予定等を面談．
④ 上記予定が決まった患者は通院している医療機関に近い公営住宅に入居してもらう．
⑤ 入居後は各区の民生委員に対処してもらう．

この方法は，筆者らが被災患者に不安を抱かせず安心して療養してもらえると考えた「札幌モデル」と呼んでいた受け入れ体制であるが，札幌市の全面的協力により構築することができた．

7　来道被災透析患者の健康管理とストレス

来道患者80人の平均年齢は66.5歳（男66.9歳，女66.8歳）であった．来道後3週間（被災後4週間以上）が経過した時点で，環境の変化によるストレスについてのアンケート調査を行った．図 A-3-1 は心的外傷後ストレス障害（post traumatic stress disorder；PTSD）やうつ状態についてのスクリーニング調査表[1]であり，来道患者の80人全員に配布した．回答数は70人で回答率87.5％であった．判定基準に基づき分析すると，有症状者は34人で48.6％，その内訳はPTSDが25人でもっとも多く，またPTSDとうつ状態を合併していた患者は7人，うつ状態のみは2人であった（表 A-3-1〔A欄〕）．

表 A-2-1のB欄は，帰省した被災透析患者77人に同じスクリーニング表を用いて行った1年後の追跡調査結果である．回答数は62人で回答率は80.5％であった．有症状者は13人で21％と大幅に

表 A-3-1　被災透析患者のスクリーニング調査結果

回答患者数		A 欄		B 欄	
		2011年4月		2012年6月	
		70人		62人	
大きな問題なし		36	(51.4%)	49	(79.0%)
有症状	PTSD	25	34 (48.6%)	9	13 (21.0%)
	うつ状態	2		1	
	PTSD＋うつ状態	7		3	

減少しており，その内訳はPTSDが9人，PTSDとうつ状態を合併していた患者は3人，うつ状態のみは1人であった。

この結果より，まだ十分に復興している状態ではないが，やはり故郷に戻れた安堵感と時間経過によりストレスが大幅に減少したことがみてとれた。

8　大規模患者移送が成功した理由

①日本透析医会の［joho_ml］によって当医会，厚生労働省，関係者が情報の共有をできた。
②当医会より必要経費が担保されていた。
③北海道への広域医療搬送が決まってわずか2日間で，筆者らの受け入れ支援体制の基礎が構築できた。
④厚生労働省からの情報で内閣府が素早く動き，自衛隊機での輸送が決まった。
⑤地方自治体も筆者らの情報と中央省庁の動きに合わせて一体となって動いてくれた。
⑥医療スタッフの不眠不休の活躍があった。
⑦筆者ら受け入れ側の北海道透析医会，北海道透析療法学会，札幌市透析医会の三者は平時から報告・連絡・相談体制が構築されており，直ちに窓口を一本化することができた。また決定・実行の権限を与えてもらい，予想される事態を見越して対処できた。

さらに筆者自身，日常的に多様な職種の人々と接触し情報交換をしているが，非常時にそれがさまざまな情報を素早く得る貴重な手段になると痛感した。これらがうまく組み合ってこのミッションは成功した。

9　大規模災害に備えた今後の問題点

実際には現場でさまざまな許可，承認をもらうまでには数段階の手続きが必要であり，行政に依頼する際の法律の壁，規則の壁は歴然としてあった。しかしながら，東日本大震災では日本透析医会のバックアップもあり，「まずは被災透析患者に対する救命支援体制の構築」という命題のもとに筆者らができることを早急に進め，それをみて行政もあとから支援に参加してくれた。

平時より行政に仕事を依頼する際は必ず書面を必要とするが，東日本大震災においても行政の応援が決定すると，そのつど正式書類の提出を求められた。緊急を要するときに具体的な行動のために詳細な計画書を作成し提出しなければならなかったことは，予想以上の時間と人手を必要とした。大災害発生時は災害対策本部が立ち上げられるが，それが機能するまでの時間が貴重なのであって，大災害発生に備えて専用の行政窓口を常設し必要提出書類の簡略化，統一化など従来からの工夫が必要である。

また，民間会社への依頼もすべてがスムースに運んだわけではなく，事態を理解してもらうのに多くの時間を要することもあった。民間会社においても常日頃の災害時の対応の準備が必要であると感じた。

大災害時における透析患者の遠隔地への広域医療搬送は，当然救命支援体制の選択肢の1つであり，避難を決めたら透析環境を悪化させないためにも早いほうがよい。遠隔地への移動は生活環境，生活習慣の違い，また故郷への思いもあり患者のストレス

を増加させる。大規模な遠距離避難が必要なときには，避難滞在するおおよその期間，選抜された理由，経済的保障，プライバシー保護，家族との連絡方法などをあらかじめ患者に知らせることができれば少しはストレス解消に役に立つと思われる。

患者への経済的保障については災害救助法の適用があり，ある程度は担保（まったく不十分）されるが，その適用は災害地であり東日本大震災発生時には北海道は指定されなかったため，もし被災外来透析患者が来道していたら，被災県と北海道あるいは札幌市の間で書類などのやりとりが必要になり，結果が出るまで患者の移動ができない時間が生じてしまったであろう。したがって，各地方自治団体は大災害発生時に双方で時間差のない緊急時連絡システムの構築が必要である。東日本大震災では入院患者のみであり，その医療費の自己負担分は障害者自立支援法で担保されたが，着の身着のままで避難搬送されてきた患者の日々の生活費用の保障はなく，札幌市，千歳市の好意で見舞金（恵庭市は当医会が負担した）が支給された。避難した日から必要となる費用を支給する制度の確立も必要である。

また東日本大震災では，[joho_ml]を用いて情報を共有化することでミッションは成功したが，設立時のメーリングリストは一部の公的，私的部署で担当者の変更に伴う登録変更の申し送りがされておらず，[joho_ml]による情報共有ができなかったところもあったり，今後改善の余地がある。また，情報量が増大すると，まとまりがつかなくなるおそれもあり，震災7日目になって当医会理事より「移送手段，患者の振り分け，滞在方法を明確にしてから実施しなければ被災患者も医療機関も無用な混乱を招く」との注意メールが発信された。筆者らは，避難誘導が決定した段階で無用な混乱を避けるために一部は[joho_ml]を離れて必要地区のコーディネーターと直接情報交換を行った。大規模災害時には[joho_ml]だけで処理するのは無理があるようで，今後に課題を残している。

*

東日本大震災は自然大災害と原子力事故という人災の複合災害であり，有史以来人類が経験したことのないものであった。今後も残念ながらこのような大災害の発生から逃れることはできない。われわれはこの辛い経験を生かし知恵をもって対処するしかないが，難しいことも事実である。備えあれば憂いなしのことわざどおり，いつ何時災害が発生しても直ちに対処できるようにあらゆる被害状況を想定して立ち向かわなければならない。

本項では，北海道が被災透析患者の支援にどのように行動したかについて報告したが，このミッション成功の経験が今後の災害時の透析患者救済支援に少しでも貢献できれば幸甚である。

■ 文　献

1) 金吉晴編：心的トラウマの理解とケア，第2版，じほう，東京，2006，pp91-93.

Disaster Medical Assistance Team

巻末資料
① 医療搬送カルテ
② DMAT 標準資機材リスト
③ SCU 受付用紙

巻末資料① 医療搬送カルテ

医療搬送カルテ（災害時診療情報提供書）

患者氏名：＿＿＿＿＿＿＿＿＿＿＿＿
性別：M F　年齢　　歳（　年　月　日生）
緊急連絡先：
家族氏名：　　　　　　　（続柄）　　連絡 済・未

最初の出発地：　　　　　　病院・センター
出発日時：　　月　日　時　分

医療搬送を考慮すべき内因性病態例
☐ 集中治療管理が必要な病態、手術など侵襲的処置が必要な病態

- A｝気管挿管／人工呼吸
- B｝呼吸不全
  - ARDS、重症肺炎
  - 肺塞栓
  - ACS
  - Sepsis
- C ショック
  - カテコラミンや機械によるサポート
  - 急性中毒
- 開胸、開腹術後
- 自然気胸
- 腸閉塞
- 進行悪性腫瘍
- 腹膜炎
- 大動脈解離
- D
  - 急性脳梗塞、脳出血、SAH
  - 脳炎、髄膜炎

☐ その他

病名（疑いを含む）

現病歴

医療搬送を考慮すべき外傷病態
☐ 頭部・体幹・四肢外傷

備考：緊急度　A ＞ B

- A 気管挿管／人工呼吸 ／ 気道内出血
- B 胸腔ドレナージ ／ 大量気漏・大量血胸(500ml以上)
- C FAST ／ 心嚢液貯溜・腹腔内液体貯溜
- 骨盤X-P ／ 骨盤骨折(不安定型) 安定型(ショック＋)
- D GCS≦13で意識レベルの悪化傾向／瞳孔不同／片麻痺／頭蓋骨開放骨折
  - 急性硬膜外血腫 脳挫傷が主体でない急性硬膜下血腫 中硬膜動脈や静脈洞を横切る骨折
- 腹膜刺激症状
- 大動脈損傷／気管気管支損傷／横隔膜損傷
- 多重長幹骨骨折／重症軟部組織損傷
- 安定型骨盤骨折(止血治療必要)
- 頭部CTで脳損傷 GCS≦13 出血素因を持つ頭部外傷 気管挿管を要する頭部外傷 頭蓋底骨折

☐ クラッシュ症候群　輸液1L後☐　利尿なし：A　☐利尿あり：B
☐ 広範囲熱傷（20≦熱傷指数(BI)≦50）

既往歴・アレルギー・内服

家族情報

出発地・(時刻)	(搬送手段)	到着地・(時刻)
(　時　分)⇒(	)⇒	(　時　分)
(　時　分)⇒(	)⇒	(　時　分)
(　時　分)⇒(	)⇒	(　時　分)
(　時　分)⇒(	)⇒	(　時　分)

使用資器材
- 生体モニター ☐
- 人工呼吸器 ☐
- 酸素 ☐
- 点滴 ☐
- 輸液ポンプ ☐
- シリンジポンプ ☐

広域医療搬送時には以下をチェック

搬送可能か？	"広域医療不搬送基準"の項目に該当するか
重症体幹四肢外傷	①FiO2 1.0下の人工呼吸で、SpO2 95%未満 ②急速輸液1000ml後に、収縮期血圧60mmHg以下
頭部外傷	③意識がGCS≦8以下またはJCS三桁で、かつ両側瞳孔散大 ④頭部CT検査で中脳周囲脳槽が消失

該当なし ⇒ 搬送決定　レ チェックする（搬点病院／SCU）
該当あり ⇒ 不搬送決定　決定時刻　：　担当者サイン

scu搬送時間経過		
搬入時刻 担当者サイン	：	：
搬出時刻 担当者サイン	：	：

MATTS入力 ☐　ID ☐

医療搬送カルテ 20130820

病院検査所見

	時 分		
Xp 実施チェック・所見記載		☐ 胸部 _____ ☐ 骨盤 _____ ☐ _____	☐未 ☐未 ☐未
CT 実施チェック・所見記載	時 分	☐ 頭部 _____ ☐ その他(部位___) _____	☐未
FAST(US) 実施チェック・所見記載	時 分	☐ 施行 _____ _____	☐未
血液検査	時 分	WBC　　　Hb　　　Ht　　　Plt pH　　PaO2　　PaCO2　　BE　(条件　　) Na　　K　　Cl　　Ca　　CK	

ECG（ACSなど必要時）

広域医療搬送時の航空医学処置	SCUから搬出前に確認せよ	☐ 点滴内の空気抜き　☐ 胃管挿入 ☐ 身体固定　☐ 胸腔ドレーン

時間	:	:	:	:
場所				
意識レベル(GCS)	(E ,V ,M)	(E ,V ,M)	(E ,V ,M)	(E ,V ,M)
瞳孔径 (右/左)(mm)	/	/	/	/
対光反射(＋/－)	/	/	/	/
呼吸回数(回/分)				
血圧(mmHg)	/	/	/	/
心拍数(回/分)				
SpO2(%) / 条件	/	/	/	/
体温(℃)				
点滴量(投与量/通算量)	/	/	/	/
尿量(増加 ml/ 全ml)	/	/	/	/
胃管(増加 ml/ 全ml)	(胃管挿入) /	/	/	/
気道の異常	☐なし☐(　)	☐なし☐(　)	☐なし☐(　)	☐なし☐(　)
胸郭・呼吸の異常	☐なし☐(　)	☐なし☐(　)	☐なし☐(　)	☐なし☐(　)
皮下気腫	☐なし☐(　)	☐なし☐(　)	☐なし☐(　)	☐なし☐(　)
呼吸音異常(左右差含む)	☐なし☐(　)	☐なし☐(　)	☐なし☐(　)	☐なし☐(　)
ショック徴候(冷汗・湿潤)	☐なし☐(　)	☐なし☐(　)	☐なし☐(　)	☐なし☐(　)
腹部異常(膨隆・圧痛・筋性防御)	☐なし☐(　)	☐なし☐(　)	☐なし☐(　)	☐なし☐(　)
麻痺(運動／感覚)	☐なし☐(　)	☐なし☐(　)	☐なし☐(　)	☐なし☐(　)
ポートワイン尿	☐なし☐(　)	☐なし☐(　)	☐なし☐(　)	☐なし☐(　)
その他				

医療搬送カルテ 20130820

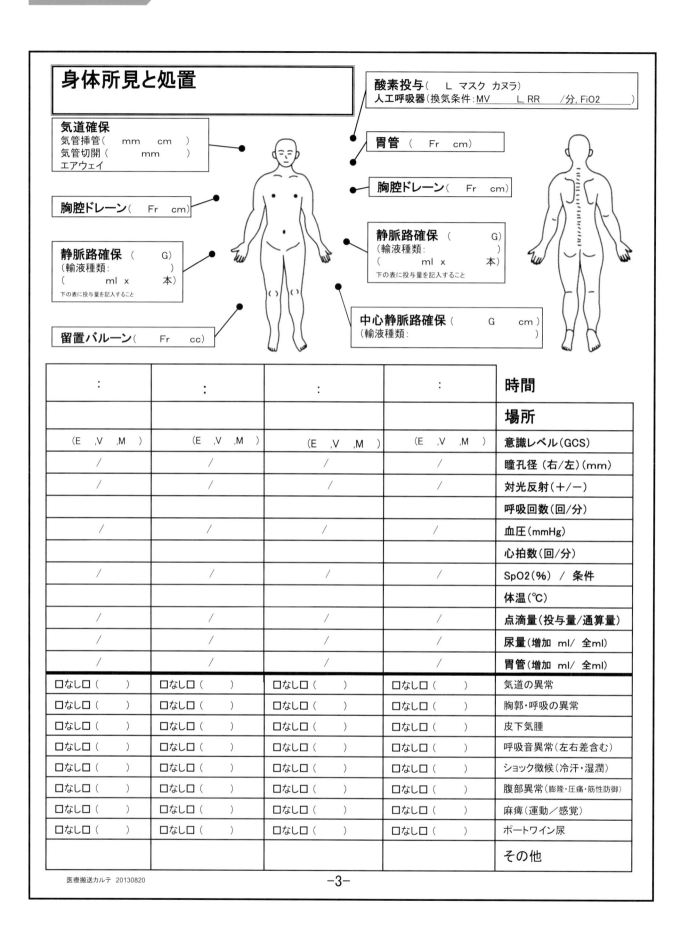

身体所見と処置

気道確保
- 気管挿管（　　mm　　cm　）
- 気管切開（　　mm　）
- エアウェイ

胸腔ドレーン（　　Fr　　cm）

静脈路確保（　　G）
（輸液種類：　　　　）
（　　ml x　　本）
下の表に投与量を記入すること

留置バルーン（　　Fr　　cc）

酸素投与（　　L　マスク　カヌラ）
人工呼吸器（換気条件：MV　　L, RR　　/分, FiO2　　）

胃管（　　Fr　　cm）

胸腔ドレーン（　　Fr　　cm）

静脈路確保（　　G）
（輸液種類：　　　　）
（　　ml x　　本）
下の表に投与量を記入すること

中心静脈路確保（　　G　　cm）
（輸液種類：　　　　）

	:	:	:	:	時間
					場所
	(E ,V ,M)	(E ,V ,M)	(E ,V ,M)	(E ,V ,M)	意識レベル(GCS)
	/	/	/	/	瞳孔径（右/左）(mm)
	/	/	/	/	対光反射（＋/−）
					呼吸回数（回/分）
	/	/	/	/	血圧(mmHg)
					心拍数（回/分）
	/	/	/	/	SpO2(%) ／ 条件
					体温(℃)
	/	/	/	/	点滴量（投与量/通算量）
	/	/	/	/	尿量（増加 ml/ 全ml）
	/	/	/	/	胃管（増加 ml/ 全ml）
□なし□（　）	□なし□（　）	□なし□（　）	□なし□（　）	気道の異常
□なし□（　）	□なし□（　）	□なし□（　）	□なし□（　）	胸郭・呼吸の異常
□なし□（　）	□なし□（　）	□なし□（　）	□なし□（　）	皮下気腫
□なし□（　）	□なし□（　）	□なし□（　）	□なし□（　）	呼吸音異常（左右差含む）
□なし□（　）	□なし□（　）	□なし□（　）	□なし□（　）	ショック徴候（冷汗・湿潤）
□なし□（　）	□なし□（　）	□なし□（　）	□なし□（　）	腹部異常（膨隆・圧痛・筋性防御）
□なし□（　）	□なし□（　）	□なし□（　）	□なし□（　）	麻痺（運動／感覚）
□なし□（　）	□なし□（　）	□なし□（　）	□なし□（　）	ポートワイン尿
				その他

自由記載欄（各記載の最初に「時刻」、最後に「施設名」「記載者名」を記入のこと）

例）12:00 SCU到着時　胸腔ドレーンの屈曲あり　○○病院　鈴木

収容先医療機関記載欄

収容施設名：＿＿＿＿＿＿＿＿＿＿＿＿　病院到着時刻：　　時　　分

担当医師名：＿＿＿＿＿＿＿＿＿＿　確定診断

家族への連絡:済 ・ 未

①この医療搬送カルテは後日に回収いたします。大切に保管してください。
②患者到着後、本枠内の未記載事項を記入し、厚生労働省DMAT事務局まで全頁をファックス下さい。
　お手数をおかけしますが、皆様のご協力をお願い致します。

厚生労働省DMAT事務局　　FAX：042-526-5535

巻末資料② DMAT標準資機材リスト

DMAT標準医療資機材

DMAT赤バック医療資機材

Ver.2.0（平成23年12月21日改定）

気管挿管セット　3セット

挿管チューブ　6/7/8	各1
カフ用シリンジ　20cc	1
気管チューブホルダー	各1

静脈路確保セット　3セット

静脈留置針　18/20/22G	各1
骨髄輸液針 option 16/18G	各1
駆血帯	1
アルコール綿	3
点滴回路（輸液/ポンプ）	各1
三方活栓付延長チューブ	1
固定用透明フィルム	1
固定用絆創膏	2
輸液（生理食塩水）option	1

外科的気道確保セット　1セット

ペアン（曲）:1／クーパー型短鋏:1／持針器:1／有鈎摂子:1／針 角4:1／筋鈎1A:1	1
穴開きドレープ	1
ガーゼ　八つ折（5）	1
ディスポメス No.11	1
針付きナイロン縫合糸　3-0	1
消毒用綿球、摂子	各1
滅菌手袋　5.5/6/7/7.5	各1
気切用挿管チューブ　7	1
ゼリー	1
輪状甲状靭帯穿刺用キット	2

単品

喉頭鏡	
ブレード　2/3/4	各1
スタイレット	2
マギール鉗子	1
開口器	2
舌鉗子	2
カフ用シリンジ20ml	1
バイドブロック	3
固定用テープ	各種
電池	各種
ゼリー	1

単品

リザーバー付きマスク	3
酸素延長チューブ	3
酸素延長チューブコネクター	3
フィルター	2
Tピース	1
吸引カテーテル6.10.12.14.16	各3
経鼻エアウェイ　6.7.8	各1
バックバルブマスク	2
SpO2モニター	1
血圧計	2
モニター用電池	各種
心電図モニター用電極（シール）	3セット
手袋（雑）	1
吸引器	1
聴診器	2
ペンライト	1
体温計	1
はさみ	1
サージカルマスク	1箱
固定用絆創膏	5
ポンプ用輸液セット	3
成人用輸液セット	3
小児用輸液セット	3
三活付延長チューブ	3
インスリン用シリンジ	3
注射用シリンジ1ml	3
注射用シリンジ2.5ml	5
注射用シリンジ5ml	5
注射用シリンジ10ml	5
注射用シリンジ20ml	5
注射用シリンジ50ml	3
18G注射針	30
23G注射針	10
静脈留置針14/16/18/20/22/24G	各3
カテラン針22/23G	各5
保護栓	15
アルコール綿	適宜
メモ用紙（白紙）	1
広域搬送カルテ	10
2号用紙	10
被災者名簿	10
広域搬送適応基準	1
トリアージタッグ	20
筆記用具	5
下敷き	5
SCU受付用紙	10

DMAT標準医療資機材

DMAT黄バック医療資機材

Ver.2.0(平成23年12月21日改定)

単品	
4つ折ガーゼ	5
8つ折ガーゼ	5
消毒セット	2
滅菌手袋5.5〜7.5	各2
三角布	3
穴あきドレープ	1
滅菌ドレープ	1
手袋(雑)	各1箱
スプリント	1
固定テープ	5
弾性包帯3号	2
弾性包帯4号	5
透明フィルム	10
膀胱留置カテーテル16Fr	1
平オムツ	2
ゴミ袋	1袋
体温計	1
ネックカラー 成人用	1
洗浄用生食500ml	1
ポビドンヨード液	2
ゼリー	2本
血糖測定器	1
血糖測定用チップ	10本
エスマルヒ	1

胸腔ドレナージセット 2セット	
胸腔ドレナージセット ペアン(曲):1 クーパー型短鋏:1 持針器:1 有鈎摂子:1 針 角4:1	1
ドレーンバッグ	1
ハイムリッヒバルブ	1
消毒用綿球、摂子	各1
ナイロン縫合糸 3-0	1
メス No.11	1
滅菌手袋 5.5/6/7/7.5	各1
静脈留置針 14G	2
穴開きドレープ	1
ガーゼ 八つ折	1
固定用絆創膏	2
固定用透明フィルム	1
胸腔ドレーン28Fr、20Fr	各2

切開縫合セット 1	
ペアン(曲):2 コッヘル(直):2 モスキートペアン(曲):2 短クーパー:1 持針器:1 有鈎摂子:1 無鈎摂子:1 筋鈎1A:1 ゾンデ:1 針 角2/3/5:各1	1
滅菌手袋 5.5/6/7/7.5	各1
消毒用綿球、摂子	各1
ディスポメス No.11.10	各1
穴開きドレープ	1
ガーゼ 八つ折(20)	1
ガーゼ 四つ折(20)	1
スキンステイプラー	1
針付きナイロン縫合糸 3-0	2

胃管セット 2セット	
胃管 14/16/18F	各1
胃管用三方活栓	1
排液用バック	1
ゼリー	1
吸引用シリンジ	1
固定用絆創膏	1

腸管脱出セット 1	
ビニール袋(できれば滅菌)	1
生食100ml	1
18G注射針	1
固定用絆創膏	1
ガーゼ 四つ折(20)	1

穿通性外傷 1	
固定用タオル	2
固定用絆創膏	1

開放性気胸セット 1	
ビニール袋(できれば滅菌)	1
固定用絆創膏	1

骨盤骨折 1	
シーツ	1
雑鉗子	2
固定用テープ 7.5cm幅	1
簡易骨盤固定器具option	1

フレイル外固定セット 1	
固定用タオル	1
固定用絆創膏	1

DMAT標準医療資機材
DMAT緑バック医療資機材

Ver.2.0(平成23年12月21日改定)

速乾性手指消毒剤	1
アルミシート	3
ステイプラー	2
ポンプ用輸液回路	5
成人用輸液回路	5
小児用輸液回路	5
三活付延長チューブ	5
固定用スプリント	1
消毒用綿球、摂子	各2
4つ折ガーゼ	10
8つ折ガーゼ	5
平オムツ	2
ネックカラー　成人/小児	各1
穴あきドレープ	2
滅菌ドレープ	2
尿道留置カテーテル16Fr	2
中心静脈路キット（ダブル）	2
網包帯（中）	1
ゴミ袋	1
針捨てBOX	1
ハザードバック	1

切開縫合セット　1

ペアン(直):2 / コッヘル(直):2 / モスキートペアン(曲):2 / クーパー型短鋏:1 / 持針器:1 / 有鉤摂子:1 / 無鉤摂子:1 / 筋鉤1A:1 / ゾンデ:1 / 針　角2/3/5:各1	1
滅菌手袋　5.5/6/7/7.5	各1
消毒用綿球、摂子	各1
ディスポメス　No.11.10	各1
穴開きドレープ	1
ガーゼ　八つ折(20)	1
ガーゼ　四つ折(20)	1
スキンステイプラー	1
ナイロン縫合糸　　3-0	2

胃管セット　1

胃管　14/16/18F	各1
胃管用三方活栓	1
排液用バッグ	1
キシロカインゼリー	1
吸引用シリンジ	1
固定絆創膏	1

DMAT標準医療機器・関連機材	
	Ver.2.0(平成23年12月21日改定)
体外式自動除細動器(AED)	1
携帯型超音波診断装置(エコー)	1
移動用モニター(付属品含む)(※)	2
モニター用充電コード	2
モニター用予備バッテリー	2
輸液ポンプ(※)	2
ポンプ用充電コード	2
携帯用吸引器	1
携帯型人工呼吸器(付属品含む)(※)	1
(酸素駆動型人工呼吸器は酸素ボンベとの適合性を考慮)	
呼気終末CO2モニターoption	1
ディスポーザブル人工蘇生器	10
バックボード	1
バックボード用ストラップ	1
固定用結束バンド(※※)	1
酸素ボンベ	2
減圧弁・流量計付	2
簡易点滴台	2
毛布	2
担架	2
ターポリン担架	2

※モニター、輸液ポンプ、人工呼吸器、AED、携帯型吸引器については長時間バッテリー駆動が可能なものが望ましい

※※バックボードへの資機材固定用バンドについて(結束バンド)
結束バンド(インシュロック)は以下のものを推奨しますがこれに準ずるものであれば可能です。

メーカー　OHM(オーム)電機
名称　　　幅広ロックタイ
370mm　50本入り　結束内径102mm　引張強度54.4kg　幅7.6mm

DMAT標準薬剤リスト

対象3人　　　　　　　　　　　　　　　　　　　Ver.2.0（平成23年12月21日改定）

区　分	薬品名	数　量	備　考
細胞外液補充液	生理食塩液 500ml	3	
	リンゲル液 500ml	5	
その他輸液	20%D-マンニトール注射液 300ml	1	
	7%炭酸水素ナトリウム注射液 250ml	1	
	7%炭酸水素ナトリウム注射液 20ml	5	
	生理食塩液 100ml	5	
	生理食塩液 20ml	10	
	5%ブドウ糖液 20ml	5	
蘇生薬剤一式	0.1%エピネフリン注シリンジ 1ml	5	
	2%塩酸リドカイン静注用シリンジ 5ml	3	
	0.05%硫酸アトロピン注シリンジ 1ml	3	
	臭化ベクロニウム静注用 10mg	3	毒薬
	塩酸ブプレノルフィン注　0.2mg	麻薬がないときどちらか10	第2種向精神薬
	ペンタゾシン注射液 15mg		第2種向精神薬
	ミダゾラム注射液 2ml	5	第3種向精神薬
	ジアゼパム注射液 5mg	5	第3種向精神薬
	0.3%塩酸ドパミン注 600mg	1	
	2%塩化カルシウム注射液 20ml、または 8.5%グルコン酸カルシウム注射液 5ml	5	
	0.5mol硫酸マグネシウム注射液 20ml	5	
その他	50%ブドウ糖液 20ml	4	
	塩酸ニカルジピン注射液　2mg	5	
	コハク酸メチルプレドニゾロンナトリウム静注用 125mg	5	
	ジアゼパム坐剤 10mg	5	
	塩酸ベラパミル静注 5mg	3	
処置	ポリスチレンスルホン酸カルシウム 5g、またはポリスチレンスルホン酸ナトリウム散　5g	12	
	10%ポビドンヨード液 250ml	1	
	1%リドカイン注射液（局所麻用）10ml	10	
	注射用蒸留水 20ml	10	
吸入	塩酸プロカテロールエアゾール 10μg	1	
スプレー	ニトログリセリン舌下スプレー 0.3mg	1	
麻薬	※塩酸ケタミン静注用 200mg	1	麻薬

※「DMAT登録医師が麻薬施用者免許を受けた都道府県以外にDMATとして出場する際に麻薬を携行・施用することは差し支えない」との見解を厚生労働省医薬食品局監視指導・麻薬対策課麻薬係に確認済み（2011年5月）

※規格違いや同種同効薬への変更については同程度の効果が得られるような濃度・本数を各施設で考慮して下さい。また、災害の種類とフェーズに応じて必要な医薬品を各施設の判断で追加してください。

DMAT標準資機材（ロジスティクス関連機材）

1チーム（隊員5名）を想定　　　　　　　　　　　　　　　　　　Ver.2.0（平成23年12月21日改定）

区分	品名	数量	備考
通信機器 & 記録機器	モバイルパソコン	2台	
	パソコン用予備バッテリー	1個	
	パソコン用ACアダプター	1式	
	データカード・ルーター	2個	
	LANケーブル	2本	
	USBメモリースティック	1個	1G程度
	モバイルプリンター	1台	プリンタードライバー付
	プリンター用ケーブル	1組	
	プリンター用ACアダプター	1式	
	プリンター用紙	500枚	
	プリンターインクカートリッジ	2組	
	小型プロジェクター	1台	
	接続ケーブル	1式	
	デジタルカメラ	1台	
	デジタルカメラ用充電器	1個	
	パソコン接続ケーブル	1組	
	衛星携帯電話（データ通信対応機種）	1台	BGAN・ワイドスターⅡ等
	衛星携帯電話用予備バッテリー	1個	
	衛星携帯電話用ACアダプター	1式	
	衛星携帯電話用外部アンテナ	1台	
	衛星携帯電話アンテナ用延長ケーブル	1式	
	衛星携帯電話用パソコン接続ケーブル	1式	
	トランシーバー	5台	可能であれば簡易業務用無線
	トランシーバー用充電器	5個	
	拡声器	1台	
	テーブルタップ	1個	3口（アース付）
	電源プラグ変換器（3P-2P変換）	2個	
	携行用バッテリー（医療機器用）	1台	
	車載用ACコンセント（インバーター）	1個	
	連絡先一覧	1冊	随時追加記載
	ノート（筆記用具）	5冊	
	簡易白板用シート	1箱	ポリオレフィン製
	ホワイトボードマーカー	10本	黒・赤・青
	被災地域地図（広域：都道府県地図）	1冊	
	被災地域地図（詳細：市町村地図）	1冊	

生活用品・雑品	電波時計	1個	
	携帯ラジオ（可能であればワンセグTV）	1台	
	車載カーナビ（可能であればTV対応）	1台	
	ゴミ袋	20枚	
	ガムテープ	1個	
	トラテープ	1個	
	ロープ（10m程度）	1本	
	ティッシュペーパー	5箱	
	ウエットティッシュ	5個	
	荷造り紐	1個	
	毛布	5枚	
	寝袋	5個	冬季・寒冷地
	ポリタンク（折りたたみビニール製）	1個	
	簡易トイレ	5個	
	懐中電灯	2個	
	道路地図	1冊	
	被災地近隣地図	1冊	
	ブルーシート	1枚	
	万能ナイフ	1個	
	ビニールカッパ	5個	
	ごみ箱（針捨てBOX）	1個	感染性廃棄物用
	タイヤチェーン	1組	冬季・寒冷地（スタットレス可）
非常食	ミネラルウオーター（500ml×24入り）	2箱	
	非常食（例：パン缶・惣菜缶等）	20食	
	インスタントコーヒー・お茶・味噌汁	1箱	
調理器具	カセットコンロ（簡易ストーブ）	1式	
	カセットコンロ用ボンベ	2個	
	やかん	1個	
	簡易食器	1式	
	紙コップ	20個	
	割り箸	50膳	

※収納にあたっては、コンパクトで機能的なケース等を用いたパッキングをおこなうこと。

DMAT標準装備（個人装備）1

Ver.2.0(平成23年12月21日改定)

区分	品名	数量	備考
服装	DMATジャケット（ベスト）	1着	派遣時着用
	帽子	1着	派遣時着用
	手袋	1組	
	安全靴	1足	派遣時着用
	災害服（上下）	1着	派遣時着用
	ヘルメット	1個	
	ヘッドランプ	1個	
	ヘッドランプ用乾電池	2組	
	ゴーグル	1個	
	肘あて・膝あて	1組	
	感染防護衣	1着	
	ウエストバック	1個	
	防塵マスク	1個	
	レインコート・ポンチョ・カッパ	1着	雨具
	防寒着	1着	冬季
	白衣・手術着等	1着	病院支援時に状況に応じ着用
個人装備	日本DMAT隊員登録証	1枚	
	自動車運転免許証	1枚	免許所有者
	腕時計（秒針付き）	1個	
	携帯電話	1台	
	携帯電話充電器	1個	
	着替え	1式	概ね3日
	タオル	1式	
	洗面道具	1式	
	常備薬	1式	必要に応じて
	現金（小銭を含む）	1式	別にチームとして必要額
	名刺	20枚	

DMAT標準装備（個人装備）2

Ver.2.0(平成23年12月21日改定)

区分	品名	数量	備考
ウエストバック内装備	聴診器	1個	ウエストバックにて常に携行
	ペンライト、乾電池	1個	
	サージカルマスク	5枚	
	固定用テープ（2.5cm）	1個	
	包帯	1個	
	三角巾	1枚	
	サインペン・ボールペン	1個	
	はさみ	1個	
	ガーゼ	1個	
	プラスティック手袋	5組	

巻末資料③ SCU受付用紙

SCU受付用紙

Ver.20120901

項目	記載欄
現在日時（SCU到着時間）	月　　日　　時　　分
SCU搬送手段	☐Drヘリ　　　　　　　　☐ヘリ（　　　　　） ☐救急車（　　　　　）☐その他（　　　　　）

項目	記載欄
SCUベッドNo	
患者氏名（ひらがな）	姓：　　　　　名：
性別	○ 男　　　　○ 女
年齢	歳
出発病院	
病院出発日時	月　　日　　時　　分
傷病名	☐圧挫症候群　　☐広範囲熱傷 ☐体幹四肢外傷　☐頭部外傷　　☐その他
特記事項	
広域医療搬送	○ 緊急:A　　　○ 準緊急:B
人工呼吸器	○ 要　　　　　○不要
MATTS ID（患者ID）	
EMIS入力者 サイン	
安定化処置	☐ 済
搬送手段	☐自衛隊航空機（　　　）　☐Drヘリ ☐ヘリ（　　）☐救急車（　　）☐その他（　　）
搬送先	
搬出時間	

■ 索　引

＊太数字は当該用語が詳述されているページを示す。

数字

3T　37, 77
Ⅲ度熱傷　133
4S　223
5の法則　**133**
9の法則　**133**
118番緊急通報　209

ギリシャ文字

α 線　168
β 線　168
β 線熱傷　168
γ 線　168

A

ABCDECr アプローチ　58, 96, 106
　　──による primary survey　107
Ablett 分類　197
ABLS　130
ABLS コース　130
acathisia　156
ACIP　199
ACLS　130
activation syndrome　156
acute respiratory distress syndrome
　　→ ARDS
acute stress disorder
　　→ ASD
ADAC　63
Advanced Burn Life Support
　　→ ABLS
Advanced Cardiac Life Support
　　→ ACLS
ADVANCED DMAT　217
Advanced Trauma Life Support
　　→ ATLS
after drop　187
Airport Emergency Plan　229
Allgemeiner Deutscher Automobil-Club
　　→ ADAC
AMPLE　**132**
analysis and production　47
ARDS　127, 191
Artz の基準　**134**
ASD　324
Assessment　37, 76
ATLS　130
Australian Care-Flight System　52, 53, 54

B

ballotrauma　223
BI　**134**
blast lung injury
　　→ BLI
blast pressure wave　220
BLI　220
body surface area
　　→ BSA
British Triage Sieve 法　52, 53
BSA　131, 133
Burkholderia pseudomallei　191
burn index
　　→ BI
butterfly pattern　221

C

C-1　138, 145, 146
C-130　138, 145, 146
CAT　221
Catastrophic/Major Incident Manual　229
CBRNE　**7**, 213
　　──DMAT　216
　　──テロ／災害　213
　　──テロ／災害医療対応体制　213
　　──テロ医療機関の標準的対応　215
CBRNE-DMAT 現場活動マニュアル（案）　216
CBRNE テロ現場活動要領　216
cephalic tetanus　197
CH-47　138, 142
CHDF　129
CHE　**8**
collection　47
combat application tourniquet
　　→ CAT
command　38
Command and Control　36, 76
Communication　37, 76
complex humanitarian emergency
　　→ CHE
confined space　204
confined space medicine
　　→ CSM
consequence management　218
continuous hemodiafiltration　129
control　38
CO 中毒　132
cpm　**168**
CPR　188
crime scene　218
crisis management　218
CRRT　189
Crush Injury Cocktail　128
CSCATTT　**36**, 66
CSCA の特殊性　188
CSM　204
CSM 活動　206
CSM 活動指針　207

D

decontamination　**173**, 214
deep vein thrombosis
　　→ DVT
dERU　284
Deutsche Rettungsflugwacht　63
DHEAT　184, 185, 275
DIC　127
DIS　248
Disaster Health Emergency Assistance Team
　　→ DHEAT
Disaster Information Systems
　　→ DIS
Disaster Medical Assistance Team
　　→ DMAT
Disaster Mental Health Information Support System
　　→ DMHISS
Disaster Mortuary Operational Response Team
　　→ DMORT
Disaster Preparedness　279
Disaster Psychiatric Assistance Team
　　→ DPAT
dissemination　47
DMAT　15, 20, 29
　　──隊員資格の更新　252
　　──撤収の調整　87
　　── と JMAT の役割分担　281
　　── と一般医療救護班の引き継ぎ　321
　　──投入の優先順位　68

343

索　引

　　——の課題　321
　　——の活動　31
　　——の広域連携　276
　　——の指揮系統　72
　　——の実施する安定化治療　95
　　——の出動に関する協定　252
　　——の定義　30
　　——の特徴　32
　　——メディカルコントロール関与　32
DMAT・SCU 指揮所　72
DMAT・SCU 本部　72
DMAT 域外拠点本部　72
DMAT 活動　75
　　——のプライオリティー　75
DMAT 活動拠点本部　72, 86
DMAT 活動要領　30
DMAT 看護師　80
DMAT 管理メニュー　119
DMAT 現場活動指揮所　72
DMAT 参集指示　87
DMAT 指揮調整機能　20
DMAT 指定医療機関　72, 230, 252, 304
DMAT 指定医療機関本部　72
DMAT 都道府県調整本部　86, 88
DMAT 派遣　88
DMAT 病院支援指揮所　72
DMAT リーダー　322
DMAT ロジスティクス　20
DMAT ロジスティックチーム　115, 252
　　——研修　115
DMHISS　160
DMORT　231
　　——の役割　233
DMORT 検討委員会　236
DMORT 養成研修会　234
domestic Emergency Response Unit
　　→ dERU
DPAT　160, 274
DPT-IPV　199
DRF　63
DVT　161
　　——の予防　166

E

EAL　174
EasyWarm　189
EBS　177
electro-magnetic compatibility
　　→ EMC
EMC　142

emergency action level
　　→ EAL
Emergency Medical Information System
　　→ EMIS
emergency planning zone
　　→ EPZ
Emergency Response Unit
　　→ ERU
EMIS　12, 15, 31, 113, **118**, 254
　　——の機能　119
　　——の目的　118
EPZ　174
ERU　284
evaluation and care　214
event-based surveillance
　　→ EBS
extremity compartment syndrome　132

F

FAST　109
Federal Emergency Management Agency　208
focused assessment　182
focused assessment with sonography for trauma
　　→ FAST

G

G　141
gate control　214
generalized tetanus　197
Geographic Information System
　　→ GIS
GIS　48
Gy　**169**

H

HAZMAT チーム　216
head-to-toe examination　132
HeLP-SCREAM　272

I

IAEA　175
ICRP　169
ICS　184
IED　221, 222
implosion　220
improvised explosive device
　　→ IED
Incident Command System
　　→ ICS

inertial/shearing　220
initial assessment　180
instant death　9

J

Japan Medical Association Team
　　→ JMAT
JATEC　95, 106, 130
　　——の診療手順　58
JMAT　17, 278
JMAT Ⅱ　281
JMAT 活動　**280**
JMAT 携行医薬品リスト　279
JMAT に関する災害医療研修会　279
JMAT 要綱　279
JPTEC　58
JR 福知山線脱線事故　148
Jump START 法　54, 55

L

local tetanus　197
Lund & Browder の図表　**133**

M

Major Incident Medical Management and Support
　　→ MIMMS
mass casualty incident
　　→ MCI
mass gathering　226
MASS triage 法　52
MCI　66
Medical Incident Officer　229
Medical Intelligence Center
　　→ MIC
medical management　37
medical support　37
medical wings　144
METHANE　45, 49
MIC　224
military tourniquet　221
MIMMS　36, 149
MOF　127

N

NBC 災害・テロ対策研修会　214
NBC 診療チェックリスト　216
NBC 対策チーム　216
NBC テロ現地関係機関連携モデル　214
non-salvageable　51

O

OIL 175
on site amputaion 128
operational intervention level
　→OIL

P

patent foramen ovale
　→PFO
Patrol Vessel Large with
　　Helicoptor 209
PAT法 52，54，99
PAZ 174
PBI **134**
PCPS 189
PDD 9，66
periodic assessment 182
peritraumatic dissociation 156
personal protective equipment
　→PPE
PFA 155，159
PFO 161
Physiological and Anatomical Triage
　→PAT法
planning and direction 47
PLH型巡視船 209
Police Team of Rescue Experts 262
Post Decon triage **173**，214
　——エリア 171
post traumatic stress disorder
　→PTSD
PPE 40，205，222
PPP 277
precautionary action zone
　→PAZ
Pre Decon triage **171**，214，215
　——エリア 171
prepare 214
preventable disaster death
　→PDD
P-REX 262
primary survey 58，95
processing 47
prognostic burn index **134**
protracted death 9
psychological first aid
　→PFA
PTSD 8，153，156，325
public-private partnership
　→PPP

R

rapid assessment 180

S

Safety 37，76
SALT triage法 52，53
SARS 6
save and run 225
SAVE法 54
Scene 41
scoop and run 225
SCU 21，30，32，73，311
　——設置空港 321
　——設置場所 80
　——組織図 81，82
　——立ち上げ 81
　——の設置 78，87
　——の目的 80
Secondary Assessment of Victim
　　Endpoint法
　→SAVE法
secondary survey 58，95
Self 40，42
sense and size-up 214
severe acute respiratory syndrome
　→SARS
shivering 186
Simple Triage And Rapid Treatment
　　法
　→START法
Situation 43
smiling death 127
spallation 220
staging care unit
　→SCU
standard precaution 131
START変法 98
START法 52，98
surge 223，224
Survivor 42，43
Sv **169**

T

TA 220
Tactical Emergency Medical Support
　→TEMS
TAE 57，109
TBI 220，222
TEC-FORCE 249
TEMS 219
thorough assessment 182
TIG 199

transcatheter arterial embolization
　→TAE
Transport 37，59
traumatic amputation
　→TA
traumatic brain injury
　→TBI
Treatment 37
Triage 37
Triage Revised Trauma Score
　→TRTS
Triage Sort法 55
TRTS 54
Tsunami lung 191
TT 199
TTT 31，32，37
　——の特殊性 189

U

UDME 307
UDME隊員証 307
University Hospital Disaster
　　Management Expert 307
unpreventable death 9
unsalvageable 51
UPZ 174
urban search and rescue
　→USAR
urgent protective action plannig Zone
　→UPZ
USAR 204
USAR的運用 204

W

WADEM 2
WATCHPPP 2
weapon of mass destruction
　→WMD
WMD 6
World Association for Disaster and
　　Emergency Medicine
　→WADEM

あ

愛知長久手町立てこもり発砲事件 218
赤患者の救命 68
赤患者優先 70
赤ちゃん返り 157
秋葉原無差別殺傷事件 218
亜急性（保健）医療期 94
アクションカード 275
圧外傷 139，223
圧挫症候群 9，110，126，221，233

345

索引

――重症度判断　127
――診断　127
――治療　128
――病態　126
暑さ対策　114
アルコール依存　156
アルコール手指消毒剤　179
安全　37, 76
安全確保　40, 205
安全確保3Sの原則（医療機関）　42
安全確保3Sの原則（被災現場）　40
安全管理　40
――の方法　40
安全情報　114
安定化治療（処置）　57, 94
安定ヨウ素剤服用ガイドブック　279
安定ヨウ素剤服用ガイドライン　279

い

域外SCU　80
域外拠点　80
意識の評価　99
医師派遣　224
伊勢湾台風　5
イタリア北部地震　161
一時救出場所　67
一次トリアージ　51, **52**, 68, 97, 98
一次爆傷　220
位置情報通知システム　209
一酸化炭素中毒　210
一般部隊　261
移動衛星通信アンテナ　210
移動手段管理　114
移動調剤車両　292, 294
イヤーマフ　141
医薬品等の供給，管理等のための計画　19
苛立ち　156
医療管理項目　37
医療機関安全確保　42
医療機関情報　50
医療救護計画　274
医療救護所　89
医療空白　321
医療支援　32, 84
医療支援項目　37
医療資機材　59
――の枯渇　321
医療従事者の線量限度　169
医療情報センター　224
医療チームの派遣　**22**
医療搬送　32, 77, 78
――DMATの役割　79
――調整　86

――の準備　79
医療搬送カルテ　79
医療避難　274
医療優先固定翼機　145
インシデントコマンダー　279
インターネット研修　296
インテリジェンス　46
――サイクル　47
院内トリアージ　105
インフォメーション　46

う

ウォームゾーン　171
ウォームパッド入りのブランケット　189
内側警戒線　42
ウラン　168
雲仙普賢岳噴火　6, 148

え

エアウェイスコープ　131, 135
衛生害虫　178
衛星系IP通信の確保　274
衛星携帯電話を用いた通信環境構築　123
衛星追尾システム　210
笑顔の死　127
エコノミークラス症候群　161
壊死　127
エネルギー・産業基盤災害即応部隊　257
エボラ出血熱　6
エリスロマイシン　198

お

応援指示　241
オートクレーブ　197
応急危険度判定士　43
応急救護所　89
お薬手帳　291
押し寄せ　223, 224
汚染　170
御嶽山噴火　6

か

海溝型地震　3
開口障害　198
海上事故　209
外傷初期診療ガイドライン　106
外傷診療手順　106
外傷性四肢切断　220
外傷性脳損傷　220, **222**
海上保安庁　209, 266
――警備救難部救難課　210
――のメディカルコントロール　210
――防災業務計画　212, 267

――メディカルコントロール協議会　210
回転翼機　138
海難救助　266
海難事故　209
介入レベル　175
外部被ばく　**170**
解剖学的評価　100
解剖学的評価項目　52
開放性頭蓋骨骨折　140
外来透析患者受け入れ体制　325
カウンターパート制　276
化学性肺炎　191
過換気症候群　136
核・生物・化学兵器　270
確定的影響　169
確率的影響　169
火山　6
下肢深部静脈血栓症　161
画像探索機　207
家族（遺族）支援マニュアル　234
下腿静脈エコー検査　162
活動環境確保　115
活動拠点本部の指定　86
活動情報の秘匿　219
カフェイン　157
瓦礫災害　204
瓦礫の下の医療　68, 204
間欠的血液透析　129
患者　42
患者情報　49
患者トラッキング　71
患者搬送統括者　71
患者搬送の要点　86
感染症アセスメント　295
感染症サーベイランス　176
感染症指定病床　213
感染症リスクアセスメント　177
感染性肺病変　191
官邸危機管理センター　248
乾的除染　173
旱ばつ　6
官民連携　277
顔面痛　140
管理項目情報　50
寒冷地災害　186
寒冷利尿　187
関連死　9

き

気圧性めまい　140
奇異性脳塞栓症　161
飢餓　6

基幹災害医療センター　298
基幹災害拠点病院　**20**，253
気管挿管　107
気管偏位　107
危機管理　218
危機管理センターの整備　242
危険区域　42，66
キセノン-131　168
気道確保　107
機動救難士　209，211，266
気道熱傷　130，131，135
気道の評価　99，107
機動防除隊　211
救援者の惨事ストレス　155
救援者のストレス　206
　　──要因　158
救援者の精神健康　158
救急医療用ヘリコプター　**254**
救急医療用ヘリコプターを用いた救急
　　医療の確保に関する特別措置
　　法　254
救急車待機場所　60
救急ヘリコプター　12
救護所　**89**
　　──の運営　49
　　──の設置場所　49
救護所活動　49
吸収線量　**169**
救出救助活動　263
救助活動区域　38
救助現場　31
救助隊　260
救助の種類　**241**
急性医療期　94
急性期災害医療　322
急性期災害医療体制の4本柱　15，313
急性呼吸促迫症候群　127，191
急性錯乱　156
急性障害　169
急性腎不全　126，127
急性ストレス障害　324
急性肺塞栓症　161
救命医療のニーズ　30
救命困難群　98
救命不能　51
胸腔穿刺　107
胸腔ドレーン挿入　107
教訓伝承　246
共通の優先事項　39
協定締結　19
胸壁動揺　107，108
業務調整員　**113**
局所破傷風　197，**198**

局所被ばく　169
局地災害　29，66
局地災害医療対応　66
虚血再灌流　127
巨大地震　3
拠点医療救護所　90
拠点病院　**73**，75
緊急気管支鏡検査　131
緊急交通路確保　264
緊急災害対策派遣隊　249
緊急災害対策本部　248
緊急参集チーム会議　242
緊急歯科医療　285，287
緊急時活動レベル　174
緊急事態区分　174
緊急時防護措置を準備する区域　174
緊急消防援助隊　204，256
緊急政令　240
緊急対応ユニット　284
緊急治療群　97
緊急通報用電話番号　209
緊急度　**136**
緊急連邦管理庁　208
筋硬直　197
緊張性気胸　107，140
近傍派遣　269

く

空間線量率　172
空港災害　229
偶発性低体温症　**186**
クッシング徴候　109
クライシス・マネージメント　218
クライムシーン　218
クラッシュ症候群
　　→圧挫症候群
クリンダマイシン　198
グルコン酸カルシウム　129
グレイ（Gy）　**169**
黒い波　191
黒タグ　231
　　──使用　231
　　──問題点　233
クロルピクリン　43
群衆　226
軍用型ターニケット　221

け

警戒区域　38，42，66
警戒事態　174
経カテーテル動脈塞栓術　57，109
警察活動　261
警察災害派遣隊　261，262

警察の任務　261
警察用航空機　263
刑事部隊　262
頸静脈怒張　107
軽処置群　98
頸椎保護　107
軽度低体温　187
経皮的心肺補助法　189
警備部隊　262
血液浄化法　129
血管収縮薬の点鼻　140
検死検案業務　32
原子力災害　270
原子力災害対策指針　172，**173**
原子力災害対策特別措置法　270
原子力災害派遣　268，269
原子力防災訓練　270
現地調整所　37
減張切開　129
現場活動　31
現場活動危険因子　41
現場救護所　31，89
　　──活動　222
　　──人員配置　70
現場指揮者　279
現場での四肢切断　128
現場トリアージ　222
現場トリアージ（イスラエル）　225

こ

広域医療搬送　12，21，30，**78**，79，
　　310，321
　　──対象患者数の推計　312
　　──の概要　311
広域医療搬送活動　73
広域医療搬送患者管理システム　119，
　　123
広域医療搬送拠点飛行場　138
広域医療搬送訓練　271
広域医療搬送計画　15，310，321
広域医療搬送計画作成大規模地
　　震　310
広域緊急援助隊　261，263
広域災害　29，30
広域災害医療対応　72
広域災害救急医療情報システム　12，
　　15，31，113，**118**，253，**254**
広域災害時のDMAT活動　73，74
広域消防応援　259
広域避難　246
高カリウム血症　110，126，129
後弓反張　197
抗菌薬治療　198

索　引

航空医学　138
口腔衛生指導　285
航空機事故災害　229
航空機用電磁適合性基準　142
口腔ケア活動　288
航空性歯痛　140
航空性中耳炎　140
航空性副鼻腔炎　140
航空搬送拠点臨時医療施設　21，30，32，73，311
航空搬送計画　21
高山病　139
洪水・水害　5
抗精神病薬　156
厚生労働省DMAT事務局　313
厚生労働省医政局通知　272
交通部隊　262
喉頭痙攣　197
合同指揮本部　37
高度低体温　187
抗破傷風人免疫グロブリン　198，199
広範囲熱傷患者　130
後方支援　88，115
広報文　149
肛門括約筋の随意収縮　127
肛門反射　127
抗利尿ホルモン　187
高齢者の精神症状　157
ゴールデンアワー　**29**，94
コールドゾーン　171
呼吸音の左右差　108
呼吸数の評価　99
呼吸補助筋の使用　107
国際緊急援助隊救助チーム　204
国際原子力機関　175
国際放射線防護委員会　169
黒色尿　127
国内型緊急対応ユニット　284
国民保護共同実動訓練　234
国民保護法　213
国立大学病院DMAT　304
国立大学附属病院災害対策相互訪問事業　307
国立大学附属病院長会議災害対策常置委員会　307
国立病院機構DMAT　299
国立病院機構医療班　298，299
国立病院機構心のケアチーム　302
国立病院機構防災業務計画改正　298
国立病院等の広域災害医療活動要綱　298
こころの健康　159
個人情報の保護に関する法律　150

個人情報保護　150
個人情報保護法　151
個人防護具　40，205，222
　　——の要件　41
国家公安委員会・警察庁防災業務計画　263，265
ごっこ遊び　157
国庫負担　241
骨盤簡易固定具　109
固定　58，59
コーディネート業務　84
固定翼機　138
　　——による搬送　144
子どもの精神症状　157
コバルト-60　168
コンシークエンス・マネージメント　218
コンパートメント症候群　127，129
コンプライアンスの低下　137
根本治療　95，96

さ

サーベイメータ　168，172
災害医療救護計画　272
災害医療コーディネーター　83，84，88，184，185，273，274
災害医療コーディネート　**88**
災害医療コーディネートチーム　88
災害医療従事者研修　298
災害医療調査ヘリ　254
災害医療等のあり方に関する検討会　18
　　——報告書　184，321
災害医療と看護　296
災害救援者の健康被害防止　166
災害救助法　89，238，**240**
　　——の改正　247
災害急性期　20
災害拠点病院　12，15，**253**
　　——耐震化　18
　　——の被害状況　313
　　——平時からの役割　19
　　——ヘリポート　19
　　——ライフライン　18
災害緊急事態の布告　243
災害警備活動　261
災害警備計画　262
災害現場　41
　　——において必要とされる医療活動　69
　　——の安全確保　40
災害現場救護所　90
災害後感染症対策　176

災害後の心理的応急処置　155
災害後のストレス要因　155
災害サイクル　**7**
　　——亜急性期　7
　　——急性期　7
　　——超急性期　7
　　——慢性期　7
災害時医療救護協定の締結　279
災害支援者メンタルヘルス・マニュアル　234
災害支援ナース　295
　　——とDMAT　297
　　——の活動場所　296
　　——の派遣基準　296
　　——派遣の仕組み　296
災害歯科医療　285
災害歯科コーディネーター　286，289
災害時健康危機管理支援チーム　184，**185**，275
災害時こころの情報支援センター　160
災害時処方せん　291
災害時透析医療対策委員会　323
災害時における医療体制構築に係る指針　39
災害時における医療体制の充実強化について　18，78
災害時における初期救急医療体制の充実強化について　12
災害時の看護支援活動　295
災害時の病院避難　91
災害死亡者家族支援チーム　231
災害時保健医療活動標準化検討委員会　185
災害弱者　2，102
災害時優先通信　46
災害時要援護者　**2**，84
災害時要救護者　102
災害精神保健医療情報支援システム　160
災害対応緊急薬袋　292
災害対策関係省庁連絡会議　248
災害対策基本法　89，**238**，242
　　——改正の概要　243
災害対策と医療に関するWMAモンテビデオ宣言　278
災害対策に関する法体系　238
災害超急性期　7，94
災害定義の見直し　247
災害の種類　2
災害の宣言　66
災害の定義　**2**
災害派遣医療チーム　29

索　引

災害派遣精神医療チーム　160，274
災害派遣の要請　268
災害発生時における医療体制の充実強
　　化について　253
災害薬事コーディネーター　273，274
災害用処方せん　292
細菌性腸炎　178
再興感染症　6
サイバー攻撃　7
裁量権　85
栄スタンダード　228
避けられるべき死　9
嗄声　135
札幌モデル　325
サバイバーズ・ギルト　155
サムスリング　109
挫滅症候群　233
山岳遭難　186
三次爆傷　220
酸性尿　128
酸素分圧低下　139
三辺テーピング　108

し

ジアゼパム　198
シアン中毒　132，135
シーツラッピング　109
シーベルト（Sv）　169
死因究明等推進計画　289
自衛隊災害派遣の種類　268
歯科医療救護所設置　288
歯科情報のデータベース化　289
歯科相談　285
指揮　38
　——の階層　38
指揮・統制　36，76
指揮命令　85
止血帯　221
資源管理　114
資源情報　113
自己完結型医療チーム　112，115
事故災害対策（海上保安庁）　267
自己心拍再開　188
自主派遣　268
事象評価　214
地震　2
地震防災情報システム　248
地震防災派遣　269
ジストニア　198
自声強聴　140
施設敷地緊急事態　174
自然災害　2，3
　——対策（海上保安庁）　267

——への対応（自衛隊）　270
持続緩徐式血液濾過療法　189
持続血液濾過透析　129
市町村防災会議　238
実効線量　169
実効線量率　171
指定緊急避難場所　246
指定公共機関　281，282，298
指定地方公共機関　294
耳内の違和感　140
耳閉感　140
死亡　98
ジャワ島中部地震　196
重症急性呼吸器症候群　6
重症低体温症　188
重症度　136
重症破傷風　198
重度熱傷　135
重度熱傷患者　130
周トラウマ期解離　156
住民の責務　247
重力加速度　141
手掌法　133
首都直下地震　4
首都直下地震対策特別措置法　272
需要情報　113
循環血液量減少　128
瞬間死　9，11
循環の評価　99
ショアリング　207
消火支援（自衛隊）　270
上気道浮腫　136
衝撃波　220
症候群サーベイランス　178
症候性肺塞栓症　163
証拠保全　219
小児甲状腺等価線量　175
小児の一次トリアージ　55
小児のトリアージ　54
傷病者集積場所　67
情報　76
　——の質　45
　——の秘匿性　45
　——の方向性　45
　——の量　45
消防活動区域　66，67
情報管理　113
消防組織の役割　39
消防組織法　257
情報伝達　37，44
　——失敗の要因　44
静脈血栓塞栓症　161
静脈路確保　131

昭和三陸地震　5
昭和の三大台風　3
初期アセスメント　180
初期輸液療法　135
徐呼吸　188
除染　173，214
　——エリア　171
　——方法　173
初動3部門　223
初動医療班　298
初動の調整　86
徐脈　188
自律神経障害　197
自律的な回復力　153
人為災害　2，3，6
新型インフルエンザ　6
新興感染症　6
震災関連死　23
震災時における医療対策に関する緊急
　　提言　253
新生児破傷風　196，198
迅速評価　84，180
深達性Ⅱ度熱傷　133
心的外傷　28
心的外傷後ストレス障害　8，153，
　　325
人道的緊急事態　2，7，8
進入　204
　——の判断　205
真皮熱傷　133
深部体温　187
腎保護　110
心理的応急処置　159
診療エリア　171
診療支援　31
診療情報提供書作成　83

す

錐体外路症状　156
水難事故　186
水疱形成　127
睡眠障害　156
頭蓋底骨折　140
煤の混じった痰　135
ストレス症状　153
ストレススクリーニング調査表　325
ストロンチウム-90　168
スマトラ島沖地震　196
スルピリド　156

せ

生活環境確保　115
静坐不能　156

349

精神症状　157
生存者の罪責　155
政府調査団　248
生理学的・解剖学的評価法　52, 54, 99
生理学的評価　100
生理学的評価項目　52
セカンダリートリアージ　51
赤外線鼓膜体温計　**187**
赤褐色尿　127
セシウム-137　168
切迫するD　109
遷延死　9, 11
全国赤十字救護班研修　284
全国保健師長会　184
戦術的緊急医療支援　219
全身性痙攣　197
全身性破傷風　**197**
全身被ばく　169
前線搬送体制確立　73
全層熱傷　133
浅達性Ⅱ度熱傷　133
剪断　220
先着チームが実施すべき評価　49
全面緊急事態　174
せん妄　156
戦慄　186
線量限度　169

そ

喪失感　155
創部汚染　173
即応部隊　261
即席爆発装置　221
組織反応　169
蘇生　58
外側警戒線　42

た

ターニケット　221
対NBCテロ捜査隊　216
第一印象　106
第一次動員勢力　212
大学病院災害管理技能者　307
体感温度　186
大規模患者移送の成功理由　326
大規模災害時行動計画　289
大規模災害時における保健師の活動マニュアル　184
大規模災害時の歯科医師会行動計画　285
大規模地震・津波災害応急対策対処方針　249

大規模地震防災・減災対策大綱　4, 272
大規模震災災害派遣　268
対光反射　109
第三者提供の制限　151
第二次動員勢力　212
体表面積　133
台風　3
タイベック　170
大量殺戮兵器　6
武見国際保健プログラム　278
竹槍医療　23
多数傷病者事故　66
多数熱傷患者　130
多臓器不全　127
竜巻　3
　──発生原因　3
炭酸水素ナトリウム　129
弾性ストッキング　166
断続睡眠　156

ち

地域DHEAT　185
地域医療搬送　**78**, 79
地域災害　29
地域災害医療センター　298
地域災害医療対策会議　21
地域災害拠点病院　253
地域歯科保健活動　288
地域防災計画・医療計画　33
地域保健対策検討会報告書　183
地域保健対策の推進に関する基本的な指針　183, 185
地下鉄サリン事件　7
致死的肺塞栓症　162
致死的被ばく　173
地方自治体の対応　272
致命的低体温　188
中越メソッド　162
中央防災会議　4, 238, 239
中期防衛整備計画　270
中性子線　168
中等度低体温　187
中部圏・近畿圏直下地震　4
超急性（救命）医療期　94
調整業務　84
超短時間臨時透析　146
直接死　9
直腸温測定　187
直下型地震　3
チリ地震　5
地理情報システム　48
治療　37

治療不要群　98

つ

通信基盤の確保　113
通信支援小隊　257
津波　5
津波溺水　146
津波肺　146, 166, **191**
　──治療　192
　──病態　191
津波被害　5

て

低照度　142
低線量被ばく　169
低体温　187
低体温症　186
溺水　188
デクスメデトミジン　199
手製爆弾　221
テタノスパスミン　197
撤収支援　88
デブリードマン　198
デブリーフィング　155
テロに対する医療体制の充実及び評価に関する研究　213
伝音性難聴　140
電撃傷　132
電磁干渉　142
電離放射線障害防止規則　169, 173
電話トリアージ　105

と

ドイツICE高速列車脱線転覆事故　63
ドイツ救急飛行隊　63
ドイツ自動車連盟　63
統一トリアージタグ　101
東海豪雨　5
東海地震　4
　──被害想定　310
東海地震応急対策活動要領　310
統括DHEAT　185
統括DMAT登録者　**72**, 83, 322
統合機動部隊　257
統合地図ビューアー機能　123
瞳孔不同　109
橈骨動脈の触知　99
同乗医療班　60
統制　38
透析療法患者の広域医療搬送　323
疼痛の有無　108
東南海・南海地震　4
頭部破傷風　197, **198**

索引

特殊化学災害隊　260
特殊救難隊　209, 267
特殊災害　270
ドクターヘリ　21, 144, 253, **254**
特別救助班　261, 262
都市型捜索救助　204
都市部，山間部及び島嶼部の地域で発生した災害並びに特殊災害への対応について　270
土砂災害　5
土石流災害　5
突発型における広域医療搬送計画　311
都道府県災害医療コーディネーター　185
都道府県災害医療コーディネート研修　21
都道府県地域防災計画　272
都道府県防災会議　238
トムラウシ山遭難事故　186
トモダチ作戦　279
トラウマ的体験　155
トラウマ反応　158
ドラゴンハイパー・コマンドユニット　257
トリアージ　37, **51**, 105
　——概念　105
　——原則　97
　——方法　51
　——優先順位　51
トリアージエリア　98
トリアージカテゴリー　51
トリアージ区分　51, 97
トリアージタグ　56
　——記載　101
　——記載例　103
　——問題点　105
トリアージ・タッグの標準化　12
トリアージナース　105
トリアージ用改訂外傷スコア　52, 55
努力性呼吸　107

な

内閣官房内閣安全保障・危機管理室　216
内閣府防災情報ウェブサイト　312
内破　220
内部加温　187
内部被ばく　**170**
雪崩　186, 188
南海トラフ地震に係る地震防災対策の推進に関する特別措置法　272
南海トラフ大震災を想定した衛星利用実証実験　280
難治性膿胸　192
難治性肺感染症　191

に

新潟県中越沖地震　161
新潟県中越地震　161
二次汚染　131
二次的トラウマ　155
二次倒壊の防止策　207
二次トリアージ　51, **52**, 54, 55, 68, 97, 99
　——方法　52
二次爆傷　220
二次被ばく　170
二次被ばく線量　170
日赤DMAT　284
日赤DMAT研修　284
日赤の医療救護　283
日赤の救護活動　283
日赤の災害医療救護活動　284
日本DMAT　12, 33
日本DMAT活動要領　**252**
日本DMORT研究会　232, 234
日本医師会　278
　——の災害対策　278
日本医師会災害医療チーム　17, 278
日本海溝型地震に係る動員計画　212
日本海溝・千島海溝周辺海溝型地震　4
日本型DMORT　233
日本看護協会　295
日本歯科医師会　285
日本集団災害医学会 Mass Gathering イベント医療検討委員会　228
日本水難救済会　209
日本赤十字社の協力義務　241
日本赤十字社の災害救護活動　282
日本透析医会　323
日本透析医会災害情報ネットワーク　323
日本トラウマティック・ストレス学会　206
日本版標準ICS　184
日本薬剤師会の災害支援活動　290
尿道カテーテル　132
尿量モニタリング　132
認知バイアス　85

ね

熱傷　130
熱傷指数　**134**
熱傷深度　132
熱傷診療ガイドライン　130
熱傷面積　133
熱傷予後指数　**134**
ネットテロ　7
年間被ばく線量の限度　169

の

能動的中心部加温　188
脳ヘルニア徴候　109
乗り物酔い　142
ノロウイルス　178

は

肺血流シンチグラフィー　165
肺障害　191
肺水腫　131
肺塞栓症　161
ハイチ地震　196
パキスタン地震　196
爆圧波　220
爆傷　**220**
爆傷肺　**220**
爆風　220
派遣調整本部　21
破砕　220
播種性血管内凝固症候群　127
破傷風　178, 196
　——治療　198
　——予防　199
破傷風菌　196, 197
破傷風重症度分類　197
破傷風トキソイド　198, 199
破傷風毒素　197
ハズマット　260
パッケージング　59
パニック発作　156
ハプトグロビン投与　132
バルサルバ法　140
犯罪が関与する災害現場　218
犯罪予防・取り締まり　264
阪神・淡路大震災　9
搬送　37, 59
　——の実際　60
　——のためのパッケージング　58
　——優先順位　59
搬送型人工呼吸器　141
搬送カルテの作成　83
搬送患者記録　71
搬送機関　59
搬送先医療機関　60
搬送資機材　59
搬送手段　59
搬送手段情報　50

索引

搬送トリアージ　105
晩発障害　169

ひ

悲哀感　155
被害管理　218
皮下気腫　107, 108
東日本大震災　14, 313
東日本大震災医療チーム派遣　**22**
引き継ぎ　84
非緊急治療群　97
被災者受け入れ　88
被災者健康支援医療　285
被災者健康支援連絡協議会　280, 294
被災者歯科医療　285, 287
被災者生活再建支援法　238
被災者生活支援チーム　250
被災者生活支援特別対策本部　250
被災者台帳　245
被災地外への搬送体制確立　73
被災地拠点病院外のDMAT活動　77
被災地拠点病院におけるDMAT活動　76
被災透析患者　323
　　──の域外搬送　323
　　──の救命支援体制の構築　326
　　──の搬送　324
非常災害対策本部　248
ビデオ喉頭鏡　107, 131, 135
人の管理　114
避難行動要支援者名簿　246, 263
避難者健康支援　287
避難所医療救護所　89
避難所支援　32, 84
避難所状況入力画面　85
避難所の感染防御対策全般　179
避難誘導　263
被ばく　170
被ばく医療　168
被ばく医療機関　213
被ばく線量　169
皮膚の紅斑　127
病院支援　31, 75
病院前医療救護所　89
病院被災状況入力　119
病院避難　81, **87**
　　──支援　32
　　──の決定　83
　　──の支援　83
　　──の助言　83
　　──の手順　83
病院防災マニュアル作成ガイドライン　12

評価　37, 49, 76
　　──のサイクル　49
標準予防策　131, 205
費用の支弁区分　241
ヒラメ筋静脈　162
広島市土砂崩れ　5

ふ

不安抑うつ症状　153
風評被害　151
賦活症候群　156
複合型災害　188
輻射熱　187
腹膜灌流　188
ブースター効果　199
防ぎえた災害死　9, 23, 28, 66
防ぎえた死亡　7
不定愁訴　157
プライマリートリアージ　51
フラッシュバック　155
武力攻撃事態等における国民の保護のための措置に関する法律　213
プルトニウム　168
フレイルチェスト　108
プレスリリース　149
プレート境界（海溝型）地震　2
プロポフォール　198

へ

米国DMAT　33
米国DMORT　232
米国FEMA　208
米国予防接種諮問委員会　199
閉鎖空間　204
　　──での医療　68
閉塞性ショック　107
兵站　112
ベクレル　168
ヘモグロビン尿　132
ヘリコプター　138
ベンゼン中毒　210
片麻痺　109
　　──の有無　109

ほ

ボイルの法則　139
防衛省新型インフルエンザ対策計画　271
防衛省防災業務計画　270
防寒対策　114
防災意識向上　246
防災基本計画　89
防災業務計画　**251**

防災業務における線量限度　170
防災対策推進検討会議　243
防災対策を重点的に充実すべき地域　174
放射性セシウム　175
放射性同位元素　168
放射性物質　168
放射性崩壊　168
放射性ヨウ素　175
放射線管理要員　173
放射線測定機器　168
放射線の種類　168
放射線防護の3原則　170
放射能　168
放射能漏れ事故　6
訪問歯科検診　288
ボーカメ　207
ポートワイン尿　127
保健・公衆衛生学的活動　32, 84
保健所の機能　183
保健所の業務　182
ボストンマラソン爆弾テロ　220, 224
ボリコナゾール　193
ポリスチレンスルホン酸ナトリウム　129
本部　38

ま

まさ土　5
麻疹　178
マスギャザリング　6
　　──定義　226
マスギャザリング医療支援体制　226
マスギャザリングに対する現場救急医療体制の策定基準　228
マスコミ対応　148
松本サリン事件　7

み

ミオグロビン　127
水除染　173
ミダゾラム　198
耳栓　141
耳抜き指示　140
身元確認　264, 288
宮城県沖地震　5

む

無症候性肺塞栓症　165

め

明治三陸地震　5
メイロン　128

索引

メディアスクラム 148
メディア対応 149
メディア連絡担当官 149
メディカルウイング 144
メディカルコントロール 210
メトロニダゾール 198
免疫療法 198

も

燃え尽き症候群 158
物の管理 114
モバイルファーマシー 292, 294
問題探知サーベイランス 177
文部科学省防災業務計画 303, 304

や

薬剤師の災害医療支援活動 290
薬剤師の災害支援活動 292

ゆ

有害物質 205
有毒ガス 205
輸液速度の指標 136
行方不明者相談ダイヤル 265
行方不明者の捜索 263
輸送用航空機 138

よ

与圧機能 138
用手的気道確保 107
洋上救急制度 267
洋上救急センター 210
洋上救急体制 209
洋上災害 209
要請派遣 268
ヨウ素-131 168
四次爆傷 220
予知型における広域医療搬送計画 311
予防的防護措置を準備する区域 174
予防派遣 268
四種混合ワクチン 199

ら

ラ音聴取 135
ラジウム 168
ラピッドアセスメント 32, 84, **180**
ラベタロール 199
卵円孔開存 161

り

罹災救助基金法 240
罹災証明書 245
リスクアセスメント 178
臨海コンビナート火災 212
臨界事故 6
臨時医療施設 80
臨時の医療施設 89
輪状甲状靱帯穿刺および切開 107

る

類鼻疽菌 191

れ

レジオネラ症 178
レジリエンス 153
レスキュー 260
レスキューカー 59
連絡・調整 37

ろ

ロード＆ゴー **29**, 94
ロジスティクス **112**
　——の管理項目 113
　——の役割 113
ロジスティクス拠点 115
ロジスティクス担当者 112

| JCOPY | 〈(社)出版者著作権管理機構 委託出版物〉 |

本書の無断複写は著作権法上での例外を除き禁じられています．
複写される場合は，そのつど事前に，下記の許諾を得てください．
(社)出版者著作権管理機構
TEL. 03-3513-6969 FAX. 03-3513-6979 e-mail：info@jcopy.or.jp

[改訂第2版]
DMAT標準テキスト

定価(本体価格 5,200円＋税)

2011年2月21日	第1版第1刷発行
2012年11月15日	第1版第2刷（増補版）発行
2013年12月20日	第1版第3刷（増補版）発行
2015年3月1日	第2版第1刷発行
2016年5月25日	第2版第2刷発行
2018年9月10日	第2版第3刷発行
2023年2月28日	第2版第4刷発行
2024年3月5日	第2版第5刷発行
2025年3月14日	第2版第6刷発行

監　修／一般社団法人 日本集団災害医学会©
編　集／日本集団災害医学会 DMATテキスト改訂版編集委員会
編集協力／一般社団法人 日本救急医学会
　　　　　一般社団法人 日本救急看護学会
発行者／長谷川　潤
発行所／株式会社　へるす出版
　　　　〒164-0001　東京都中野区中野2-2-3
　　　　電話　03-3384-8035〈販売〉　03-3384-8177〈編集〉
　　　　振替　00180-7-175971
印刷所／広研印刷株式会社

〈検印省略〉

2015 Printed in Japan
乱丁，落丁の際はお取り替えいたします．
ISBN978-4-89269-859-0